MANGER GRAS, LA GROSSE SURPRISE

Pourquoi le beurre, la viande et le fromage font partie
intégrante d'une alimentation saine

NINA TEICHOLZ

Éloge du livre *Manger gras, la grosse surprise*

"[Teicholz] a le don de transformer des données complexes en un fascinant récit scientifique. [...] *[Manger gras, la grosse surprise]* est un réquisitoire lacérant sur la santé publique et les autorités qui la représentent. Plus qu'un livre sur la nourriture et la santé ou même l'orgueil, c'est une tragédie pour notre ère de l'information. Dès le début, nous avions les moyens statistiques de comprendre pourquoi les choses ne tournaient pas rond. D'innombrables prédictions de Cassandre, des cris d'avertissement ont tous été ignorés, fustigés et étouffés. Le grand méchant du   ras rodait et rôde toujours."

The Wall Street Journal

"Le livre de Mme Teicholz est un récit passionnant pour quiconque essaie de manger sainement [....] On ne pense pas pouvoir le lire d'une traite, mais c'est bien le cas. Mme Teicholz argumente que la diabolisation du gras ne résiste pas à un examen approfondi. Elle démonte de célèbres travaux de recherche, comme l'Étude de Framingham, l'Étude des sept pays et l'Étude des vétérans de Los Angeles pour n'en nommer que quelques unes. Elle expose leurs problèmes méthodologiques et les résultats ignorés, à tel point que les fondements des recommandations nutritionnelles semblent de plus en plus instables."

The Economist

"Le livre de Teicholz montre que les aliments riches en graisses saturées sont non seulement inoffensifs pour notre cœur mais qu'ils sont en fait bons pour notre santé. Lisez l'excellent livre de Teicholz et osez me dire que vous n'êtes pas convaincus qu'elle a raison."

Chicago Sun-Times

"Un nouvel ouvrage accablant [...] *[Manger gras, la grosse surprise]* démontre que la lubie antigras se fonde sur des preuves peu solides. Nina Teicholz, journaliste chevronnée qui a passé huit ans à la recherche de tous les éléments de preuve pour ou contre les recommandations en faveur d'une alimentation à faible teneur en matières grasses, montre que celles-ci se fondent sur des preuves peu solides et qu'elles bénéficient d'un consensus intolérant soutenu par des intérêts particuliers et promu par une presse docile."

The Times of London

"Un livre formidable [qui] remet en question tout ce que nous croyons savoir sur la nutrition."

Ruth Reichl, interview dans *The Boston Globe*

"La lecture du livre *Manger gras, la grosse surprise* devrait être obligatoire dans chaque classe de science. [...] Teicholz raconte comment des positions scientifiques non fondées sont devenues une politique fédérale, surtout en ce qui concerne les maladies cardiovasculaires."

Minneapolis Star Tribune

"Teicholz a le don de dénicher des travaux de recherche oubliés depuis longtemps. [...] *Manger gras, la grosse surprise*, très bien écrit et difficile à mettre de côté, devrait permettre une prise de conscience chez les Américains, du moins chez certains, et on peut l'espérer chez nombre d'entre eux, avant qu'il ne soit trop tard."

Sally Fallon Morell, présidente, Fondation Weston A. Price

"Pour résumer, le livre de Teicholz vaut la peine d'être lu. C'est une dissection révélatrice de plusieurs mythes nutritionnels de longue date que nous avons acceptés comme vrais."

Psychology Today

"Science solide et bien documentée. [...] Telle une détective, Teicholz retrace le processus par lequel une hypothèse devient vérité sans être étayée par des données pertinentes."

Revue Kirkus (avis étoilé)

"Ce livre fascinant pose des questions importantes alors même que les Américains se battent contre l'obésité, le diabète et les maladies cardiovasculaires. Il suscite la réflexion et il vaut son pesant d'or."

Library Journal

"Nina Teicholz révèle les principes sous-jacents déconcertants des recommandations alimentaires profondément malavisées qui se sont répandues au sein de la société moderne et qui entraînent la dégradation générale de notre santé. Mais *Manger gras, la grosse surprise* est agréablement motivant. Ce texte magnifiquement documenté offre au lecteur des preuves exhaustives permettant de réintégrer les matières grasses saines dans la cuisine, ouvrant la voie à la perte de poids, à la santé et à la longévité."

David Perlmutter, MD, auteur du livre *Ces glucides qui menacent notre cerveau*, best-seller n° 1 du *New York Times*

"Une histoire captivante sur l'échec de la science. Ce que Gary Taubes a réalisé dans *Bonnes calories, mauvaises calories* [Good Calories, Bad Calories] en démystifiant la relation entre la consommation de matières grasses et l'obésité, Nina Teicholz réussit à le faire ici dans *Manger gras, la grosse surprise* sur la soi-disant relation entre les matières grasses et les maladies cardiovasculaires. Faux-pas après faux-pas, maladresse après maladresse, Mme Teicholz relate les sélections opportunistes des statistiques, les enjeux politiques et l'intimidation pseudo-scientifique qui nous ont menés vers encore une autre erreur majeure en matière de santé et de nutrition : le mythe antigras et antigraisses saturées en matière de santé cardiaque."

William Davis, MD, auteur du livre *Pourquoi le blé nuit à notre santé*, best-seller n° 1 du *New York Times*

"Enfin la vérité complète sur les succulents aliments dont notre corps a vraiment besoin !"

Christiane Northrup, MD, gynécologue-obstétricienne et auteure de *Le corps des femmes, la sagesse des femmes* [Women's Bodies, Women's Wisdom], best-seller du *New York Times*

"Ce livre méticuleusement documenté démolit complètement le dogme nutritionnel actuel selon lequel les matières grasses, et notamment les graisses saturées, sont mauvaises pour la santé. Teicholz donne vie aux personnalités-clé dans ce domaine et révèle comment la science de la nutrition a fait fausse route si lamentablement. Les superlatifs pour décrire ce tour de force journalistique sont trop peu nombreux. Je l'ai lu deux fois : la première fois pour les informations et la seconde fois juste pour la qualité de l'écriture."

Michael R. Eades, MD, co-auteur du livre *Le pouvoir des protéines*, best-seller du *New York Times*

"*Manger gras, la grosse surprise* est à la hauteur de son titre avec la révélation choc que la plupart de ce que l'on croit savoir sur l'alimentation saine est, en réalité, complètement faux. Ce livre explique la façon dont les conceptions erronées, les comportements téméraires et une mauvaise démarche scientifique ont malmené l'alimentation de générations entières. Quiconque intéressé dans le sujet de la nutrition ou de la santé voudra lire ce livre."

Nathan Myhrvold, auteur de *Modernist Cuisine : Art et science culinaire*

"En tant qu'épidémiologiste, je suis stupéfait. Nina Teicholz a réalisé une analyse détaillée de presque toute la littérature, tâche d'une difficulté prodigieuse, et elle a interviewé la plupart des principaux protagonistes. Le résultat est saisissant : facilement lisible et très instructif, c'est un texte direct rédigé en termes simples qui s'appréhende aisément par tout public général."

Samuel Shapiro, retraité de l'école de médecine de l'université de Boston

À Gregory

Table des matières

Table des illustrations

Introduction

Je me souviens du jour où j'ai arrêté de craindre manger gras. C'était bien avant que je commence à me pencher sur des milliers d'études scientifiques et à mener des centaines d'interviews aux fins de ce livre. Comme la plupart des Américains, je respectais les recommandations en faveur du régime à faible teneur en gras édictées par le ministère de l'Agriculture des États-Unis (United States Department of Agriculture, USDA) et illustrées dans la pyramide alimentaire. Et lorsque le régime méditerranéen a été approuvé dans les années 1990, j'ai complété avec de l'huile d'olive et quelques portions supplémentaires de poisson tout en réduisant davantage ma consommation de viande rouge. En suivant ces recommandations, j'étais persuadée d'avoir adopté les meilleures habitudes qui soient pour mon cœur et mon tour de taille. En effet, cela fait des années que les autorités officielles nous disent qu'une alimentation optimale est constituée principalement de viande maigre, de fruits, de légumes et de céréales. Et que les matières grasses les plus saines sont les huiles végétales. Et surtout, il semblait évident qu'éviter les graisses saturées présentes dans les aliments d'origine animale soit la meilleure consigne qu'un individu puisse respecter afin de jouir d'une bonne santé.

Puis, vers l'an 2000, j'ai déménagé à New York et j'ai commencé à écrire des articles pour une chronique de restaurant d'un petit journal. Je n'avais pas le budget nécessaire pour payer mes repas donc je mangeais d'habitude ce que le chef cuisinier décidait de me servir. Du jour au lendemain, je me suis mise à manger de copieux repas composés d'aliments que je ne me serais jamais permise d'avaler auparavant : du pâté, des morceaux de bœuf préparés de toutes les façons imaginables, des sauces à la crème, des soupes à la crème, du foie gras ; tous ces aliments que j'avais évités toute ma vie.

Manger ces plats riches et généreux a été une révélation. Ils étaient élaborés et remarquablement satisfaisants. Je mangeais avec abandon. Et pourtant, bizarrement, je me suis vue perdre du poids. En fait, j'ai rapidement perdu les 4,5 kg [10 lb] qui m'avaient alourdie pendant des années. Et mon médecin me dira

1

que mes taux de cholestérol étaient normaux.

J'aurais pu très bien ne pas y porter davantage attention si mon éditeur au *Gourmet* ne m'avait pas demandé d'écrire un article sur les gras trans. À l'époque, on en savait peu de choses et ils étaient bien moins notoires qu'aujourd'hui. Mon article a été très remarqué et m'a permis de signer un contrat d'auteur.

Au fur et à mesure de mes recherches, je suis toutefois devenue de plus en plus convaincue que l'intrigue était bien plus vaste et bien plus complexe que les gras trans. Les gras trans paraissaient être les tout derniers boucs émissaires des problèmes de santé du pays.

Plus j'ai creusé, plus j'ai réalisé que toutes nos recommandations nutritionnelles à l'égard des matières grasses (l'ingrédient qui a le plus préoccupé nos autorités de santé au cours des soixante dernières années) semblent non seulement légèrement discordantes mais complètement fausses. Lorsque l'on procède à un examen rigoureux, presque rien de ce que nous croyons couramment savoir sur les matières grasses en général, et les graisses saturées en particulier, ne se révèle être exact.

La quête de la vérité deviendra une obsession dévorante pendant neuf ans. Je lirai des milliers de rapports scientifiques, je participerai à des conférences, je découvrirai les complexités de la science nutritionnelle et j'interviewerai quasiment tous les experts en nutrition encore vivants aux États-Unis (certains, plusieurs fois) et des dizaines d'autres outre-mer. J'interviewerai également des dizaines de dirigeants d'entreprises agroalimentaires afin de comprendre comment ce mastodonte industriel influence la science de la nutrition. Et les résultats furent surprenants.

Selon la croyance populaire, l'industrie agroalimentaire à but lucratif est forcément la cause de tous nos problèmes alimentaires. Et les entreprises agroalimentaires sont responsables de la corruption des recommandations nutritionnelles afin de satisfaire leurs propres objectifs. Et c'est vrai, ce ne sont pas des anges. En effet, le développement des huiles végétales, y compris des gras trans, a en partie été possible grâce à la façon dont les entreprises agroalimentaires ont étouffé la science afin de protéger cet ingrédient vital à leur industrie.

Néanmoins, j'ai constaté que, dans son ensemble, les erreurs

2

commises par la science nutritionnelle ne sont pas majoritairement imputables aux intérêts machiavéliques du secteur agroalimentaire. La source de nos recommandations nutritionnelles malavisées est plus perturbante à certains égards car celles-ci semblent avoir été formulées par des experts siégeant dans certaines de nos institutions les plus respectées et œuvrant envers ce qu'ils considéraient être le *bien* public.

Une partie du problème est facile à comprendre. Ces chercheurs ont été confrontés à un problème récurrent dans la science de la nutrition, à savoir que la majorité de cette science s'avère hautement faillible. La plupart de nos recommandations alimentaires se fondent sur des études qui tentent de mesurer ce que les gens mangent, puis de les suivre pendant des années afin d'observer l'évolution de leur santé. De toute évidence, il est extrêmement difficile de tracer une ligne directe à partir d'un élément spécifique de l'alimentation jusqu'à un état de santé de nombreuses années plus tard, surtout en raison des autres variables et facteurs liés au mode de vie qui entrent en jeu. Les données qui sont issues de ces études sont fragiles et impressionnistes. Pourtant, dans la lutte contre les maladies cardiovasculaires (et ensuite contre l'obésité et le diabète), on a dû se contenter de ces données peu solides. Et c'est ce compromis qui semble avoir été la cause des nombreux échecs de la politique nutritionnelle : les experts bien intentionnés, se dépêchant de résoudre l'épidémie croissante de maladies cardiovasculaires, ont tout simplement surinterprété les données.

En effet, le récit perturbant de la science nutritionnelle du demi-siècle dernier peut se résumer à ceci : face à l'augmentation spectaculaire du nombre de cas de maladies cardiovasculaires (qui ne se comptaient que sur les doigts d'une main en 1900 et qui sont devenues la principale cause de décès en 1950), des scientifiques ont émis l'hypothèse que c'étaient les matières grasses alimentaires, et surtout les matières grasses saturées (à cause de leur effet sur le cholestérol), qui étaient les coupables. Cette hypothèse est devenue vérité avant même qu'elle n'ait été correctement testée. Les administrations de santé publique ont adopté et entériné ce dogme infondé. L'hypothèse a été immortalisée dans les titanesques institutions de santé publique. Et le mécanisme de la science, habituellement autocorrecteur et qui implique la remise en question constante de ses propres croyances, s'est tétanisé. Alors qu'une bonne démarche scientifique se doit d'adopter scepticisme et doute, le domaine de la nutrition a plutôt été façonné par des passions frisant le fanatisme. Et le système entier par lequel des théories sont habituellement canonisées comme faits semble manifestement avoir échoué.

Dès que les théories sur les matières grasses et le cholestérol ont été adoptées par les institutions officielles, il a été quasiment impossible de les contester, même pour les experts éminents de la spécialité. L'un des plus grands scientifiques nutritionnels du XXe siècle, David Kritchevsky, spécialiste de chimie organique, en fera la constatation. Il y a trente ans, alors qu'il siégeait à un comité de l'Académie nationale des sciences, il a suggéré d'assouplir les restrictions relatives aux matières grasses alimentaires.

"On nous a sauté dessus !" me dira-t-il. "Les gens nous crachaient dessus ! Il est difficile d'imaginer aujourd'hui l'intensité des passions. C'est comme si on venait de profaner le drapeau américain. Ils étaient furieux que nous agissions contre les recommandations de l'Association américaine de cardiologie et des Instituts américains de la santé".

C'est ce genre de réaction auquel étaient confrontés tous les experts qui critiquaient l'opinion dominante sur les matières grasses alimentaires, réduisant ainsi au silence toute opposition. Les chercheurs qui persistaient dans leur questionnement se retrouvaient privés de subventions, incapables de gravir les échelons de leurs milieux professionnels, sans aucune invitation à siéger à des groupes d'experts et sans aucune possibilité de faire publier leurs rapports dans des revues scientifiques. Leur influence a été étouffée et leurs points de vue perdus. Par conséquent, pendant de nombreuses années, le public a eu l'impression qu'il existait un consensus scientifique uniforme à l'égard des matières grasses, et en particulier à l'égard des graisses saturées. Mais cette apparente unanimité n'a été possible qu'en raison de la mise à l'écart des opinions divergentes.

Inconscients du fragile fondement scientifique sur lequel les recommandations alimentaires reposent, les Américains ont assidûment essayé de s'y conformer. Depuis les années 1970, ils

4

NINA TEICHOLZ

ont réussi à augmenter leur consommation de fruits et de légumes de 17 %, de céréales de 29 % et abaisser leur consommation de matières grasses de 40 à 33 % des calories. Selon les propres données du gouvernement, la proportion de ces matières grasses sous forme de graisses saturées a également diminué. (Au cours de cette même période, les Américains se sont aussi mis à faire davantage de sport.) La réduction de la consommation de matières grasses s'est clairement traduite par l'augmentation de la consommation de glucides tels que les céréales, le riz, les pâtes et les fruits. Un petit-déjeuner sans œufs ni lardons, par exemple, est généralement composé de céréales ou de flocons d'avoine. Un yaourt à faible teneur en gras, choix courant de petit-déjeuner, contient davantage de glucides que sa version au lait entier car le processus d'élimination des matières grasses d'un produit alimentaire nécessite presque toujours, et ce afin de compenser la perte de texture, l'ajout de "substituts de graisse" à base de glucides. La réduction de la consommation de matières grasses d'origine animale a par ailleurs favorisé celle des huiles végétales. Au cours du dernier siècle, la proportion de ces huiles est passée de zéro à presque 8 % de l'ensemble des calories consommées par les Américains. Cela représente de loin le plus grand changement de nos habitudes alimentaires.

Durant cette période, la santé de l'Amérique s'est dramatiquement empirée. En 1961, lorsque le régime alimentaire à faible teneur en matières grasses et en cholestérol a été recommandé pour la première fois au public par l'Association américaine de cardiologie (American Heart Association, AHA), environ un adulte sur sept était obèse. Quarante ans plus tard, ce chiffre est de un sur trois. (Par exemple, il est désolant de se rendre compte que l'objectif du projet "Une population en bonne santé" ["Healthy People"] pour 2010 (projet initié par le gouvernement fédéral au milieu des années 1990), visait seulement à abaisser le taux d'obésité à celui observé en 1960. Et cet objectif n'a pas été atteint.) Au cours de ces dernières décennies, le taux du diabète a également augmenté de façon spectaculaire, passant d'un taux inférieur à 1 % de la population adulte à plus de 11 %. Les maladies cardiovasculaires demeurent la cause principale de décès chez les hommes et les femmes. Dans l'ensemble, étant donné que cette nation a assidûment suivi toutes les recommandations alimentaires officielles (selon le gouvernement lui-même) pendant de si nombreuses années, c'est un bilan sinistre. Si nous avons été si consciencieux, alors nous pouvons à juste titre poser la question suivante : pourquoi notre bilan de santé est-il si mauvais ?

Il est raisonnable de considérer que le régime alimentaire à faible teneur en matières grasses (et quasi-végétarienne) de ce dernier demi-siècle est comme une expérience non contrôlée, réalisée sur la population américaine toute entière. Elle a profondément modifié notre alimentation traditionnelle et elle a donné des résultats inattendus. Cela peut paraître comme une affirmation dramatique et je n'y aurais jamais cru moi-même si ce n'est qu'une des choses les plus surprenantes que j'aie apprises au cours de ma recherche, c'est que pendant trente ans après que le régime alimentaire à faible teneur en matières grasses ait été officiellement recommandé (et que nous prenions ses soi-disant effets bénéfiques pour acquis), il n'a fait l'objet d'aucun essai scientifique formel à grande échelle. En 1993, a débuté l'Initiative sur la santé des femmes (Women's Health Initiative, WHI), une étude à laquelle 49 000 femmes ont participé. Tout le monde s'attendait à ce qu'à la publication des résultats, les effets bénéfiques d'une alimentation à faible teneur en matières grasses seraient confirmés une fois pour toute. Mais après une décennie au cours de laquelle elles ont mangé plus de fruits et de légumes et davantage de céréales complètes, tout en limitant leur consommation de viande et de matières grasses, aucune perte de poids n'a été observée, ni aucune réduction significative de leur risque de maladie cardiovasculaire ou de cancer (quel qu'il soit) n'a été démontrée. L'étude WHI est la plus grande et la plus longue étude sur l'alimentation pauvre en matières grasses jamais réalisée. Et les résultats indiquent que ce régime alimentaire a tout simplement été un échec.

Aujourd'hui, en 2014, un nombre croissant d'experts commence à reconnaître que le fait d'avoir placé l'alimentation à faible teneur en matières grasses au centre des recommandations alimentaires pendant six décennies a très probablement été une mauvaise idée. Malgré cela, la solution officielle continue à être du pareil au même. On nous recommande toujours de consommer une alimentation composée majoritairement de

6

fruits, de légumes et de céréales complètes avec des portions modérées de viande maigre et de produits laitiers allégés. La viande rouge est quasiment bannie, tout comme le lait entier, le fromage, la crème, le beurre et, dans une moindre mesure, les œufs.

Des arguments en faveur de la consommation de ces aliments entiers d'origine animale ont germé parmi des auteurs de livres de recettes et des gastronomes. Ils refusent de croire que toutes les bonnes choses que mangeaient leurs grands-parents sont réellement si mauvaises pour la santé. Il y a aussi les amateurs du régime Paléo qui partagent des informations sur des blogs Internet et qui survivent sur guère plus *que* de la viande rouge. Beaucoup de ces partisans récents des aliments d'origine animale se sont inspirés du médecin dont le nom est le plus étroitement associé à une alimentation riche en matières grasses : Robert C. Atkins. Comme nous le verrons, ses idées ont perduré de façon surprenante et ont fait l'objet d'un grand nombre de travaux de recherches universitaires et scientifiques ces dernières années. Mais les journaux affichent toujours des gros titres alarmants sur la façon dont la viande rouge provoque le cancer et les maladies cardiovasculaires. Et la plupart des experts nutritionnels conseillent d'éviter à tout prix les graisses saturées. Presque personne ne recommande le contraire.

En écrivant ce livre, j'ai eu l'avantage d'aborder le domaine en tant que profane dotée d'un esprit scientifique, libre de toute affiliation ou de tout financement de la part d'opinions bien arrêtées. J'ai parcouru la science nutritionnelle, depuis la naissance de la spécialité dans les années 1940 jusqu'à aujourd'hui, en cherchant la réponse aux questions suivantes : Pourquoi évitons-nous les matières grasses alimentaires ? Est-ce que c'est une bonne idée ? Existe-t-il un bienfait pour la santé lorsque l'on évite les graisses saturées et que l'on consomme au lieu de cela des huiles végétales ? L'huile d'olive constitue-t-elle véritablement la clef d'une vie saine et longue ? Et les Américains se portent-ils mieux après avoir tenté d'éliminer les gras trans de leur chaîne alimentaire ? Ce livre n'offre ni recettes ni recommandations alimentaires spécifiques mais il tire quelques conclusions générales à l'égard du meilleur équilibre de macronutriments pour qu'une alimentation soit saine.

7

Lors de mes recherches, j'ai tout particulièrement évité de me contenter des rapports de synthèse qui ont tendance à transmettre la sagesse populaire et ainsi, comme nous le verrons, à perpétuer des positions scientifiques non fondées. Au lieu de cela, je suis allée relire moi-même toutes les études originales et, dans certains cas, je suis allée dénicher des données obscures qui n'étaient pas destinées à être mises en lumière. Ce livre contient ainsi de nombreuses révélations inédites et parfois alarmantes sur les failles des travaux fondamentaux dans le domaine de la nutrition ainsi que les surprenantes façons dont ils ont été mal conçus et mal interprétés.

Ce que j'ai trouvé, et c'est inimaginable, c'est que non seulement la restriction des matières grasses est une erreur, mais aussi que notre aversion contre les graisses saturées présentes dans les aliments d'origine animale (le beurre, les œufs et la viande) n'a jamais été basée sur des données scientifiques solides. Un préjugé s'est développé à l'encontre de ces aliments. Il s'est vite enraciné mais sans que les éléments de preuve viennent l'étayer par des arguments convaincants. Et les preuves se sont depuis effritées.

Ce livre présente un argumentaire scientifique établissant les raisons pour lesquelles notre santé est optimale lorsque nous consommons de grandes quantités de matières grasses et que notre alimentation incorpore de la viande, des œufs, du beurre et d'autres aliments d'origine animale riches en graisses saturées. *Manger gras, la grosse surprise* nous emmène sur le parcours plein de rebondissements dramatiques de la science nutritionnelle de ces cinquante dernières années. Tous les éléments de preuve y sont présentés afin que le lecteur puisse lui-même comprendre pleinement comment nous sommes arrivés à ces conclusions. Ce livre est une enquête scientifique mais il raconte également l'histoire de puissantes personnalités qui ont réussi à convaincre leurs collègues de leurs théories. Ces chercheurs ambitieux et en croisade ont incité l'ensemble de la population américaine, et ensuite le reste du monde, à adopter une alimentation à faible teneur en matières grasses et quasi-végétarienne. Et ce régime alimentaire, ironiquement, a peut-être directement exacerbé les nombreuses maladies qu'il était supposé guérir.

NINA TEICHOLZ

Pour chacun de nous qui avons passé une majorité de notre vie à croire et à suivre ce régime alimentaire, il est absolument indispensable de comprendre ce qui s'est passé et comment. Et la direction que nous pouvons maintenant prendre.

Illustration 1. Principales sources des différents types de matières grasses

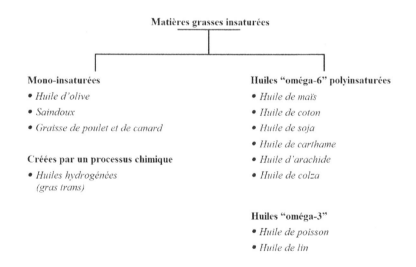

Matières grasses saturées

- *Beurre de cacao*
- *Produits laitiers (fromage, lait, crème)*
- *Œufs*
- *Huile de palme*
- *Huile de noix de coco*
- *Viandes*

Matières grasses insaturées

Mono-insaturées
- *Huile d'olive*
- *Saindoux*
- *Graisse de poulet et de canard*

Créées par un processus chimique
- *Huiles hydrogénées (gras trans)*

Huiles "oméga-6" polyinsaturées
- *Huile de maïs*
- *Huile de coton*
- *Huile de soja*
- *Huile de carthame*
- *Huile d'arachide*
- *Huile de colza*

Huiles "oméga-3"
- *Huile de poisson*
- *Huile de lin*

1

Le paradoxe du gras : bonne santé et alimentation riche en matières grasses

En 1906, Vilhjalmur Stefansson, fils d'immigrants islandais en Amérique et anthropologue formé à Harvard, choisit de vivre avec les Inuits dans l'Arctique canadien. Il est le premier homme blanc à rencontrer ces Inuits de la rivière Mackenzie. Ils lui apprennent à chasser et à pêcher. Stefansson fait exprès de vivre exactement comme ses hôtes, ce qui implique une alimentation composée quasi exclusivement de viande et de poisson pendant une année entière. Durant six à neuf mois, ils ne mangent rien d'autre que du caribou, suivi par des mois de saumon uniquement, puis d'un mois d'œufs au printemps. Selon des observateurs, environ 70 à 80 % des calories de leur alimentation proviennent de matières grasses.

Pour Stefansson, il ne fait aucun doute que pour tous les Inuits qu'il a observés, les matières grasses constituent l'aliment favori et le plus précieux. Les tissus adipeux à l'arrière de l'œil et le long de la mâchoire de caribou sont les plus prisés, suivis du reste de la tête, du cœur, du rein et de l'épaule. Les morceaux plus maigres, notamment le filet, sont donnés aux chiens.

"Pour la plupart des Esquimaux, ce n'était qu'en temps de famine [...] qu'ils avaient recours aux légumes" écrit Stefansson dans son livre controversé, "*Pas qu'avec du pain*" [Not by Bread Alone], publié en 1946. Se rendant compte de l'impact que son affirmation pourrait avoir, Stefansson ajoute : "Si la viande doit être complétée par des glucides et autres légumes afin d'en faire un aliment équilibré, alors les malheureux Esquimaux ne mangent pas sainement." Il observe que, pire encore, ils passent des mois entiers sans rien faire dans l'obscurité quasi-complète de l'hiver, incapables de chasser, dépourvus de "vrai travail". "Ils auraient dû être dans un état misérable. [...] Mais au contraire, de tous les peuples avec lesquels j'ai vécu, ils figurent parmi les plus en santé." Il ne constate ni obésité, ni maladie.

Les nutritionnistes du début du XXe siècle n'insistaient pas autant qu'aujourd'hui sur l'importance de consommer des fruits

10

et des légumes. Mais même à son époque, les affirmations de Stefansson sont difficiles à croire. À son retour de l'Arctique et impatient de prouver ses révélations, il conçoit donc une méthode expérimentale plutôt drastique. En 1928, un collègue et lui sont admis à l'hôpital Bellevue de New York et, sous la supervision d'une équipe de scientifiques très qualifiés, jurent de ne manger rien d'autre que de la viande et de l'eau pendant une année entière.

Lors de leur admission à l'hôpital, ils font face à "une tempête de protestations". Stefansson écrit : "Nos amis répétaient en chœur que manger de la viande crue ferait de nous des parias" (il s'avèrera en fait que la viande serait cuite). D'autres craignaient que Stefansson et son collègue n'encourent une mort certaine.

Après environ trois semaines sur ce régime alimentaire, au cours desquelles ils subissent toute une batterie de tests à l'hôpital, les deux hommes, affichant toujours une bonne santé, sont autorisés à rentrer chez eux sous étroite surveillance. Durant l'année suivante, Stefansson ne tombe malade qu'une seule fois : lorsque les expérimentateurs lui conseillent de ne manger que de la viande maigre sans matière grasse. "Les symptômes survenus à Bellevue par un régime en viande amaigrie (la portion de viande maigre sans matière grasse)" sont vite apparus : "une diarrhée et une surprenante sensation d'inconfort général", se souvient-il. Et ces symptômes ont rapidement disparu grâce à un repas d'entrecôtes grasses et de cervelles frites dans du gras de bacon.* À la fin de l'année d'expérimentation, les deux hommes se sentent en pleine forme et sont déclarés être en parfaite santé. Une demi-douzaine d'articles publiés par le comité de surveillance scientifique témoigne du fait qu'aucun scientifique ne réussit à déceler le moindre problème. Étant donné que la viande cuite n'est pas source de vitamine C, on s'attendait, à tout le moins, à ce que les deux hommes souffrent de scorbut. Et

---

*Un ratio de trois parts de gras pour une part de viande maigre semble être l'équilibre idéal et, en effet, c'est cette formule qu'a suivie Stefansson pendant son expérimentation sur une année. Le titre "exclusivement de viande" est donc trompeur, le régime était en fait constitué majoritairement de matières grasses.

pourtant ils n'en ont pas souffert, probablement parce qu'au lieu de se contenter de viande seulement, ils ont mangé l'animal en entier (y compris les os, le foie et la cervelle qui sont réputés pour leur teneur en vitamines). Pour assurer leur apport en calcium, ils ont mâché les os, à la façon des Inuits. Stefansson a suivi ce régime non seulement durant l'année de l'étude expérimentale mais également pendant la majorité de sa vie adulte. Il restera actif et en bonne santé jusqu'à sa mort à l'âge de quatre-vingt-deux ans.

Un demi-siècle plus tard, de l'autre côté de la planète, George V. Mann, docteur et professeur en biochimie ayant voyagé en Afrique, vit une expérience semblable. Bien que ses collègues aux États-Unis se rangent du côté d'une hypothèse de plus en plus populaire supputant que les matières grasses d'origine animale sont la cause de maladies cardiovasculaires, Mann observe, en Afrique, une réalité complètement différente. Au début des années 1960, son équipe de l'université Vanderbilt et lui se rendent au Kenya avec un laboratoire ambulant afin d'y étudier le peuple massaï. Mann avait entendu dire que les hommes massaïs se nourrissaient uniquement de viande, de sang et de lait (une alimentation qui, semblable à celle des Inuits, était constituée presque intégralement de graisses animales). Les Massaïs considéraient que les fruits et les légumes n'étaient bons que pour les vaches.

Mann s'inspire du travail effectué par A. Gerald Shaper, un docteur sud-africain d'une université en Ouganda, qui avait voyagé vers le nord afin d'y étudier une tribu similaire : les Samburus. Selon la saison, les jeunes hommes samburus **buvaient entre 2 et 7 litres de lait tous les jours**, ce qui représente en moyenne environ un demi-kilogramme (une livre) de matières grasses. Leur consommation de cholestérol était très élevée, surtout pendant les périodes où ils rajoutaient 1 à 4 kg [2 à 4 lb] de viande à leur consommation quotidienne de lait. **Mann observe la même chose chez les Massaïs** : les guerriers buvaient 3 à 5 litres de lait tous les jours, généralement en deux repas. À la saison sèche, lorsque l'approvisionnement en lait baissait, ils rajoutaient du sang de vache à leur lait. Ne dédaignant pas la viande, ils mangeaient régulièrement de l'agneau, de la chèvre et du bœuf. Lors des grandes occasions ou des jours de marché,

12

événements liés à l'abattage du bétail, ils consommaient entre 1 et 5 kg [4 à 10 lb] de bœuf gras par personne. Pour les deux tribus, les matières grasses, toutes issues de sources animales, constituaient plus de 60 % de leurs calories. Cela signifie donc que ces matières grasses étaient principalement des graisses saturées. Pour les jeunes hommes de la famille des guerriers ("murran"), Mann observe "qu'aucun produit d'origine végétale n'est consommé".

En dépit de tout cela, la pression artérielle et le poids de ces Massaï et Samburus étaient environ 50 % inférieurs à ceux de leurs homologues américains. Et, plus important encore, ces niveaux n'augmentaient pas avec l'âge. "Ces constations m'ont vraiment ébranlé", dit Shaper. Elles l'obligent à réaliser que, malgré ce que tout le monde croyait aux États-Unis, il n'est biologiquement pas normal que le cholestérol, la tension artérielle et d'autres indicateurs de bonne santé s'empirent automatiquement avec l'âge. En fait, l'examen de vingt-six rapports sur divers groupes ethniques et sociaux concluent que parmi les populations homogènes relativement peu nombreuses et vivant dans des conditions primitives, "plus ou moins non perturbées par leurs contacts avec la civilisation", l'augmentation de la tension artérielle ne fait pas partie du processus de vieillissement normal. Alors est-il possible que nous, dans le monde occidental, soyons l'exception ? Est-il possible qu'à cause d'un aspect de notre alimentation ou de notre mode de vie moderne, nous soyons responsables de l'augmentation de notre tension artérielle et de la dégradation générale de notre santé ?

Il est vrai que les Massaïs étaient à l'abri du stress émotionnel et compétitif qui ronge les citoyens des pays plus "civilisés" et qui, d'après certains, contribue à l'apparition de maladies cardiovasculaires. Les Massaïs menaient aussi une vie plus active que les occidentaux confinés dans un bureau. Ces bergers longilignes parcouraient de nombreux kilomètres chaque jour avec leur troupeau, à la recherche de nourriture et d'eau. Mann se demande donc si tout cet effort physique est la raison pour laquelle les Massaïs ne développent pas de maladie cardiovasculaire.* Mais il reconnaît également que leur

---

*Mann fut l'un des premiers chercheurs à enquêter sur les

MANGER GRAS, LA GROSSE SURPRISE

subsistance est "simple" et "peu laborieuse" et que les personnes âgées qui "semblent sédentaires" ne meurent pas non plus de crise cardiaque.

Si nos convictions actuelles concernant les matières grasses d'origine animale sont justes, alors toute la viande et les produits laitiers consommés par ces membres de tribu auraient dû provoquer une épidémie de troubles cardiaques au Kenya. Cependant, Mann découvre exactement l'opposé : il ne réussit à détecter presque aucune maladie cardiovasculaire. Il documente cela en réalisant des électrocardiogrammes sur quatre cents hommes chez qui il ne trouve aucune trace de crise cardiaque. (Shaper effectua le même test sur cent Samburus et ne trouva des signes "possibles" de maladie cardiaque que dans deux cas.) Mann réalise ensuite des autopsies sur cinquante hommes massaïs et ne détecte qu'un seul cas présentant des preuves sans équivoque d'infarctus. En outre, les Massaïs ne souffrent d'aucune autre maladie chronique, telle que le cancer ou le diabète.

Au regard de ce que nous croyons savoir sur les matières grasses d'origine animale et le risque de crise cardiaque, ces histoires provenant de l'Afrique et de l'Arctique (et de New York) peuvent sembler paradoxales. D'après le consensus actuel qui accuse les matières grasses d'origine animale, et notamment la viande rouge, de provoquer des maladies coronariennes et potentiellement le cancer, le fait d'être en bonne santé et de consommer beaucoup de graisses animales devraient être incompatibles. Ces croyances se sont tellement enracinées qu'elles nous paraissent évidentes.

Selon les conseils qui nous inondent depuis des décennies, il

---

bénéfices potentiels de l'exercice physique en matière de prévention des maladies cardiovasculaires. Cependant, les avantages liés à la course à pied ne paraissent pas être sans équivoque. Par exemple, Jim Fixx, passionné célèbre de la course à pied, a succombé, en plein footing en 1984, à un infarctus du myocarde massif. Et il semblerait que Phidippidès, soldat légendaire de la Grèce antique, est mort sur le coup après avoir couru le premier marathon jusqu'à Athènes afin d'annoncer la victoire de la bataille de Marathon.

14

faudrait donner la préférence aux plantes au lieu de manger des produits d'origine animale. Le régime végétarien serait plus sain. L'Association américaine de cardiologie (American Heart Association, AHA) et le ministère de l'Agriculture des États-Unis (United States Department of Agriculture, USDA) ainsi que la quasi-totalité des groupes d'experts de la planète recommandent que les calories journalières soient issues principalement de fruits, de légumes et de céréales complètes, et ce tout en minimisant les matières grasses d'origine animale de toute nature. La viande rouge est déconseillée. Et d'après Mark Bittman, principal chroniqueur gastronomique du *New York Times* : "Pour manger 'mieux', [...] tout le monde connaît la réponse fondamentale : manger davantage de plantes." La **première recommandation nutritionnelle de l'USDA** est la suivante : "Augmenter la consommation des fruits et des légumes." Ou encore, comme le déclare Michael Pollan à la première ligne de son livre extrêmement populaire et intitulé *En défense de la nourriture* [In Defense of Food]: "Manger des aliments. Pas trop. Surtout des plantes."

Que penser alors des Inuits et des Massaïs qui semblaient bien se porter sur un régime riche en matières grasses et quasiment dépourvu de tout produit d'origine végétale ? Stefansson et Mann, qui les ont observés, étaient des chercheurs très respectés et leurs études, publiées dans des revues renommées, respectaient les normes scientifiques. Ils n'étaient pas des personnages marginaux à la recherche de monstres de foire. Stefansson et Mann étaient tout simplement aux prises avec des observations atypiques.

Dans le cadre de la science, les bonnes pratiques exigent que lorsque l'on observe des choses qui ne correspondent pas à une hypothèse, on doit tenir compte de ces observations, d'une manière ou d'une autre. Y aurait-il une faille dans les observations elles-mêmes ? Si ce n'est pas le cas, l'hypothèse doit-elle être modifiée de façon à pouvoir les prendre en compte ? On ne peut pas ignorer ou repousser d'un simple revers de main les types d'observations détaillées de Stefansson et Mann, bien que c'est exactement ce que les autres chercheurs ont fait à l'époque. Les détracteurs étaient tout simplement incapables d'imaginer que ces descriptions soient vraies.

Depuis un demi-siècle, les experts en nutrition se sont voués à défendre l'hypothèse que les matières grasses (en particulier les graisses saturées) sont à l'origine des maladies cardiovasculaires (ainsi que de l'obésité et du cancer). Pour les experts, il a été difficile, si ce n'est impossible, de reconnaître toute preuve du contraire, alors qu'il y en a un grand nombre. Un examen minutieux du large éventail d'observations scientifiques en matière d'alimentation et de santé dévoile un tableau surprenant et inattendu. Et ce tableau ne semble pas étayer un argumentaire solide contre les graisses saturées.[*]

En effet, Stefansson et Mann ne représentent que deux anecdotes parmi les nombreuses histoires "paradoxales" pouvant être racontées. Il s'avère que de nombreuses populations humaines en bonne santé ont vécu en se nourrissant principalement d'aliments d'origine animale, et ce même de nos jours. Les exemples sont faciles à trouver. Par exemple, au début des années 1900, Sir Robert McCarrison, directeur de la recherche en nutrition du Service médical indien du gouvernement britannique et probablement le plus éminent nutritionniste de la première moitié du XXe siècle, écrit qu'il est "profondément impressionné par la santé et la vitalité de certaines ethnies. Les Sikh et les Hunza", notamment, ne souffraient "d'aucune des grandes maladies des pays occidentaux, comme le cancer, les ulcères gastriques et intestinaux, l'appendicite et les caries dentaires". Ces Indiens du Nord vivaient généralement longtemps et jouissaient d'un "bon physique" et leur santé éclatante était "parfaitement contraire" à la morbidité élevée d'autres groupes du sud de l'Inde qui se nourrissaient principalement de riz blanc et qui ne consommaient que très peu de produits laitiers ou de viande. McCarrison est convaincu que ces différences sont liées à l'alimentation car il découvre qu'il peut reproduire un état de mauvaise santé semblable en donnant à des rats de laboratoire un régime contenant peu de lait et de viande. McCarrison observe que les

---

[*]Les matières grasses saturées se trouvent principalement dans les aliments d'origine animale. Le terme "saturé" désigne le type de liaison chimique des acides gras individuels. On l'abordera plus loin dans le chapitre (voir Glossaire).

NINA TEICHOLZ

gens en bonne santé consommaient de la viande mais surtout du lait et des produits laitiers "en abondance", tels que le beurre et le fromage (ce qui implique que la teneur en matière grasse de leur alimentation était principalement saturée).

Au même moment, les Amérindiens du sud-ouest font l'objet d'observations entre 1898 et 1905 par Aleš Hrdlička, médecin devenu anthropologue. Il documente ses constatations dans un rapport de 460 pages pour l'Institution Smithsonian.

Les doyens des Amérindiens qu'il rencontre avaient vraisemblablement grandi en se nourrissant essentiellement de viande (principalement de buffle, jusqu'à ce qu'ils perdent leur mode de vie traditionnel).

Et pourtant, selon les observations de Hrdlička, ils resplendissaient de santé et vivaient jusqu'à un âge avancé. Selon le recensement américain de 1900, l'incidence des centenaires parmi ces Amérindiens s'élevait à 224 par million d'hommes et à 254 par million de femmes. Ce taux n'était que de 3 et 6 par million chez les hommes et les femmes de la population blanche. Hrdlička remarque que, malgré l'inexactitude probable de ces chiffres, "aucune erreur ne pouvait mitiger la disproportion extrême des centenaires observés." Parmi les aînés âgés de plus de quatre-vingt-dix ans, "aucun d'entre eux ne souffrait de démence ou était démuni".

Hrdlička s'étonne également de l'absence totale de maladie chronique chez la population amérindienne qu'il observe. Il écrit : "Les affections malignes, si elles existent (et il serait difficile d'en douter), doivent être extrêmement rares." Il avait entendu parler de "tumeurs" et il constate plusieurs cas de fibromes mais pas un seul cas évident de tout autre type de tumeur, ni de cancer. Hrdlička note que malgré l'examen de plus de deux mille Amérindiens, il n'a observé que trois cas de maladie cardiaque et "aucun cas notable" d'athérosclérose (accumulation de plaques dans les artères). Les varices étaient rares. Il ne constate également aucun cas d'appendicite, de péritonite, d'ulcère gastrique ni de "maladie grave" du foie. Bien que nous ne puissions pas présumer que le fait de manger de la viande est la raison pour laquelle ils jouissaient d'une bonne santé et d'une grande longévité, il semble logique de conclure qu'une alimentation basée sur la viande n'est en aucun cas *nocif* pour la santé.

En Afrique et en Asie, les explorateurs, colons et missionnaires du début du XXe siècle étaient surpris à maintes reprises par l'absence de maladie dégénérative chez les populations isolées qu'ils rencontraient. Le *British Medical Journal* publiait régulièrement des rapports rédigés par des médecins coloniaux qui, bien qu'expérimentés dans le diagnostic du cancer dans leurs propres pays, n'en dépistaient que très peu dans les colonies africaines d'outre-mer. Le nombre de cas détectés était si faible que George Prentice, médecin qui travaille en Afrique centrale méridionale en 1923, écrit : "certains semblent présumer que ça n'existe pas." Pourtant, si une "immunité relative au cancer" existait, elle n'était pas liée à l'absence de viande dans l'alimentation. Il note que :

> Lorsqu'ils arrivent à se procurer de la viande, les nègres en mangent bien plus que les blancs. Il n'existe aucune limite quant à sa variété ou sa nature et on pourrait même se demander s'il y a une limite en termes de quantité. Ils ne sont végétariens que lorsqu'il n'y a rien d'autre à manger. [...] Du mulot à l'éléphant, tout est apprécié.

Peut-être que tout cela est vrai, mais aucun chercheur spécialiste des maladies cardiovasculaires ne peut lire ces observations historiques sans soulever une objection standard et raisonnable : la viande des animaux d'élevage d'aujourd'hui contient davantage de matières grasses (et une plus grande proportion de ce gras est saturée) que la viande des animaux sauvages qui erraient librement il y a environ cent ans. Les experts argueront que la viande des animaux sauvages contient une proportion plus élevée d'acides gras polyinsaturés, les mêmes que l'on trouve dans les huiles végétales et le poisson.*

---

*Cette objection reflète une réalité sur la viande : elle est composée de différents types de matières grasses. Par exemple, la moitié des matières grasses d'un morceau de bœuf normal est insaturée et la plupart de ce gras correspond à celui que l'on trouve dans l'huile d'olive (acides gras mono-insaturés). La moitié des matières grasses contenues dans du poulet, ainsi que 60 % de celles du lard, est insaturée. Par conséquent, affirmer que les matières grasses d'origine animale sont synonymes de

Selon cet argument, si la viande des animaux sauvages contient moins de graisses saturées, alors les populations carnivores primitives en consommaient moins que les populations modernes mangeant de la viande d'élevage.

Il est vrai que le bœuf américain provenant de bovins nourris aux céréales présente un profil lipidique différent de celui des bovidés chassés dans la nature. En 1968, le biochimiste anglais Michael Crawford est le premier à se pencher en détail sur cette question. Il demande à l'Autorité pour la Faune Ougandaise de lui envoyer de la chair musculaire de différents types d'animaux exotiques : élan, bubale, topi, phacochère ainsi que girafe et plusieurs autres animaux. Il fait la comparaison entre ces viandes et celle des bovins, des volailles et des porcins élevés en Angleterre. Il constate que la viande des animaux sauvages contient dix fois plus d'acides gras polyinsaturés que la chair des animaux d'élevage. Ainsi, en surface, son étude parait confirmer que les populations modernes devraient se rendre compte que leur viande d'élevage est bien loin d'être aussi saine que la viande de gibier sauvage. Et depuis quarante-cinq ans, le rapport de Crawford est fréquemment cité, constituant l'opinion générale sur le sujet.

Cependant, ce que Crawford a enfoui dans ses données, c'est que la teneur en matières grasses *saturées* des viandes d'animaux sauvages ne différaient quasiment pas de celle des animaux d'élevage. Autrement dit, le taux du soi-disant facteur de risque présent dans la viande rouge n'est pas plus élevé chez les bœufs et les porcs anglais que chez les fauves de l'Ouganda. C'est plutôt les animaux d'élevage qui contiennent davantage de matières grasses *mono*-insaturées, exactement celles que l'on trouve majoritairement dans l'huile d'olive. Donc, quelles que soient les différences entre la viande d'animaux sauvages ou d'élevage, ce ne sont pas les graisses saturées qui sont problématiques.

---

matières grasses saturées est une simplification. Néanmoins, étant donné que c'est *essentiellement* dans les aliments d'origine animale que se trouvent les matières grasses saturées, j'ai également recours, par souci de concision, à la même simplification dans ce livre.

Autre faille de ces études : on présumait que les êtres humains primitifs consommaient principalement la chair musculaire des animaux, comme nous le faisons aujourd'hui. Le mot "viande" désigne le muscle de l'animal : le filet, les côtes, la bavette, la macreuse, etc. Et pourtant, il semblerait que manger la chair musculaire soit un phénomène relativement récent. Dans chaque traité historique portant sur le sujet, les faits montrent que les populations humaines primitives préféraient le gras et les viscères de l'animal (également appelés abats ou tripes) à sa chair musculaire. Stefansson a constaté que les Inuits prenaient soin de garder la viande grasse et les abats pour leur propre consommation et qu'ils donnaient la viande plus maigre aux chiens. Ce faisant, les humains mangeaient comme le font les autres grands mammifères carnivores. Par exemple, les lions et les tigres dévorent d'abord le sang, le cœur, les reins, le foie et la cervelle des animaux qu'ils tuent, laissant souvent la chair musculaire aux vautours. Ces viscères contiennent généralement plus de gras, notamment des graisses saturées (par exemple, la moitié des matières grasses d'un rein de cerf est saturée).

Dans le passé, consommer préférentiellement les parties les plus riches en matières grasses et sélectionner les animaux au plus gros de leur cycle de vie semblent avoir fait partie des habitudes de chasse des êtres humains. Par exemple, chez la tribu Bardi de l'Australie du nord-ouest, les chercheurs ont découvert que le gras était "le critère déterminant" de la pêche (poissons, tortues et mollusques). Dans le but de satisfaire ce que les chercheurs interprètent comme une "obsession avec le gras", le peuple Bardi avait développé une connaissance extraordinaire de la bonne saison et de la technique de chasse appropriée, y compris l'aptitude à détecter l'adiposité d'une tortue verte la nuit avec, comme seule indication, l'odeur de son haleine lorsqu'elle remonte à la surface pour prendre sa respiration. La chair trop maigre était dénigrée et jugée "trop sèche ou insipide pour être appréciée".

La viande consommée sans gras était communément perçue comme cause d'affaiblissement. Les Inuits évitaient de manger trop de lapin car, comme le décrit un observateur dans l'Arctique : "s'ils ne mangeaient que du lapin [...], ils mourraient probablement de faim car la viande de ces animaux est trop maigre." Et durant l'hiver de 1857, un groupe de trappeurs explorant la rivière Klamath de l'Oregon et se trouvant bloqué sur place "ont mangé la viande de cheval, de poulain et de mule (tous en état de sous-alimentation) et évidemment ni tendre ni juteuse". Ils ont consommé une grande quantité de viande, entre 2,5 et 3 kg [5 à 6 lb] chacun par jour, mais "continuaient à s'affaiblir et à s'amaigrir" jusqu'à ce que, après douze jours, ils "étaient incapables de travailler et avaient constamment envie de manger du gras".

Même Lewis et Clark, pendant leurs voyages en 1805, ont constaté ce problème : Clark rentra d'une partie de chasse avec quarante-trois cerfs, trois buffles et seize élans mais ce butin ne fut accueilli qu'avec déception car la plupart du gibier "était trop maigre pour être consommé". Cela représentait beaucoup de chair musculaire mais pas suffisamment de gras.

Les témoignages anthropologiques et historiques contiennent de nombreux récits similaires où les êtres humains élaborent invariablement des stratégies visant à trouver des animaux pendant la saison où ils sont au plus gras et à manger les morceaux les plus riches en matières grasses de l'animal.

Comme de nos jours nous avons tendance à ne manger que la viande maigre, et même à en enlever le peu de gras qu'elle contient, ces histoires nous paraissent aujourd'hui exotiques et peu crédibles. Il est difficile de concilier ces idées avec notre propre conception d'une alimentation saine. Comment ces populations pouvaient-elles consommer une alimentation apparemment si malsaine, selon nos normes contemporaines, si dépendante des aliments mêmes que nous rendons responsables de nos propres maux, sans pour autant souffrir des maladies qui nous accablent aujourd'hui ? Il semble invraisemblable que les experts en nutrition aient pu négliger ces informations concernant l'alimentation et les maladies cardiovasculaires. Pourtant, la littérature scientifique étayant nos recommandations nutritionnelles actuelles ne tentent en aucune façon de les aborder.

Cependant, il doit bien y avoir, à ce paradoxe, une explication qui est passée inaperçue pour une raison ou une autre. Après tout, nos connaissances modernes et avancées se fondent strictement sur la science. Elles sont approuvées et promues par

21

les institutions et les organismes publics les plus prestigieux et puissants au monde, n'est-ce pas ? Plus d'un demi-siècle de preuves "scientifiques" ne peuvent indubitablement pas être fausses, non ?

NINA TEICHOLZ

2

Pourquoi nous pensons que les matières grasses saturées sont mauvaises pour la santé

Le concept de la nocivité des matières grasses et des graisses saturées s'est tellement enraciné dans notre dialogue à l'échelle nationale, et ce depuis si longtemps, que nous avons tendance à penser qu'il relève davantage du "bon sens" que d'une hypothèse scientifique. Cependant, comme toutes nos croyances relatives aux liens entre l'alimentation et la maladie, ce concept est, lui aussi, le fruit d'une *idée* avancée par un groupe de chercheurs et dont l'origine est traçable à un moment fixe dans le temps.

L'hypothèse que les matières grasses saturées provoquent des maladies cardiaques a été formulée au début des années 1950 par Ancel Benjamin Keys, biologiste et pathologiste à l'université du Minnesota. Dans son laboratoire, il mène à l'époque des expériences cherchant à identifier les signes précurseurs des maladies cardiovasculaires, le problème de santé publique numéro un. Les Américains avaient l'impression d'être au cœur d'une terrible épidémie. Une oppression soudaine de la poitrine s'emparait des hommes dans la fleur de l'âge sur le terrain de golf ou au bureau. Et les médecins ne savaient pas pourquoi. Semblant être sortie de nulle part, la maladie était rapidement devenue la première cause de mortalité du pays.*

C'est dans ce contexte, d'une nation craintive et inquiète en quête de réponses, que Keys présente pour la première fois ses idées sur les graisses alimentaires. Selon l'opinion qui prévaut à l'époque, le rétrécissement progressif des artères humaines fait inévitablement partie du vieillissement et la médecine moderne

---

*Les taux de mortalité par maladie cardiaque ont diminué depuis la fin des années 1960, vraisemblablement grâce à une prise en charge médicale plus avancée. Cependant, il est difficile de savoir si les taux d'incidence sous-jacents des maladies cardiovasculaires elles-mêmes ont baissé. Et, aux États-Unis, elles représentent toujours la principale cause de mortalité chez les hommes *et* les femmes, tuant environ 600 000 personnes par an (Lloyd-Jones et al., 2009).

23

MANGER GRAS, LA GROSSE SURPRISE

ne peut pas faire grand-chose pour l'empêcher. En revanche, Keys est convaincu que les crises cardiaques peuvent être évitées, tout simplement parce qu'une épidémie de telle ampleur n'a pas toujours existé. De ce point de vue, il ressemble à George Mann qui, quelques décennies plus tard, observera les Massaïs en Afrique et réalisera que les crises cardiaques ne font pas inévitablement partie de l'expérience humaine. Keys soutient que les services de santé publique américains élargissent leur rôle au-delà du simple *confinement* des maladies telles que la tuberculose, afin de promouvoir la *prévention* des maladies avant qu'elles ne frappent. En proposant une solution pratique, Keys souhaite transformer "l'attitude défaitiste à l'égard des maladies cardiovasculaires".*

Keys lui-même est un anticonformiste invétéré. Né en 1904, il grandit à Berkeley en Californie et est farouchement indépendant dès le plus jeune âge. Adolescent, Keys fait du stop entre Berkeley et l'Arizona et travaille pendant trois mois dans une grotte ramassant des excréments de chauves-souris pour une entreprise d'engrais chimiques. De même, impatient après une année passée à l'université, il part se faire embaucher comme manœuvre sur un bateau à destination de la Chine. Plus tard, Henry Blackburn, son collègue le plus proche à l'université du Minnesota, le décrira comme étant "direct à en paraître brusque, critique à en être cinglant et doté d'une intelligence très vive." Aux dires de tous, Keys possédait une volonté inébranlable et pouvait débattre "à mort" d'une idée (ceux qui étaient moins admiratifs l'appelaient "arrogant" et "impitoyable"). Il obtient un

---

*Le mot "maladies cardiovasculaires" est un terme générique pour désigner plusieurs maladies qui affectent le cœur, telles qu'une réduction de l'approvisionnement en sang des organes (cardiopathie ischémique), une détérioration du muscle cardiaque (cardiomyopathie), une inflammation du muscle cardiaque (cardiopathie inflammatoire) et un affaiblissement de l'ensemble du système vasculaire lié à une pression artérielle élevée (cardiopathie hypertensive). Le type de maladie cardiovasculaire qui préoccupait essentiellement les chercheurs à cette époque était l'athérosclérose qui signifie l'accumulation de plaques dans les artères.

NINA TEICHOLZ

doctorat en biologie à Berkeley en moins de trois ans et décroche ensuite un deuxième doctorat en physiologie au Kings College, à Londres.

En 1933, Keys passe dix jours dans les hauteurs des Andes à mesurer l'effet de l'altitude sur son sang. Cette expérience le transforme. En observant la façon dont l'air raréfié influence le fonctionnement de son organisme, Keys se prend de passion pour la physiologie humaine. Ce n'est que plus tard, pendant la Seconde Guerre mondiale, qu'il s'intéressera aux répercussions de l'alimentation sur l'organisme. Il mènera des études pionnières en matière de privation alimentaire et développera la ration K pour les soldats (la lettre K représentant l'initiale de Keys).

Il focalisera ensuite son ambition et son formidable esprit sur l'étude des maladies cardiovasculaires. Rien d'étonnant donc à ce qu'il ait révolutionné ce domaine.

Dès le début, le cholestérol, substance jaune cireuse qui fait partie intégrante de tous les tissus de l'organisme, est désigné comme un des principaux facteurs des maladies cardiovasculaires. Il constitue un composant essentiel de chaque membrane cellulaire, régulant ce qui entre et ce qui sort de la cellule. Il est responsable du métabolisme des hormones sexuelles et c'est dans le cerveau que sa concentration est la plus élevée. Cependant, outre ces rôles essentiels, les chercheurs ont découvert que le cholestérol est le composant principal des plaques athéroscléreuses. On a donc présumé qu'il est l'un des grands coupables du développement des maladies coronariennes. On pensait à l'époque que l'accumulation de ces plaques, accusées de rétrécir les artères jusqu'à ce qu'elles bloquent la circulation sanguine, était la principale cause d'une crise cardiaque. Bien que le développement des maladies cardiovasculaires s'avère bien plus complexe, cette description imagée de l'accumulation du cholestérol a fait de lui la plus mauvaise étoile maléfique du firmament de la santé publique. Jeremiah Stamler, l'un des premiers chercheurs les plus influents de ce domaine, écrit que le cholestérol est de la "rouille biologique" qui peut "se propager et couper le flux [sanguin] ou le ralentir comme la rouille à l'intérieur d'un tuyau d'eau qui ne permet l'écoulement du robinet qu'au goutte à goutte." En effet,

25

nous disons encore aujourd'hui que le cholestérol "bouche les artères" comme de l'huile chaude déversée dans une conduite d'évacuation froide. Bien que la science ait démontré que cette caractérisation dresse un portrait très simpliste et même inexact du problème, cette image frappante et intuitive en apparence continue à nous hanter.

Les premiers indices qui semblaient accuser le cholestérol de *causer* des maladies cardiovasculaires sont issus de rapports datant de la fin du XIXe siècle indiquant que certains enfants présentant un taux anormalement élevé de cholestérol dans le sang (appelé "cholestérol sérique") étaient exposés à un très grand risque de problèmes cardiaques. Selon un rapport initial, une malheureuse fillette eut une crise cardiaque et décéda à l'âge de onze ans. Ces enfants présentaient également des gros dépôts granuleux sur leurs mains ou leurs chevilles, connus sous le nom de *xanthomes*.

Dès le début des années 1940, les chercheurs ont démontré que ces enfants souffraient d'une maladie génétique rare n'ayant aucun rapport avec leur alimentation. Cependant, le fait que certaines personnes âgées ayant un taux de cholestérol sérique élevé étaient également atteintes de ces xanthomes, surtout au niveau des paupières, a poussé les chercheurs à croire qu'un taux de cholestérol élevé pourrait ultimement provoquer ces accumulations cireuses sous-cutanées. Les chercheurs ont présumé que les dépôts visibles à l'*extérieur* du corps devaient être identiques aux dépôts invisibles et pernicieux s'accumulant à l'*intérieur* de la paroi artérielle. Et que ces accumulations provoquaient des crises cardiaques. Ces deux présomptions, quoique plausibles, n'étaient véritablement que des actes de foi. Bien que ce raisonnement n'ait pas été unanimement reçu (une objection évidente relève du fait que le mécanisme de la maladie génétique des enfants est probablement différent de celui d'une affection chronique se développant tout au long d'une vie), l'acceptation de l'hypothèse sur le cholestérol n'a pas été entravée par ces questions.

On a découvert également chez des animaux des indications initiales suggérant un lien entre le cholestérol et les maladies cardiovasculaires. En 1913, Nikolaj Anitschkow, pathologiste russe, rapporte pouvoir induire des lésions athéroscléreuses chez

26

des lapins en les nourrissant de quantités importantes de cholestérol. Cette expérience devient célèbre et est reproduite de nombreuses fois chez tous genres d'animaux, notamment des chats, des moutons et des chevaux, répandant ainsi le sentiment que le cholestérol présent dans *l'alimentation* (que l'on trouve dans les œufs, la viande rouge et les fruits de mer) conduit à l'athérosclérose. Certains contemporains font la remarque que les lapins, tout comme la plupart des animaux des expériences ultérieures, sont des herbivores. Ils ne mangent donc habituellement pas de nourriture d'origine animale et ne sont pas biologiquement aptes à les métaboliser. En revanche, quand cette expérience est reproduite chez des chiens (qui, comme les êtres humains, mangent de la viande), il a été démontré que ces animaux ont la capacité de réguler et d'excréter le cholestérol excédentaire. La comparaison canine semble être un meilleur modèle pour les humains mais l'expérience initiale sur les lapins avait déjà gagné l'attention des chercheurs en maladie cardiaque. C'est ainsi que le cholestérol est devenu le principal suspect dans le développement des maladies cardiovasculaires.[*]

À partir de 1950, un taux de cholestérol sanguin élevé est largement perçu comme cause probable des maladies cardiaques. De nombreux experts sont désormais convaincus qu'il serait plus prudent pour toute personne présentant un niveau de cholestérol élevé de s'efforcer à le faire descendre.

Consommer moins de cholestérol figure parmi les premières idées sur la façon dont on peut le faire diminuer. Proposé par deux biochimistes de l'université Columbia en 1937, le concept que le cholestérol alimentaire augmente directement le taux de cholestérol dans le sang paraît alors comme une assertion raisonnable. Il est présumé que si nous pouvions éviter de manger des jaunes d'œufs et autres produits similaires, nous pourrions empêcher l'accumulation de cholestérol dans

---

[*]Les chercheurs ont découvert par la suite que bon nombre de ces expériences étaient entachées d'irrégularités car les chercheurs ne savaient pas comment faire pour empêcher l'oxydation du cholestérol qu'ils donnaient aux animaux (l'oxydation du cholestérol augmente le risque de production de plaques) (Smith, 1980).

l'organisme. Cette notion est aujourd'hui fermement ancrée dans nos esprits. En effet, combien de convives à un brunch passent-ils devant une assiette d'œufs cocotte en murmurant avec hésitation : "trop de cholestérol" ?

C'est Ancel Keys lui-même qui est le premier à discréditer cette théorie. Bien qu'en 1952, il affirme l'existence de "preuves accablantes" en faveur de cette théorie, il découvrira par la suite que quelle que soit la quantité de cholestérol qu'il donnait aux volontaires dans ses études, les taux de leur cholestérol sanguin restaient constants. Il constate que les "énormes" dosages de cholestérol rajoutés à l'alimentation journalière (jusqu'à 3 000 milligrammes par jour, à savoir qu'un gros œuf n'en contient qu'environ 200 mg) n'avaient qu'un effet "insignifiant". Dès 1955, il considère que "ce point ne mérite pas qu'on s'y attarde."

Cette conclusion est corroborée par de nombreuses autres études. Par exemple, un docteur suédois nommé Uffe Ravnskov a augmenté sa consommation d'un œuf à huit œufs par jour (représentant environ 1 600 mg de cholestérol) pendant près d'une semaine et a fait la découverte remarquable que son taux de cholestérol total avait *baissé*. Il décrit cette expérience dans le chapitre du livre intitulé "Consommation d'œufs et valeurs de cholestérol chez un médecin suédois sceptique" [Egg Consumption and Cholesterol Values in One Skeptical Swedish Doctor]. En réalité, chez la grande majorité des gens, il n'a jamais été démontré que l'impact sur le cholestérol sérique lié à la consommation de deux à trois œufs par jour pendant une période prolongée n'est autre que marginal. Il convient de se souvenir que Mann découvrira plus tard que les Massaïs, malgré leur alimentation composée exclusivement de lait, de viande et de sang, ont en moyenne un taux de cholestérol très faible. En 1992, une des analyses les plus exhaustives sur ce sujet a conclu que, chez la grande majorité des gens, lorsqu'il y a une abondance de cholestérol alimentaire, l'organisme lui-même produit moins de cholestérol.[*] En d'autres termes, l'organisme

---

[*]Cette étude a été la première à tenir compte des problèmes méthodologiques qui avaient faussé les études précédentes sur le cholestérol, comme l'absence de scores de référence du

NINA TEICHOLZ

tend à préserver la constance de son état intérieur. De la même façon que la transpiration permet de réduire la température corporelle, le processus d'homéostasie permet à l'organisme de réguler de manière continue les phénomènes internes, y compris les taux de cholestérol, afin que tous les systèmes biologiques fonctionnent de manière optimale.

À la lumière de ces preuves, les autorités de santé publique en Angleterre et dans la plupart des pays européens sont revenues ces dernières années sur leurs conseils de limiter la consommation de cholestérol. Mais aux États-Unis, la recommandation de se restreindre à 300 mg par jour chez les personnes en santé (l'équivalent d'un œuf et demi) prévaut encore. De plus, l'Agence américaine des produits alimentaires et médicamenteux (Food and Drug Administration, FDA) continue à autoriser la promotion de produits alimentaires "sans cholestérol". Les consommateurs parcourant les rayons de supermarché entre les étagères de Cheerios et de vinaigrettes sans cholestérol peuvent facilement avoir l'impression que le cholestérol présent dans notre nourriture reste problématique.

Or, si l'augmentation du cholestérol sérique vécue par certains n'est pas provoquée par les aliments riches en cholestérol, quelle en est alors la cause ? Ayant déterminé que le cholestérol présent dans la nourriture peut être "écarté" comme cause, Keys suggèrera que les chercheurs portent leur attention sur d'autres éléments de l'alimentation. Au début des années 1950, un certain nombre de scientifiques sont déjà en train d'enquêter sur la façon dont différents nutriments influencent non seulement le cholestérol, mais également d'autres aspects de la chimie sanguine. Au cours des années précédentes, les protéines et les glucides avaient été au centre de la recherche sur les maladies cardiovasculaires. Mais le développement rapide de nouvelles méthodes permettant la séparation des acides gras, et notamment l'invention en 1952 de la chromatographie gazeuse en phase liquide, a rendu possible l'analyse des différents types de matières grasses (également appelées "lipides") et leur effet sur la biologie humaine. E. H. "Pete" Ahrens de l'université

---

cholestérol sur la base desquels toute variation peut être correctement mesurée.

Rockefeller à New York, éminent "lipidologue" de son époque, raconte que "tout à coup, le vieux domaine somnolent de la recherche sur les lipides a décollé comme une fusée." Une nuée de chercheurs inondent le secteur. Les fonds pour la recherche gonflent d'année en année et, comme le décrit Ahrens, "la recherche sur les lipides prend une nouvelle dimension."

Illustration 2. Un acide gras est composé d'une chaine d'atomes de carbone entourés d'atomes d'hydrogène et d'un groupe d'acide carboxylique à une extrémité

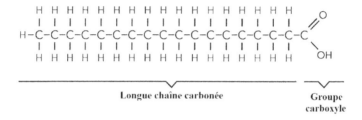

Dans les années 1950, Ahrens crée le premier laboratoire de chromatographie gazeuse en phase liquide aux États-Unis. Il entreprend plusieurs études pionnières sur les différents types de graisses alimentaires. Il est utile de comprendre la structure chimique de base des corps gras. Ils sont fondamentalement constitués de chaînes d'atomes de carbone entourées d'atomes d'hydrogène et d'un groupe d'acide carboxylique à une extrémité.

La longueur de ces chaînes peut varier et différents types de liaisons chimiques les relient entre elles. Un acide gras est "saturé" ou "insaturé" en fonction du type de liaison qui le compose. Une liaison est un terme de chimie désignant la façon dont deux atomes sont liés ensemble. Une liaison double est comme une double poignée de main entre les atomes et cela a deux incidences au plan pratique. Premièrement, la liaison est moins stable puisqu'une des deux mains peut se libérer à tout moment pour se joindre à d'autres atomes. Et deuxièmement, la liaison crée un pli le long de la chaîne carbone-atome de telle façon qu'elle ne s'aligne pas exactement avec ses voisines. Ces molécules tortillonnées dotées de liaisons doubles s'agencent

30

donc de manière peu structurée, menant ainsi à la formation d'une huile. La présence d'une seule liaison double dans une chaîne lui attribue le qualificatif d'acide gras "mono-insaturé". C'est cet acide gras que l'on retrouve majoritairement dans l'huile d'olive. Lorsqu'il y a plus qu'une liaison double, l'acide gras devient "polyinsaturé". Cet acide gras est typique des huiles "végétales" comme les huiles de colza, de carthame, de tournesol, de cacahuète, de coton et de soja.

Les acides gras saturés, quant à eux, ne contiennent aucune liaison double mais uniquement des liaisons simples. Ces molécules ne peuvent pas ajouter de nouveaux atomes à leur chaîne car elles sont déjà "saturées" en atomes d'hydrogène. En outre, ces corps gras forment des chaînes droites et peuvent s'agencer de manière compacte, ce qui les rend solides à température ambiante. Ce sont eux que l'on retrouve dans le beurre, le saindoux, la graisse de rognons et le suif.

Dans les années 1950, les scientifiques étudiant les lipides avaient surtout à cœur de savoir comment la consommation de ces différents types de gras altère les divers aspects du sang, notamment les taux de cholestérol. Par exemple, à l'Institut pour la recherche métabolique d'Oakland en Californie, les chercheurs ont d'abord découvert en 1952 que la substitution des matières grasses animales par des graisses végétales fait considérablement baisser le cholestérol total. Une équipe à l'université de Harvard découvrira que les taux de cholestérol sérique des végétariens sont plus faibles chez ceux qui ne mangent aucun produit laitier que chez ceux qui consomment des œufs et du lait. Une étude hollandaise chez des végétariens montrera la même chose.

Illustration 3. Types d'acides gras

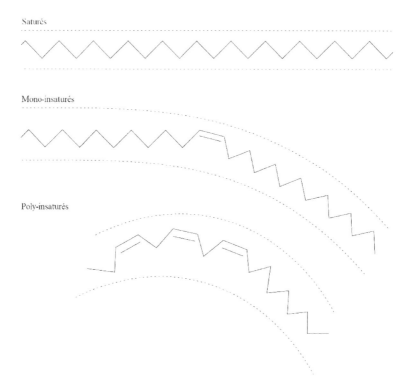

Saturés

Mono-insaturés

Poly-insaturés

Ahrens, de l'université Rockefeller, était un chercheur très méticuleux. Il s'est efforcé de contrôler l'ensemble des aspects des études qu'il menait. Il hospitalisait ses patients dans un service métabolique et leur donnait un régime à base d'une formule liquide afin d'éviter toute complication nutritionnelle liée aux aliments réels. Il a découvert que les graisses saturées présentes dans le beurre et l'huile de noix de coco augmentent le cholestérol sérique bien plus que toute autre matière grasse. Viennent ensuite l'huile de palme, le lard, le beurre de cacao et l'huile d'olive. Les taux de cholestérol sérique les plus bas ont été détectés chez ses sujets dont le régime était composé d'huile de cacahuète, de coton, de maïs et de carthame. Plus tard, en employant des techniques plus avancées, Ahrens découvrira que selon les différentes matières grasses alimentaires, le cholestérol ne varie pas de manière si homogène. Il se rendra compte qu'il existe bien plus d'hétérogénéité qu'il ne l'avait initialement imaginé. À la fin de sa carrière, Ahrens écrira que la découverte de cette "hétérogénéité" de la réponse humaine a été l'une de ses "contributions les plus gratifiantes" dans ce domaine. Mais dans les années 1950, les chercheurs étaient convaincus que ces réactions liées au cholestérol sont strictement homogènes. Ils insistaient que les lipides saturés étaient les responsables primordiaux de l'augmentation des taux de cholestérol.

Bien que Keys allait devenir le chercheur le plus influent dans le domaine de l'alimentation et des maladies, il est arrivé tardivement dans l'étude de la distinction entre les différents *types* de gras. Il penchait davantage du côté des chercheurs qui pensaient que c'est la quantité *totale* de matières grasses alimentaires, et non le *type* d'acide gras qui permet de mieux déterminer les risques liés aux maladies cardiovasculaires. Keys mène sa propre étude sur ce sujet en procédant à des expériences douteuses d'un point de vue éthique sur des patients schizophrènes dans un hôpital voisin du Minnesota. Il les met sur un régime contenant entre 9 et 24 % de matières grasses et découvre que les régimes à plus faible teneur en gras réussissent légèrement mieux à abaisser le cholestérol. Ces conclusions ne sont guère définitives : seules soixante six personnes ont participé à une série de tests dont la durée a varié entre deux et neuf semaines.* Et Keys changera bientôt d'avis sur les résultats. Néanmoins, dans un style qui laisse présager la façon dont Keys culminera dans le monde de la nutrition, il proclame ces résultats initiaux provisoires en ne laissant aucune place au doute. Lors d'une rencontre sur l'athérosclérose en 1954, il affirme à ses collègues ce qui suit : "À part les calories issues des matières grasses alimentaires, on ne connait aucune autre variable dans le mode de vie qui présente une telle corrélation systématique avec le taux de mortalité liée aux pathologies coronariennes ou dégénératives."

Keys proclame avec confiance qu'il existe un lien de causalité directe entre le gras alimentaire, le cholestérol sanguin

---

*Contrairement aux normes scientifiques standard, Keys n'a pas présenté les détails relatifs à ces études, tels que le nombre d'hommes y participant et la durée de chaque intervention.

et les maladies cardiovasculaires. Lors d'un discours à l'hôpital Mount Sinaï à New York (publié par la suite dans plusieurs articles qui recevront énormément d'attention), Keys présente officiellement sa théorie qu'il nomme "l'hypothèse régime-cœur". Son graphique montre une forte corrélation entre la consommation de gras et les taux de mortalité liée aux maladies cardiovasculaires dans six pays.[*]

La courbe ascendante est parfaite, semblable à la courbe de croissance d'un enfant. Le graphique de Keys suggère que plus l'on fait descendre la courbe de consommation de gras vers zéro, plus le risque lié aux maladies cardiovasculaires disparaît.

Ce jeu de points en 1952 représente la graine qui est devenue le gigantesque chêne de notre méfiance actuelle à l'égard des matières grasses. Au fil des ans, tous les problèmes de santé qui ont été imputés à la consommation de gras (non seulement les maladies cardiovasculaires, mais également l'obésité, le cancer, le diabète, etc.) découlent de l'implantation de cette hypothèse dans l'establishment nutritionnel par Ancel Keys et de son obstination à la promouvoir. Aujourd'hui, quand vous mangez une salade avec de la poitrine de poulet maigre au déjeuner et que vous optez pour des pâtes au lieu d'un steak au diner, ce sont des choix qui remontent à lui. L'influence de Keys sur le monde de la nutrition demeure inégalée.

---

[*]Pendant ces premières années, l'autre argument que Keys présentait pour soutenir son hypothèse régime-cœur est que la *courbe* de la consommation de matières grasses semblait correspondre à l'épidémie croissante de maladies cardiovasculaires en Allemagne, en Norvège et aux États-Unis.

NINA TEICHOLZ

Illustration 4. Le graphique de Keys de 1952 : Maladies cardiaques dégénératives 1948-49, hommes

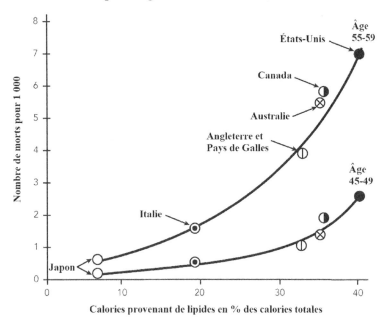

Calories provenant de lipides en % des calories totales

Source : Ancel Keys, "Atherosclerosis: A Problem in Newer Public Health", *Journal of Mt. Sinai Hospital, New York* 20, n° 2 (juillet-août 1953) : 134.

Le graphique de 1952 que Keys a utilisé pour promouvoir son hypothèse que les matières grasses alimentaires provoquent les maladies cardiovasculaires

Le gras nous fait-il grossir ?

En plus de provoquer l'athérosclérose, Keys est convaincu que les matières grasses font grossir. En raison du fait que les acides gras contiennent un petit peu plus que 9 calories par gramme (alors que les protéines et les glucides en comportent environ 4 calories par gramme), les experts en nutrition ont cru pendant longtemps qu'un régime pauvre en matières grasses, grâce à sa faible teneur en calories, permet de perdre du poids.[*] En d'autres termes, quand on *mange* gras, on *devient* gros.

35

Jerry Seinfeld est celui qui a probablement le mieux expliqué cette attitude prédominante vis-à-vis du gras lorsqu'il décrit son expérience au supermarché.

"Quand on regarde l'étiquette : teneur en gras [...] Les gens ne lisent que Teneur en gras. Il y a du *gr-a-a-s* ! Il contient du *gras*. Je vais devenir *gras* !"

N'est-ce pas l'homonyme le plus regrettable qui soit ? Un mot qui signifie deux choses bien différentes : le gras que nous mangeons et le gras à l'intérieur de notre corps. Il nous est tellement difficile de comprendre pleinement qu'il existe deux définitions complètement différentes du gras. La crainte que les matières grasses alimentaires font grossir remonte aux années 1920 aux États-Unis. Le maintien de la ligne devient un important élément de la mode et des habitudes de vie de la classe moyenne. C'est aussi à partir de ce moment là que les compagnies d'assurance-vie commencent à calculer les primes en fonction de la taille et du poids. À cette époque, la restriction calorique fait partie de plusieurs théories rivales sur la perte de poids. Et comme les matières grasses contiennent davantage de calories, de nombreux médecins conseillent alors à leurs patients de limiter la consommation de cet aliment. C'est depuis ce moment-là que l'on considère qu'il vaut mieux tout simplement éviter le gras sous toutes ses formes. De nombreuses expériences ont entre temps confirmé que la restriction des matières grasses ne contribue en rien à la perte de poids (c'est en fait plutôt le contraire). Et pourtant, l'idée qu'il puisse y avoir un "gras amincissant" nous paraitra probablement à jamais comme un oxymore.

Concernant les matières grasses alimentaires et les maladies cardiovasculaires, Keys a reconnu très tôt que les exemples internationaux pouvaient sérieusement remettre son hypothèse en question. Ses premiers rapports étaient en grande partie consacrés à argumenter contre les preuves provenant de

---

*Keys n'a toutefois jamais été préoccupé par l'obésité et il pensait qu'elle n'est pas liée au développement des maladies cardiovasculaires. Il a depuis été établi qu'il existe une forte corrélation entre les deux (Keys dans *Symposium on Atherosclerosis*, 1954, 182-184).

36

différentes parties du monde et qui ne renforçaient pas son hypothèse : les Massaïs en Afrique, les Esquimaux en Arctique et même les Indiens Navajo dans son propre pays. Il détenait néanmoins des rapports préliminaires provenant de quelques pays comme la Finlande et le Japon où les données semblaient conforter ses idées. Et l'un de ses premiers coups de génie a été de se rendre compte de la puissance de ce genre de preuves internationales pour soutenir ses idées. Ainsi, tandis que ses rivaux travaillaient d'arrache-pied dans des laboratoires universitaires, Keys trouve le moyen de partir à l'aventure et de ramener un ensemble impressionnant de données mondiales.

Keys commence à parcourir le monde au début des années 1950. Lui et sa femme, Margaret, visitent l'Afrique du Sud, la Sardaigne, la Suède, l'Espagne et l'Italie. Partout où ils vont, ils mesurent le taux de cholestérol des habitants tout en évaluant la quantité de matières grasses dans leur alimentation. Le couple se rend sur un chantier forestier isolé en Finlande où la proportion de maladies cardiovasculaires est endémique chez les hommes jeunes. Au Japon, ils mesurent les taux de cholestérol des pêcheurs et des fermiers ruraux. Ils font de même pour les immigrants japonais vivant à Honolulu et à Los Angeles.

Keys est particulièrement fasciné par les pays méditerranéens car il a entendu dire que l'incidence des maladies cardiovasculaires était exceptionnellement basse dans la région. En 1953, il se rend d'abord à Naples, puis à Madrid, pour se faire sa propre opinion. Après avoir mesuré les taux de cholestérol sérique et réalisé des électrocardiogrammes sur un petit échantillon d'hommes, il conclut que la population générale de ces villes présentait en effet un taux de maladies cardiovasculaires bien inférieur à celui que l'on retrouve habituellement aux États-Unis. Keys émet la supposition qu'en raison de la grande variabilité de la mortalité coronarienne d'un pays à un autre, la maladie ne peut pas être attribuée à la génétique ou même au processus naturel du vieillissement. Keys en déduit que l'explication doit au lieu se trouver dans l'alimentation. Mann, s'appuyant sur ses observations des guerriers massaïs, en arrivera plus tard à la même conclusion. Mais Keys avait des idées très différentes sur l'élément de l'alimentation en cause. Il écrit : "jusqu'à présent, le gras semble

37

être le seul facteur important."

En 1957, Keys affirme que les artères américaines bourrées de plaques sont "dominées par les effets à long terme d'une alimentation riche en matières grasses et d'un nombre incalculable de repas gorgés de gras." Comme preuve, il montre du doigt les jeunes bûcherons finlandais qui grignotent des "morceaux de fromage de la taille d'une tranche de pain et sur lesquels ils étalent du beurre [...], le tout arrosé de bière. Cela constitue un cas d'école en matière de maladies coronariennes."

Bien qu'il n'ait observé qu'un petit nombre d'hommes lors de ses premiers voyages et qu'il n'a pas employé de méthode spécifique pour mesurer leur alimentation, Keys écrit avec assurance que les matières grasses totales constituent "clairement" un "facteur majeur" dans le développement des maladies cardiovasculaires. C'était de toute évidence la conclusion qu'il souhaitait tirer, donc c'est peut-être sans surprise que c'est ce qu'il a découvert.

Lors de ses voyages, Keys a noué des alliances professionnelles dans le monde entier et a persuadé les chercheurs à tester ses idées. De l'Afrique du Sud à la Suède, ces collègues ont par la suite réuni des données. Et toutes les preuves accumulées semblaient confirmer l'hypothèse selon laquelle une alimentation riche en matières grasses va de pair avec un taux de cholestérol sérique relativement élevé. Encore une fois, le nombre de personnes observées est minuscule, mais Keys réussit à tisser adroitement ces maigres données issues d'ici et d'ailleurs en un tableau convaincant.

Par ailleurs, une fascinante constatation faite au cours de la Seconde Guerre mondiale donne à Keys des arguments supplémentaires en faveur de son hypothèse : la mortalité liée aux maladies cardiovasculaires a considérablement diminué dans toute l'Europe pendant la guerre mais elle est fortement remontée peu après. Cette observation conduit Keys à présumer que les pénuries alimentaires, notamment de viande, d'œufs et de produits laitiers, en constituent probablement la cause. Néanmoins, d'autres explications existent. Par exemple, le sucre et la farine étaient également rares pendant la guerre. Les individus étaient aussi moins exposés aux gaz d'échappement automobiles et ils se déplaçaient en pédalant ou en marchant.

NINA TEICHOLZ

D'autres scientifiques soulignent ces explications divergentes possibles concernant la baisse des maladies cardiovasculaires. Mais Keys les rejettent purement et simplement.

Vers le milieu des années 1950, Keys commence à prendre du recul par rapport à son hypothèse accusant les matières grasses *totales* d'être la cause des maladies cardiovasculaires (sans pour autant le reconnaître ouvertement).

Au contraire, ses articles commencent à mettre davantage l'accent sur le *type* de matières grasses alimentaires comme facteur essentiel de l'augmentation du cholestérol. Keys parvient à cette conclusion à la suite de quelques petites expériences menées à court terme sur les mêmes patients schizophrènes dans un hôpital du Minnesota en 1957 et 1958. Tout comme Ahrens et d'autres peu auparavant, il découvre que le cholestérol sérique augmente lorsque les hommes consomment des graisses saturées et que celui-ci baisse lorsqu'ils consomment des huiles végétales.

Ainsi, dans une série d'articles publiés en 1957 dans des revues médicales réputées*, Keys déclare qu'il est possible de diminuer le cholestérol sérique total en réduisant la consommation de matières grasses *saturées*. Keys est si sûr de ses nouvelles conclusions qu'il publie une formule mathématique spécifique qui, d'après lui, permet de calculer l'augmentation ou la diminution *exacte* du niveau de cholestérol sérique dans une population en fonction de la quantité consommée de gras saturé, de gras polyinsaturé et de cholestérol. C'est la fameuse "équation de Keys" qui exercera une énorme influence dans le milieu de la recherche nutritionnelle, probablement en raison du fait que ceux qui cherchaient des réponses étaient soulagés d'avoir une formule si élégante à appliquer au commun des mortels. À la différence d'Ahrens qui, vu la très grande complexité de la biologie humaine, invite ses collègues à rester humbles par rapport à leurs connaissances (et qui, comme nous l'avons vu, soutiendra ultimement la *diversité* des réactions biologiques), Keys réduit cette complexité à une explication sûre et certaine. Il est toujours convaincu que l'on ne

---

*Entre 1957 et 1958, Keys publiera ces affirmations dans plus de vingt articles dans des revues scientifiques de renom.

devrait pas *en général* manger trop de gras. Mais dès lors qu'il émet l'hypothèse selon laquelle les graisses saturées représentent le véritable diable nutritionnel, il se met à militer pour cette théorie aux dépens de toute autre. Il argue que si les gens arrêtaient de manger des œufs, des produits laitiers, de la viande ainsi que toutes les graisses visibles, les maladies cardiaques "deviendraient très rares". Keys recommande une "forte réduction" des matières grasses alimentaires (surtout celles que l'on trouve à l'état naturel dans les aliments d'origine animale) et conseille leur remplacement par des huiles végétales.

Le président polyinsaturé : la crise cardiaque d'Eisenhower

Les idées de Keys sont catapultées sur la scène nationale le 23 septembre 1955, jour où Dwight D. Eisenhower, président des États-Unis, subit la première d'une série de crises cardiaques. Le médecin traitant du président, Paul Dudley White, est aéroporté à son chevet à Denver, Colorado. En tant que cardiologue, White figure parmi les premiers observateurs de la propagation de l'épidémie des maladies cardiovasculaires au début des années 1900. En 1931, il publie un livre classique sur les maladies cardiaques et il est l'un des six fondateurs de l'Association américaine de cardiologie (American Heart Association, AHA). Il travaille aussi en étroite collaboration avec le président Harry Truman afin de créer, en 1948, l'Institut national de cardiologie (National Heart Institute, NHI) comme partie intégrante des Instituts américains de la santé (National Institutes of Health, NIH). En tant que professeur de Harvard de renom, l'influence de White dans ce domaine est quasiment sans bornes.

Keys avait depuis longtemps montré son talent pour cultiver les relations avec les personnes d'influence. Par exemple, entre 1939 et 1943, il avait réussi à occuper le poste d'assistant spécial au secrétaire de la défense, remportant le contrat des célèbres rations K. White était manifestement un autre allié important. Au cours des dernières années, Keys l'avait persuadé d'accompagner Margaret et lui dans plusieurs déplacements internationaux aux fins de mesurer les graisses et le cholestérol. C'est sûrement durant l'un de ces voyages (Hawaï, Japon, Russie

40

et Italie) que White a commencé à croire à l'hypothèse de Keys.

Le lendemain de la crise cardiaque d'Eisenhower, White tient une conférence de presse et présente au public américain des informations claires et incontestables sur les maladies cardiovasculaires ainsi que les mesures préventives à prendre pour les éviter : arrêter de fumer, diminuer le stress et, au plan alimentaire, réduire la consommation de graisses saturées et de cholestérol. Dans les mois qui s'ensuivent, par le biais de conférences de presse et dans les pages du *New York Times*, White continue à tenir le pays au courant de l'état de santé de santé du président. Dans un article à la une rédigé par White dans la tribune du *Times*, Keys est le seul chercheur dont le nom est mentionné (son travail y est décrit comme "brillant") et le seul dont la théorie alimentaire est citée en détail. S'il y a une seule chose que tout l'épisode présidentiel a appris à tout homme américain d'âge moyen, c'est que les meilleurs médecins du pays étaient convaincus que le public devait réduire sa consommation de matières grasses. Eisenhower lui-même est devenu obsédé par son taux de cholestérol dans le sang et il évitera religieusement les aliments contenant des graisses saturées. Il se convertira à la margarine polyinsaturée, commercialisée en 1958, et mangera des biscottes au petit déjeuner, et ce jusqu'à sa mort d'une maladie cardiovasculaire en 1969.[*]

Entre temps, auprès de la communauté scientifique partout dans le monde, Keys assure la promotion de son graphique et d'autres données démontrant apparemment le lien entre le taux de mortalité liée aux maladies cardiovasculaires et la consommation de gras.

Il écrit en 1957 qu'une "alimentation riche en matières grasses et un nombre incalculable de repas gorgés de graisses" constituent la cause "probable" du développement des maladies coronariennes dans la "majorité des cas".

Bien que Keys réussisse à gagner le soutien d'un grand nombre de ses collègues en nutrition, au moins un scientifique parmi ses interlocuteurs, Jacob Yerushalmy, n'est guère

---

[*]Eisenhower fumait quatre paquets de cigarettes par jour, ce qui a probablement contribué à ses troubles cardiaques, bien qu'il ait arrêté de fumer cinq ans avant sa première crise cardiaque.

impressionné. Yerushalmy est le fondateur du service de biostatistique à l'université de Californie à Berkeley. En 1955, il entend Keys s'exprimer lors d'une conférence à l'Organisation Mondiale de la Santé (OMS) à Genève. Yerushalmy met en doute la pertinence des données. À Genève même, par exemple, la population locale consomme alors beaucoup de gras (d'origine animale) mais ne meurt pas souvent de maladies cardiovasculaires. Tout comme le soi-disant paradoxe français (ces mangeurs d'omelettes étonnamment bien-portants), on peut également observer un paradoxe suisse. En fait, en examinant l'ensemble des vingt-deux pays pour lesquels des données nationales sont disponibles en 1955, de tels "paradoxes" existaient également en Allemagne de l'Ouest, en Suède, en Norvège et au Danemark. Ils n'étaient manifestement pas des paradoxes mais des points de données requérant une autre explication.

42

Illustration 5. Yerushalmy et Hilleboe : Mortalité liée aux maladies cardiaques artérioscléreuses et dégénératives par rapport au pourcentage des calories totales provenant de lipides, hommes âgés entre 55 et 59 ans, 1950

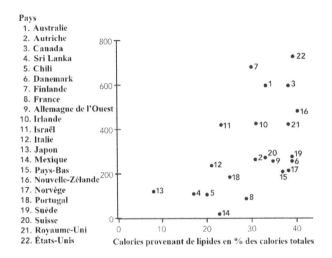

Pays
1. Australie
2. Autriche
3. Canada
4. Sri Lanka
5. Chili
6. Danemark
7. Finlande
8. France
9. Allemagne de l'Ouest
10. Irlande
11. Israël
12. Italie
13. Japon
14. Mexique
15. Pays-Bas
16. Nouvelle-Zélande
17. Norvège
18. Portugal
19. Suède
20. Suisse
21. Royaume-Uni
22. États-Unis

Source : Yerushalmy, J. et Herman E. Hilleboe, "Fat in the Diet and Mortality from Heart Disease: A Methodologic Note," *New York State Journal of Medicine* 57, n° 14 (juillet 1957) : 2346.

Ce graphique, réalisé par des opposants de Keys, affiche davantage de pays que les six pays d'origine retenus par Keys. Il montre qu'aucune corrélation n'existe entre les matières grasses alimentaires et les maladies cardiovasculaires

L'objection de Yerushalmy tient au fait que Keys semble avoir sélectionné uniquement les pays qui collent à son hypothèse. Il affirme qu'il existe d'autres facteurs pouvant tout aussi bien expliquer les tendances liées aux maladies cardiaques dans l'ensemble de ces pays. Dans un document de 1957, Yerushalmy en répertorie quelques-uns : le nombre de voitures vendues par habitant, la vente de cigarettes, la consommation de protéines et la consommation de sucre. Ils étaient tous associés à un facteur commun : la richesse. Donc tout ce qui accompagnait la prospérité grandissante du milieu du siècle, notamment la viande, le sucre, les gaz d'échappement automobile et la margarine, pouvait être à l'origine des maladies cardiovasculaires. Quant au gras, lorsque Yerushalmy et son collègue, Herman E. Hilleboe, tracent les données pour l'ensemble des vingt-deux pays au lieu des seuls six sélectionnés par Keys, ils constatent que sa corrélation s'en trouve considérablement affaiblie. Les points de données plus aléatoires ressemblent plutôt à un "dripping" du peintre Jackson Pollock. Cette richesse de données n'a pas été du goût de Keys.

"Je me souviens de l'ambiance dans le laboratoire lorsque cette étude a été publiée", dira Henry Blackburn, bras droit de longue date de Keys et retraité de l'université du Minnesota au moment où je l'ai interviewé.

"L'ambiance...mauvaise ?", demandai-je.

"Mmmmm", répondit Blackburn, suivi d'une longue pause.*

Keys compte désormais de nombreux critiques, y compris George V. Mann, qui mènera l'étude sur les Massaïs. Mann écrira qu'il espérait que cette confrontation avec Yerushalmy donnerait un "coup d'arrêt" à la théorie de Keys sur le gras et les maladies cardiovasculaires. Mais Keys frappe de plus belle. Il répond, dans le *Journal of Chronic Diseases*, que les données de Yerushalmy et de Hilleboe comportent de sérieuses lacunes car les statistiques nationales ne sont pas fiables, surtout celles

---

*Blackburn prétendra plus tard que Yerushalmy et d'autres opposants ont injustement isolé ce graphique illustrant les six pays de toutes les autres preuves que Keys a présentées pour soutenir sa théorie. Cependant, en 1957, au moment où Yerushalmy publie sa critique, les seules preuves que Keys fournit se limitent aux observations concernant la réduction des taux de maladies cardiovasculaires en Europe pendant la Seconde Guerre mondiale (attribuables à d'autres causes possibles) et quelques données non publiées relatives aux Finlandais et aux Japonais. Au lieu d'étayer davantage sa théorie dans son article principal en 1957 dans lequel il présente son hypothèse, Keys consacre plutôt plusieurs pages à attaquer les théories concurrentes à la sienne, comme la possibilité que les protéines, le manque d'activité physique ou le cholestérol alimentaire peuvent provoquer des maladies cardiovasculaires (Blackburn et Labarthe 2012, 1072 ; Keys 1957, 552-559).

recueillies par les gouvernements européens au cours de la période instable de l'après-guerre. Et c'est vrai ! Même sans les ravages d'une guerre, il existe d'énormes différences entre les pays en matière de fréquence avec laquelle les médecins consignent une "maladie cardiovasculaire" comme cause sur un certificat de décès. De telles variations ont toujours semé énormément de doute sur ces types de comparaisons internationales. Par exemple, une enquête de 1964 a démontré que lorsqu'on présente exactement les mêmes dossiers médicaux à des médecins américains et à des médecins européens, ces premiers diagnostiquent 33 % plus fréquemment une maladie cardiovasculaire que les médecins britanniques et 50 % plus fréquemment que leurs équivalents norvégiens. Keys est très conscient de ce problème mais cela ne l'empêche pas d'utiliser ces mêmes statistiques nationales dans ses propres graphiques puisque, erronées ou non, aucune autre donnée n'est disponible. Cependant, à l'époque, personne ne le questionne sur cette situation de deux poids deux mesures.

Dans sa riposte à Hilleboe, Keys l'accuse également de privilégier les "conclusions négatives et non positives". "Je doute que le Dr Hilleboe croie vraiment qu'il détient les preuves nécessaires pour affirmer qu'il n'existe *pas* de relation de causalité entre les matières grasses alimentaires et la tendance à développer une athérosclérose chez l'homme", écrit Keys.

En d'autres termes, Keys veut que son hypothèse soit présumée vraie jusqu'à ce qu'elle soit prouvée fausse. Pourtant, et c'est un élément important, la science n'est pas comme le système judiciaire. Alors que les Américains sont présumés innocents jusqu'à ce que leur culpabilité soit prouvée, c'est tout à fait le contraire pour la connaissance scientifique : une hypothèse ne doit pas être présumée juste tant qu'une montagne de preuves ne s'accumule pour la soutenir et, même à ce moment là, ce n'est jamais sûr et certain. Tout ce que l'on peut vraiment dire, c'est que la prépondérance des preuves tend à soutenir une opinion plutôt qu'une autre. Cependant, la conviction inébranlable de Keys vis-à-vis de sa propre hypothèse, même à ses débuts et malgré des preuves contradictoires, suggère qu'il était prêt à déroger à ces principes scientifiques pour la défendre. En tout cas, il est clair que la réponse sceptique de la part des collègues

MANGER GRAS, LA GROSSE SURPRISE

de Keys lors de sa présentation à la conférence de l'Organisation mondiale de la santé en 1955 à Genève a été un moment humiliant mais important pour lui : "*le* moment charnière dans la vie de Keys", se souvient Blackburn. Suite à la confrontation à Genève, "[Keys] s'est relevé de toute cette bousculade et a dit : "Je vais leur montrer" [...] et il a conçu l'Étude des sept pays."

L'étude des sept pays

À la différence du précédent échantillonnage international que Keys avait effectué lors de ses voyages avec Margaret, l'étude des sept pays est la première initiative épidémiologique multi-pays de l'histoire humaine.* En standardisant la collecte des données et en utilisant des enquêtes sur le terrain d'échantillons de population, Keys vise à amasser des données précises et détaillées faciles à comparer entre les pays (à l'inverse des statistiques nationales peu fiables) et ainsi trancher le débat sur l'alimentation et les maladies coronariennes une fois pour toutes.

Keys lance l'étude en 1956 à l'aide d'une subvention annuelle du Service de santé publique des États-Unis à hauteur de 200 000 $, représentant à l'époque une somme énorme pour un seul projet. Il prévoit de suivre de près environ 12 700 hommes d'âge moyen dans des populations principalement rurales en Italie, Grèce, Yougoslavie, Finlande, Pays-Bas, Japon et États-Unis.

Un certain nombre de détracteurs ont depuis précisé que si Keys avait pris les critiques de Yerushalmy au sérieux, il aurait

---

*Dans les études épidémiologiques ou "observationnelles", le profil d'un groupe de personnes est établi (par exemple, l'alimentation et les habitudes tabagiques sont mesurées), puis les chercheurs les observe sur une période donnée. La préférence est donnée aux sujets plus âgés car les maladies telles qu'un infarctus, un cancer ou la mort peuvent être observées sans avoir à attendre trop longtemps. Ces états de santé sont ensuite mis en corrélation avec les variables initialement mesurées, ce qui permet aux chercheurs de découvrir s'il existe une association entre le tabagisme et le cancer du poumon, par exemple.

46

peut-être sélectionné un pays européen pouvant *défier* son hypothèse régime-cœur, comme la Suisse or la France (ou l'Allemagne, la Norvège et la Suède). Au lieu de cela, il a sélectionné uniquement les pays qui, selon les statistiques nationales, semblaient enclins à la confirmer

Depuis le début du XXe siècle, les chercheurs savent combien il est important d'éviter toute partialité de la part des chercheurs en procédant à une sélection aléatoire des participants. C'est ce qu'on appelle la "randomisation" et les chercheurs respectent des protocoles établis afin d'obtenir un échantillonnage aléatoire. Mais les critères de sélection de Keys sont loin d'avoir été aléatoires. Au contraire, comme il l'a écrit, il a choisi des sites qui, d'après lui, affichaient un certain contraste en matière d'alimentation et de taux de mortalité. Et, comme me l'a décrit Blackburn, il a surtout sélectionné des sites "où il bénéficiait d'une aide enthousiaste" en termes d'individus et de ressources pour réaliser l'étude. Blackburn, s'efforçant à expliquer la raison pour laquelle Keys n'a pas cherché à inclure les pays pouvant contrer davantage ses idées, dit que "Keys avait tout simplement une aversion personnelle à aller en France et en Suisse."

La période historique de l'étude des sept pays pose aussi problème. Les années comprises dans l'étude, de 1958 à 1964, représentent une période de transition dans la région méditerranéenne. La Grèce, l'Italie et la Yougoslavie se rétablissaient encore de la Seconde Guerre mondiale qui avait engendré une pauvreté extrême et une quasi-famine. Et l'Italie émergeait aussi de vingt-cinq ans de souffrances infligées par le gouvernement fasciste. La misère avait poussé quatre millions d'Italiens à fuir leur pays ainsi qu'au moins 150 000 Grecs à abandonner le leur.

Ce sont des faits qui devraient faire réfléchir un chercheur. Keys aurait pu se demander s'il était possible qu'en se focalisant sur l'Europe des années 1960, il n'en obtiendrait qu'une représentation erronée. Les individus étudiés enduraient à ce moment-là une situation de privation. Mais ils avaient dû bénéficier d'une alimentation plus riche dans leur enfance avant la guerre, tout comme leurs mères pendant la grossesse. Si d'après certains chercheurs, les griffes des maladies cardiovasculaires peuvent trouver leur origine dans le ventre

MANGER GRAS, LA GROSSE SURPRISE

maternel ou bien sont l'accumulation d'habitudes au cours de la vie, alors un échantillonnage des années 1960 est en effet hasardeux. Un tel échantillonnage ne représente clairement pas une réalité plus large.

Cependant, dans ce cadre limité de choix contestables, l'étude visait à respecter les normes les plus élevées. Dans les pays sélectionnés par Keys, ses équipes de chercheurs se sont rendus dans des villages ruraux et ont sélectionné des ouvriers d'âge moyen. En plus de mesurer leur poids, tension artérielle et taux de cholestérol, ils ont interrogé les hommes sur leur alimentation et leurs habitudes tabagiques. Pour un petit sous-ensemble d'hommes, des échantillons de nourriture consommée sur une semaine ont été collectés et envoyés à des laboratoires pour faire analyser leur composition chimique.

Les premiers résultats de l'Étude des sept pays paraissent dans une monographie de 211 pages publiée par l'AHA en 1970, suivie d'un livre de Harvard University Press. Sept livres et plus de six cent articles rédigés par les différents membres de l'équipe initiale chargée de l'étude suivront. En 2004, selon un décompte, on peut trouver dans la littérature médicale près d'un million de références à l'Étude des sept pays.

Keys découvre, comme il l'avait espéré, une forte corrélation entre la consommation de gras saturé et les décès liés aux maladies cardiovasculaires. En Carélie du Nord (Finlande), où les hommes travaillaient dur comme bûcherons et fermiers et qui mangeaient pourtant quotidiennement une alimentation riche en produits laitiers et en viande, la mortalité liée aux maladies cardiovasculaires était élevée : 992 hommes sur 10 000 au cours d'une décennie. Sur les îles de Crète et de Corfou, avec beaucoup d'huile d'olive et très peu de viande, ce taux est ridiculement bas à 9. En Italie, le chiffre est de 290. Parmi les cheminots aux États-Unis, la mortalité se chiffre à 570.

Grâce au fait que Keys a soigneusement standardisé les diagnostics de crise cardiaque et d'autres manifestations de maladie coronarienne à travers les différents pays, une des grandes réalisations de ses données sur les sept pays a été de démontrer tout simplement la grande variabilité des taux de crise cardiaque des populations vivant dans différents pays. C'est pour cette raison que, d'après Blackburn, l'étude est la première à

48

démontrer qu'il est "possible de prévenir les crises cardiaques [...], qu'elles ne sont ni un phénomène naturel du vieillissement, ni prédéterminées génétiquement, ni des actes de Dieu."

Les résultats semblent montrer que bien que les bûcherons finlandais et les fermiers grecs consomment à peu près la même quantité totale de matières grasses, c'est le *type* de gras qui est important. Selon les résultats, plus on consomme de graisses saturées, plus on a de risque de subir une crise cardiaque. Les graisses saturées ne composaient que 8 % des calories consommées par les Crétois alors qu'elles s'élevaient à 22 % pour les Finlandais. Ces résultats paraissaient concluants et semblaient offrir une réponse définitive aux détracteurs de Keys.

Est-ce vraiment le cas ? Malgré ces résultats célébrés, il demeure quelques problèmes fâcheux avec des points de données qui ne corroborent pas son hypothèse. Par exemple, les Finlandais orientaux mourraient de maladies cardiovasculaires à un taux trois fois supérieur à celui des Finlandais occidentaux. Pourtant, selon les données de Keys, leur mode de vie et leur alimentation étaient pratiquement identiques. Les insulaires de Corfou mangeaient moins de gras saturé que leur compatriotes de Crète et pourtant, sur Corfou, le taux de maladies cardiovasculaires était bien plus élevé. Ainsi, au sein d'un même pays, la corrélation entre les graisses saturées et les maladies cardiovasculaires n'était pas du tout cohérente.

Quinze ans plus tard, en 1984, Keys procède à une évaluation de ces populations dans l'ensemble des sept pays et s'aperçoit que les résultats sont devenus encore plus paradoxaux. La consommation de gras saturé ne pouvait déjà plus du tout expliquer la différence entre les taux de maladies cardiovasculaires. Et maintenant, comme les maladies cardiovasculaires ne représentaient plus qu'un tiers de tous les décès, Keys décide, en toute logique, d'examiner toutes les causes de mortalité et pas seulement celles liées aux maladies cardiovasculaires. Après tout, n'est-ce pas finalement cela que nous voulons savoir ? Pas seulement ce que nous pouvons faire pour éviter une crise cardiaque mais ce que nous pouvons faire pour vivre plus longtemps ? (Si une alimentation pauvre en matières grasses permet d'éviter les maladies cardiovasculaires mais qu'elle provoque au lieu de cela le cancer, par exemple,

MANGER GRAS, LA GROSSE SURPRISE

alors à quoi cela rime-t-il ?)

Comble de frustration pour Keys, les données issues de l'Étude des sept pays montraient que, bien qu'une alimentation pauvre en matières grasses saturées semblait être associée à une réduction de la mortalité liée aux maladies cardiovasculaires (dans ces pays en tout cas), cet avantage ne s'appliquait pas à la mortalité totale. Ceux qui mangeaient une alimentation pauvre en graisses saturées étaient autant à risque de mourir que ceux qui se gavaient de gras. Ceux qui minimisaient la nourriture d'origine animale mourraient tout simplement d'autres causes. Dans l'étude, les individus affichant la plus longue espérance de vie globale vivaient en Grèce et aux États-Unis. Et leur longévité n'avait aucun rapport avec la quantité de gras ou de gras saturé qu'ils mangeaient, ni avec leur taux de cholestérol sanguin.

Et les données nutritionnelles n'étaient pas non plus très cohérentes. En examinant de près la méthodologie de l'étude de Keys, on découvre que, sur 12 770 participants, seuls les aliments consommés par 499 d'entre eux (soit 3,9 %) ont été examinés. Et, en ce qui concerne la façon dont les données nutritionnelles ont été collectées, il n'y a eu aucune cohérence entre les pays : aux États-Unis, l'échantillonnage de 1,5 % des hommes s'est fait sur des évaluations sur un seul jour alors que dans d'autres pays, les données ont été recueillies sur une période allant jusqu'à sept jours. Certains échantillons de nourriture ont été prélevés cuits, d'autres avant leur cuisson et d'autres un peu des deux.

J'ai examiné de plus près les données diététiques issues de la Grèce car elles font maintenant office de référence dans le cadre du régime méditerranéen (voir le chapitre 7). J'ai découvert une erreur époustouflante et très troublante. Afin d'appréhender les variations de la nourriture consommée dans ce pays, Keys a échantillonné les aliments plus d'une fois, à différentes saisons, en Crète et Corfou. Pourtant, il commet une erreur étonnante : une des trois enquêtes en Crète a été effectuée durant les quarante-huit jours de jeûne du carême. Quel effet cela a pu-t-il avoir sur l'alimentation ? D'après un observateur contemporain, "Le jeûne orthodoxe grec est strict et implique l'abstention de tout aliment d'origine animale, y compris le poisson, le fromage, les œufs et le beurre." (En Italie, l'expression "pari corajisima"

NINA TEICHOLZ

[il a une face de carême] est utilisée depuis longtemps pour décrire quelqu'un de moche, déplaisant et maigre car mal nourri.) Or, comme les aliments représentant les principales sources de graisses saturées sont évités durant le carême, un échantillonnage de l'alimentation sur cette période sous-estime de toute évidence ce nutriment. Une étude menée en Crète en 2000 et 2001 a démontré que la consommation de graisses saturées *diminue de moitié* pendant le carême.

Keys a bien mentionné ce problème dans sa monographie mais s'en est immédiatement affranchi en disant que "[le carême] ne semble pas être strictement suivi." Il n'a donné aucun autre détail et n'a fait aucune allusion à ce problème dans sa publication principale sur le régime alimentaire grec. Plus tard, lorsque deux chercheurs de l'université de Crète ont retrouvé les directeurs originaux de la section grecque de l'Étude des sept pays, il leur a été dit que 60% de la population étudiée en Crète étaient en train de jeûner au moment de l'enquête. "Aucune tentative n'a été faite" dans l'étude pour différencier les jeûneurs des non-jeûneurs. Cela constitue "une omission étonnante et problématique", écrivent les chercheurs dans *Public Health Nutrition* en 2005, mais 40 ans de retard n'ont pas permis de corriger les premières impressions de l'étude.

Surprise et inquiète par cette découverte, j'ai appelé Daan Kromhout qui a dirigé le volet nutritionnel de l'Étude des sept pays. Il est désormais professeur de recherche en santé publique aux Pays-Bas et agit également à titre de conseiller principal de son gouvernement en matière de politique de santé. Il était manifestement quelque peu peiné par cette erreur de carême mais n'a cessé de souligner combien peu ils en savaient sur l'échantillonnage alimentaire à l'époque et comment ils tâtonnaient aveuglément dans ce tout nouveau domaine. Il reconnaitra que "dans une situation idéale, nous n'aurions pas dû procéder ainsi." "Mais on n'est pas dans une situation idéale tout le temps." Et cette explication se comprendrait si les données crétoises n'étaient pas devenues la pierre angulaire des conseils diététiques de ces cinquante dernières années.

Keys ne semblait pas du tout enclin à révéler ses données nutritionnelles et, en effet, j'ai eu du mal à en retrouver certaines. Il a publié la plupart des données dans *Voeding*, une revue hollandaise, où il savait qu'elles passeraient inaperçues*, et non pas dans une des revues britanniques ou américaines traditionnelles où il a publié la plupart de ses autres articles portant sur l'Étude des sept pays. Et on doit lire entre les lignes pour appréhender l'ensemble des nombreuses difficultés techniques que Keys a rencontrées. Rien qu'en Grèce, trois méthodes chimiques différentes ont été utilisées pour l'analyse des lipides dans les échantillons alimentaires. Et leurs résultats n'étaient pas cohérents. ("Il n'est pas possible de savoir quel système a fourni les résultats les plus précis", expliquera-t-il.)

Pourtant, dans le rapport lui-même de l'Étude des sept pays, il n'y a aucune indication que les données pourraient être erronées de quelque façon que ce soit. Et globalement, il a été approuvé pendant des décennies par les chercheurs travaillant dans ce domaine.

Quand j'ai tenté de retracer les articles, il m'est devenu évident que Keys, plein d'espérance, a tout fait pour enterrer ces problèmes. Des problèmes tellement considérables que s'ils avaient été connus à l'époque, l'Étude des sept pays aurait pu ne jamais être publiée.

Au-delà des lacunes de ces données, on peut distinguer une autre importante limite structurelle inhérente à l'Étude des sept pays : c'est une enquête épidémiologique et donc elle ne peut montrer qu'une association, et non une causalité. En d'autres termes, elle peut affirmer que deux éléments se produisent ensemble mais elle ne peut pas établir de lien de causalité. Ainsi, l'étude de Keys peut, dans le meilleur des cas, établir une *association* entre une alimentation pauvre en matières grasses d'origine animale et un moindre taux de maladie cardiovasculaire. Mais elle ne peut pas supputer que ce régime alimentaire est la *cause* qui permet aux gens d'être épargnés par

---

*Keys a raconté sa frustration concernant un article précédent qu'il avait publié dans *Voeding*. Il n'avait suscité "aucune attention internationale" car la revue, comme l'écrit Keys, bien que respectable, n'était "que très peu diffusée à l'extérieur des Pays-Bas et, même dans ce cas-là, n'[était] lu majoritairement que par des nutritionnistes" (Keys dans Kromhout, Menotti et Blackburn, 1994, 17).

NINA TEICHOLZ

la maladie. Dans l'étude de Keys, d'autres aspects de l'alimentation et du mode de vie semblent correspondre aux faibles taux de maladie cardiovasculaire. Et ceux-ci ne peuvent pas être exclus comme causes.

Le sucre : une explication alternative ?

En 1999, lorsqu'Alessandro Menotti, principal chercheur italien de l'Étude des sept pays, examine à nouveau vingt-cinq ans plus tard les données des 12 770 participants à l'étude, il fait une remarque intéressante : les sucreries représentent la catégorie d'aliments la mieux corrélée avec la mortalité coronarienne. Par "sucreries", il désigne les produits sucrés et les produits pâtissiers qui affichent un coefficient de corrélation avec la mortalité coronarienne de 0,821 (1,0 indiquant une corrélation parfaite). Ce chiffre pourrait vraisemblablement être plus élevé si Menotti avait inclus le chocolat, les glaces et les boissons gazeuses dans sa catégorie de "sucreries". Mais ceux-ci se trouvent dans une autre catégorie et, d'après lui, ils auraient été "trop pénibles" à reclasser. En revanche, les "aliments d'origine animale" (beurre, viande, œufs, margarine, lard, lait et fromage) affichent un coefficient de corrélation de 0,798 et ce chiffre serait vraisemblablement plus bas si Menotti avait exclu la margarine. (La margarine est généralement fabriquée à partir de graisses végétales mais les chercheurs de l'époque avaient tendance à la regrouper avec les aliments d'origine animale parce qu'elle ressemble tellement au beurre.)

Ancel Keys était conscient que le sucre pouvait fournir une explication alternative à la sienne comme cause des maladies cardiovasculaires. Dès la fin des années 1950 et jusqu'au début des années 1970, il entretient un débat permanent dans la littérature scientifique avec John Yudkin, professeur de physiologie au Queen Elizabeth College, université de Londres, qui est à l'époque *l'homme* derrière l'hypothèse sur les sucres. Lors d'une interview, Daan Kromhout évoquera, sans toutefois pouvoir donner une explication, que "Keys était très opposé à la théorie sur les sucres." Les philosophes de la science disent qu'il incombe à tout scientifique de rester aussi sceptique que possible par rapport à ses propres idées. Mais Keys était de toute évidence tout le contraire. "Il était tellement convaincu que les acides gras représentaient l'*élément clé* de l'athérosclérose qu'il voyait tout dans cette perspective", explique Kromhout. "C'était un individu très motivé et il avait son point de vue." Concernant les opinions des autres, Keys pouvait se révéler agressif et méprisant : la théorie de Yudkin selon laquelle les glucides provoquent les maladies cardiovasculaires est une "montagne de balivernes", conclut-il à la fin d'une critique de neuf pages dans la revue *Atherosclerosis*. "Yudkin et ses alliés financiers ne sont pas gênés par les faits ; ils continuent à chanter la même rengaine discréditée", écrira-t-il plus tard.

Keys a spécifiquement protégé son étude des sept pays contre l'idée que le sucre pourrait expliquer certaines des différences de mortalité qu'il avait observées. En réponse à une lettre écrite par un chercheur suédois qui pose la question en 1971, Keys entreprend quelques analyses de régression montrant que seul l'apport en gras était parfaitement corrélé avec la variation du nombre de cas de maladies cardiovasculaires. Mais il n'effectue pas le calcul inverse, à savoir si le sucre à lui seul montre la même corrélation (ce que Menotti fera plus tard). Keys publie ses chiffres dans une lettre et non dans un article (qui aurait été examiné par un comité de lecture). Il ne fournit pas non plus les données brutes, donc ses calculs ne pourront pas être vérifiés par ses pairs.

Menotti me confirmera que "le sucre n'a jamais été vraiment discuté entre nous (responsable de recherche de l'Étude des sept pays)."

"Nous ne savions pas comment l'aborder. Nous reportions les faits et nous avions du mal à expliquer nos résultats."

Alors, la cause se trouve-t-elle dans les sucres ou dans les matières grasses ? Même si l'alimentation pouvait être évaluée avec précision, un épidémiologiste ne peut jamais savoir si un aliment particulier ou quelque chose d'entièrement différent est la cause des maladies cardiovasculaires observées de nombreuses années plus tard. La science de l'épidémiologie a été inventée pour étudier les maladies infectieuses qui surviennent subitement et qui peuvent généralement être attribuées à une source, comme la distribution d'eau. Par contre, les maladies chroniques évoluent sur une période de temps beaucoup plus longue et il est quasiment impossible de mesurer plusieurs milliers de facteurs, tout au long de la vie d'un individu, qui peuvent contribuer à une maladie des décennies plus tard. Le plus grand succès de l'épidémiologie en matière de résolution d'une maladie chronique a été la découverte que les cigarettes provoquent le cancer du poumon. Cependant, dans ce cas, la différence entre les populations de fumeurs et de non-fumeurs est énorme : trente pour un. Alors qu'avec les graisses saturées, Keys n'a observé qu'une différence de deux pour un.[*] Aussi, l'effet constaté par Keys ne s'intensifie pas de manière parallèle à l'augmentation graduelle de la consommation de graisses saturées, autre signe annonciateur que ses preuves sont peu concluantes. En effet, les épidémiologistes considèrent que ce type de "relation dose-réponse" représente un élément crucial à l'élaboration d'associations fiables.

Malgré ce genre de problèmes qui affligent régulièrement l'épidémiologie nutritionnelle, les décideurs utilisent fréquemment ces résultats comme "preuve", tout simplement parce que ce sont souvent les seules données disponibles. Les essais cliniques, permettant de déterminer une *cause*, sont bien plus compliqués et onéreux et sont ainsi entrepris bien moins couramment. En l'absence de données d'étude, et comme cela s'est produit à maintes reprises durant ces cinquante dernières années de l'histoire nutritionnelle, il a fallu ainsi se contenter de constatations épidémiologiques. Bien que par leur nature, elles ne peuvent pas prétendre établir des liens de causalité, elles sont fréquemment employées de cette manière. C'est Keys lui-même qui a initié l'utilisation de données épidémiologiques comme base des recommandations nutritionnelles officielles. Et il n'est pas difficile d'en comprendre le motif. Quand un chercheur passe dix à quinze ans à suivre une population, on ne peut que

---

[*]Les épidémiologistes expriment ces différences sous la forme de "taille d'effet". Et les chiffres très peu élevés comme ceux de Keys restent la norme dans la plupart des résultats épidémiologiques publiés aujourd'hui dans le domaine de la nutrition, notamment les conclusions alarmantes en 2012 associant la viande rouge aux maladies chroniques (Pan et al., 2012).

s'imaginer le désir de maximiser l'impact de ses résultats dans le domaine de la santé publique et, sur ces lauriers, gagner ses lettres de noblesse et des fonds supplémentaires pour poursuivre la recherche.

Keys, un des premiers épidémiologistes en nutrition, était naturellement avide de cette reconnaissance. Enfouissant toute préoccupation concernant ses données ou ses limites inhérentes, Keys insistera avec véhémence sur le point essentiel de son étude : la consommation de graisses saturées fait monter le cholestérol et un cholestérol trop élevé provoque des maladies cardiovasculaires. Grâce à l'appui ostensible de l'Étude des sept pays, Keys pouvait désormais défendre son idée avec encore plus d'autorité. Comme le dira un médecin de Philadelphie dans le magazine Time : "À chaque fois que l'on questionne cet homme, Keys, il rétorque : 'J'ai 5 000 cas. Combien en avez-vous ?'" À l'époque, les scientifiques savent évidemment qu'une association ne prouve pas un lien de causalité, mais l'ampleur des données amassées dans l'étude de Keys, surtout dans un domaine où il y avait eu si peu de recherche, lui octroie un degré de stature hors du commun. Et il n'hésite pas à récolter les fruits de ce statut spécial.

À l'évidence, on ne peut pas dire que personne n'a jamais contesté Keys à un moment donné. Il y a eu de nombreux sceptiques, y compris des scientifiques respectés et influents. Comme ce médecin suédois mangeur d'œufs, Uffe Ravnskov. Pendant que je sillonnais le monde de la nutrition en faisant mes recherches pour ce livre, il a été le premier "sceptique" que j'ai rencontré. Alors qu'un grand groupe d'éminents scientifiques s'était opposé à Keys et à son hypothèse, la vaste majorité d'entre eux avait disparu à la fin des années 1980. Ravnskov a ensuite repris le flambeau avec la publication d'un livre intitulé *Mythes sur le cholestérol* [Cholesterol Myths] en 2000.

Lors d'une conférence à laquelle nous assistions tous les deux près de Copenhague en 2005, il s'est démarqué de la foule simplement parce qu'il était disposé à confronter ce rassemblement d'experts en nutrition en posant des questions considérées comme réglées depuis longtemps.

Suite à une présentation, il se leva et demanda, à juste titre mais de manière rhétorique : "le mécanisme complet, du

56

cholestérol dans l'alimentation, au cholestérol dans le sang jusqu'aux maladies cardiovasculaires, ce mécanisme a-t-il vraiment été prouvé ?"

"Chut ! Chut ! Chut !" Plus d'une centaine de scientifiques secouèrent la tête à l'unisson.

"Prochaine question ?", demanda un modérateur irrité.

Pour moi, l'incident a illustré l'aspect le plus étonnant de la communauté de chercheurs en nutrition, à savoir son incroyable manque d'ouverture envers d'autres points de vue. Au début de ma recherche, je m'attendais à trouver une communauté de scientifiques engagée dans un débat honnête. Au lieu de cela, j'ai rencontré des chercheurs comme Ravnskov qui, de son propre aveu, représente un exemple édifiant pour les scientifiques à tendance indépendante qui cherchent à remettre en question la sagesse conventionnelle. À partir des années 1960, ce n'est pas que ses prédécesseurs aient été convaincus par l'orthodoxie sur le cholestérol. Ils ont simplement été réduits au silence, épuisés ou arrivés à la fin de leur carrière. À mesure que les idées de Keys se sont répandues et qu'elles ont été adoptées par des institutions puissantes, ceux qui l'opposaient ont été confrontés à une bataille difficile, et même impossible d'après certains. Se trouver du côté perdant d'un débat aux enjeux si élevés a porté atteinte à leur vie professionnelle. Nombre d'entre eux ont perdu leur travail, leurs subventions de recherche, leurs invitations à des conférences et tous les nombreux autres avantages liés à la notoriété. Bien que ces détracteurs de l'hypothèse régime-cœur comprenaient un certain nombre de chercheurs de haut vol, et notamment un éditeur du *Journal of the American Medical Association*, ils n'ont pas été invités aux conférences et n'ont pas réussi à faire publier leurs travaux dans des revues prestigieuses.[*]

---

[*] L'ancien rédacteur en chef du *Journal of the American Medical Association* était Edward R. Pinckney dont le livre *La controverse sur le cholestérol* [The Cholesterol Controversy], publié en 1973, a été suivi en 1988 par une critique scientifique révolutionnaire des preuves utilisées pour soutenir l'hypothèse régime-cœur. Ce deuxième effort reste encore l'examen critique le plus complet jamais écrit sur cette science, mais il n'a pas réussi à trouver un éditeur (Pinckney et Pinckney, 1973 ; Smith

Ils ont constaté que les expériences qui affichaient des résultats divergents n'étaient pas débattues ni discutées mais au contraire rejetées ou tout simplement ignorées. Étonnamment, il n'était pas inhabituel pour ces opposants de l'hypothèse régime-cœur de faire l'objet de calomnies et de moqueries personnelles. Bref, ils se sont retrouvés dans l'impossibilité de continuer à contribuer dans leur domaine, ce qui est évidemment l'essence même des espoirs et des ambitions de chaque scientifique.

Ce qui est surprenant, en fait, c'est que l'histoire de la science nutritionnelle n'est pas, contre toute attente, celle de chercheurs sobres avançant à pas mesurés et judicieux. Elle relève plutôt de la "théorie du grand homme" de l'histoire selon laquelle les fortes personnalités influencent les évènements grâce à leur propre charisme personnel, leur intelligence, leur sagesse ou leurs connaissances. Dans l'histoire de la nutrition, Ancel Keys est, de loin, le plus grand homme.

---

et Pinckney, 1988).

3

L'introduction du régime alimentaire pauvre en matières grasses en Amérique

L'année 1961 se révèle être importante pour Ancel Keys et son hypothèse régime-cœur. Il est couronné de trois succès : un premier au sein de l'Association américaine de cardiologie (American Heart Association, AHA), le groupe de cardiologie le plus puissant de l'histoire américaine ; un deuxième sur la couverture du magazine *Time*, le magazine le plus influent de l'époque ; et un troisième aux Instituts américains de la santé (National Institutes of Health, NIH), qui représentent non seulement la principale autorité scientifique du pays mais également la source la plus riche en matière de fonds de recherche. Ces trois groupes sont alors les acteurs les plus importants dans le monde de la nutrition et, à mesure qu'un parti pris en faveur de l'hypothèse régime-cœur s'est installé parmi eux, ils se sont mis à fonctionner en équipe, institutionnalisant les idées de Keys et les diffusant au cours des prochaines décennies.

L'AHA à elle toute seule est comme un paquebot avançant à toute vapeur l'hypothèse régime-cœur. Fondée en 1924 au début de l'épidémie de maladies cardiovasculaires, le groupe est une organisation scientifique de cardiologues cherchant à mieux comprendre ce nouveau fléau. Pendant des dizaines d'années, l'AHA était de petite taille et insuffisamment financée, avec quasiment aucun revenu. Puis, en 1948, la chance lui sourit : Procter & Gamble (P&G) désigne le groupe comme bénéficiaire de l'ensemble des fonds de son concours radiophonique "Vérité ou conséquences", recueillant 1 740 000 $ (soit l'équivalent de 17 millions en dollars aujourd'hui). Lors d'un déjeuner, les dirigeants de P&G présentent un chèque au président de l'AHA et, comme le rapporte l'histoire officielle de l'AHA, "les coffres étaient tout à coup pleins et les fonds disponibles pour la recherche, les progrès en santé publique et le développement de groupes locaux. Tout ce dont on pouvait rêver !" Le chèque de P&G représente "le gros lot" qui permet de "lancer" le groupe. En effet, un an plus tard, le groupe ouvre sept branches dans le

59

MANGER GRAS, LA GROSSE SURPRISE

pays et récolte 2 650 000 $ en donations. En 1960, plus de 300 branches existent et rapportent plus de 30 millions de dollars chaque année. Avec le soutien continu de P&G et d'autres géants de l'alimentation, l'AHA devient rapidement le premier groupe de cardiologie aux États-Unis ainsi que le plus grand groupe à but non lucratif du pays.

Les fonds obtenus en 1948 permettent au groupe d'embaucher son premier directeur professionnel, ancien collecteur de fonds pour la Société biblique américaine. Il concevra une campagne de financement sans précédent partout aux États-Unis. Émissions de variétés, défilés de mode, jeux télévisés, enchères et collectes en salles de cinéma seront organisés : le tout dans le but de récolter des fonds et faire savoir aux Américains que les maladies cardiovasculaires sont le tueur numéro un du pays. En 1960, l'AHA investit déjà des centaines de millions de dollars dans la recherche. Le groupe devient l'autorité en matière d'informations sur les maladies cardiovasculaires pour le public, les organismes publics ainsi que pour les professionnels, y compris les médias.

À la fin des années 1950, étant donné que l'alimentation est alors considérée comme cause probable des maladies cardiovasculaires, l'AHA rassemble un comité d'experts en vue d'élaborer quelques recommandations sur ce qu'un homme d'âge moyen devrait manger comme mesure préventive. Afin de combattre sa maladie, le président Eisenhower suivait déjà le régime "prudent" sous la supervision de Paul Dudley White, fondateur de l'AHA. Le fait que le traitement de White a permis à Eisenhower de se remettre au travail dans le Bureau ovale avait en soi beaucoup d'importance pour l'AHA car cela confirmait que les conseils du groupe méritaient d'être suivis. Cela a également facilité l'effort de levée de fonds : suite à la crise cardiaque d'Eisenhower, l'AHA recevra 40 % de donations supplémentaires par rapport à l'année précédente.[*]

---

[*]Tout au long de son mandat présidentiel, Eisenhower est un grand supporter de l'AHA : il remet le prix annuel de l'AHA, "Prix du cœur de l'année", depuis le Bureau ovale ; il organise des cérémonies d'ouverture pour la "Campagne de fonds pour les maladies du cœur" de l'AHA à la Maison-Blanche ; il assiste aux

NINA TEICHOLZ

Le nouveau comité nutritionnel de l'AHA reconnaît que les médecins sont soumis à de fortes pressions quant à la nécessité d'*agir* : "Les gens **veulent savoir** si ce qu'ils mangent les mènent à souffrir d'une maladie cardiaque prématurée", écrit le comité. Malgré cette pression, le comité résiste et publie un rapport circonspect. On y lit que les éléments de preuve ne peuvent pas affirmer de manière fiable qu'un cholestérol élevé, quel que soit l'individu, engendre à coup sûr une crise cardiaque et que donc, dans cette optique, il est trop tôt pour conseiller aux Américains de changer "radicalement" leur alimentation. (Cependant, le comité recommandera que les matières grasses ne constituent que 25 à 30 % des calories pour les individus en surpoids car c'est un bon moyen de réduire les calories.) Les membres du comité vont même jusqu'à réprimander les partisans de l'hypothèse régime-cœur comme Keys pour leur "prise de position de manière catégorique sur la base de preuves qui ne résistent pas à un examen critique". Ils en concluent que les preuves ne permettent pas une telle "position rigide".*

Cependant, quelques années plus tard, un important virage de la politique de l'AHA se produit lorsque Keys, conjointement avec Jeremiah Stamler (un médecin de Chicago qui est devenu son allié) réussissent à s'immiscer dans le comité nutritionnel. Bien que certains opposants reprochent à Keys et à Stamler de n'avoir aucune formation en science nutritionnelle, épidémiologie ou cardiologie, et malgré le fait que les preuves en faveur des idées de Keys ne se sont pas renforcées depuis le précédent document de position de l'AHA sur la nutrition, les

---

réunions du conseil de l'AHA et il occupe le poste de président honoraire du Futur de l'AHA. Des membres de son cabinet siègent également au conseil de l'AHA. L'historien officiel de l'AHA conclut ce qui suit : "Ainsi, les hauts responsables du gouvernement des États-Unis étaient des militants actifs du cœur" (Moore, 1983, 85).

*À l'époque, les autres théories (sur la cause des maladies cardiaques) sérieusement avancées par les scientifiques conventionnels portent sur une carence en vitamine B6, l'obésité, un manque d'activité physique, l'hypertension et une tension nerveuse (Mann, 1959, 922).

deux hommes réussissent à convaincre les autres membres du comité que l'hypothèse régime-cœur doit prévaloir. Le comité de l'AHA bascule en faveur de leurs idées et le rapport qui en résulte en 1961 fait valoir que "les meilleures preuves scientifiques disponibles à l'heure actuelle" suggèrent que les Américains peuvent minimiser leur risque de crise cardiaque et d'accident cérébral en réduisant leur consommation de graisses saturées et de cholestérol.

Le rapport recommande également de "remplacer de manière raisonnable" les graisses saturées avec des graisses polyinsaturées comme l'huile de maïs ou de soja. Ce soi-disant "régime prudent" reste toutefois relativement riche en matières grasses totales. En réalité, l'AHA n'insistera sur la réduction des matières grasses totales qu'à partir de 1970, lorsque Jerry Stamler orientera le groupe dans cette direction. Or, pendant les dix premières années, le groupe se concentre principalement sur la réduction de la consommation des matières grasses *saturées* présentes dans la viande, le fromage, le lait entier et autres produits laitiers. En 1961, le rapport de l'AHA constitue le premier communiqué officiel en son genre au monde qui soit émis par un groupe national et qui recommande une alimentation à faible teneur en graisses saturées afin de prévenir les maladies cardiovasculaires. Il représente, en résumé, l'hypothèse de Keys.

C'est un énorme triomphe personnel, professionnel et idéologique pour Keys. L'influence de l'AHA sur le sujet des maladies cardiovasculaires deviendra, et ce encore aujourd'hui, inégalée. Dès le début, pour les scientifiques de ce domaine, l'opportunité de siéger sur le comité nutritionnel de l'AHA est très prisée. Les recommandations alimentaires publiées par ce comité constituent la référence absolue en matière de conseils nutritionnels. L'influence de ces recommandations ne se limitent pas qu'aux États-Unis et se font ressentir dans le monde entier. Ainsi, la possibilité pour Keys d'intégrer sa propre hypothèse à ces recommandations est semblable à l'épissage d'ADN dans le groupe : cela a permis de programmer la croissance de l'AHA et, à mesure de son expansion au cours de la moitié du siècle dernier, le groupe a servi à son tour de gouvernail et de moteur pour le navire régime-cœur de Keys.

Keys lui-même considèrera que le rapport de l'AHA de 1961

auquel il avait contribué contenait "quelques tergiversations injustifiées" car il y était prescrit une alimentation pour les personnes à haut risque seulement et non pas pour la population américaine dans son ensemble. Mais il n'avait pas de quoi trop se plaindre. Deux semaines plus tard, le quinquagénaire Keys apparaît en première page du magazine *Time*, portant lunettes et blouse blanche de laboratoire avec, derrière lui, un cœur dessiné duquel sortent des veines et des artères. *Time* le nomme "M. Cholestérol !" et mentionne ses conseils d'abaisser la consommation des matières grasses de sa moyenne actuelle de 40 % des calories totales à un niveau draconien de 15 %. En ce qui concerne les graisses saturées, Keys conseille une réduction encore plus draconienne : de 17 % à 4 %. Il affirme que ces mesures sont la "seule façon sûre" d'éviter un cholestérol élevé.

L'article présente en détail l'hypothèse régime-cœur ainsi que l'histoire personnelle de Keys. Il y est dépeint comme étant débridé et cinglant mais de façon à susciter l'autorité. Il est l'homme à la médecine sévère : "Les gens doivent connaître les faits", dit-il. "Ensuite, s'ils veulent s'autodétruire par la nourriture, ainsi soit-il." Dans l'article, Keys lui-même semble à peine suivre ses propres conseils. Chez lui, son "rituel" de dîner à la chandelle avec Margaret, sur fond de "Brahms doux", inclut de la viande (steaks, côtelettes et rôtis) trois fois par semaine ou moins. (Une fois, lors d'une conférence, un collègue le surprendra en compagnie de Stamler à se gorger d'œufs brouillés et "d'environ cinq portions" de lard salé). "Personne ne veut se contenter de bouillie", explique Keys. Dans l'article du *Time*, une seule brève allusion porte sur le fait que les idées de Keys sont "encore contestées" par "certains chercheurs" qui ont des idées contradictoires quant à la cause des maladies coronariennes.

Par ailleurs, un autre moteur se met à propulser en avant le navire de l'hypothèse régime-cœur : les médias. La plupart des journaux et des magazines sont très vite convaincus par les idées de Keys. Par exemple, le *New York Times* consacre sa première page à Paul Dudley White et reprend les idées de Keys très tôt (en 1959, un des gros titres affiche "Les hommes d'âge moyen doivent se méfier du gras"). Tout comme la communauté de chercheurs, les médias cherchent à apporter des réponses à l'épidémie de maladies cardiovasculaires. Les matières grasses alimentaires et le cholestérol semblent tout à fait une cause logique. Keys possède non seulement un réel talent pour la propagande, mais son discours fougueux et sa solution à caractère définitif sont bien plus attrayants pour les journalistes que les dépêches de scientifiques comme Pete Ahrens de Rockefeller qui mettent sobrement en garde contre le manque de preuves scientifiques adéquates. Les médias s'inspirent aussi de l'AHA et peu après que ce groupe ait publié ses recommandations en matière de "régime prudent", le *New York Times* rapporte que "la plus haute instance scientifique a accordé son prestige" à l'opinion que la réduction ou la modification de la teneur en gras de l'alimentation d'un individu peut contribuer à prévenir les maladies cardiovasculaires.

Illustration 6. Ancel Keys sur la couverture du Time, 13 janvier 1961

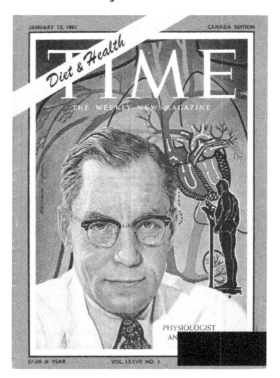

NINA TEICHOLZ

Ancel Keys a lancé l'idée que les matières grasses saturées sont à l'origine des maladies cardiovasculaires et a été l'expert nutritionnel le plus influent du XXe siècle.

Un an après, le *New York Times* donne un air d'inévitabilité apparente à ces nouvelles habitudes alimentaires : "alors que l'on associait auparavant les produits laitiers à la santé et à la vitalité, de nombreuses personnes les associent désormais au cholestérol et aux affections du cœur", cite un article intitulé "N'y a-t-il rien de sacré ? Les Américains trouvent le lait moins attrayant." Le soutien des médias en faveur de l'hypothèse de Keys est quasiment unanime. Les journaux et les magazines disséminent son régime alimentaire partout dans le pays et les magazines féminins l'introduisent dans la cuisine grâce à des recettes contenant peu de gras et de viande. Des influents chroniqueurs de santé aident également à disséminer l'information : Jean Mayer, professeur de nutrition à Harvard, rédige une rubrique publiée par abonnement deux fois par semaine dans une centaine des plus grands journaux américains, cumulant un tirage de 35 millions de copies (en 1965, il décrit le régime à faible teneur en glucides comme un "assassinat collectif"). Et à partir des années 1970, Jane Brody, rédactrice spécialisée en santé du *New York Times*, devient l'une des partisanes les plus ferventes de l'hypothèse régime-cœur. Elle relaie fidèlement les déclarations de l'AHA ainsi que toute étude associant les matières grasses et le cholestérol aux maladies cardiovasculaires ou au cancer. En 1985, elle écrit un article intitulé "L'Amérique s'oriente vers une alimentation plus saine". Il commence en présentant Jimmy Johnson qui "avait comme habitude de se réveiller à l'odeur de lard salé dans la poêle" pendant que sa femme s'assurait de conserver la graisse de lard pour y ensuite frire les œufs. Désormais, dit Mr Johnson, "sur un ton chagrin : 'les odeurs du petit déjeuner ont disparu, mais nous nous en portons tous mieux.'."

MANGER GRAS, LA GROSSE SURPRISE

Illustration 7. Illustration sur les risques vs les bienfaits

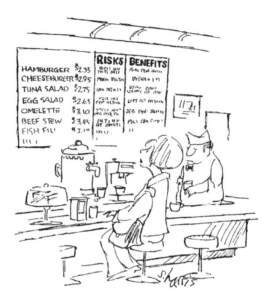

Les journalistes pouvaient dépeindre une image vivante et atteindre un vaste public mais leur discours n'était pas différent de celui des autorités de santé. Pour les médias et les experts en nutrition, la chaine de causalité proposée par Keys semble pleine de bon sens : les matières grasses alimentaires entraînent la hausse du cholestérol, ce qui durcit les artères tôt ou tard et provoque une crise cardiaque. La logique est si simple qu'elle paraît aller de soi. Pourtant, bien que le régime prudent pauvre en matières grasses ait été massivement adopté, aucun élément de preuve n'a jamais réussi à l'étayer, et ce jusqu'à aujourd'hui. Il s'avère en fait que chaque étape de cette chaîne d'événements n'a jamais pu être prouvée : il n'a *pas* été démontré que les graisses saturées entraînent l'élévation du type de cholestérol le plus néfaste ; il n'existe *aucune* preuve montrant que le cholestérol total augmente le risque de crises cardiaques pour la majorité des individus et il n'a *pas* été établi que le rétrécissement des artères est prédictif d'un infarctus. Mais nous sommes dans les années 1960 et ces révélations ne seront connues qu'une décennie plus tard. À l'époque, les instances

NINA TEICHOLZ

officielles, ainsi que les médias, s'attroupent avec enthousiasme autour de l'idée agréablement simple de Keys. En outre, c'est comme s'ils sont si convaincus que leurs yeux se referment déjà sur les éléments de preuve du contraire.

Il est intéressant de se pencher sur certaines des preuves qu'ils snobent car bien que certaines observations scientifiques (notamment l'Étude des sept pays) semblent soutenir l'hypothèse régime-cœur, de nombreuses autres études de cette époque se révèlent être étonnamment non concordantes. Examinons-en quelques unes.

Les premières observations qui ne soutiennent pas l'hypothèse de Keys

Dans les années 1950, à la demande du Service de santé publique des États-Unis, le chercheur William Zukel se rend dans le nord-est du Dakota du Nord afin d'examiner des individus ayant subi une crise cardiaque ou étant décédés suite à un événement coronarien. Pendant un an, son équipe identifie 228 cas et consigne l'histoire détaillée relative au régime alimentaire et au mode de vie pour 162 d'entre eux. Les patients cardiaques sont plus susceptibles d'être fumeurs, mais au-delà de cette constatation, Zukel ne trouve aucune différence entre les deux groupes en termes de quantité de graisses saturées, de graisses insaturées ou de calories totales consommées.*

---

*Ce type d'enquête, où l'on demande aux patients de décrire leur régime alimentaire, est connu sous le nom d'étude de "cas-témoin". Ces études souffrent de ce que l'on appelle un "biais de rappel", impliquant que les patients se souviennent de manière inexacte ce qu'ils ont mangé dans le passé. C'est le cas, par exemple, de patients cardiaques à qui, au moment du diagnostic, leur médecin recommande généralement de réduire leur consommation de graisses saturées (et probablement de matières grasses totales). Ces patients auront tendance à déformer leurs souvenirs et à favoriser ceux en conformité avec ces conseils. Aussi, puisque tous les Américains ont reçu le conseil de manger une alimentation pauvre en matières grasses depuis les années 1960, il est possible que le groupe témoin présente le même parti

MANGER GRAS, LA GROSSE SURPRISE

En Irlande, des chercheurs analysent les régimes alimentaires de cent hommes âgés de moins de soixante ans et ayant souffert d'une crise cardiaque. Ils les comparent, sur plusieurs années, à un groupe témoin d'âge et de sexe correspondant. Les chercheurs ne réussissent pas à détecter de différence entre les deux groupes en matière de quantité ou de type de gras consommé. Un an plus tard, une étude similaire réalisée par la même équipe sur cinquante femmes d'âge moyen donne les mêmes résultats. Les auteurs publient leurs conclusions dans l'*American Journal of Clinical Nutrition* (AJCN), revue très largement diffusée. Ils remarquent que malgré le fait que Keys propose un lien entre les graisses saturées et les maladies cardiovasculaires (sur la base, à ce moment là, de statistiques internationales), leur étude "ne permet pas d'étayer" cette conclusion.

S. L. Malhotra, le médecin-chef des Chemins de fer occidentaux de Bombay, *constate bien* une différence des habitudes alimentaires entre les hommes avec et sans maladie cardiaque, mais pas dans le sens qui favorise l'hypothèse régime-cœur. Au milieu des années 1960, Malhotra étudie la maladie chez plus d'un million d'hommes employés par les chemins de fer indiens. Et, sur une période de cinq ans, il découvre que le taux de maladies cardiovasculaires parmi les balayeurs des chemins de fer à Madras, au sud de l'Inde, est sept fois plus élevé que celui des balayeurs des chemins de fer pendjabis au nord. Et pourtant, ces derniers consomment huit à dix-neuf fois plus de gras (issus principalement de produits laitiers). Les habitants du sud mangent très peu de matières grasses et le peu qu'ils en consomment est composé d'huile d'arachide non saturée. Pourtant, ils meurent en moyenne douze ans plus tôt que leurs homologues du nord. Malhotra termine son rapport avec la suggestion de "manger plus de produits laitiers fermentés, comme du yaourt, du sorbet de yaourt et du beurre". Malhotra publie ses conclusions dans l'une des revues les plus importantes

---

pris. Cependant, comme l'étude de Zukel date des années 1950, il est peu probable qu'elle ait été affectée par ces problèmes car la plupart des médecins n'ont pas commencé à recommander une alimentation pauvre en matières grasses aux patients cardiaques avant les années 1960.

68

dans le domaine de l'épidémiologie. Mais personne ne donne son opinion sur son travail et son rapport n'a presque jamais été cité.

Environ à la même époque, d'autres enquêteurs se rendent à Roseto, en Pennsylvanie, pour tenter de comprendre pourquoi les habitants à grande majorité italienne meurent "remarquablement peu" de maladies cardiovasculaires : moitié moins que les villes avoisinantes. Les chercheurs réalisent rapidement que cela n'est pas dû au manque de matières grasses. Le régime alimentaire local comprenait de grandes quantités de graisses d'origine animale, notamment du prosciutto enrobé d'un pouce d'épaisseur de gras. Et la plupart des repas étaient cuisinés dans du saindoux. La majorité des 179 hommes de Roseto observés mangeaient des repas copieux et buvaient beaucoup de vin. Ils étaient généralement en surpoids et pourtant aucun d'entre eux âgé de moins de cinquante ans n'est décédé d'une crise cardiaque entre 1955 et 1961, les années durant lesquelles l'enquête a eu lieu.

Cette étude spécifique est publiée en 1964 dans *The Journal of the American Medical Association* (JAMA), autre revue très largement diffusée. Elle bénéficie, comme le décrit amèrement Keys, d'une "attention mondiale extravagante et d'une apparente prompte acceptation dans certains milieux médicaux". D'après lui, une réponse est clairement nécessaire et il en fournit une dans une critique longue de trois pages, également publiée dans le JAMA, en 1966. Ceci est vraiment inhabituel car les questions relatives à une étude sont généralement publiées sous forme de courtes "Lettres à l'éditeur". L'espace qui sera accordé à Keys reflète sans aucun doute son énorme renommée dans ce domaine. Keys fait la remarque que la population étudiée est auto-sélectionnée (et donc pas un échantillon aléatoire) et que la collecte des données alimentaires ne reflète pas exactement une vie entière d'habitudes alimentaires pour de nombreux hommes qui avaient immigré de l'Italie.* Bien que les méthodologies employées par les chercheurs étaient conformes aux normes de l'époque, Keys conclut que les données Roseto ne peuvent

---

*Keys est hypocrite ici car son Étude des sept pays avait aussi inclus des données d'individus dont les habitudes alimentaires avaient, en raison de la Seconde Guerre mondiale, presque certainement radicalement changé au cours de leur vie.

"certainement pas être acceptées comme preuve que les calories et les matières grasses alimentaires ne revêtent aucune importance". Son article semble avoir réussi à marginaliser l'étude car depuis lors, elle n'a été que très peu mentionnée.

Ces constatations, où la consommation de matières grasses ne présente pas de corrélation évidente avec le risque de maladie cardiaque, sont problématiques pour l'hypothèse de Keys. Et elles ne cessent d'apparaître dans tous les coins du monde. En 1964, F. W. Lowenstein, médecin-conseil auprès de l'Organisation Mondiale de la Santé à Genève, examine toutes les études concernant les individus quasiment exempts de maladie cardiovasculaire. Il conclut que leur consommation de gras est très variable, d'environ 7 % des calories totales chez les moines bénédictins et les Japonais jusqu'à 65 % chez les Somaliens. Et de nombreux autres chiffres entre les deux : les Mayas affichent 26 %, les Philippins 14 %, les Gabonais 18 % et les esclaves noirs de l'île de Saint-Kitts 17 %. Le type de matière grasse est également très variable : les moines bouddhistes consomment de l'huile de coton et de sésame (graisses végétales) alors que les Massaïs boivent des litres de lait (graisses animales). La plupart des autres groupes consomment des graisses végétales et animales en différentes proportions. On ne peut que conclure de ces observations que toute association entre les matières grasses alimentaires et les maladies cardiovasculaires sont, au mieux, faibles et peu fiables.

La quasi-totalité de ces études sont publiées dans des revues scientifiques renommées. Certaines d'entre elles font l'objet de discussions et de débats (elles font partie de la "conversation" sur la nutrition), mais les partisans de l'hypothèse régime-cœur trouvent toujours des raisons pour les dénigrer : les études ont été soit mal interprétées, soit hors sujet ou basées sur des données non fiables.

De manière générale, pour établir une hypothèse, un chercheur est toujours libre de sélectionner ou de rejeter une étude. Lors de ce processus, il est difficile de surmonter un instinct essentiellement humain : celui de sélectionner uniquement les observations qui soutiennent bien sa propre hypothèse tout en rejetant toutes celles qui ne sont pas en sa faveur. Un grand nombre d'études psychologiques ont démontré que la manière dont les individus réagissent aux preuves scientifiques ou techniques tend à rendre légitimes leurs croyances préexistantes. Accorder trop d'importance à sa propre hypothèse ou à son système de croyances est ce qui définit le "biais de sélection".

Francis Bacon, théoricien du XVIIe siècle, l'appelait les "idoles mentales". Y résister est exactement ce que tente d'entreprendre la méthode scientifique. Un scientifique doit toujours essayer de réfuter sa propre hypothèse. Ou, comme le décrit Karl Popper, un des grands philosophes scientifiques du XXe siècle : "la méthode de la science est celle de suppositions audacieuses accompagnées de tentatives ingénieuses et rigoureuses visant à les réfuter."*

Quand on se rend compte de la façon dont ces études précoces (de Roseto en Pennsylvanie au Dakota du Nord) ont été ignorées ou rejetées d'un revers de main, il devient difficile pour tout étudiant de l'histoire de l'hypothèse régime-cœur de s'empêcher de conclure qu'il existe un biais de sélection systématique depuis des décennies. **Des dizaines d'études** ont été oubliées ou ont vu leurs résultats dénaturés. Celles que nous avons examinées ici étaient précoces et à échelle relativement petite. Comme nous le verrons plus loin, les études ultérieures qui ont été ignorées ou sciemment mal interprétées représentent certaines des plus grands études les plus ambitieuses en matière d'alimentation et de maladie dans l'histoire de la science nutritionnelle

---

*En 1987, un examen particulièrement romantique de la difficulté à rester objectif par rapport à ses propres idées a été mené par T. C. Chamberlin, géologue de renom et président de l'Association américaine pour le progrès de la science. À partir du moment où l'on s'attache à une idée, un "enfant intellectuel naît" et il est difficile de rester neutre. Il écrit que l'esprit s'attarde "avec plaisir" sur les faits qui soutiennent la théorie en question et qu'il ressent un "froid naturel" envers tous ceux qui s'y opposent (Chamberlin [1897], 1965).

71

Idées divergentes et l'opposition

Une des caractéristiques du biais de sélection repose sur le fait que les individus, et même les scientifiques formés pour le détecter, ne réalisent souvent pas qu'eux-mêmes en sont victimes. C'est l'explication la plus innocente que l'on puisse donner à ce qui s'est passé parmi les nombreux chercheurs de ces premières années de l'hypothèse régime-cœur. Cependant, et à juste titre, on peut dire que Keys n'a jamais été à la recherche de ses propres partis pris. Il considérait que la charge de la preuve incombe à ceux qui l'opposent. Contrairement aux conseils de Popper, il ne fera aucun effort pour réfuter ses propres idées. Il promouvra sans aucune hésitation son "idole mentale". Il paraît évident à Keys et à ses collègues que son hypothèse devrait non seulement être acceptée mais également diffusée à toute la population américaine. En effet, les avantages potentiels pour la santé leur semblent si extraordinaires. Et ils considèrent que les conséquences inattendues liées à la réduction des matières grasses alimentaires sont difficiles à imaginer.

Pete Ahrens, lui, est celui qui *peut* anticiper ces conséquences. Depuis le début, Ahrens ne cesse de dire que les idées de Keys, d'abord sur le gras total, puis sur le gras saturé, sont loin d'être certaines et que d'autres explications concernant les maladies cardiovasculaires sont encore plausibles. (**Ahrens objectera** déjà en 1957 : "Lorsque des hypothèses non prouvées sont avidement proclamées comme des faits, il est temps d'envisager la possibilité que d'autres explications peuvent être avancées pour le phénomène observé."). Les propres recherches d'Ahrens ont ouvert d'autres pistes, suggérant que les glucides présents dans les céréales, les farines et les sucres pourraient contribuer directement à l'obésité et aux maladies, ou même en être la cause. Et il prédit correctement qu'une alimentation pauvre en matières grasses ne ferait qu'augmenter notre consommation de ces aliments.

Tandis que tout le monde est obnubilé exclusivement par le cholestérol sérique, Ahrens s'intéresse plutôt aux triglycérides qui sont des molécules constituées d'acides gras circulant dans le sang. Comme c'est souvent le cas dans le monde de la science, les nouvelles technologies ont tendance à faire progresser les spécialités. Ahrens sera le premier à utiliser la **chromatographie par acide silicique** pour isoler les triglycérides dans des échantillons sanguins. Les expériences rigoureuses qu'il mène entre 1951 et 1964, à l'aide d'une alimentation par formulation liquide, révèlent de manière systématique que ces triglycérides augmentent à chaque fois que les glucides remplacent le gras dans l'alimentation. (Choisir un petit-déjeuner composé de céréales au lieu d'œufs et de lard salé est un bon exemple qui mène exactement à ces résultats.)

S'associant à Margaret Albrink, jeune médecin à l'université de Yale, Ahrens compare les taux de triglycérides et de cholestérol chez des patients cardiaques à l'hôpital de New Haven à ceux d'employés en bonne santé travaillant pour l'entreprise American Steel and Wire qui se trouve à proximité. Ils découvrent que, chez les patients coronariens, un **taux de triglycérides élevé est bien plus fréquent** qu'un taux de cholestérol élevé. Ils postulent donc que ce sont les triglycérides, et *non* le cholestérol total, qui constituent un meilleur indicateur des maladies cardiovasculaires. Bien que cette approche ne soit pas populaire, **une poignée de chercheurs confirmera**, au cours de la prochaine décennie, ces principaux résultats et conclusions.

Ahrens observe que les **triglycérides** ennuagent le sang en formant un liquide blanc laiteux, facilement visible dans un tube à essai. Il utilise cet exemple visuel lors de ses conférences. Il s'en sert pour illustrer le paradoxe : le sang nuageux appartient à un individu consommant une alimentation riche en glucides, **alors qu'un autre tube à essai** contenant du plasma sanguin clair est celui d'un individu suivant un régime riche en matières grasses. Dans une petite minorité de cas, l'inverse se produit, mais Ahrens est convaincu que ces individus souffrent d'un trouble génétique rare. Ahrens écrit que l'ennuagement se produit chez une majorité de patients en raison d'un "processus **chimique normal qui a lieu** chez les individus consommant une alimentation riche en glucides".

Ahrens constate également que le sang s'éclaircit lorsque la consommation de glucides est limitée. Une restriction générale des calories permet d'obtenir le même effet. Ahrens estime que ce deuxième effet hypocalorique explique peut-être pourquoi, à la suite de la guerre, la **population défavorisée rurale japonaise,** qui consomme une grande quantité de riz, présente de faibles taux de triglycérides.

En raison du fait que l'on retrouve également des niveaux élevés de triglycérides chez les diabétiques et que ces derniers courent plus de risque de développer des maladies cardiovasculaires, **Albrink émet l'hypothèse** selon laquelle ces deux maladies partage une cause commune : une prise de poids excessive. Quelle que soit la raison pour laquelle les gens deviennent gros, celle-ci fait monter leurs triglycérides et entraîne aussi le développement de maladies cardiovasculaires et du diabète. Albrink identifie les glucides comme cause probable. C'est un sombre scénario qui est aujourd'hui étayé par un nombre croissant d'éléments de preuve. Mais au début des années 1960, lorsqu'Albrink et Ahrens proposent cette idée, elle est relativement nouvelle.

Cependant, les implications en matière d'alimentation sont à l'opposé de ce que recommande Keys. Selon le modèle d'Ahrens, ce sont les glucides, et non les matières grasses, qui sont la cause des maladies cardiovasculaires. Puisqu'une alimentation faible en matières grasses est inévitablement riche en glucides (la réduction de la consommation de viande et de produits laitiers oblige à manger davantage de céréales et de légumes, tout simplement parce qu'il n'y a pas d'autres alternatives), les deux hypothèses s'opposent.

Ahrens craint que l'alimentation pauvre en gras préconisée à la population américaine n'aggrave leurs taux de triglycérides et n'exacerbe ainsi le problème de l'obésité et des maladies chroniques.

Pourtant, comme un Cassandre dans le monde de la nutrition, Ahrens ne parviendra jamais à prévaloir bien qu'il soit l'un des scientifiques les plus respectés du domaine et que de nombreux chercheurs influents le tiennent en estime. Il ne cesse de mettre l'accent sur le fait que davantage de preuves, et des preuves de meilleure qualité, sont nécessaires pour justifier une alimentation pauvre en matières grasses. Il met sans arrêt en garde ses collègues contre la tentation de tirer des conclusions trop hâtives. Mais il ne se révèlera sans doute pas assez agressif.

En raison du fait que Keys et ses proches collaborateurs revendiquent inlassablement leurs propres idées, ils connaissent

74

un immense succès dans la promotion de leur hypothèse. Et ils emploient une autre tactique : ils dévalorisent implacablement le camp adverse. En effet, ce qu'ils pratiquent peut être décrit comme le sport sanglant de la science nutritionnelle. Faire passer l'opposition sous le rouleau compresseur est une stratégie que Keys et Stamler n'ont pas inventée mais ils s'en sont certainement révélés être les adeptes les plus efficaces.

Le jeu de coudes des chercheurs en nutrition

Lorsque je le rencontre en 2009, Jeremiah Stamler me fait découvrir ces pratiques. Il a alors quatre-vingt-neuf ans et il est toujours aussi vif. Stamler était un spécialiste des maladies cardiaques à l'université Northwestern de Chicago et un collègue important de Keys à partir de la fin des années 1950. Comme Stamler a dirigé la plupart des études cruciales utilisées pour établir l'hypothèse régime-cœur et qu'il a été l'une des figures emblématiques de l'AHA et du NIH, je l'ai questionné sur ces études. Le fond de son témoignage sera abordé plus en détail plus loin dans ce livre mais pour l'instant il convient simplement de noter la façon dont sa conversation s'est si facilement focalisée sur l'attaque de ses divers opposants, semblable reflet de la science nutritionnelle comme un genre de champ de bataille politique.

"Mais parlons de Pete Ahrens", propose-t-il. "Pete Ahrens ! Il était toujours un obstacle à tout ! Mes conversations avec Pete étaient toujours *animées*."

D'un ton moqueur, Stamler se met à imiter Ahrens : "Non, nous effectuons des recherches à ce sujet, *donnez-nous encore cinq ans. Nous devons mener des études équilibrées. Nous devons comprendre. Nous ne savons pas.*" Stamler et Keys, quant à eux, cherchent à progresser de toute urgence en matière de recommandations générales de santé publique. Ils représentent le camp d'un débat qui constitue la problématique centrale du domaine de la nutrition : les corrélations mises en évidence par les études épidémiologiques sont-elles suffisantes pour servir de base à des recommandations nutritionnelles pour toute une population ? Keys et Stamler en sont convaincus. Cela ne tient pas au fait qu'ils pensent que les éléments de preuve sont parfaits, loin de là, mais ils sont d'avis que dans un monde aux difficiles compromis, les données épidémiologiques sont adéquates. Il faudrait attendre au moins dix ans pour obtenir les résultats d'un grand essai clinique et, entre temps, les hommes continueraient à succomber à des crises cardiaques. Le ton circonspect et prudent d'Ahrens met ainsi Stamler hors de lui. "Il s'opposait toujours à toute affirmation. Je disais : 'Pete, ce que vous voulez dire, c'est que l'alimentation américaine actuelle est la *meilleure* alimentation que vous puissiez imaginer pour la santé du peuple américain.' 'Non ! Non !', répondait-il. 'Mais Pete, *s'il-vous-plaît*, la *logique !*'. De toute façon, il est maintenant mort et enterré."

En écoutant Stamler parler, je pouvais presque visualiser son harpon. "Et Yudkin !" mugit presque Stamler, faisant référence au médecin britannique qui défendait l'hypothèse glucidique rivale. "J'ai fait partie de ceux qui l'ont abattu !" Et concernant Michael Oliver, cardiologue britannique réputé et détracteur de l'hypothèse régime-cœur, Stamler le traita à répétition de "vaurien".

Comme Stamler, Keys ne laissait quasiment aucune place au débat. En réalité, il est surprenant de lire sa réaction à ceux qui osaient ne pas être d'accord avec lui. Lorsqu'en 1973, Raymond Reiser, professeur à l'université A&M du Texas, rédige une critique extrêmement minutieuse et rigoureuse sur l'hypothèse des graisses saturées pour l'*American Journal of Clinical Nutrition*, Keys entame sa réplique longue de vingt-quatre pages en disant que l'analyse de Reiser "me rappelle l'un des miroirs déformant dans la salle des blagues de fête foraine." Tout du long, le ton de Keys est impitoyablement méprisant : "C'est une déformation typique", écrit-il, et plus loin : "il serait difficile de comprimer plus d'imprécisions dans une phrase longue de 16 mots" ; "Reiser affirme pompeusement [...]" ; "Il ignore complètement [...]" ; "Évidemment, Reiser ne comprend rien."

Reiser est l'un des nombreux détracteurs qui ont réexaminé les études importantes servant de fondation à l'hypothèse régime-cœur. Et il fait un certain nombre d'observations qui ont refait surface récemment : il répertorie les nombreux problèmes méthodologiques discréditant les premières études et note que

76

certains types d'acides gras saturés, comme l'acide stéarique qui est l'acide principal qui se trouve dans la viande, n'induit aucune augmentation du cholestérol. La réponse de Keys contient des réfutations relatives à certains problèmes spécifiques et bien qu'il concède que l'acide stéarique est "neutre", il met en avant les propriétés hypercholestérolémiantes des autres types de gras saturés. En répondant à Keys, Reiser écrit à contrecœur une courte lettre au journal car "je me sens dans l'obligation d'objecter si peu soit-il à l'accusation que j'aurais tenté de calomnier les scientifiques dont j'ai passé les rapports en revue et que j'aurais délibérément menti.", dit-il.

Quelles que soient les différences d'opinion (et la complexité de la science implique qu'il en existera toujours), le style agressif adopté par Keys et Stamler excédaient les normes. Peu ont réussi à les égaler. Au fil du temps et à mesure que l'hypothèse régime-cœur a fait des adeptes et a gagné en légitimité institutionnelle, de moins en moins s'y sont essayé.

George V. Mann

Avec Ahrens et Reiser, George Mann (le biochimiste de l'université Vanderbilt qui était allé en Afrique étudier les Massaïs) est l'un des seuls scientifiques notables à avoir affiché publiquement son scepticisme. Le début de carrière de Mann a été ponctué d'éclairs de génie : il est l'un des premiers scientifiques à tirer l'alarme sur les gras trans, et ce en 1955. Et il émet la supposition que le détachement soudain des plaques dans les artères, au lieu de l'obstruction lente de celles-ci, constitue un facteur plus important des crises cardiaques. On lui éventuellement donnera raison, mais seulement des décennies plus tard.

En Afrique, Mann avait observé une population en excellente santé se nourrissant de viande, de sang et de lait et dont les taux de cholestérol total figuraient parmi les plus bas au monde. Ils ne souffraient ni de maladies cardiovasculaires, ni, de toute évidence, d'autres maladies chroniques.

Ces constatations discréditent si clairement l'hypothèse régime-cœur que les chercheurs en nutrition s'efforcent coûte que coûte de les réfuter. Plusieurs universités américaines

77

rassemblent une équipe de scientifiques qui se rendent au Kenya pour détecter toute faille dans les données de Mann. À leur grand chagrin, ils se retrouvent plutôt à confirmer ses observations. Cherchant alors à trouver une explication à ces résultats inattendus, une équipe de chercheurs suggère que les Massaïs, au fil des millénaires, avaient peut-être développé un gène étrange capable de réduire le cholestérol dans le sang. Cette théorie sera cependant rapidement infirmée grâce à la découverte d'un groupe de Massaïs qui avait immigré pas très loin, à Nairobi. Leur taux de cholestérol s'est révélé être un bon quart supérieur à celui de leurs proches vivant à la campagne, ce taux ressemblant bien plus à celui des occidentaux. L'environnement l'a donc emporté sur l'avantage génétique, s'il n'y en a jamais eu un.

Keys tentera, sans surprise, de mettre les travaux de Mann sur la touche. "Les particularités de ces nomades primitifs n'ont aucune pertinence" avec la compréhension des maladies cardiovasculaires dans d'autres populations, écrit-il. Keys lui-même, dans son Étude des sept pays, avait cherché à trouver une vérité nutritionnelle en comparant différentes populations du monde entier. Mais, comme il l'écrira plus tard, c'était principalement des Européens qui, d'après lui, constituaient un meilleur point de comparaison pour les Américains.

Keys emploie ces mêmes arguments dévalorisants pour rejeter les observations concernant les Inuits de l'Arctique. Comme Mann, Vilhjalmur Stefansson a aussi vu de ses propres yeux combien une bonne santé et une alimentation riche en gras peuvent aller de pair. L'alimentation des Inuits, comme nous avons pu le constater, était constituée d'au moins 50 % de gras. Et en 1929, pendant toute une année, Stefansson s'engage dans l'expérience de ne manger que de la viande et du gras. Avec optimisme, il s'attend à ce que ces efforts incitent ses collègues admirateurs à décorer "une allée de guirlandes pour les régimes riches en matières grasses". Il ne s'attend donc pas à une telle chute en disgrâce. "Et quelle chute !", écrira-t-il. "Le premier nuage dans le ciel n'était pas plus gros que la main d'un homme, en réalité pas plus large qu'un mot personnel bref et amical de la part du Dr Ancel Keyes [sic]" en 1954.

Rapidement, Keys se met ouvertement à traiter le travail de Stefansson de projet exotique et non pertinent. Bien que "leurs

78

étranges habitudes de vie excitent l'imagination", en particulier le "cliché populaire de l'Esquimau [...] se gorgeant joyeusement sur de la graisse", il n'est "en aucun cas" possible de suggérer que le cas des Inuits "contribue quoi que ce soit". Et il "ne constitue certainement pas une exception à l'hypothèse associant les matières grasses alimentaires aux maladies coronariennes".

Il est également possible d'assassiner par la gentillesse. C'est l'attitude qu'adopte Fredrick J. Stare, allié de Keys et président de la faculté de nutrition de l'École de santé publique de Harvard, envers les travaux de Stefansson. Stare est ami de Stefansson et il écrit une note liminaire pour l'un de ses livres sur les Inuits. Mais Stare ridiculise la question de fond posée par les travaux de Stefansson et donne à ses lecteurs peu de raisons de la prendre au sérieux. "Cette alimentation serait-elle **bonne ou mauvaise pour nous ?**" demande-t-il de manière rhétorique. "Bien sûr, si nous nous mettions tous à manger plus de viande, il n'y en aurait bientôt plus suffisamment, notamment les morceaux 'de choix' ".* Poursuivant son ton jovial, sans jamais débattre des implications relatives aux travaux scientifiques de Stefansson, Stare **conclut** en **recommandant** ce livre "divertissant" au lecteur.

Stefansson est mort en 1962, huit ans après la publication de ce livre. Ses idées disparaîtront par la suite de la conversation nutritionnelle.

L'Étude de Framingham

George Mann, qui rejoint le domaine de la recherche au début des années 1960, a atteint un impressionnant degré de succès avant de susciter la controverse en étudiant les Massaïs. Il était en réalité le directeur associé d'une des plus célèbres enquêtes sur les maladies cardiaques qui n'ait jamais été menée : l'Étude

---

*Stefansson reconnaît qu'un avantage secondaire à être quasiment le seul individu à Hanovre, au New Hampshire, à vouloir du gras, c'est que celui-ci était considéré comme un rejet, donné gratuitement par le boucher alors que les autres clients n'envisageaient même pas de donner ces chutes grasses à leurs chiens (Stefansson 1956, xxxi).

de Framingham. Framingham est une petite ville près de Boston, au Massachusetts, qui est depuis 1948 une boîte de Pétri virtuelle en matière d'étude des maladies cardiovasculaires. Actuellement à sa troisième génération de sujets de recherche, elle a commencé avec environ cinq mille hommes et femmes d'âge moyen qui ont participé à une enquête sur tous les facteurs que les chercheurs présumaient pouvoir jouer un rôle dans le développement des maladies cardiovasculaires. Les participants se sont soumis à des examens médicaux, des interviews et des tests de suivi tous les deux ans. C'était la première tentative à grande échelle visant à vérifier si des facteurs de risque comme le tabagisme, l'hypertension artérielle et les gènes peuvent prédire de manière fiable la mortalité liée aux maladies cardiovasculaires.

En 1961, après six ans d'étude, les enquêteurs de Framingham **annoncent leur première grande** découverte : un taux de cholestérol total élevé est un indicateur fiable en matière de maladie cardiovasculaire. On considère que c'est l'une des constatations les plus importantes dans l'histoire de la recherche sur les maladies cardiovasculaires parce qu'avant cela, même si les experts en étaient venus à soutenir l'idée que le cholestérol est mauvais, les preuves n'étaient que circonstancielles.

Ces nouvelles ont d'importantes répercussions. Tout d'abord, elles résolvent un problème qui avait miné la recherche sur les maladies cardiaques dès le début, à savoir que les enquêteurs avaient besoin d'un élément de mesure afin d'*évaluer* le risque de crise cardiaque avant la mort. Cela peut sembler cruel à dire, mais lorsque l'on essaie de détecter la cause d'une maladie, la mort représente le meilleur critère d'évaluation à étudier. Les chercheurs préfèrent effectuer un suivi des sujets (en examinant ce qu'ils mangent, s'ils fument et d'autres facteurs) jusqu'à ce qu'ils décèdent. La mort est "l'événement" ou le "critère d'évaluation objectif" dans le langage de la recherche ; elle représente la donnée irréfutable à la fin d'une expérience. (Les crises cardiaques sont aussi considérées comme des critères d'évaluation "objectifs" mais même celles-ci peuvent faire l'objet d'incertitude diagnostique, comme nous l'avons vu.) En effectuant un examen rétrospectif à partir du fait indéniable de la mort, les chercheurs peuvent alors demander : "Était-ce dû à la

NINA TEICHOLZ

quantité de lard salé, aux cigarettes ou à autre chose ?"

Cependant, en attendant que les sujets décèdent, les chercheurs doivent se résigner à suivre une population pendant de nombreuses années. L'identification d'un critère d'évaluation "intermédiaire" ou "subjectif" mesurable avant la mort a ainsi fait l'objet d'une grande chasse scientifique. Si un indicateur pouvait prédire de manière fiable les maladies cardiovasculaires, les chercheurs pourraient mener des expériences plus courtes et mesurer à leur place ces facteurs intermédiaires. Le fait que l'Étude de Framingham a permis d'identifier le cholestérol total comme critère d'évaluation subjectif a donc été perçu comme une percée dans le domaine : les scientifiques pouvaient désormais vraisemblablement conclure que tous les aliments qui font monter le cholestérol total augmentent aussi le risque de subir une crise cardiaque. De toute évidence, les médecins pouvaient ainsi utiliser ce facteur afin d'aider les patients à identifier leur risque coronarien.

La découverte de l'Étude de Framingham sur le cholestérol est ainsi de la plus haute importance. Et surtout, elle semble effacer tout doute qui pouvait subsister dans l'esprit des chercheurs quant à l'hypothèse régime-cœur. William Kannel, directeur médical de Framingham, dit dans un journal local : "Que le cholestérol sanguin soit d'une manière ou d'une autre étroitement lié à l'athérosclérose coronarienne ne fait désormais plus l'objet d'aucun doute raisonnable."

Cependant, trente ans plus tard, au cours de l'étude de suivi de Framingham (lorsque les enquêteurs disposeront de davantage de données en raison d'un plus grande nombre de personnes décédées), il s'avère que la puissance de prédiction du cholestérol total n'est pas aussi solide que ce qu'ont d'abord pu penser les meneurs de l'enquête. Pour les hommes et les femmes avec un cholestérol se situant entre 205 et 264 milligrammes par décilitre (mg/dl), on ne peut trouver aucune relation entre ces chiffres et le risque de maladie cardiaque. En réalité, la moitié des individus ayant subi une crise cardiaque présentait des taux de cholestérol inférieurs au niveau "normal" de 220 mg/dl. Et en ce qui concerne les hommes entre quarante-huit et cinquante-sept ans, ceux affichant un taux de cholestérol moyen (183 à 222 mg/dl) couraient un *plus grand* risque de crise cardiaque que ceux avec un cholestérol plus élevé (222 à 261 mg/dl). Le taux de cholestérol total ne se révèlera pas être, après tout, un indicateur fiable en matière de maladie cardiovasculaire.

En raison du fait que les directeurs de l'enquête de Framingham ont claironné pendant si longtemps que le cholestérol total représente le facteur de risque le plus probable des maladies cardiaques, ils ne s'efforceront pas de diffuser ces chiffres de suivi plus faibles lorsqu'ils ont été disponibles à la fin des années 1980. (Ils orienteront rapidement la conversation vers les sous-fractions du cholestérol, connues sous le nom de lipoprotéine de haute densité (HDL) et lipoprotéine de basse densité (LDL), que l'on pouvait désormais mesurer et dont le pouvoir prédictif semblait plus prometteur. Néanmoins, même certains aspects de ces sous-fractions se révèleront être décevantes à la fin, comme nous le verrons aux chapitres 6 et 10.)

En outre, les données de Framingham ne réussissent pas à démontrer que la *réduction* de son taux de cholestérol sur une période de temps sert à quoi que ce soit. Dans le rapport de suivi à trente ans, les auteurs indiquent que : "Pour chaque baisse de 1 % du cholestérol en mg/dl, la mortalité coronarienne et totale *augmente* de 11 % [italiques ajoutés]." C'est une conclusion choquante, à l'opposé même du discours officiel sur la réduction du cholestérol. Et pourtant, cette conclusion spécifique issue de l'Étude de Framingham n'est jamais discutée dans les revues scientifiques, même si de nombreuses grandes études aboutissent à des conclusions similaires.

D'autres conclusions importantes issues de l'Étude de Framingham ont également été ignorées, notamment et surtout celles concernant les facteurs de risque nutritionnels qui ont été examinés dans le cadre de l'étude menée par Mann. Avec un diététicien, Mann passera deux ans à recueillir des données sur la consommation alimentaire d'un millier de sujets. Et lorsqu'il calcule les résultats en 1960, il en ressort très clairement que les graisses saturées ne sont *pas* liées aux maladies cardiovasculaires. En ce qui concerne l'incidence entre les maladies coronariennes et l'alimentation, les auteurs concluent tout simplement : "Aucun lien n'a été mis en évidence."

"Mes supérieurs au NIH ont eu du mal à accepter ce constat"

NINA TEICHOLZ

me dira Mann, "car il était contraire à ce qu'ils voulaient que l'on trouve." Depuis le début des années 1960, le NIH favorisait déjà globalement l'hypothèse régime-cœur et "ils ne nous ont pas autorisé à publier les données", dit-il. Les résultats de Mann sont restés au sous-sol du NIH pendant presque une décennie. (Dissimuler des informations scientifiques "est une forme de tricherie", se lamentera Mann.) Et même lorsque les résultats seront enfin publiés en 1968, ils seront si profondément enfouis qu'un chercheur doit se plonger dans vingt-huit volumes pour trouver les informations que les variations des taux de cholestérol sérique ne peuvent pas être imputées à la quantité ou au type de gras consommé.

Illustration 8. "Bonnes nouvelles ! Votre taux de cholestérol n'a pas changé, mais les conclusions de la recherche ont évolué."

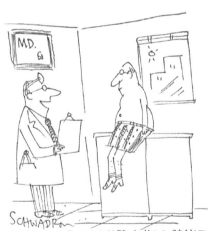

"GOOD NEWS. YOUR CHOLESTEROL HAS STAYED THE SAME, BUT THE RESEARCH FINDINGS HAVE CHANGED."

En fait, ce ne sera qu'en 1992 qu'un des directeurs de l'Étude de Framingham reconnaîtra publiquement les résultats sur les matières grasses. "Dans l'Étude de Framingham (au Massachusetts), **plus on mange de graisses saturées** [...] *moins* le taux de cholestérol sérique est élevé [...] et [leur] pertinence est la *plus faible*", écrit William P. Castelli, un des directeurs de

Framingham. Il publie cet aveu non pas sous forme de conclusion d'étude formelle mais comme un éditorial dans une revue qui n'est généralement pas lue par les médecins.* (De toute évidence, Castelli a du mal à croire en la véracité de cette conclusion et, dans une interview, il insiste que le problème doit être lié à une mauvaise collecte des données alimentaires. Cependant, la méthodologie employée par Mann a été méticuleuse selon les normes de la spécialité, donc l'explication de Castelli ne semble pas probable.)

Malgré ses autres succès, le fait de se trouver du côté impopulaire du débat sur le cholestérol fait de George Mann un homme amer. À mesure qu'il se rapproche de la retraite à la fin des années 1970, un ton de souffrance s'immisce dans ses publications. En 1977, un article qu'il rédige commence ainsi : "Une génération de recherche sur la question régime-cœur se termine dans le chaos" et il qualifie l'hypothèse régime-cœur de "préoccupation malavisée et inutile".

J'ai parlé avec Mann pour la dernière fois alors qu'il était âgé de quatre-vingt-dix ans (il est décédé en 2012). Bien que ses souvenirs ne soient pas parfaits, il se rappelait parfaitement de la déchéance dont il disait avoir été victime du fait de s'être opposé à Keys. "Cela a eu un effet assez dévastateur sur ma carrière", dira-t-il. Par exemple, il lui est devenu de plus en plus difficile de trouver des revues acceptant ses articles scientifiques. Et après sa prise de position contre l'hypothèse régime-cœur, il explique comment il a été pratiquement exclu des principales revues de l'AHA, telle que *Circulation*. Mann est également convaincu que l'influence importante de Keys au NIH a conduit à la suppression de la subvention de recherche de Mann. "Un jour", se rappelle Mann, "la secrétaire de la section des études me demande de la rencontrer dans le hall. 'Votre opposition à

---

*La revue *Archives of Internal Medicine* jouit d'une bonne réputation mais Castelli, en charge à l'époque de la plus grande étude nationale sur les facteurs de risque liés aux maladies cardiovasculaires, aurait probablement pu faire publier son article n'importe où, y compris dans une revue plus couramment lue par les médecins, comme le *New England Journal of Medicine*.

84

Keys va vous coûter votre subvention', dit-elle. Et elle avait raison."

Comme les idées d'un seul homme pouvaient autant dominer la discipline ! "Il faut se rendre compte que Keys avait une personnalité forte et persuasive, explique Mann. Il pouvait vous parler pendant une heure et vous buviez ses paroles."

L'hypothèse régime-cœur établit son règne

Ces histoires sur la marginalisation de Mann par l'AHA et le NIH illustrent une réalité plus large sur la manière dont l'hypothèse régime-cœur s'est solidifiée en un dogme nutritionnel au sein d'un univers d'experts. Keys est très clairement le partisan le plus influent de l'hypothèse régime-cœur mais il serait naïf de croire qu'une sorte d'intimidation scientifique de la part de quelques hommes puisse s'imposer sur tout un ensemble de chercheurs universitaires intelligents et objectifs. Au lieu de cela, une fois que l'hypothèse régime-cœur a été adoptée par l'AHA et le NIH, c'est le parti pris de Keys qui a été institutionnalisé. Ces deux organisations ont établi le programme de la discipline et se sont mises à contrôler la plupart des fonds de recherche. Et les scientifiques qui ne voulaient pas terminer comme Mann devaient se conformer au programme de l'AHA-NIH.

Dès le début, l'AHA et le NIH ont été des forces parallèles et inextricablement liées. En 1948, lorsque l'AHA est lancée en tant qu'organisation nationale gérée par des bénévoles, l'une de ses premières tâches est d'établir un "lobby du cœur" à Washington, D.C., afin de convaincre le président Eisenhower de créer l'Institut national de cardiologie (National Heart Institute, NHI). Il le fera la même année. Au fil du temps, le NHI est devenu l'Institut national du cœur, des poumons et du sang (National Heart, Lung, and Blood Institute, NHLBI) d'aujourd'hui. Et à chaque étape de son développement, ce nouvel institut a évolué de concert avec sa consœur, l'AHA. Par exemple, en 1950, elles organisent ensemble à Washington, D.C., la première conférence nationale sur les maladies cardiovasculaires. En 1959, elles publient conjointement "pour la nation" un rapport intitulé "Une décennie

de progrès dans la lutte contre les maladies cardiovasculaires".
En 1964, les deux organisations tiennent une deuxième
conférence nationale sur les maladies cardiovasculaires à
Washington, D.C. En 1965, le président de l'AHA collabore
étroitement avec le Congrès américain afin de créer le Service
régional des programmes médicaux, sous le NHI, et qui, au
moyen d'un contrat avec l'AHA, entreprend un processus
complexe visant à mettre en place des normes relatives aux soins
cardiovasculaires dans tout le pays. Et ainsi de suite. En 1978, le
NHLBI et l'AHA célèbrent ensemble leur trentième
anniversaire.

Dès le début, le NHLBI et l'AHA publient régulièrement des
rapports communs et servent d'hôtes conjoints à des conférences
et des groupes de travail. Ces activités, ainsi que celles de
sociétés de cardiologie de renom, ont tissé ensemble l'histoire
officielle de la recherche sur les maladies cardiovasculaires.
Autrement dit, depuis le début des années 1950, tous les
événements qui n'ont *pas* été organisés par l'AHA, le NHLBI ou
par l'une de ces sociétés, n'ont quasiment eu aucun impact sur
l'écriture de cette page d'histoire.

Le noyau de contrôle dirigeant ces groupes était constitué
d'un tout petit groupe d'experts cumulant les responsabilités. Le
nombre d'individus faisant partie de cette élite nutritionnelle
était si faible qu'ils s'adressaient tous entre eux par leur prénom.
Ils se sont retrouvés à contrôler quasiment tous les grands essais
cliniques sur l'alimentation et les maladies. Ils étaient les
"aristocrates" de la nutrition, terme créé par le journaliste
Thomas J. Moore qui, en 1989, a écrit une critique explosive sur
l'hypothèse du cholestérol.* Ils proviennent de facultés

---

*L'article initial de Moore est publié en 1989 en couverture de
l'*Atlantic* et a vendu plus de copies que tout autre numéro dans
l'histoire du journal. Plus tard cette année là, il publiera un livre
sur le sujet. En 1989 également, les travaux de Moore inciteront
le Congrès américain à organiser des audiences sur la question
de savoir si les programmes du NIH faisaient des
recommandations inutiles en conseillant aux millions
d'Américains de prendre des médicaments destinés à réduire le
cholestérol (Moore, "Le mythe sur le cholestérol" [The

NINA TEICHOLZ

académiques des écoles de médecine, d'hôpitaux universitaires et d'établissements de recherche, principalement de la côte Est mais également de Chicago. (À mesure que les voyages en avion sont devenus moins chers, des experts provenant de la Californie et du Texas ont pu les rejoindre.) Le groupe, constitué presque entièrement d'hommes, travaillent étroitement avec l'AHA et le NHLBI. Certains membres de ce haut monde académique se voient nommer à des comités officiels et des groupes d'experts. Ils corédigent des articles influents, ils siègent aux comités de rédaction de grandes revues scientifiques et procèdent à l'examen par les pairs d'études rédigées par les uns et les autres. Ils participent et dominent les principales conférences professionnelles.

Partout, on retrouve constamment les mêmes noms. Par exemple, Paul Dudley White, le fondateur de l'AHA, sera également nommé par le président Harry S. Truman au premier poste de directeur du Conseil national consultatif de la cardiologie (National Heart Advisory Council) qui guidera toutes les activités du NHI en matière de maladie cardiovasculaire. White crée ensuite un certain nombre de comités scientifiques conjoints de l'AHA et du NHI, y compris le Comité du service communautaire et de l'éducation qu'il préside lui-même avant d'en donner la responsabilité à Keys. Selon l'histoire officielle de l'AHA, les présidents de l'AHA prennent "presque systématiquement" la direction du conseil consultatif du NIH ou bien en sont membres. Les dirigeants de l'AHA dominent également les organisations médicales professionnelles. White participe à la création de la Société internationale de cardiologie (International Society for Cardiology) et, en collaboration avec Keys, copréside son comité de recherche. Et en 1961, l'AHA et le NHI commencent conjointement à planifier l'énorme Étude nationale sur l'alimentation et le cœur, la plus grande tentative jamais effectuée pour tester l'hypothèse régime-cœur. Son comité exécutif rassemble le *gratin* de la science nutritionnelle, y compris, bien évidemment, Keys et Stamler.

L'AHA et le NHLBI octroient aussi ensemble la grande

Cholesterol Myth], 1989 ; Moore, *Heart Failure*, 1989 ; Anon, Associated Press, 1989).

majorité des subventions pour toute la recherche cardiovasculaire. Vers le milieu des années 1990, le budget annuel du NHLBI atteint 1,5 milliard de dollars et la plupart de ces fonds sont attribués à la recherche sur les maladies cardiovasculaires. Entre temps, l'AHA attribuera environ 100 millions de dollars à la recherche de base. Ces deux pots d'argent dominent la discipline. Le NIH ou l'AHA financent quasiment toutes les études menées en Amérique du Nord que nous examinerons dans ce livre. La seule autre source notable de financement de la recherche provient des industries alimentaires et pharmaceutiques. Mais, pour des raisons évidentes, les chercheurs essaient de s'en passer afin d'éviter tout conflit d'intérêt ou l'apparence d'un tel conflit. Comme l'écrira George Mann en 1991 au cours d'une petite réunion qu'il organise avec des chercheurs affichant un avis différent : "C'est un défi colossal car nous ne réussissons pas obtenir de fonds fédéraux et nous ne pouvons pas accepter de financement de la part de l'industrie alimentaire car nous serions perçus comme porte-parole d'intérêts particuliers."

À la fin, pour chaque million de dollars supplémentaire dépensé par l'AHA et le NIH visant à prouver l'hypothèse régime-cœur, il est devenu de plus en plus difficile pour ces groupes de faire marche arrière ou d'envisager d'autres opinions. Malgré le fait que les études sur l'hypothèse régime-cœur affichaient un taux d'échec étonnamment élevé, ces résultats ont été rationalisés, minimisés et déformés car l'hypothèse elle-même est devenue une affaire de crédibilité institutionnelle.[*]

Les voix contestataires se sont estompées. Un "grand nombre presque embarrassant de chercheurs sont montés à bord du wagon du cholestérol", se lamentent les éditeurs du *Journal of*

---

[*]Aujourd'hui, ce système d'interdépendance fonctionne toujours de la même façon, sauf que les francs détracteurs (comme Pete Ahrens et Michael Oliver qui, dans les années 1970 et au début des années 1980, faisaient partie des groupes d'experts car ils avaient été impliqués dans le domaine depuis ses débuts) sont maintenant encore moins tolérés. Depuis que ces hommes ont pris leur retraite, aucun membre de l'élite nutritionnelle n'a publié de critique exhaustive sur l'hypothèse régime-cœur.

NINA TEICHOLZ

the American Medical Association en 1967, faisant référence à l'étroit "engouement fervent du cholestérol", entraînant ainsi "l'exclusion" des autres processus biochimiques qui pourraient être la cause des maladies cardiaques. Dans les pages de revues scientifiques compatissantes, Ahrens et Mann, ainsi que la poignée de collègues partageant les mêmes idées, continueront à décrier futilement la marche implacable de l'hypothèse régime-cœur. Mais ils se trouveront impuissants face à l'élite. Comme George Mann l'écrira à la fin de sa carrière en 1978, une "mafia du cœur" a "soutenu le dogme" et a thésaurisé les fonds de recherche. Il déclarera que "pendant une génération, la recherche sur les maladies cardiovasculaires s'est révélée **plus politique que scientifique.**"

4

Les lacunes de la science des graisses saturées vs graisses polyinsaturées

Bien que Keys se comporte comme si l'Étude des sept pays a prouvé son hypothèse régime-cœur, il prend toujours la précaution, dans ses articles, d'inclure la mise en garde selon laquelle son étude ne peut que démontrer une association : "aucune relation causale n'est revendiquée". C'est une déclaration indispensable car elle reflète les limites inhérentes à l'épidémiologie.

Afin d'établir de manière fiable une cause et un effet, les chercheurs doivent toujours entreprendre une recherche spécifique connue sous le nom d'essai clinique.

Dans le domaine de la nutrition, les essais cliniques sont des expériences contrôlées au cours desquelles des individus consomment des aliments spécifiques pendant une période donnée (au lieu qu'ils soient simplement questionnés sur leur alimentation actuelle). Dans les meilleurs essais (les "mieux contrôlés"), les chercheurs préparent ou fournissent la nourriture aux participants de l'étude afin de contrôler exactement ce qu'ils mangent. Parfois, les sujets sont invités à se rendre dans une cafétéria spéciale. Dans certains cas, les chercheurs vont jusqu'à livrer les repas au domicile des sujets, mais ce genre de mesure peut se révéler assez onéreuse. Dans les essais moins bien contrôlés, les sujets reçoivent des conseils sur ce qu'ils peuvent manger et il leur est parfois donné un livre de recettes à rapporter chez eux.

Idéalement, afin que l'effet de l'intervention puisse être identifié, ceux qui se sont soumis à un régime particulier sont comparés à un groupe similaire de "témoins" qui ne modifient pas leur alimentation. Si une population suffisamment nombreuse est répartie de manière aléatoire dans ces deux groupes, on peut en théorie présumer que ces derniers sont, à tous égards, identiques. Les deux groupes doivent afficher la même distribution d'âge, la même tendance à fumer ou à pratiquer une activité physique et être identiques de mille autres façons, même celles que les chercheurs ne pensent pas à

90

mesurer. Dans un essai clinique, la *seule* différence entre les deux groupes se doit d'être l'intervention, qu'elle soit un médicament ou un régime alimentaire. En partant de deux groupes identiques, toute différence qui émerge entre eux est raisonnablement attribuable à l'intervention.

C'est la grande force des essais cliniques : contrairement aux études épidémiologiques, où les chercheurs doivent essayer de concevoir puis de mesurer un nombre incalculable de facteurs pouvant contribuer à une maladie, un essai clinique, en vertu de sa conception même, se définit par la constance de ces facteurs, que ces chercheurs aient pensé à les prendre en compte ou non.

Ce type d'essais cliniques sur l'hypothèse régime-cœur a commencé à la fin des années 1950. Il est important de les décrire en détail afin que tout lecteur puisse constater par lui-même les origines scientifiques de la raison pour laquelle les graisses saturées sont considérées comme mauvaises pour la santé. Cela permet aussi de comprendre certains des effets secondaires étonnants du régime alimentaire proposé par Keys. À l'époque, ces essais ne portent pas sur l'alimentation à faible teneur en matières grasses. L'idée d'éviter tous les différents types de gras ne deviendra chose commune que des décennies plus tard. Ce qui obsède les chercheurs durant ces années du milieu du siècle dernier, c'est l'idée de Keys qu'une alimentation pauvre en matières grasses *saturées* et en cholestérol puisse prévenir les maladies cardiovasculaires. Ainsi, par rapport aux normes d'aujourd'hui, la teneur totale en matières grasses de ces essais fondateurs est encore assez élevée. Seul le type de gras varie.

En 1957, un des premiers essais de renom s'intitule le **Club anti-coronarien**. Il est initié par Norman Jolliffe, directeur du Service de santé de la ville de New York. Auteur du livre populaire *Perdre du poids et le maintenir grâce au régime prudent* [Reduce and Stay Reduced on the Prudent Diet], Jolliffe est à l'époque un expert apprécié, ayant même servi de conseiller auprès du président Eisenhower. Jolliffe a également lu les travaux de Keys et il décide de mettre ces idées à l'épreuve sur une période prolongée. Il réunit onze cents hommes dans son Club anti-coronarien **et leur ordonne de limiter leur consommation** de viande rouge (bœuf, agneau ou porc) à un maximum de quatre fois par semaine (ce qui, d'après les critères d'aujourd'hui, paraîtrait comme beaucoup !). Ils peuvent manger autant de poisson et de volaille qu'ils le souhaitent. La consommation d'œufs et de produits laitiers est limitée. Les hommes prennent également au moins deux cuillères à soupe d'huile végétale polyinsaturée par jour. Globalement, le régime alimentaire est composé d'environ 30 % de matières grasses, mais le ratio des graisses polyinsaturées (principalement des huiles végétales) aux graisses saturées est quatre fois supérieur à ce que les Américains consomment à l'époque. Jolliffe rassemble aussi un groupe témoin à qui il instruit de suivre une alimentation américaine normale, constituée d'environ 40 % de matières grasses (il ne consignera malheureusement pas les aliments consommés par les individus témoins).

"Un régime alimentaire qui réduit les crises cardiaques" rapporte le *New York Times* en 1962 lorsque les résultats de l'essai coronarien commencent à paraître. Ceux-ci montrent que les hommes qui ont réussi à suivre le régime présentent une réduction du cholestérol et de la pression artérielle ainsi qu'une perte de poids. Leur risque de maladie cardiovasculaire semble faire marche arrière. Ce résultat paraît renforcer la condamnation des matières grasses saturées. Mais, dix ans après le début de l'étude, les chercheurs constatent des résultats "assez étranges" : au cours de l'étude, vingt-six membres du club anti-coronarien sont décédés alors que dans le groupe témoin, cela ne concerne que six hommes. Huit membres du club sont morts d'une crise cardiaque, mais pas un seul des individus contrôles. Dans la section de discussion du rapport final, les auteurs (sans Jolliffe, car il est mort d'une crise cardiaque en 1961) mettent l'accent sur l'amélioration des facteurs de risque constatée chez les hommes du club anticoronarien mais ils dédaignent de mentionner ce que ces facteurs de risque n'avaient manifestement pas pu prédire : leur taux de mortalité plus élevé. Ce résultat sera enfoui dans le rapport d'étude. Les auteurs esquivent la question de la plus haute importance : le régime "prudent" permet-il à un individu de vivre plus longtemps ? La réponse du Club anti-coronarien est de toute évidence négative.

Loin d'être une anomalie, ce type de résultat ressurgit très souvent. C'est une constatation extrêmement inconfortable pour

NINA TEICHOLZ

les partisans de l'hypothèse régime-cœur : il semblerait que les individus qui consomment moins de gras, et en particulier moins de graisses saturées, ne rallongent pas leur durée de vie. Bien qu'immanquablement leur taux de cholestérol diminue, leur risque de mortalité ne baisse pas. C'est un résultat désagréable qui mine la discipline depuis que Keys s'en est aperçu lors de son Étude des sept pays. Et ce résultat a été confirmé par d'autres études dont les auteurs, de manière générale, ont décidé qu'il vaut mieux ignorer ce détail.

L'étude du Club anti-coronarien, malgré ses lacunes scientifiques, est devenue l'une des études fondatrices soutenant l'idée qu'une alimentation pauvre en matières grasses saturées protège contre les maladies cardiovasculaires. Je vais examiner plusieurs autres études similaires qui sont continuellement citées par les scientifiques comme preuve fondamentale de cette hypothèse. Un jour, une spécialiste ayant siégé au prestigieux comité nutritionnel de l'AHA pendant trois ans, et avec qui je discutais, m'a dressé la liste des citations issues de ces études, comme un prêcheur débitant des versets de la bible : "*Lancet* 1965, pages 501 à 504, *Circulation* par Dayton, 1969, volume 60, supplément 2, page 111. [...]" Je n'arrivais pas à suivre.

Tout le monde dans le domaine connaît ces études. Cela fait des décennies qu'elles sont citées dans quasiment tous les articles sur l'alimentation et l'athérosclérose. Pourtant, après examen, chacune de ces expérimentations se révèle être truffée de lacunes et de contradictions semblables à celles de l'essai du Club anti-coronarien. Ce n'est que récemment que les chercheurs ont commencé à réexaminer ces études, dont les détails sont en fait assez choquants. C'est comme si l'on découvrait des fondations faites de sable.

La première étude mentionnée par l'experte de l'AHA est l'**Étude des vétérans de Los Angeles**. Elle a été menée par Seymour Dayton, professeur de médecine à UCLA, sur environ 850 hommes âgés et résidant dans un foyer local de l'administration des vétérans (VA) dans les années 1960. Pendant six ans, Dayton donne à la moitié des hommes une alimentation dans laquelle les graisses saturées du beurre, du lait, des glaces et du fromage sont remplacées par des huiles de maïs, de soja, de carthame et de coton. L'autre moitié des hommes représente le groupe témoin et consomme une alimentation ordinaire. Les participants du premier groupe voient leurs taux de cholestérol baisser de presque 13 % de plus que ceux du groupe témoin. Plus impressionnant encore, parmi les hommes suivant le régime, seuls quarante-huit sont morts d'une maladie cardiaque pendant l'étude. Ce chiffre s'élève à soixante-dix parmi ceux consommant une alimentation ordinaire.

Ce sont, en apparence, de très bonnes nouvelles. Sauf que le taux de mortalité totale des deux groupes, toutes causes confondues, est identique. Autre fait inquiétant, trente-et-un hommes sur le régime riche en huiles végétales sont **morts de cancer**, par rapport à seulement dix-sept des hommes témoins.

Dayton semble clairement perturbé par ces cas de cancer et il écrit longuement à ce sujet. En effet, les conséquences inconnues d'une alimentation riche en huiles végétales est avant tout la raison pour laquelle l'étude a été réalisée. "Serait-il possible" s'interroge-t-il, "qu'une alimentation riche en matières grasses insaturées, consommée sur une période de plusieurs années, […] puisse avoir des effets néfastes ? De tels régimes alimentaires sont, après tout, rares." C'était en effet une nouvelle réalité : les huiles végétales n'ont été introduites dans la chaîne alimentaire qu'à partir des années 1920. Et soudain pourtant, ces huiles sont recommandées comme étant la panacée. **Dans les faits, la courbe ascendante de la consommation d'huiles** végétales a coïncidé *parfaitement* avec la marée montante des maladies cardiovasculaires durant la première moitié du XXe siècle. Mais les chercheurs et les médecins de l'époque se penchent à peine sur cette coïncidence. Ce n'est bien sûr qu'une association et il y a eu de nombreux autres changements dans la vie américaine à ce moment-là (notamment, comme nous l'avons vu, la motorisation automobile et les glucides raffinés).

Lors de la publication de l'étude de Dayton en 1969, étant donné que les chercheurs en la matière sont focalisés sur le rôle des graisses saturées dans les maladies cardiovasculaires, les résultats sont accueillis avec beaucoup d'enthousiasme aux États-Unis. Pour la plupart des experts, l'essentiel à retenir est qu'un régime prudent a permis de réduire le risque de crise cardiaque. Certains scientifiques européens se montrent plus sceptiques. Les éditeurs de la revue médicale la plus ancienne et la plus prestigieuse en Angleterre, The Lancet, écrivent une critique méprisante. Ils signalent des problèmes comme le taux de tabagisme lourd qui est deux fois plus élevé chez les individus du groupe témoin que chez ceux du groupe expérimental.* Ils font également la remarque que les individus suivant le régime spécial n'ont consommé que la moitié de leur nourriture à l'hôpital (aucune information sur la nourriture consommée en dehors de l'hôpital n'est disponible). Qui plus est, comme le reconnaîtra Dayton, seulement la moitié des hommes du groupe expérimental ont réussi à suivre le régime alimentaire tout au long des six années de l'étude. Les résultats ont également été faussés par le fait que certains hommes dont l'état de santé s'est amélioré pendant l'étude, ont quitté le foyer VA et n'ont plus participé à l'étude. Dayton défend son étude dans une lettre à The Lancet, soutenant fermement sa conclusion qu'un "régime prudent" fait baisser le risque de maladie cardiovasculaire. L'Étude des "Vétérans de LA" a depuis fréquemment été citée comme preuve de ce point, même si la controverse initiale relative à cette étude a été oubliée.

Un troisième essai clinique célèbre qui ne cesse d'être cité est l'étude finlandaise en hôpital psychiatrique. J'en ai entendu parler pour la première fois par l'un des plus grands experts en nutrition qui m'a assuré que cette étude représente vraiment "la meilleure preuve possible" que les graisses saturées sont mauvaises pour la santé.

En 1958, des chercheurs souhaitant comparer une alimentation traditionnelle riche en matières grasses d'origine animale à une alimentation riche en graisses polyinsaturées sélectionnent deux hôpitaux psychiatriques près d'Helsinki. L'un est surnommé Hôpital K et l'autre Hôpital N. Au cours des six premières années de l'étude, les patients de l'hôpital N ont reçu une alimentation très riche en huile végétale. Le lait ordinaire est remplacé par une émulsion d'huile de soja dans du lait écrémé.

---

*Dayton a répondu dans The Lancet qu'il a analysé les données liées au tabagisme. Il prétend que, selon un certain nombre d'estimations, cela n'a eu "absolument aucun effet net" sur les résultats de l'étude (Dayton and Pearce 1970).

Le beurre est remplacé par une margarine spéciale à forte teneur en graisses polyinsaturées. La teneur en huile végétale du régime alimentaire spécial est à l'époque six fois supérieure à celle d'une alimentation normale. De leur côté, les patients de l'hôpital K continuent à consommer leur nourriture habituelle. Puis, les hôpitaux permutent et pendant les six prochaines années, les patients de l'hôpital K ont reçu le régime alimentaire spécial tandis que ceux de l'hôpital N ont retrouvé leur alimentation normale.

Dans le groupe au régime alimentaire spécial, le cholestérol sérique a baissé de 12 à 18 % et "les maladies cardiovasculaires ont diminué de moitié". C'est ce que l'on retient de cette étude. Et c'est ce que concluent eux-mêmes les responsables de l'étude, Matti Miettinen et Osmo Turpeinen. Ils affirment que dans une population d'hommes d'âge moyen, une alimentation faible en matières grasses saturées "exerce un effet préventif conséquent sur les maladies coronariennes".

Mais un examen plus approfondi révèle un tableau différent. L'incidence des maladies cardiaques (définie par les chercheurs comme la somme des décès et des crises cardiaques) a *en effet* considérablement baissé chez les hommes de l'hôpital N : seize cas seront constatés parmi les hommes recevant une alimentation normale par rapport à seulement quatre parmi ceux suivant le régime spécial. Mais dans l'hôpital K, la différence observée n'est, quant à elle, pas marquante. Ni la différence observée parmi les femmes. Cependant, le plus grand problème de cette étude, c'est que, tout comme les individus de l'Étude des vétérans de Los Angeles, la population étudiée n'a eu de cesse de varier. Au fil des ans et au gré des entrées et des sorties, la composition des groupes s'est modifiée de moitié. Une population variable signifie donc qu'un patient qui meurt d'une crise cardiaque peut avoir été hospitalisé trois jours plus tôt et que la cause de son décès n'a rien à voir avec son alimentation. Et vice versa, un patient qui a été autorisé à sortir peut mourir peu de temps après mais sa mort ne sera pas prise en compte dans l'étude.

Ce problème, ainsi que d'autres défauts liés à la conception de l'étude, sont si sérieux que deux hauts représentants du NIH et un professeur de l'université de George Washington éprouvent le besoin de rédiger une critique de l'étude dans une lettre au *Lancet*. Ils affirment que les conclusions des auteurs sont trop faibles sur le plan statistique pour pouvoir être utilisées comme preuve de l'hypothèse régime-cœur. Miettinen et Turpeinen reconnaissent que la conception de leur étude n'est "pas idéale", y compris le fait que la population étudiée était loin d'être stable, mais ils affirment en leur défense qu'une étude parfaite serait "si technique et onéreuse [...] qu'elle ne serait peut-être même pas réalisable." Leur étude imparfaite, entre temps, devra faire l'affaire. "Nous ne voyons aucune raison de changer ou de modifier nos conclusions" écrivent-ils. La communauté de chercheurs accepte ce "bon" raisonnement et l'étude finlandaise en hôpital psychiatrique s'assure une place parmi les preuves en faveur de l'hypothèse régime-cœur.

La quatrième étude fréquemment citée comme "preuve" de l'hypothèse régime-cœur s'appelle l'Étude d'Oslo, réalisée au début des années 1960.

Paul Leren, médecin à Oslo (Norvège), sélectionne 412 hommes d'âge moyen ayant souffert d'une première crise cardiaque (les taux de maladie cardiaque parmi les hommes à Oslo ont grimpé en flèche entre 1945 et 1961). Il répartit les participants en deux groupes. Le premier groupe suit un régime alimentaire norvégien classique que Leren décrit comme étant riche en fromage, lait, viande et pain ainsi qu'en fruits et légumes saisonniers. Au total, il contient 40 % de matières grasses. Le deuxième groupe est amené à consommer une alimentation "anti-cholestérol" contenant beaucoup de poisson et d'huile de soja mais très peu de viande et aucun lait entier ni crème. Au total, les deux régimes alimentaires sont composés d'environ la même quantité de matières grasses mais, dans le régime "anti-cholestérol", la plupart du gras est polyinsaturé.

Leren fait le choix d'étudier des hommes qui avaient déjà subi une crise cardiaque car ceux-ci sont généralement très motivés à adhérer à un régime alimentaire prescrit par un médecin. Cela s'est avéré particulièrement important car, comme le reconnaîtra Leren, l'alimentation spéciale à forte teneur en huile végétale a été acceptée "avec peu d'enthousiasme" et certains hommes se sont sentis affaiblis et ont eu des nausées. L'autre avantage de travailler avec une population comme celle-ci, et la raison pour laquelle les hommes ayant subi une crise cardiaque sont si souvent sélectionnés pour ce genre d'étude, c'est qu'ils sont plus susceptibles d'avoir une autre crise cardiaque sous peu. Cela permet ainsi aux chercheurs d'obtenir suffisamment "d'événements" pour générer des résultats significatifs sur le plan statistique.

Cette expérience dure cinq ans et, en 1966, Leren publie ses conclusions. Comme toutes ces autres grandes études, l'alimentation qu'il a formulée a réussi à faire baisser le cholestérol sérique des hommes. Dans ce cas, d'environ 13 % de plus que les individus témoins. Le nombre de crises cardiaques mortelles chute nettement dans le groupe adhérant au régime : dix contre vingt-trois parmi les hommes du groupe contrôle. C'est un résultat impressionnant. Cependant, il y a un grand bâton dans les roues de cet essai, et celui-ci est passé inaperçu jusqu'à récemment car personne ne s'en souciait. En plus des graisses saturées d'origine animale, le groupe témoin a consommé une grande quantité de margarine dure, d'huiles de poisson hydrogénées ainsi que d'aliments de base de l'alimentation norvégienne. Le tout équivalait à environ une demi-tasse de gras trans par jour. Cela représente bien plus que ce que l'Américain moyen consomme au moment où l'Agence américaine des produits alimentaires et médicamenteux décidera que les gras trans sont suffisamment dangereux pour qu'ils soient répertoriés sur les étiquettes de produits alimentaires. Le régime alimentaire expérimental, qui visait à augmenter au maximum l'huile de soja polyinsaturée, ne contenait aucun gras trans. C'est une différence majeure qui peut très bien avoir influé sur les résultats. En outre, suite à une campagne de santé publique menée à l'époque, le groupe expérimental a réduit sa consommation de tabac de 45 % de plus que le groupe témoin. C'est une grande différence que les chercheurs n'ont pas réussi à expliquer mais qui, en elle-même, pourrait expliquer la majorité de la différence entre les nombres de crises cardiaques. Néanmoins, malgré ces problèmes, l'étude d'Oslo n'est invoquée que pour le succès de son régime alimentaire hypocholestérolémiant.

La lecture de ces études dans la littérature fait penser au jeu du passe-parole. La première personne dans la ligne dit peut-

NINA TEICHOLZ

être : "Moins de crises cardiaques, mais attention à plusieurs mises en gardes". Et vingt ans plus tard, on ne se souvient plus que du message "Moins de crises cardiaques !"[*]

Bien que présentant de sérieuses lacunes, les études du Club anti-coronarien, de l'hôpital VA, de l'hôpital psychiatrique finlandais et celle d'Oslo sont les essais cliniques les plus fréquemment cités pour étayer l'hypothèse régime-cœur. Tout comme il est impossible d'additionner un nombre infini de zéros pour obtenir un total équivalent à un, ces études, même prises ensemble, ne peuvent pas constituer un cumul de preuves. Mais elles ont néanmoins perduré au fil du temps.

Ce que ces études *démontrent* réellement, ce sont les énormes difficultés que l'on rencontre même aujourd'hui à mener une étude rigoureuse et définitive pouvant démontrer un lien entre l'alimentation et les maladies cardiovasculaires. Comme se lamentent de nombreux scientifiques, il est quasiment impossible de nourrir une population à l'étude et d'assurer la constance de toutes les variables pendant suffisamment d'années afin d'obtenir un nombre de "critères d'évaluation objectifs" significatifs sur le plan statistique (par ex., des crises cardiaques). C'est la raison pour laquelle ces premières études sont intéressantes : dans l'ensemble, elles ont été menées sur des populations institutionnalisées qui étaient, en théorie du moins, relativement faciles à contrôler. De nos jours, un code d'éthique interdit, à juste titre, de telles expériences. Or, comme nous l'avons vu, il était difficile d'assurer la constance même de ces patients hospitalisés. En outre, les chercheurs de ces premières études ont été confrontés à une complication des plus ironiques : ils ne pouvaient pas empêcher aux membres du groupe témoin d'entendre les nouvelles recommandations de santé publique en matière de graisses animales et de tabagisme. Ce facteur aura ainsi inévitablement une influence sur leur comportement. Le

---

[*]Une description formelle de ce problème a été rédigée en 1973 par Raymond Reiser de l'université Texas A&M : "C'est cette pratique de se référer à des sources secondaires ou tertiaires, chacune accordant foi à la dernière, qui mène à l'acceptation factuelle d'un phénomène qui n'existe peut-être pas." (Reiser 1973, 524)

groupe témoin finira donc par ressembler au groupe expérimental. La différence d'intervention sera perdue.

Autre écueil de ces études : ni les médecins investigateurs, ni les participants ne pouvaient vraiment être "aveugles" à l'intervention. Un essai idéal est conçu de façon à empêcher chaque partie prenante de savoir si un participant est assigné au traitement ou au groupe témoin. On espère ainsi empêcher tout traitement préférentiel qu'un chercheur pourrait avoir envie d'attribuer au groupe visé par l'intervention (un type de parti pris appelé "effet de performance") ou, de la même manière, toute réaction positive souvent inconsciente de la part du participant car il ou elle sait qu'il est le bénéficiaire d'une intervention (appelé "effet placébo"). Ceci explique la raison pour laquelle, dans les études pharmaceutiques, des placébos sont généralement donnés au groupe témoin : tout le monde vit ainsi la même expérience de prendre une pilule.

Mais en réalité, un régime alimentaire composé de beurre, de crème et de viande n'a ni l'aspect ni le goût d'une alimentation qui n'en contient pas. Donc une expérience nutritionnelle véritablement aveugle est difficile. Et contrairement à une étude sur l'activité physique, où l'on peut comparer ceux qui font de l'exercice à ceux qui n'en font pas, on ne peut pas mener une étude sur des individus qui mangent et ceux qui ne mangent pas. À la place, les aliments doivent être éliminés de manière sélective. Et lorsqu'un élément est supprimé de l'alimentation, comme les graisses saturées par exemple, il doit être remplacé. Mais par quoi ? De l'huile de soja ? Des glucides ? Des fruits et des légumes ? Les études nutritionnelles mesurent toujours deux choses à la fois : l'absence d'un nutriment et l'ajout d'un autre. Comprendre l'impact de l'un par rapport à l'autre nécessite des essais à bras multiples et leur coût est parfois rédhibitoire.

La plus importante tentative de concevoir un essai véritablement aveugle, dans lequel les sujets consommeraient une alimentation à base d'huile végétale sans le savoir, a été menée par l'Institut national du cœur, des poumons et du sang avec Jerry Stamler comme l'un des principaux chercheurs. Le NHLBI était conscient des problèmes récurrents liés aux études nutritionnelles. Il était évident que seul un essai clinique de grande envergure et bien contrôlé pourrait formellement établir le lien entre les graisses saturées et les maladies cardiovasculaires. Afin d'obtenir des résultats significatifs sur le plan statistique, une telle étude nécessiterait la participation de cent mille Américains et impliquerait une période de suivi de quarante-cinq ans. En 1962, afin de déterminer la faisabilité d'une telle initiative, le NHLBI réalise d'abord une étude préliminaire. C'est en soi un grand effort comprenant des études à plusieurs étapes sur environ douze cents participants dans cinq villes différentes, y compris Baltimore, Boston, Chicago, les villes jumelles du Minnesota et Oakland ainsi qu'un hôpital psychiatrique du Minnesota.

Pure coïncidence, la supervision de ces études revient à ceux les plus intéressés par leurs résultats : Keys et Stamler. **Stamler se souvient** arpenter les rues de New York avec Keys "toute la nuit", débattant de la manière de mettre l'étude en place afin que les participants soient "en aveugle" par rapport à la nourriture consommée. Ils trouvent finalement une solution qui leur convient : l'entreprise agroalimentaire **Swift & Co.** produira des **margarines personnalisées** contenant des acides gras à des taux variables et qui seront données aux deux groupes. Le beurre cessera ainsi d'être problématique. Et malgré cela, la tâche reste colossale car il faut aussi produire d'autres aliments spéciaux pour tous les groupes afin de garantir que le goût, la texture et l'expérience culinaire soient identiques pour tous les participants. **Les hamburgers et les hot-dogs** sont donc fabriqués en deux versions : l'une riche en huile végétale et l'autre faite avec du suif ou du saindoux. Pour le groupe visé par l'intervention, le lait et le fromage sont "enrichis" à l'huile de soja. (Cependant, personne ne savait comment créer le simulacre d'un œuf, alors tout le monde a reçu deux œufs normaux par semaine.) Stamler décrit que "**les femmes au foyer passent commande** une fois par semaine dans un magasin spécialement créé pour l'étude et les aliments correspondant à leur groupe leur sont envoyés." Pour tenter de réaliser une étude en "double aveugle", ni les participants, ni les responsables de l'étude ne savent qui reçoit quelle alimentation. C'est un événement marquant dans la recherche sur l'alimentation et le cœur. Personne n'y était jamais parvenu et, selon **différents tests de confirmation** effectués par les chercheurs, leurs méthodes ont été largement couronnées de succès. "Personne n'a réalisé qui recevait quel type de nourriture ! Tout était si bien fait" affirme Stamler.

Rétrospectivement, il est surprenant que les scientifiques n'aient pas questionné la présomption que des produits alimentaires complètement insolites pourraient améliorer la santé d'une population. Comment peut-on imaginer qu'une alimentation saine dépendrait de ces aliments à peine inventés, comme du lait "enrichi" à l'huile de soja ?

Il est vrai que les huiles végétales avaient démontré leur capacité à réduire le cholestérol total. Et cet effet avait séduit la communauté de chercheurs obsédés par le cholestérol. Pourtant, la réduction du cholestérol n'est qu'un des nombreux effets de ces huiles sur les processus biologiques. Et certains de ces effets ne semblent pas si bénéfiques.* En réalité, jusqu'en 1976, on n'avait jamais déterminé la survie à long-terme d'une population humaine s'alimentant d'huiles végétales comme source principale de matières grasses. Cette année-là, des chercheurs ont étudié la population israélienne qui, à l'époque, consommait la "plus grande quantité rapportée" d'huiles végétales au monde. Malgré cela, en contradiction avec l'idée que les huiles végétales sont protectrices, le taux de maladies cardiovasculaires de la population israélienne se révèlera relativement élevé.

J'ai questionné Stamler sur la nouveauté des huiles végétales. Il m'a répondu que lui et Keys se sont en effet inquiétés de l'absence de données historiques sur la consommation humaine de ces huiles mais qu'en fin de compte, cela n'a pas été considéré comme une entrave à l'action de promouvoir un régime "prudent".

---

*Christopher Ramsden, chercheur au NIH, a réexaminé plusieurs essais cliniques préliminaires pour tenter d'isoler les effets des huiles végétales. Il a conclu qu'elles sont associées à des taux de mortalité plus élevés. À noter que les effets qu'il a détectés sont faibles et que comme le contrôle de ces études était si peu rigoureux, cela reste une question ouverte (Ramsden et al., 2013).

102

Comment les huiles végétales sont devenues les reines de la cuisine

Au XXe siècle, l'une des plus stupéfiantes transformations de l'attitude des Américains vis-à-vis de l'alimentation a été l'adoption de la notion que les huiles végétales sont les matières grasses les plus saines. Le changement de la consommation elle-même a été astronomique : selon deux estimations académiques, ces huiles (qui étaient complètement inconnues avant 1910), représentent environ 7 à 8 % de toutes les calories consommées par les Américains en 1999.

Ces matières grasses se sont introduites dans la chaîne alimentaire américaine de deux façons : sous forme de bouteilles d'huile d'assaisonnement et de cuisson commercialisées par des marques comme Wesson et Mazola et, plus couramment, sous forme d'huiles solidifiées utilisées dans la margarine, les produits Crisco, les biscuits sucrés, les biscuits salés, les muffins, les pains, les chips, le popcorn au micro-ondes, les plateaux-repas, les crèmes à café, la mayonnaise et les produits surgelés. Ces huiles à l'état solide se sont également répandues dans de nombreux plats servis dans les cafétérias, les restaurants, les parcs d'attractions et les stades de sport : depuis quarante ans, tous les aliments cuits au four ou frits dans ces établissements l'ont généralement été avec des huiles solidifiées.

Les conséquences pour la santé de ces huiles, solidifiées ou non, restent en grande partie inconnues. Lorsqu'elles sont utilisées sous la forme d'huile liquide, elles permettent de réduire le cholestérol. C'est la raison pour laquelle les spécialistes de la santé nous conseillent, depuis le début des années 1960, d'en consommer toujours plus (l'AHA recommande actuellement que les Américains consomment 5 à 10 % de leurs calories sous forme d'huiles polyinsaturées). Mais ces huiles ont également des effets secondaires potentiels tels que le cancer. Au début des années 1960, il avait déjà été démontré, dans plus d'une expérience, que lorsqu'elles sont chauffées, ces huiles raccourcissent considérablement la vie chez les rats. Et durcies, elles contiennent des acides gras trans. La FDA les considère suffisamment dangereuses pour la santé pour qu'elles soient répertoriées sur les étiquettes de produits alimentaires.

Illustration 9. Consommation de matières grasses aux États-Unis, de 1909 à 1999

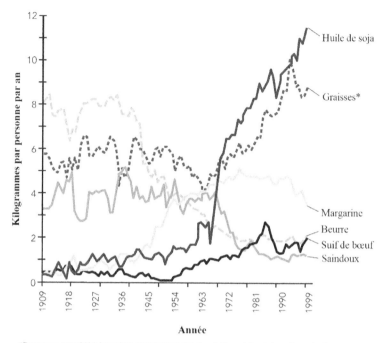

*Remarque : avant 1936, les graisses étaient composées essentiellement de saindoux alors qu'après, ce sont les huiles partiellement hydrogénées qui en sont devenues l'ingrédient principal.

Source : Tanya L. Blasbalg et al., "Changes in Consumption of Omega-3 and Omega-6 Fatty Acids in the United States During the 20th Century," *American Journal of Clinical Nutrition* 93, n° 5 (mai 2011) : illustrations 1B et 1C, 954.

Depuis 1900, les Américains ont délaissé les huiles animales au profit des huiles végétales.

Comme le montre le graphique connexe, les seules matières grasses que l'on trouvait dans les cuisines américaines jusqu'à environ 1910 étaient exclusivement d'origine animale : le saindoux (la graisse de porc), la graisse de rognons, le suif (une graisse de mouton et de bœuf plus dure), le beurre et la crème. Quelques huiles de coton et de sésame étaient produites dans des

104

fermes du sud (les esclaves ont amené les graines de sésame de l'Afrique) mais aucune n'était fabriquée au niveau national ou en grande quantité. Et les efforts pour produire de l'huile d'olive avaient échoué face à l'incapacité de cultiver des oliviers avec succès (bien que Thomas Jefferson ait lui-même essayé). Les matières grasses utilisées par les femmes au foyer aux États-Unis et aussi dans la plupart des pays de l'Europe du nord étaient ainsi d'origine animale. L'idée de cuisiner avec de l'huile était peu répandue.

Les huiles n'étaient même pas considérées comme comestibles. Elles n'avaient pas leur place dans la cuisine. On s'en servait pour fabriquer du savon, des bougies, des cires, des produits cosmétiques, des vernis, du linoléum, des résines, des lubrifiants et des carburants. Leur demande augmentait en raison de la croissance des populations urbaines et de l'industrialisation des machines au XIXe siècle. À partir de 1820, l'huile de baleine devint la principale matière première destinée à tous ces usages. Le boom de la production de cette huile permit d'enrichir deux générations d'habitants de la côte de la Nouvelle-Angleterre. Mais l'industrie s'est effondrée en 1860.

Le développement de l'huile de coton dans les plantations de coton du sud a aidé à combler ce manque. Les Américains trouvaient toujours que l'huile n'était pas compatible avec les processus de cuisson ou de pâtisserie. Certaines entreprises ont décidé de mélanger l'huile avec de la graisse de bœuf afin d'en faire un "saindoux composé". En 1893 par exemple, Swift & Co. commercialise un produit appelé Graisse de coton. À partir des années 1860, les fabricants avaient aussi introduit furtivement de l'huile de coton dans du beurre pour réduire les coûts, à l'insu des consommateurs. C'est d'ailleurs bien ici que l'on retrouve la logique tenace et irrésistible des huiles végétales : elles sont moins chères que les graisses animales. Dès le début des années 1930, lorsque les procédés mécanisés de décorticage et de pressage des graines de coton se sont généralisés, cette huile et par la suite les autres huiles issues de graines et de fèves se sont révélées tout simplement moins onéreuses que l'élevage et l'abattage d'animaux.

Bien que nous les connaissions sous le nom "d'huiles végétales", elles sont en réalité extraites principalement à partir

MANGER GRAS, LA GROSSE SURPRISE

de graines : graines de coton, graines de colza, graines de carthame, graines de tournesol, graines de sésame et de maïs ainsi que de soja. Nous avons vu comment l'usage culinaire de ces huiles a commencé à gagner en popularité lorsque l'AHA les a approuvées pour "la santé du cœur" en 1961. Le fait de bénéficier du soutien de la plus haute autorité médicale du pays en matière de maladies cardiovasculaires leur a donné une impulsion considérable. "La course pour monter à bord du wagon des huiles polyinsaturées est devenue une bousculade" s'épanche la revue spécialisée *Food Processing* cette année-là. Les nouveaux produits contenant "des huiles polyinsaturées en quantité de plus en plus élevées" sont les vinaigrettes, la mayonnaise et la margarine. Même les pains et petits pains sont promus comme contenant ces nouvelles huiles. Mazola est l'un des fabricants vantant avec enthousiasme les bienfaits potentiels sur la santé de ses huiles. "Les polyinsaturées sont le *plus* de Mazola" peut-on lire dans une annonce de magazine en 1967. Et, en 1975, Mazola clamera presque que son huile est un produit médicinal.

Tandis que Keys et d'autres croyaient fermement que les huiles polyinsaturées pouvaient prévenir les maladies cardiovasculaires grâce à leurs propriétés anti-cholestérol, il est également vrai que l'AHA a reçu des millions de dollars en subventions de la part des entreprises agroalimentaires productrices de ces huiles. N'oublions pas que la création même de l'AHA comme groupe d'influence au niveau national en 1948 s'est faite grâce à l'émission radiophonique "Vérité ou conséquences" de Procter & Gamble. Campbell Moses, directeur médical de l'AHA à la fin des années 1960, posera même avec une bouteille d'huile Crisco dans un film éducatif de l'AHA. Et, fait remarquable, lorsqu'en 1963 Jerry Stamler réédite son livre, *Les neuf vies de votre cœur* [Your Heart Has Nine Lives], il est publié sous la forme d'édition "professionnelle" en cuir rouge par la Corn Products Company (Compagnie des produits à base de maïs) et il est distribué gratuitement à des milliers de médecins. À l'intérieur, Stamler remercie à la fois l'entreprise et le Fonds Wesson pour la recherche médicale pour leur soutien "important" à la recherche. En réponse à ma question sur ce lien, il m'affirmera sans la moindre hésitation que les "scientifiques

NINA TEICHOLZ

de la santé publique sont obligés de nouer des alliances avec l'industrie." "C'est compliqué."

Stamler a raison. Les études nutritionnelles sont onéreuses et les sources de financement sont limitées (bien que cela soit moins le cas de nos jours). Les chercheurs ont ainsi longtemps fait appel aux entreprises agroalimentaires pour combler leur déficit financier. On peut néanmoins raisonnablement arguer que les connexions forgées par Stamler, Keys et les autres à cette époque ont exercé une influence particulièrement démesurée sur l'évolution de l'alimentation américaine. En fin de compte, la substitution des graisses saturées par des huiles végétales est devenue le pilier du "régime prudent" qui persiste encore de nos jours.

Comme nous l'avons vu, les Américains ont commencé à suivre religieusement ces conseils au début des années 1960. Pourtant, ces huiles étaient désagréables : elles étaient souvent trop graisseuses pour les activités de cuisson et de pâtisserie et elles devenaient rapidement rances. C'est la raison pour laquelle, dans l'histoire humaine, très peu de civilisations ont eu recours à une huile comme principale source de matière grasse pour la cuisson. Pendant des millénaires, les Grecs ont utilisé l'huile d'olive mais les acides gras qu'elle contient sont mono-insaturés (composés d'une seule liaison double) et sont ainsi plus stables. Par contre, les huiles extraites de graines de coton, de maïs, de soja, d'arachides, de lin et de colza* contiennent des acides gras polyinsaturés (composés de plusieurs liaisons doubles). Chaque liaison double offre une opportunité supplémentaire à l'acide gras de réagir avec l'air (cette "poignée de main" additionnelle, comme décrit plus tôt), donc ces huiles s'oxydent et deviennent rances rapidement. Elles sont particulièrement instables lorsqu'elles sont chauffées et elles ne peuvent pas être acheminées sur de longues distances. L'huile d'olive, quant à elle, comporte relativement peu de risques à des températures élevées. Et, comme le démontrent les si nombreuses amphores

---

*Les huiles issues de graines de lin et de colza, dans leur forme génétiquement modifiées, sont mélangées pour créer l'huile de "canola". Les lettres "can" dans "canola" correspondent au pays d'origine : le Canada.

grecques, elle a été transportée dans tout un empire.[*]

L'huile graisseuse et rancescible n'était pas aussi utile qu'une matière grasse dure et durable, comme le beurre, le suif ou le saindoux. Mais si une huile pouvait devenir solide, cette conversion résoudrait ces problèmes, comme la transformation magique de la paille en or. C'est la raison pour laquelle la découverte du processus d'hydrogénation, qui permet de solidifier les huiles polyinsaturées, a été si importante. La transformation des huiles en graisses dures leur a permis d'évoluer d'un produit culinaire plus ou moins inutile en l'un des ingrédients les plus importants et les plus commodes que l'industrie agroalimentaire ait jamais connu. Les huiles hydrogénées se sont révélées bien plus utiles que leur équivalent liquide. Employées dans la fabrication de dizaines de milliers de produits alimentaires et dans l'élaboration de repas prêts-à-manger dans tout le pays, les huiles hydrogénées métamorphoseront le paysage de la transformation des aliments en Amérique du Nord pendant les décennies à venir.

L'hydrogénation de l'huile est inventée par un chimiste de Hanovre (en Allemagne) et est adoptée en 1908 aux États-Unis par Procter & Gamble qui dépose deux brevets pour le procédé. L'idée initiale de l'entreprise est d'employer cette nouvelle substance pour fabriquer du savon. Mais ce produit blanc ou jaune crémeux, qui ressemble tellement au saindoux, invite également à une utilisation alimentaire. En 1911, P&G annonce ses résultats : une nouvelle graisse sans saindoux appelée Krispo ! Enfin, presque. Ce nom a dû être abandonné à cause de problèmes de marque commerciale, donc un autre nom, Cryst, a été utilisé jusqu'à ce que quelqu'un réalise sa connotation religieuse plutôt évidente. Finalement, P&G s'inspire de son ingrédient principal, l'huile de graines de coton cristallisées, et sélectionne le nom Crisco (*"crys*tallized *cot*tonseed*"*).

En raison du fait que l'huile hydrogénée contient des acides

---

[*]Les Inuits de la côte pacifique du nord avaient élaboré un procédé pour épaissir l'huile du poisson eulakane en la fermentant et la faisant bouillir afin d'en recueillir une "graisse" qui pouvait être transportée sur de longues distances et être utilisée toute l'année (Phinney, Workman et Bibus, 2008).

108

gras trans, Crisco est le produit qui a introduit ces matières grasses dans la chaîne alimentaire américaine.* Seule une *partie* de l'huile hydrogénée est composée de gras trans, ce qui explique pourquoi son nom dans une liste d'ingrédients s'affiche généralement comme huile *partiellement* hydrogénée. Les fabricants contrôlent minutieusement le procédé afin d'obtenir la proportion exacte d'hydrogénation qu'ils souhaitent. Plus une huile est hydrogénée, plus elle devient dure et plus elle contient de gras trans. Les huiles hydrogénées sont idéales pour les enrobages au chocolat des confiseries et pour les glaçages durs de gâteaux. Les huiles légèrement hydrogénées s'utilisent dans les produits liquides comme les sauces ou les vinaigrettes. Les huiles modérément hydrogénées s'utilisent dans les garnitures et les produits pâtissiers ainsi que dans les produits comme Crisco.†

Les femmes au foyer américaines n'ont évidemment pas adopté une toute nouvelle façon de cuisiner du jour au lendemain. P&G a mené une grande campagne de publicité pour les inciter à utiliser cette matière grasse d'un nouveau genre. Dans *L'histoire de Crisco* [The Story of Crisco] (1913), le premier d'une série de livres de recettes que P&G publiera sur ce nouveau produit, une bonne partie du texte est consacrée à dépeindre Crisco comme une matière grasse "nouvelle" et "meilleure", visant ainsi à répondre au désir des femmes au foyer d'être modernes. D'après ce livre, bien que Crisco soit "un choc pour la vieille génération née à une époque moins progressive que la notre", la femme moderne est "ravie" de

---

*Le terme "trans" se réfère au type de liaison double entre deux atomes de carbone dans une chaîne d'acides gras. Une liaison double sous forme *trans* crée une molécule à aspect en zigzag, ce qui permet aux acides gras adjacents de se positionner facilement les uns contre les autres et de produire une matière grasse solide à température ambiante. (L'autre type de liaison double s'appelle "cis" et elle produit des torsions en forme de U dans la chaîne d'acides gras. Ces molécules ne s'agencent pas étroitement ensemble et forment donc des huiles.)

†Les acides gras trans constituent jusqu'à 70 % des huiles les plus hydrogénées tandis qu'une huile légèrement hydrogénée contient environ 10 à 20 % d'acides gras trans.

délaisser le beurre et le saindoux tout comme sa "grand-mère" a été libérée par l'abandon du "rouet fatigant". Le livre de recettes affirme également que Crisco est plus facile à digérer que le beurre ou le saindoux et qu'il est produit dans des "salles lumineuses et éclatantes" où "de l'émail blanc recouvre toutes les surfaces métalliques". (Ce dernier point était supposé distinguer Crisco du saindoux et des scandales de l'époque sur ses sordides conditions de production). Et contrairement au saindoux, Crisco n'enfume pas la maison lors de son utilisation pour la friture : "Les odeurs de cuisine n'ont pas leur place dans le salon", pouvait-on lire.*

En à peine quatre ans, les ventes de Crisco se sont multipliées par quarante, incitant ainsi la commercialisation d'autres marques comme Polar White (Blanc polaire), White Ribbon (Ruban blanc) et Flakewhite (Blanc comme un flocon). Au cours de la Première Guerre mondiale, afin que le saindoux puisse être exporté aux alliés européens, le gouvernement exigera des pâtissiers américains qu'ils utilisent uniquement des matières grasses végétales. Cela donnera une impulsion considérable au secteur. Une fois découverte l'utilisation des graisses végétales par les pâtissiers, rien ne pourra plus les arrêter.

Dans les années 1940, 680 millions de kilogrammes (1,5 milliard de livres) de cette graisse sont produits dans soixante-cinq sites de fabrication dans tout le pays. Dans le

---

*P&G se rend compte également de l'attrait particulier de Crisco en matière de besoins alimentaires kascher. Le livre de recettes cite donc le rabbin Margolies de New York : "Cela fait 4 000 ans que les Hébreux attendent Crisco." Crisco "est compatible avec les règles alimentaires strictes des Juifs. En hébreu, on le connaît sous le nom de 'parvé', une graisse neutre." "Contrairement aux matières grasses provenant des produits laitiers, Crisco peut s'employer avec des denrées 'milchig' et 'fleichig' (lait et viande)", annonce le rabbin. Des conditionnements spéciaux de Crisco portant les cachets du rabbin Margolies et du rabbin Lifsitz de Cincinnati sont vendus aux commerçants juifs. Grâce au fait que ces graisses végétales facilitent le respect de l'alimentation kascher, les Juifs américains en deviendront les plus gros consommateurs aux États-Unis (P&G 1913, 10).

NINA TEICHOLZ

classement des denrées alimentaires les plus vendues, cette graisse végétale s'élève à la huitième place (la marque Crisco se plaçant toujours en tête des ventes). "Et ainsi, le livre de recettes du pays a été revu et corrigé. Sur des milliers de pages, les mots 'saindoux' et 'beurre' ont été rayés et remplacés par le mot 'Crisco' ", se réjouit-on dans *L'histoire de Crisco*.

Entre temps, les huiles hydrogénées sont proposées aux Américains sous la forme d'un autre produit alimentaire novateur : la margarine.[*] Par rapport à Crisco, la margarine reçoit un accueil bien plus mitigé. D'abord, à la différence de Crisco, elle n'est pas commercialisée dans une catégorie à part entière. Et son utilisation n'est pas prévue juste pour la cuisine mais pour une consommation directe. La margarine est conçue pour remplacer le beurre, symbole du cœur sacré et pur de l'Amérique. Elle suscite donc davantage de suspicion. En tant que premier ersatz alimentaire à être fabriqué à grande échelle, elle pose une question quasi métaphysique sur la nature même de la nourriture. Que penser d'un substitut du beurre ? Au début du XXe siècle, les produits alimentaires artificiels ne sont pas chose commune. Il n'y a pas encore de succédané de galettes de crabe, de saucisses "sans viande" ou "d'éclaircissants" pour café. Nous sommes aujourd'hui assez blasés concernant l'huile de noix de coco qui se fait passer pour du fromage, mais à ce moment-là, la nourriture ressemblait toujours à ce qu'elle avait été depuis des générations. Ainsi, comme le déclame dans les années 1880 Lucius Frederick Hubbard, gouverneur du Minnesota, la margarine "et ses semblables abominations" sont considérées comme un "mélange mécanique" créé par "l'ingéniosité de l'esprit humain dépravé". Il était courant de traiter les fabricants de margarine de "filous" et leur industrie de "contrefaçon".[†]

---

[*]La margarine était à l'origine produite avec du saindoux et certaines marques étaient fabriquées avec de l'huile de noix de coco. Mais à partir des années 1950, le principal ingrédient de la margarine est devenu l'huile végétale hydrogénée.

[†]Dans *La vie sur le Mississippi* de Mark Twain, il y a un passage célèbre très illustratif : " 'Quant à ce produit, dit [le colporteur], [...] regardez-le, sentez-le, goûtez-le. [...] C'est du beurre, n'est-ce pas ? Que nenni ! C'est de l'oléomargarine ! Rien ne le

En revanche, la margarine est moins chère que le beurre et c'est ce qui plaît le plus aux femmes au foyer qui, petit à petit, ont commencé à s'en servir. L'industrie laitière réagit farouchement en exerçant des pressions pour qu'un nombre sans précédent de taxes et autres restrictions s'appliquent sur la margarine. De 1917 à 1928, des projets de loi visant à protéger la filière du lait contre la margarine sont présentés à chaque session du Congrès américain. La plupart sont enterrés en commission. Le gouvernement fédéral adopte quatre lois majeures concernant la margarine. La dernière, adoptée en 1931, prohibe alors presque entièrement la vente de toutes les margarines jaunes (les margarines blanches ne ressemblant pas au beurre sont considérées comme plus acceptables). Les gouvernements des États adoptent également leurs propres lois avec des restrictions plus ou moins importantes sur les ventes de margarine.

Comme un clin d'œil à l'absurdité de la législation, le magazine *Gourmet* publie une illustration montrant une femme élégamment habillée et qui, debout devant ses invités assis lors d'un dîner, annonce : "Conformément au titre 6, section 8, chapitre 8 des lois régissant cet État, je souhaite vous informer que je vais servir de l'oléomargarine." Les journaux relatent fréquemment des histoires de femmes au foyer faisant du covoiturage entre États afin d'acheter de la margarine là où les lois sont moins strictes.

En 1950, en réponse à la demande des consommateurs de ce produit, le gouvernement fédéral supprime finalement toutes les taxes et restrictions sur la margarine. Et une décennie plus tard, l'AHA approuve la margarine en tant qu'élément faisant partie du "régime prudent". Ainsi, ironiquement, cette pâte à tartiner tant avilie devient de l'or presque du jour au lendemain. Par exemple, en 1961, la margarine Mazola se présente comme étant le produit de choix "pour celles et ceux qui s'inquiètent des

---

distingue du beurre, pardieu ! [...] Vous verrez, un jour, bientôt, on ne trouvera plus aucun beurre à savourer. [...] En effet, nous fabriquons désormais des milliers de tonnes d'oléomargarine. Et on arrive à le vendre si peu cher que le pays entier en achète. [...] Le beurre n'a aucune chance [...] et, aussi simplement que ça, le beurre sort par la fenêtre' " (Twain [1883] 2011, 278-288).

graisses saturées dans l'alimentation". Quelques années plus tard, la margarine de Fleischmann affirme contenir "la plus faible teneur en graisses saturées". La margarine sera ainsi réhabilitée en tant qu'élément essentiel à une alimentation saine et anti-cholestérol.

Des décennies plus tard, la margarine connaîtra une autre conversion ironique, devenant cette fois-ci un dangereux gras trans menaçant la santé. (Les gras trans constituaient jusqu'à 50 % de la teneur totale en matières grasses des margarines initiales, bien plus que les versions ultérieures.) Mais entre temps, l'industrie agroalimentaire s'est assurée que la margarine, les produits Crisco et tous les autres produits contenant des huiles hydrogénées soient considérés comme sûrs et sains. Dès le début des années 1960, dans le cadre d'un régime alimentaire prudent bon pour la santé, il a été conseillé aux consommateurs de remplacer le beurre par de la margarine ou des produits Crisco et de toujours préférer les huiles végétales aux huiles animales.

Le NIH investit 250 millions de dollars pour tenter de démontrer les bienfaits des huiles

L'Étude nationale sur l'alimentation et le cœur, à laquelle participent Stamler et Keys, représente un effort rigoureux en matière de faisabilité d'une étude du "régime prudent" à grande échelle. Cependant, en l'examinant aujourd'hui à travers le prisme de l'histoire industrielle, il est tout à fait plausible que cette tentative (à laquelle Swift & Co. consacre l'un de ses employés à temps complet et pour laquelle elle développe des margarines à teneur élevée en acides gras polyinsaturés et des faux hamburgers) soit considérée en partie comme un effort de la part du secteur visant à élargir le marché de ses huiles devenues marchandises.* Les sociétés commerciales contribuant à l'étude incluent presque tous les grands groupes alimentaires du pays, notamment Anderson, Clayton & Company, géant des huiles végétales, mais également Carnation, The Corn Products Company, Frito-Lay, General Mills, H.J. Heinz, Pacific Vegetable Oil Corporation, Pillsbury et Quaker Oats, entre autres.

Aucun résultat ne peut déboucher d'une étude de

"faisabilité". Elle ne sert qu'à tester les détails pratiques d'un type spécifique d'expérimentation avant de lancer sa version à grande échelle. De ce point de vue, l'étude se révèle être un échec incontestable. Keys, Stamler et leur équipe constatent qu'un bon quart des hommes ont quitté l'étude au cours de la première année parce que c'était trop compliqué pour eux de prendre tous leurs repas chez eux. Aussi, leurs femmes se sont avérées "peu coopératives ou pas intéressées". Troisième raison principale donnée par ces hommes : ils n'ont tout simplement pas apprécié le régime alimentaire spécial, leur nourriture habituelle leur a manqué.

Les administrateurs organisent donc plusieurs comités d'examen tout au long des années 1960 afin de trancher sur la question de savoir si le NIH doit continuer à investir dans une plus grande étude après ce projet pilote. C'était une situation évidemment frustrante car, au nom de la science, un essai clinique à grande échelle était urgent. Cela faisait déjà presque dix ans que, sur la base de faibles associations épidémiologiques et de quelques études mal contrôlées qui n'avaient pas montré de réduction de la mortalité globale, les médecins appliquaient les directives de l'AHA en recommandant une alimentation pauvre en matière grasse d'origine animale et faible en cholestérol.

Au final, en 1971, le NIH décidera néanmoins de ne pas entreprendre de test définitif de l'hypothèse régime-cœur. C'était simplement trop compliqué et trop aléatoire. Produire toutes ces margarines et autres denrées spéciales, les distribuer dans des magasins spécialisés pour tant de monde et pendant tant d'années pourraient coûter plus d'un milliard de dollars. Et puisque de toute façon les participants pouvaient à peine être persuadés de suivre le régime alimentaire, cela semblait être un effort futile. Comme solution de remplacement, le NIH décide alors de dépenser 250 millions de dollars pour financer deux études plus petites qui deviendront, malgré cela, les études nutritionnelles les

---

*Les aliments inclus dans le régime alimentaire expérimental de l'Étude des vétérans de LA et de l'Étude d'Oslo (notamment le lait enrichi, les glaces d'imitation et le fromage enrichi) ont également été fournis par l'industrie (éditeurs, "Diet and Atherosclerosis" 1969, 940 et Leren 1966, 88).

plus vastes et les plus onéreuses de l'histoire de la recherche sur l'alimentation et le cœur.

L'une d'elles sera l'Essai d'intervention sur les facteurs de risques multiples (Multiple Risk Factor Intervention Trial), connue sous son abréviation MRFIT (et prononcée "Mr Fit" ["M. Bonne santé"]), menée entre 1973 et 1982. C'est Stamler qui obtient le prestige de la diriger. Après son piètre effort pour inciter les gens à adopter les ersatz alimentaires qu'il avait inventés lors de l'Étude nationale sur l'alimentation et le cœur, Stamler se dit qu'une intervention moins axée sur l'alimentation et mettant davantage l'accent sur le contrôle d'autres facteurs comme le tabagisme, la perte de poids et la tension artérielle serait peut-être plus efficace. MRFIT emploie donc l'approche du "tout et n'importe quoi" pour lutter contre les maladies cardiovasculaires. Elle représente l'une des plus grandes et plus rigoureuses expériences médicales jamais entreprises sur un groupe d'êtres humains, impliquant vingt-huit centres médicaux dans tout le pays, pour un coût de 115 millions de dollars.

Les équipes de Stamler mesurent le cholestérol de 361 000 hommes américains et en identifient douze mille dont le cholestérol est supérieur à 290 mg/dl, un taux suffisamment élevé pour les considérer à haut risque de crise cardiaque.* La plupart des douze mille hommes sont obèses, hypertendus et fumeurs. Ils ont donc de nombreux risques à modifier. La moitié d'entre eux fait ensuite l'objet d'interventions "multiples" : conseils pour arrêter de fumer, médicaments pour réduire la tension artérielle et conseils en matière d'alimentation à faible teneur en cholestérol et en matières grasses. Ils se mettent donc à

---

*Il est fort probable que ce groupe comprenne un nombre anormalement élevé d'hommes présentant un trouble génétique rare (1 sur 500) qui provoque des taux de cholestérol exceptionnellement élevé (aucun dépistage génétique n'a été réalisé sur les sujets). Les réponses physiologiques de ces hommes ne peuvent pas être généralisées au reste de la population mais les études en matière d'alimentation et du cœur ont sélectionné ces hommes afin d'augmenter la probabilité de survenue "d'événements" (crises cardiaques). C'est l'ensemble du domaine de la recherche qui s'en est trouvé ainsi dénaturé.

boire du lait écrémé, à utiliser de la margarine au lieu de beurre, à limiter les œufs à deux ou moins par semaine et à éviter de manger de la viande et des desserts. Objectif visé : limiter les graisses saturées à 8 à 10 % des calories consommées. L'autre moitié des hommes reçoivent l'instruction de manger et de vivre comme bon leur semble. Pendant sept ans, Stamler effectue le suivi de l'ensemble des douze mille hommes.*

Les résultats, annoncés en septembre 1982, sont un désastre pour l'hypothèse régime-cœur. Bien que les hommes du groupe d'intervention aient particulièrement bien réussi à changer leur alimentation, à arrêter de fumer et à réduire leur tension artérielle, leur taux de mortalité s'est avéré légèrement supérieur à celui des hommes témoins. Les chercheurs de l'Étude MRFIT l'admettent et émettent plusieurs explications possibles. L'une d'elles est que les hommes du groupe témoin ont également indépendamment réduit leur tabagisme et ont pris des médicaments antihypertenseurs. Donc, à la fin de l'étude, les différences entre les deux groupes n'ont pas été aussi grandes que ce qui était attendu. Autre explication possible : les diurétiques utilisés pour traiter l'hypertension auraient été toxiques (cette hypothèse sera réfutée). Dernière explication : pour obtenir les résultats escomptés, peut-être devrait-on entamer de telles interventions chez les plus jeunes ou bien les poursuivre sur une plus longue période de temps.

L'Étude MRFIT a suscité de multiples débats et de vives critiques dans la communauté de chercheurs mais, en dépit de toutes ces lamentations, son échec ne provoquera ni changement de cap, ni réévaluation sérieuse de l'orientation de la recherche sur les maladies cardiovasculaires. Et idem lorsque les résultats du suivi de l'Étude MRFIT se révèleront encore plus mauvais : en 1997, lors du suivi à seize ans de l'étude, le groupe

----

*Stamler affirmera que le seul problème avec l'étude, c'est qu'elle n'a pas inclus des femmes (interview avec Stamler). Les hommes étaient bien davantage atteints de maladies cardiovasculaires que les femmes, mais les taux se sont égalisés au milieu des années 1980. Le sujet des femmes comme catégorie distincte pour l'étude de l'alimentation et des maladies sera abordé dans le prochain chapitre.

116

NINA TEICHOLZ

d'intervention a présenté davantage de cas de cancer du poumon malgré le fait que 21 % des participants aient arrêté de fumer (par rapport à 6 % dans le groupe témoin).

Lorsque j'ai questionné Stamler sur ce paradoxe apparent, il m'a répondu du tac au tac. "Je ne sais pas ! C'est peut-être un hasard. Ce n'est qu'un résultat parmi d'autres. Troublant. Inattendu. Inexpliqué. Aucune explication !" (Stamler avait le don de réagir avec enthousiasme aux différends, aussi timides soient-ils, et ce agrémenté d'un accent de terroir typique de Chicago. Un collègue dira de lui qu'il était un nonagénaire "fragile mais fougueux".)

Cholestérol bas et cancer

Au début de ma rencontre avec Stamler, il me dira se souvenir très bien de certaines choses et "qu'il y a d'autres choses dont je ne me souviens absolument pas." Je découvrirai ce que cela signifie : Stamler se rappelait de toutes les preuves en faveur de l'hypothèse régime-cœur, et ce dans les moindres détails, mais peu de celles qui allaient à son encontre. Par exemple, en ce qui concerne le cancer, il aurait probablement dû se souvenir que les résultats issus de son Étude MRFIT étaient loin d'être inhabituels. En 1981, près d'une douzaine d'études substantielles chez les humains détecte un lien entre la réduction du cholestérol et le cancer, et surtout le cancer du côlon.

Dans l'Étude de Framingham, les hommes présentant des taux de cholestérol inférieurs à 190 mg/dl se montrent trois fois plus susceptibles de développer un cancer du côlon que les hommes ayant un cholestérol supérieur à 220 mg/dl. En fait, depuis la découverte en 1968 que l'huile de maïs fait doubler le taux de croissance de tumeurs chez les rats, il y a une certaine inquiétude vis-à-vis du lien entre les huiles végétales et le cancer. (D'autres études de cette époque semblent indiquer que l'huile de maïs pourrait être à l'origine de la cirrhose du foie.) Et d'autres problèmes existent. Lors d'études à intervention alimentaire ou médicamenteuse, les individus qui réussissent à faire baisser leur cholestérol présentent des taux supérieurs de calculs biliaires.* Les accidents vasculaires cérébraux sont également source de préoccupation. Par exemple, au Japon (pays intéressant pour les chercheurs en maladies cardiovasculaires en raison des taux relativement faibles de maladie cardiaque en milieu rural), les chercheurs du NIH découvrent que les Japonais présentant un taux de cholestérol inférieur à 180 mg/dl subissent deux à trois fois plus d'accidents vasculaires cérébraux que ceux avec un cholestérol plus élevé.

En 1981, 1982 et 1983, le NHLBI s'inquiète tellement des résultats liés au cancer que trois séminaires sont organisés. Les preuves sur le sujet sont examinées et réexaminées par un groupe de scientifiques très réputés, y compris Keys et Stamler. Il est suggéré qu'un cholestérol bas pourrait être un *symptôme* précoce, et non une cause, de cancer. Cette logique paraît plutôt bonne. Cependant, bien que les chercheurs réunis n'aient pas pu trouver d'explication convaincante aux résultats liés au cancer, ils concluent finalement qu'ils ne "représentent pas un problème de santé publique" et qu'ils ne sont pas en "contradiction" avec le message de santé publique "plein de bon sens" et plus urgent incitant tout un chacun de réduire son cholestérol.

D'après Manning Feinleib, directeur adjoint du NHLBI qui a participé aux réunions en tant que rapporteur, le comité a considéré que, dans l'ensemble, les inconvénients liés au cancer étaient moins importants que les avantages liés à la réduction des maladies cardiovasculaires. Je lui ai parlé en 2009. Il était clairement consterné de constater que la question d'un faible taux de cholestérol et du cancer n'était pas encore résolue. "Oh ! Cela fait plus de vingt-cinq ans et ils n'ont toujours pas réussi à éclaircir la situation ? Pourquoi ? C'est ce qui est encore plus troublant."

---

*Des autopsies d'hommes participant à l'Étude des vétérans de Los Angeles (qui avait utilisé une alimentation riche en lipides polyinsaturés) ont révélé que les hommes mis sur le régime alimentaire étaient deux fois plus susceptibles de développer des calculs biliaires que ceux dans le groupe témoin (Sturdevant, Pearce et Dayton, 1973). Des taux élevés de calculs biliaires ont également été observés chez les sujets d'une étude sur le clofibrate, molécule anti-cholestérol (Commission des chercheurs principaux, 1978).

En 1990, le NHLBI organise à nouveau une réunion sur "l'augmentation considérable" des taux de mortalité liés au cancer et à d'autres causes non cardiovasculaires chez les personnes ayant un taux de cholestérol faible. Plus le cholestérol est bas, plus les décès liés au cancer semblent augmenter et, de manière accablante, les nouvelles sont particulièrement mauvaises pour les hommes en bonne santé essayant activement de réduire leur cholestérol par l'alimentation ou les médicaments. Mais aucune suite ne sera donnée à ces réunions et les résultats ne changeront rien à l'enthousiasme accordé au "régime prudent". Les effets d'un cholestérol bas ne sont aujourd'hui toujours pas encore bien compris.

Lorsque j'en ai parlé à Stamler, il n'avait aucun souvenir de ce débat sur le cancer et le cholestérol. D'une manière, Stamler est le microcosme d'un phénomène plus large qui a permis à l'hypothèse régime-cœur de prendre de l'ampleur : les constatations gênantes ont été systématiquement ignorées, illustrant encore une fois qu'un "biais de sélection" était à l'œuvre.

Un cas extrême de biais de sélection

Cela fait des années que des informations sélectives sont publiées et que les problèmes méthodologiques sont ignorés. Mais l'exemple le plus surprenant de biais de sélection est sans doute la suppression quasi-complète de l'Enquête coronarienne du Minnesota qui était une extension de l'Étude nationale sur l'alimentation et le cœur. Financée également par le NIH, l'Enquête coronarienne du Minnesota est le plus grand essai clinique jamais réalisé dans le cadre de l'hypothèse régime-cœur. Elle fait ainsi partie de la liste des études comme celles d'Oslo, de l'hôpital psychiatrique finlandais et des vétérans de LA mais elle est rarement citée, sans doute parce qu'elle n'a pas donné les résultats escomptés par les experts nutritionnels.

En 1968, le biochimiste Ivan Frantz entreprend de nourrir neuf mille hommes et femmes dans six hôpitaux psychiatriques publics du Minnesota et dans une maison de soins. Les patients reçoivent soit une "nourriture américaine classique" contenant 18 % de matières grasses saturées, soit un régime alimentaire comprenant de la margarine molle, un substitut d'œuf, du bœuf à faible teneur en gras et des produits laitiers "enrichis" aux huiles végétales. Ce régime alimentaire réduit de moitié la quantité de graisses saturées. (Les deux régimes alimentaires contiennent 38 % de matières grasses totales.) Les chercheurs rapporteront une "participation de presque 100 %". Et, comme la population était hospitalisée, elle était plus contrôlée que dans la plupart des autres études (bien que, tout comme l'Étude de l'hôpital finlandais, les entrées et les sorties étaient assez élevées à l'hôpital avec une durée de séjour moyen d'environ un an seulement).

Cependant, en matière d'événement cardiovasculaire, de mortalité cardiovasculaire ou de mortalité totale, les chercheurs n'ont réussi à constater aucune différence entre le groupe sous traitement et le groupe témoin après quatre ans et demi d'étude. Ils constatent davantage de cancer dans le groupe consommant peu de matières grasses saturées (mais le rapport n'indique pas si cette différence est significative sur le plan statistique). L'alimentation à faible teneur en graisses saturées ne parvient pas à afficher un seul bénéfice. Frantz, qui travaillait dans la faculté universitaire de Keys, ne publiera cette étude que seize ans plus tard, une fois à la retraite. Et il publiera ses résultats dans la revue *Arteriosclerosis, Thrombosis, and Vascular Biology*, peu lue par ceux en dehors du domaine de la cardiologie. À la question de savoir pourquoi il n'a pas publié ses résultats plus tôt, Frantz répond que ce n'est pas à cause d'une erreur de méthodologie de l'étude. "Nous étions tout simplement déçus par ce qui en est ressorti", dit-il. En d'autres termes, l'étude a été ignorée sélectivement par son propre directeur. Elle constituait un point de données supplémentaire gênant à écarter.

Preuves contre les graisses saturées : les études épidémiologiques

Parmi les nombreuses données imparfaites qui ont été interprétées en faveur de l'hypothèse régime-cœur, beaucoup d'entre elles n'ont pas été issues d'essais cliniques mais de vastes études épidémiologiques comme l'Étude des sept pays

120

que Keys a été le premier à entreprendre. Ces études ne changent en rien l'alimentation des populations. Ces dernières sont simplement observées sur une période de temps et, à la fin, les chercheurs tentent d'associer des observations en matière de santé (comme une maladie ou un décès) aux habitudes alimentaires de leurs sujets. Les chercheurs avaient déjà mené ce genre d'études (sur les Italiens à Roseto, sur les Irlandais, les Indiens et d'autres) mais ces efforts avaient tous été à plus petite échelle. Les nouvelles études suivront des milliers de personnes pendant de nombreuses années. Et leurs résultats auront eu une très grande influence sur le nombre croissant d'articles scientifiques utilisés par les experts pour étayer l'hypothèse régime-cœur.

Stamler se voit accorder les rênes de l'une de ces premières études à laquelle participent deux mille ouvriers de Western Electric Company, près de Chicago. En 1957, les hommes passent un examen médical. L'analyse de leur alimentation débute. Dans le résumé du rapport d'étude (qui est souvent le seul élément d'un article scientifique qui est lu par les médecins et les scientifiques), Stamler écrit que ses constatations cautionnent la réduction du cholestérol par un régime alimentaire. Mais au bout de vingt ans, les résultats de l'étude révèlent en fait que l'alimentation n'a que peu d'impact sur le cholestérol sanguin et que la "quantité d'acides gras saturés présents dans l'alimentation n'est pas associée de manière significative au risque de mortalité liée aux maladies coronariennes", comme le rapportent les auteurs. Il semble évident que Stamler ne pouvait approuver de tels résultats. Dans la section de discussion de l'article, ses collègues et lui rejettent carrément leurs propres données et s'empressent immédiatement de parler d'autres études qui, quant à elles, affichent des résultats "corrects".

Lorsque j'en parlerai à Stamler, il me répondra : "Ce que nous avons montré, c'est que les graisses saturées n'ont aucun effet *indépendant* sur les critères d'évaluation."

"Donc, en fin de compte, les graisses saturées de l'alimentation n'ont pas d'importance, n'est-ce pas ?", demandé-je.

"Elles n'ont aucun effet INDÉPENDANT", hurlera Stamler,

impliquant qu'à elles seules, elles ne changent rien. L'Étude de Western Electric est néanmoins régulièrement citée pour soutenir l'hypothèse régime-cœur.

En Israël, une autre étude suivra dix mille employés et fonctionnaires de la fonction publique pendant cinq ans. Elle ne trouvera aucune corrélation entre les crises cardiaques et l'alimentation des participants. (D'après l'étude, la meilleure façon d'éviter une crise cardiaque, c'est de prier Dieu car plus les hommes se disaient être religieux, moins leur risque de crise cardiaque était élevé.)*

L'autre grande étude épidémiologique de cette période porte sur les Japonais qui ont longtemps été source de fascination en raison de leurs faibles taux de maladie cardiaque et de leur alimentation en apparence quasi-végétarienne.

Une étude appelée NiHonSan a essayé de cerner les influences des gènes et de l'alimentation en comparant des hommes japonais vivant à Hiroshima et Nagasaki à leurs concitoyens ayant émigré à Honolulu or dans la baie de San Francisco. Au moment de la première évaluation de leur alimentation en 1965, les hommes d'âge moyen étaient en bonne santé. Ils ont été suivis pendant cinq ans. Il s'avère que les hommes ayant élu domicile en Californie ont développé des maladies cardiovasculaires deux fois plus souvent que ceux vivant à Hawaï ou au Japon. Puisque les Japonais de San Francisco consommaient environ cinq fois plus de graisses saturées que leurs homologues au Japon, les graisses saturées semblaient constituer une explication raisonnable. (L'irradiation éventuelle de ces hommes par les bombes nucléaires larguées sur leurs villes à la fin de la Seconde Guerre mondiale n'a pas été

---

*Lors du suivi effectué au bout de vingt-trois ans d'étude, les chercheurs ont découvert une relation très faible entre les graisses saturées et les infarctus du myocarde, résultats que les auteurs eux-mêmes jugent comme non significatifs (Goldbourt, 1993). Malgré cela, cette Étude sur les fonctionnaires israéliens est régulièrement citée par des scientifiques de renom comme démontrant une "relation positive" entre la consommation de graisses saturées et le risque de maladie coronarienne (Griel et Kris-Etherton, 2006, 258).

122

incluse dans l'analyse.)

Les résultats de l'étude NiHonSan ont été claironnés haut et fort. Cependant, les problèmes liés à ces conclusions sont à la fois évidents et obscurs. Tout d'abord, les auteurs de l'étude ont éludé leurs données sur la mortalité qui ne soutenaient *pas* l'hypothèse régime-cœur, et ce en sélectionnant, comme critères d'évaluation, les maladies cardiovasculaires avérées et "possibles". (Les maladies cardiovasculaires "possibles" comprennent des symptômes vagues tels que des douleurs thoraciques.) Cet élargissement de la définition menant à la prise en compte de diagnostics incertains a introduit une importante marge d'erreur dans les calculs de risques. Mais il a permis aux dirigeants de l'étude d'afficher des résultats compatibles avec l'hypothèse régime-cœur : l'augmentation parallèle des maladies cardiovasculaires et de la consommation de graisses saturées, du Japon à Hawaï jusqu'à la Californie.

Cependant, lorsque l'on ne tient compte que des "maladies cardiovasculaires avérées", les hommes de Honolulu qui consommaient à peu près la même quantité de matières grasses saturées que leurs homologues californiens, ont affiché des taux de maladies cardiovasculaires inférieurs à ceux de leurs concitoyens vivant au Japon (34,7 pour 1 000 vs. 25,4 pour 1 000). En outre, les niveaux de cholestérol dans le sang présentaient des incohérences. En réalité, aucun des facteurs de risque connus des chercheurs (cholestérol sérique, hypertension ou tension artérielle) ne peut expliquer les différences observées en matière de maladie cardiovasculaire. Aucune explication non plus concernant le fait que les hommes vivant au Japon étaient exempts de maladie coronarienne alors que la plupart étaient fumeurs.

Il me semble plutôt que ces incohérences suggèrent qu'il y a peut-être quelque chose de détraqué avec ces données. Par exemple, je me suis demandée ce qu'ont bien voulu dire les auteurs lorsqu'ils ont écrit que les informations relatives à l'alimentation n'ont été recueillies que dans un "sous-échantillon de la cohorte de San Francisco [italiques ajoutés]". J'ai alors déterré le rapport sur la méthodologie du régime alimentaire de NiHonSan, publié deux ans auparavant. Il semblerait que l'équipe de la baie de San Francisco a complètement failli à sa tâche. Non seulement n'a-t-elle obtenu des informations que de la part de 267 hommes (par rapport à 2 275 participants interviewés au Japon et pas moins de 7 963 à Honolulu), mais elle n'a mené ces interviews qu'une seule fois et d'une seule manière (un questionnaire portant sur les dernières vingt-quatre heures). Les deux autres équipes, quant à elles, ont évalué le régime alimentaire à deux occasions différentes, à plusieurs années d'intervalle et de quatre manières distinctes. De toute évidence, ce n'est pas la "même méthode" comme le clame les auteurs. Et pourtant, ces problèmes n'ont jamais été mentionnés. Et je n'en aurais rien su si je n'avais pas décidé d'examiner tout cela de plus près.

Quoiqu'il en soit, bien que les Japonais vivant en Californie mangeaient en effet davantage de graisses saturées, ils faisaient face à d'autres facteurs inhérents aux sociétés occidentales modernes : davantage de stress, moins d'activité physique, plus de pollution industrielle et plus d'aliments conditionnés et raffinés. Chacun de ces facteurs peut être source de maladie cardiovasculaire. Que les auteurs n'aient accusé que les graisses saturées et qu'ils aient pris la peine de masquer la nature douteuse de leurs données reflète presque certainement le parti pris général en faveur de l'hypothèse régime-cœur concernant les maladies cardiovasculaires en 1970.[*]

Et les Japonais vivant dans leur pays natal étaient-ils vraiment en meilleure santé ? Il est vrai qu'ils souffraient moins de maladie cardiaque ischémique mais, par rapport aux Américains, leurs taux d'accidents vasculaires cérébraux étaient bien plus élevés (et ceux-ci diminuaient dès que les hommes japonais émigraient aux États-Unis). D'autres études ont montré une plus grande incidence d'accidents vasculaires cérébraux chez les populations consommant peu de viande, de produits laitiers et d'œufs par rapport à celles mangeant davantage de ces aliments.

---

[*]Lors du suivi d'étude à six ans, les auteurs ont indiqué que l'association des maladies cardiaques et de la consommation de graisses saturées a disparu. Les taux inférieurs de mortalité coronarienne ne sont alors plus qu'associés à une consommation plus faible d'alcool, à une consommation plus élevée de glucides et à des apports caloriques globaux moindres (Yano et al., 1978).

124

Il a également été démontré que les hommes au Japon présentent des taux supérieurs d'hémorragies cérébrales mortelles (associés à leur faible taux de cholestérol sanguin) alors qu'aux États-Unis, c'est assez rare. Lorsque ces résultats émergent à la fin des années 1970, Keys et ses collègues tentent de les réfuter. Cependant, des taux élevés d'accident vasculaire cérébral et d'hémorragie cérébrale, associés à un cholestérol bas, perdurent jusqu'à aujourd'hui au Japon. Et les chercheurs n'arrivent pas à déterminer si une alimentation pauvre en cholestérol pourrait être à l'origine de ces problèmes de santé.

En outre, bien que les Japonais commencent à manger depuis peu beaucoup plus de viande, d'œufs et de produits laitiers qu'à la fin de la Seconde Guerre mondiale, les taux de maladies cardiovasculaires sont revenus à des niveaux comparables à ceux observés par Keys dans les années 1950. Cela signifie que malgré la complexité du lien entre l'alimentation et les maladies au Japon, on peut présumer, sur la base de cette seule tendance, qu'un régime alimentaire pauvre en graisses saturées n'est pas le facteur qui a protégé les Japonais contre les maladies cardiovasculaires dans les années d'après-guerre.

En 1974, suite à la publication de l'étude NiHonSan et de celle sur les fonctionnaires israéliens, The Lancet fait le point sur les preuves. "Jusqu'à présent, malgré tous les efforts et l'argent dépensé" écrivent les éditeurs, "les preuves que l'élimination des facteurs de risque puisse éradiquer les maladies cardiovasculaires s'élèvent à peu près à zéro."

"Ce qui est clair" continuent-ils à propos des deux études épidémiologiques récemment publiées, "c'est qu'une association statistique ne doit pas être immédiatement interprétée comme une relation de cause à effet." C'est une observation évidente mais qui vaut la peine d'être rappelée dans une communauté d'experts en nutrition ayant tendance à sur-interpréter les constatations épidémiologiques en faveur de l'hypothèse régime-cœur.

À l'époque, les éditeurs du *Lancet* s'expriment régulièrement contre l'adoption trop précoce de l'hypothèse régime-cœur et, pendant de nombreuses années, le débat en Angleterre est plus vivant et ouvert qu'il ne l'est aux États-Unis. En Angleterre, l'hypothèse régime-cœur rencontre un scepticisme général et même de l'hostilité. L'effusion passionnelle de l'hypothèse régime-cœur par les scientifiques américains laissent perplexes leurs homologues britanniques. Comme le décrit Michael Oliver, cardiologue britannique de renom, "à cette époque, l'interprétation était soumise à une très forte composante émotionnelle." "Cela me semblait assez extraordinaire. Je n'ai jamais compris cette énorme émotion en faveur de la réduction du cholestérol."

Gerald Shaper, son collègue au Royaume-Uni qui avait étudié la tribu Samburu au Kenya, trouve également que les partisans américains de l'hypothèse régime-cœur sont incompréhensibles. "Des gens comme Jerry Stamler et Ancel Keys ont fait monter la tension des cardiologues britanniques jusqu'à un niveau inconcevable. C'était étrange ; ce n'était ni rationnel, ni scientifique."

Les éditeurs du *Lancet* se moquent parfois de cette obsession américaine. Pourquoi les Américains voudraient-ils endurer les sacrifices liés à une alimentation pauvre en matières grasses ? Ils sont consternés par le fait que "l'on rencontre certains adeptes d'un certain âge dans des parcs publics, en shorts et débardeur, faisant de l'exercice pendant leur temps libre et qui ensuite rentrent chez eux manger un repas d'une valeur calorique indescriptible alors qu'il n'y a aucune preuve qu'une telle activité physique fait contrepoids aux maladies coronariennes".

The Lancet adresse également une mise en garde qui sera bientôt reprise par d'autres : "Le remède ne doit pas s'avérer pire que la maladie" écrivent les éditeurs, en écho au dicton médical : "d'abord, ne pas nuire". Réduire sa consommation de gras pourrait peut-être mener à des conséquences imprévues, comme une carence en acides gras "essentiels" fournis par la nourriture (les acides gras "essentiels" sont ceux que le corps lui-même ne peut pas produire). En réalité, Seymour Dayton est préoccupé par le fait que les adeptes de son régime prudent présentent des niveaux extrêmement faibles d'acide arachidonique, un acide gras essentiel présent principalement dans les aliments d'origine animale. Autre conséquence possible de la réduction des matières grasses : l'augmentation apparemment inévitable de la consommation de glucides. Cela tient au simple fait qu'il n'existe que trois types de macronutriments : les protéines, les

126

graisses et les glucides. Manger moins d'aliments d'origine animale (principalement des protéines et des graisses) oblige à augmenter la consommation du seul autre type de macronutriment restant : les glucides. Concrètement, un petit déjeuner sans œufs ni lardons (graisses et protéines) contient donc des céréales ou des fruits (glucides). Un dîner sans viande est souvent composé de pates, de riz ou de pommes de terre. Les experts se lamentent aujourd'hui de cette transformation de l'alimentation qui a eu lieu dans la deuxième moitié du XXe siècle et qui a entraîné des résultats alarmants sur la santé. La crainte du *Lancet* était donc clairement justifiée.

Aux États-Unis, Pete Ahrens, opposant le plus ardent au régime prudent, continuera à appeler à la prudence : l'hypothèse régime-cœur "n'est encore qu'une *hypothèse* [...] Je crois sincèrement qu'au jour d'aujourd'hui, en matière d'alimentation et de médicaments, nous ne devrions *pas* [...] émettre de recommandations générales destinées au grand public."*

Cependant, à la fin des années 1970, il y a tant d'études scientifiques sur le sujet que, selon les dires d'un pathologiste de l'université Columbia, cela atteint des "proportions impossibles à gérer". Selon la manière dont on interprète les données et dont on tient compte de l'ensemble des restrictions, les points peuvent être reliés et dirigés dans différentes directions. Ces études nutritionnelles ont créé des ambiguïtés telles que leur interprétation puisse être influencée par un parti pris. Et celui-ci s'est durci en une forme de foi. Selon Daniel Steinberg, expert en cholestérol, on est simplement soit "croyant", soit "non-croyant". Différentes interprétations des données sont possibles et toutes semblent autant convaincantes d'un point de vue scientifique. Mais une seule est réservée aux "croyants". Et les "non-croyants" deviennent des hérétiques de l'establishment.

---

*Pour Ahrens, le terme "médicaments" désigne la première génération de médicaments anti-cholestérol : le clofibrate et la niacine. Ceux-ci n'ont pas réussi à prouver, au cours de trois grandes études, que la réduction du cholestérol sur une période de cinq ans a un quelconque effet sur la diminution des crises cardiaques chez les hommes d'âge moyen ("Trial of Clofibrate in the Treatment of Ischaemic Heart Disease", 1971).

Ainsi, les défenses normales de la science moderne ont été vaincues par une parfaite tempête de forces dans une Amérique d'après-guerre. Tel un enfant impressionnable qui se sent poussé par un besoin urgent de trouver un remède contre les maladies cardiovasculaires, la science nutritionnelle s'est inclinée face à des têtes de proue charismatiques. Une hypothèse a pris le devant de la scène, l'argent a afflué pour la tester et la communauté nutritionnelle a adopté cette idée. Très rapidement, la place au débat s'est restreinte. Les États-Unis se sont lancés dans une gigantesque expérience nutritionnelle visant à réduire la consommation de viande, de produits laitiers et de matières grasses, favorisant ainsi la consommation de calories issues de céréales, de fruits et de légumes. Les graisses saturées d'origine animale ont été remplacées par les huiles végétales polyinsaturées. C'était pourtant un régime alimentaire nouveau et non testé, seulement une hypothèse présentée aux Américains comme étant la vérité. De nombreuses années plus tard, la science commencera à démontrer que ce mode d'alimentation n'est, après tout, pas si bon pour la santé. Mais il sera alors trop tard car la politique nationale l'aura déjà adopté depuis des décennies.

5

Le régime pauvre en matières grasses débarque à Washington

L'alimentation pauvre en cholestérol deviendra politique nationale non pas grâce au soutien enthousiaste que lui accordent l'Association américaine de cardiologie et les nutritionnistes (qui l'approuvent comme solution contre les maladies cardiovasculaires), mais surtout grâce à la toute puissance du gouvernement américain. Dès la fin des années 1970, le Congrès se lance dans le débat sur l'alimentation des Américains. Cette intervention de la part du gouvernement propulse le régime alimentaire pauvre en matières grasses sur une nouvelle voie, le déracinant du domaine scientifique et le transposant dans le monde de la politique et de l'administration. Au cours des quinze années précédentes, la communauté de chercheurs avait de toute évidence failli à sa tâche en soutenant l'hypothèse sur l'alimentation et les maladies cardiovasculaires avant même qu'elle n'ait fait l'objet de tests appropriés. Et malheureusement, toute chance d'une autocorrection sera à jamais perdue à partir du moment où le gouvernement fédéral s'est impliqué. Avec ses énormes bureaucraties et ses chaînes hiérarchiques obéissantes, Washington est le genre d'endroit diamétralement opposé à la survie de tout scepticisme (si crucial à toute bonne démarche scientifique). Dès que le Congrès adopte l'hypothèse régime-cœur, celle-ci se hisse au rang de dogme tout puissant et incontestable. À partir de ce moment-là, il n'y aura quasiment aucun retour en arrière.

Tout commence en 1977 lorsque le Comité spécial du Sénat sur la nutrition et les besoins humains se penche sur la question de l'alimentation et des maladies aux États-Unis. Grâce à un budget conséquent de près d'un demi-million de dollars, le comité avait déjà tenté de résoudre les problèmes liés à la faim et à la *sous*-nutrition. Désormais, le groupe aborde la nouvelle question de la *sur*nutrition : manger certains aliments en trop grandes quantités provoquerait-il des maladies ? Après tout, quel sénateur d'âge moyen ne soutiendrait pas une étude sur les maladies cardiovasculaires, première cause de décès chez les

129

sénateurs de sexe masculin et d'âge moyen ?

Donc en juillet de cette année-là, le comité, dirigé par le sénateur George McGovern, organise deux journées d'audience intitulées "Le lien entre l'alimentation et les maladies mortelles".* Les membres du comité sont composés d'avocats et d'anciens journalistes qui n'en savent guère plus que tout premier venu intéressé par le sujet du gras et du cholestérol. Et ils ne connaissent rien de la controverse scientifique qui couve sur ce sujet depuis des années. McGovern lui-même aborde le sujet avec un préjugé potentiel puisqu'il s'était récemment rendu à un séminaire d'une semaine dans le centre fondé par Nathan Pritikin, gourou de l'art de vivre prônant le régime faible en matières grasses.

Une fois les audiences terminées, Nick Mottern, membre du comité, mène la recherche et la rédaction du rapport. Ancien reporter sur le salariat pour le petit journal hebdomadaire *Consumer News* à Washington, D.C., progressiste consciencieux, il milite contre l'influence des grandes entreprises. Toutefois, Mottern n'a suivi aucune formation en matière de nutrition ou de santé. Il est ainsi déplorablement mal placé pour examiner les subtilités liées, par exemple, à la taille de l'échantillon d'une étude ou aux facteurs de confusion inhérents à l'épidémiologie. Il n'a pas l'expérience nécessaire pour savoir que lorsque l'on interprète la science, il est toujours judicieux de recourir à divers points de vue. Au lieu de cela, il s'en remet presque exclusivement à Mark Hegsted, professeur en nutrition à l'École de santé publique de Harvard et pilier de l'hypothèse régime-cœur. (Keys aurait probablement été candidat à ce rôle, mais il a pris sa retraite en 1972.) Avec Hegsted comme guide, Mottern préconise une alimentation conforme à celle que l'AHA recommande déjà : réduire les matières grasses totales de 40 % à 30 % des calories, limiter les graisses saturées à un maximum de 10 % des calories et augmenter les glucides afin qu'ils représentent 55 à 60 % des calories. (C'est Mottern qui, pour parler des céréales complètes, introduit le terme de "glucides complexes" au lexique nutritionnel [à la différence des glucides

---

*L'histoire des travaux du comité sur ce sujet sera publiée dans un article du magazine *Science* en 2001 (Taubes, 2001).

130

NINA TEICHOLZ

raffinés comme le sucre].)*

Au final, le comité adopte cette position en matière d'alimentation saine, en concordance avec les propres points de vue sceptiques de Mottern au sujet des filières de la viande, des produits laitiers et des œufs. Mottern les désapprouve pour des raisons environnementales et éthiques (il gèrera par la suite un restaurant végétarien dans le nord-ouest de l'État de New York pendant plusieurs années). Il est, de plus, persuadé que l'industrie de la viande est complètement corrompue. Il l'a côtoyée en effet de près puisque McGovern est à l'époque le représentant du Dakota du Sud, un État où l'élevage du bétail occupe une place importante. Les membres de l'Association nationale des éleveurs de bovins passent donc souvent par le bureau pour rencontrer le sénateur. Mottern reçoit lui aussi des appels de la part des éleveurs espérant interférer avec son rapport.

Cette influence de la part des lobbyistes ternit l'idéalisme de Mottern. Peut-être qu'à cause de son travail à Capitol Hill, il considère que la problématique du gras et du cholestérol est autant une lutte politique entre des intérêts divergents sur l'alimentation qu'un débat scientifique sur la nutrition et les maladies. À ses yeux, la controverse oppose le régime pauvre en matières grasses (vertueux et approuvé par l'AHA) aux secteurs de la viande et des œufs dont le "camouflage" des problèmes liés au gras est, d'après lui, comme les efforts de l'industrie du tabac visant à dissimuler les données sanitaires négatives sur le tabagisme. "Nick voulait vraiment trouver un ennemi et en faire une question de Bon contre le Méchant" se souvient Marshall Matz, conseiller principal auprès du comité. Pour Mottern, le choix ne fait aucun doute. Impressionné par les chercheurs comme Jerry Stamler, qui avait témoigné au nom de l'AHA, Mottern est persuadé que, d'après ses dires, "ces scientifiques étaient prêts à s'opposer aux pressions et à l'argent venant de ce

---

*Le rapport de Mottern préconise également la réduction de la consommation de sucre (c'est la cinquième des six recommandations). Mais à mesure que les chercheurs se focaliseront davantage sur le gras et le cholestérol, cet objectif sera vite oublié.

secteur." "Je les admirais."

En réalité, malgré leur flagrant intérêt personnel, les groupes des produits avicoles, laitiers et de la viande ne figurent pas parmi les lobbies les plus acharnés des intérêts agro-alimentaires. Les véritables poids lourds sont les gros producteurs alimentaires comme General Foods, Quaker Oats, Heinz, National Biscuit Company et Corn Products Refining Corporation. En 1941, ces entreprises créent la Fondation sur la nutrition, un groupe qui œuvre à influencer l'opinion à l'aide de techniques bien plus subtiles que celles consistant à arpenter les bureaux des sénateurs. Cette fondation influe sur le cours de la science à sa source même en développant des relations avec des chercheurs universitaires, en finançant de grandes conférences scientifiques et en octroyant des millions de dollars directement à la recherche (bien avant que le NIH commence à subventionner la recherche nutritionnelle). Conjointement avec les entreprises agroalimentaires opérant seules, elle se trouve ainsi en mesure d'influencer dans l'œuf l'opinion scientifique.*

La valorisation d'aliments riches en glucides (comme les céréales, le pain, les biscuits apéritifs et les chips) est exactement le genre de conseil diététique dont les grandes entreprises agroalimentaires rêvent. Ce sont ces produits-mêmes qu'elles vendent. Recommander la consommation d'huiles polyinsaturées à la place de graisses saturées les arrange aussi car ces huiles représentent un ingrédient majeur de leurs biscuits sucrés et salés. Les huiles polyinsaturées constituent l'ingrédient principal de leurs margarines et graisses. Le récent rapport pro-glucides et anti-graisses d'origines animales de Mottern convient donc parfaitement aux fabricants alimentaires. En revanche, ce rapport n'est en rien bénéfique aux intérêts des filières œuf, viande et produits laitiers, et ce malgré leur grande notoriété de pères fouettards à Washington. Ainsi, en dépit de l'ampleur des efforts déployés, leur lobbying n'a clairement pas porté ses fruits.

---

*De nombreuses grandes entreprises agroalimentaires disposent également de leur propre institut de recherche, comme par exemple l'Institut des produits du maïs ainsi que le Fonds Wesson pour la recherche médicale.

NINA TEICHOLZ

Un parti pris contre la viande

Le dédain porté par Mottern contre le lobby des éleveurs de bétail reflète le parti pris contre la viande rouge qui est déjà bien répandu à la fin des années 1970 au moment où il écrit son rapport. Ce point de vue selon lequel la viande rouge est impure et malsaine est désormais si ancrée dans nos croyances qu'il est difficile de penser autrement. Les lecteurs de ce livre vont désormais être conscients qu'une dose de scepticisme envers la sagesse populaire est toujours justifiée. Quelles *preuves* scientifiques existe-t-il contre la viande rouge ? Il est important de connaître les données précises qui servent de base aux allégations anti-viande. D'autant plus que les soi-disant mauvaises nouvelles sur la viande rouge semblent se renforcer d'année en année.

Dans les années 1950 et 60, Ancel Keys et ses collègues n'identifient pas la viande rouge comme étant pire que les autres aliments riches en graisses saturées et en cholestérol. La viande rouge est condamnée au même titre que le fromage, la crème et les œufs pour leur contribution à la hausse du cholestérol total, pouvant ainsi potentiellement provoquer des maladies cardiovasculaires. Ceci dit, la viande rouge a depuis longtemps suscité la méfiance dans la culture occidentale : elle est associée à la cupidité et est perçue comme à même d'inciter la sensualité et la virilité (généralement considérées comme des obstacles à une vie spirituelle).* Et l'abattage des animaux pour leur viande

---

*C'est en partie pour ces raisons que Pythagore était végétarien. Le révérend William Cowherd, un des fondateurs de la Société végétarienne au Royaume-Uni au début du XIXe siècle, sermonnait que "prendre part en la chair" est en partie responsable pour la Chute de l'humanité et que la propension de la viande à enflammer les passions empêche la réception de l'âme dans "l'amour et la sagesse célestes". Ces idées ont été adoptées aux États-Unis par les réformateurs protestants du XIXe siècle comme le révérend Sylvester Graham. Il convient néanmoins de noter que dans les textes de l'Antiquité grecque et dans la Bible, la viande est décrite comme la nourriture des dieux. Par exemple, dans le premier livre de Moïse, Caïn apporte

pose un dilemme éthique, et ce davantage pour les animaux de grande taille comme les bovins (peut-être parce que nous les considérons comme des êtres plus sensibles que les oiseaux, comme la volaille). Ces états d'âme se sont intensifiés au cours du siècle dernier, renforcés par les pratiques particulièrement inhumaines et corrompues liées à la production industrialisée de la viande. Aussi, plus les Américains sont devenus conscients de la pauvreté dans le monde et des pressions démographiques, plus la viande rouge est apparue comme dilapidatrice. En 1971, le livre emblématique de Frances Moore Lappé, *Sans viande et sans regrets*, argumente que le bétail élevé pour satisfaire la convoitise des Américains à l'égard de la viande représente un gaspillage monumental de protéines qui, au lieu de cela, pourraient nourrir les mal-nourris des pays pauvres. D'après elle, la consommation de viande bovine est particulièrement inefficace car le bétail a besoin de 9,5 kg (21 livres) de légumes pour produire 0,5 kg (1 livre) de viande.

Parmi d'autres, cet argument contre la consommation de viande rouge concorde avec le conseil d'Ancel Keys visant à réduire les graisses saturées. Son régime alimentaire devient ainsi encore plus intuitif pour une nation de consommateurs responsables. Ainsi, depuis les années 1970, un parti pris contre la viande rouge s'est établi, et ce même au sein de la communauté de recherche scientifique. Et ce parti pris se manifestera dans la façon dont les essais sont menés et interprétés.

L'un des exemples les plus frappants de préjugés dans ce domaine est la plus célèbre étude jamais réalisée à ce jour sur les végétariens. Au cours de cette étude, trente quatre mille hommes et femmes de l'Église adventiste du septième jour ont été suivi par des chercheurs pendant les années 1960 et 70. L'Église adventiste du septième jour prescrit une alimentation

---

en offrande des légumes tandis qu'Abel, de son côté, offre "des premiers-nés de son troupeau et de leur graisse". Et "l'Éternel porta un regard favorable sur Abel et sur son offrande ; mais il ne porta pas un regard favorable sur Caïn et sur son offrande" (Genèse 4:4) (Spencer, 2000, 38-69, sur Pythagore ; Spencer, 2000, 243, sur Cowherd).

NINA TEICHOLZ

végétarienne qui comprend des œufs et des produits laitiers mais très peu de viande et de poisson. En 1978, les chercheurs rapportent que, par rapport aux hommes non-adventistes, les hommes adventistes sur ce régime alimentaire présentent des taux inférieurs de cancers (à l'exception du cancer de la prostate dont le taux est plus élevé). Leur mortalité liée aux maladies cardiovasculaires est également plus basse. Les femmes, quant à elles, n'affichent aucun avantage[*] et leur risque de cancer de l'endomètre est supérieur. C'est d'ailleurs l'un des exemples, parmi tant d'autres résultats contradictoires chez les femmes, dont on a très peu parlé.

Cette étude est fréquemment citée comme preuve irréfutable qu'une alimentation végétarienne est meilleure qu'une alimentation incluant de la viande. Mais une fois de plus, l'étude présente de nombreux problèmes qui sont facilement identifiables et qui décrédibilisent les résultats. Par exemple, une cohorte des participants adventistes du septième jour a été comparée à un groupe témoin vivant de l'autre côté du pays, au Connecticut, où les facteurs environnementaux ne peuvent pas être considérés comme étant similaires (en effet, la mortalité coronarienne est 38 % plus élevée sur la côte est que sur la côte ouest et cet écart en lui-même peut expliquer la différence entre les taux de maladies cardiovasculaires observés). Plus important encore, il est très probable que les hommes adventistes, qui adoptent une alimentation végétarienne, suivent aussi les autres conseils de l'Église adventiste du septième jour. Il est donc vraisemblable qu'ils ne soient pas fumeurs et qu'ils participent activement à la vie sociale et religieuse de l'église. Leur niveau d'instruction est également supérieur à celui du groupe témoin. Toutes ces variables sont associées à une meilleure santé, ce qui rend donc impossible d'évaluer combien, à elle seule, l'alimentation a influé sur les résultats. (En outre, l'alimentation en elle-même n'a été évaluée qu'une seul fois en vingt ans, et ce seulement pour les personnes qui ont volontairement renvoyé un questionnaire. Cela induit ainsi une distorsion car les sujets qui

---

[*]À noter cependant que dans cette étude, les femmes d'un âge avancé ont affiché des taux de maladies cardiovasculaires légèrement inférieurs.

participent ont tendance à être en meilleure santé que ceux qui n'en sont pas capables ou qui s'abstiennent.)* Même le dirigeant de l'étude reconnaîtra ces problèmes.† Enfin, autre parti pris flagrant qui n'est mentionné dans aucun des rapports de l'étude : l'université Lorna Linda, site où a été menée l'étude, est une institution gérée par et pour les adventistes du septième jour.

Malgré ces défauts évidents, l'étude des adventistes du septième jour fait partie des éléments fondamentaux étayant la "preuve" que la consommation de viande rouge est délétère. D'autres études plus récentes, citées dans le but de renforcer cette théorie, contiennent des défauts similaires. Par exemple, le 12 mars 2012, une profusion de gros titres particulièrement angoissants a fait la une, notamment dans le *New York Times* : "Risques : plus de viande rouge, davantage de mortalité" ["Risks: More Red Meat, More Mortality"]. Cette nouvelle fait référence à un résultat de recherche qui constate que le risque de mortalité générale est 12 % plus élevé chez les individus qui consomment 85 grammes (3 onces) de viande rouge par jour (le risque de mortalité cardiovasculaire étant 16 % plus élevé et le risque de décès par cancer s'élevant à 10 % de plus). Cette annonce suscite un écho mondial, faisant la une des informations dans quasiment tous les pays.

Les données à la base de cette annonce proviennent de

---

*Ce "biais de volontaire en bonne santé" a été reconnu par les dirigeants de l'étude qui ont essayé d'en tenir compte (Fraser, Sabaté, and Beeson 1993, 533).

†Gary Fraser, épidémiologiste à l'université Lorna Linda et directeur récent de l'étude (actuellement en cours), écrit que ces "variables pouvant induire en erreur" rendent difficile l'identification précise des facteurs de protection de la santé. Il s'oppose même à la façon dont certains experts en nutrition, comme William Castelli (directeur à ce moment-là de l'étude de Framingham), exagèrent les résultats de son étude. Castelli affirme que, par rapport aux autres Américains, les adventistes du septième jour ne présentent qu'un "septième" de risque de crise cardiaque. Mais, d'après Fraser, cette différence n'est véritablement que "modeste" (Fraser, 1988 ; Fraser, Sabaté et Beeson 1993, 533).

136

l'Étude sur la santé des infirmières II qui a suivi plus de 116 000 infirmières pendant plus de vingt ans. C'est la plus longue et la plus grande étude épidémiologique jamais entreprise. Dans le cadre de l'analyse de la viande rouge, les chercheurs de l'École de santé publique de Harvard qui mènent l'étude, ont regroupé les données des infirmières avec des ensembles de données similaires et plus restreints provenant de médecins masculins d'une autre étude épidémiologique en cours. Dans les questionnaires auxquels ont répondu ces médecins et infirmières, les chercheurs découvrent une association entre la consommation de viande rouge et la mortalité. Cependant, comme nous le savons déjà, une association peut être juste une coïncidence. Elle ne démontre pas une relation de cause à effet. Et cette association est, en réalité, minuscule.

Les chiffres réels à la base des 12 % (les pourcentages paraissent souvent plus dramatiques lorsqu'ils sont calculés à partir de petits nombres) montrent que l'augmentation du risque de mortalité, sur la période de vingt-et-un ans de l'étude, se limite à une personne sur cent. En outre, l'augmentation du risque n'est pas parallèle à l'augmentation de la quantité de viande consommée. Cela signifie que manger une certaine quantité de viande rouge supplémentaire ne se traduit pas automatiquement par une augmentation proportionnelle du risque (c'est cette relation "dose-réponse" que les épidémiologistes considèrent comme cruciale à la constatation de la fiabilité d'une association). En effet, dans l'étude de Harvard, le risque associé à la consommation de viande rouge diminue de façon régulière à mesure que celle-ci augmente. Et il s'aggrave uniquement dans le groupe des plus gros consommateurs de viande, ce qui constitue un résultat étrange qui suggère qu'après tout, il n'y a peut-être aucune association entre les deux.

Mais qu'en est-il du groupe des plus gros consommateurs de viande ? Ne représente-t-il pas une leçon de prudence ? De nombreuses autres études observationnelles montrent une association entre une grande consommation de viande rouge et des effets néfastes sur la santé. La consommation d'une grande quantité de viande rouge pourrait-elle entraîner des effets seulement lorsque celle-ci est très importante ? Ou, et c'est plus probable, cet effet ne se constate de nos jours que chez les personnes consommant beaucoup de viande rouge car, peut-être, leurs habitudes de vie sont globalement moins saines, et ce pour des raisons qui n'ont rien à voir avec la viande. Une grande consommation de viande rouge traduit le fait que ces individus ont choisi d'ignorer l'élément central des conseils nutritionnels donnés par les médecins, les infirmiers et les responsables de santé publique depuis des décennies. Il est donc ainsi assez probable que ces individus font passer leur santé au second rang, et ce de diverses façons : en ne consultant pas régulièrement leur médecin, en ne prenant pas leurs médicaments, en ne faisant pas d'exercice physique, en ne participant pas à des événements culturels ou en ne s'intégrant pas de manière concrète dans leur communauté. Il est pourtant reconnu que tous ces facteurs sont associés à une bonne santé. Par conséquent, il n'est pas surprenant que dans l'étude de Harvard, les plus gros consommateurs de viande sont aussi ceux qui sont les moins actifs physiquement, davantage obèses et plus nombreux à fumer.

De la même manière, il est également vrai qu'au cours des dernières décennies, les individus qui mangent beaucoup de fruits et de légumes sont en meilleure santé, mais ce grâce à des habitudes qui n'ont rien à voir avec l'alimentation. Cela fait longtemps que les chercheurs ont constaté que les individus qui appliquent consciencieusement les recommandations de leur médecin (que ce soit de prendre un comprimé ou de faire une activité physique plus régulière) sont en meilleure santé que ceux qui ne font pas ces efforts. Cet effet est connu sous le nom d'effet "d'engagement" ou "d'adhésion". Il a été découvert lors du Projet des médicaments coronariens dans les années 1970. Les chercheurs ont alors observé que les hommes respectant le plus fidèlement leur traitement médicamenteux ont vu leur risque de maladie cardiaque diminuer de moitié. Mais, contre toute attente, les hommes prenant le plus fidèlement leur placébo ont *aussi* vu leur risque de maladie cardiaque diminuer de moitié. La valeur objective de l'intervention a donc moins d'importance que la propension à suivre les ordres du médecin. Il s'avère que les individus qui suivent consciencieusement les conseils sont, d'une manière ou d'une autre, assez différents des personnes qui ne les suivent pas. Peut-être qu'ils prennent globalement mieux soin

138

d'eux-mêmes. Peut-être qu'ils sont plus riches. Mais quelle qu'en soit la raison, les statisticiens s'accordent généralement à dire que cet effet d'engagement est assez notable.

Ainsi, pour qu'une association entre la consommation de viande et une maladie soit véritablement significative, elle doit être suffisamment importante pour compenser cet effet d'engagement ainsi que d'autres variables pouvant mener à des erreurs. Tout comme la faible association que les chercheurs de Harvard ont constatée dans leur étude de 2012, les associations identifiées entre la consommation de viande rouge et les maladies cardiaques sont globalement faibles. Et pourtant, c'est un détail scientifique que les responsables d'étude sont enclins à minorer et que la presse grand public également, dans l'ensemble, a tendance à ignorer.

Ces mêmes éléments incertains sont omniprésents dans l'autre grande problématique de santé dont on présume une corrélation avec la viande rouge : le cancer. Selon un rapport publié en 2007 par le Fonds mondial de recherche contre le cancer et l'Institut américain de recherche sur le cancer (document long de 500 pages qui représente actuellement l'analyse la plus sérieuse en matière d'alimentation et de cancer), la viande rouge provoque le cancer colorectal. Et pourtant encore, la différence observée entre ceux qui mangent le plus de viande rouge et ceux qui en mangent le moins est minuscule : seulement 1,29. Ce chiffre, que l'on appelle "risque relatif", est encore moins élevé pour la viande transformée : à peine 1,09. Ces résultats sont loin de constituer des "preuves convaincantes" comme l'a affirmé le rapport de 2007 puisque, selon les recommandations de l'Institut national du cancer lui-même, tout risque relatif inférieur à 2 doit être interprété "avec précaution". C'est pour cette raison, et pour d'autres aussi, que les experts ont fustigé les résultats du rapport sur la viande rouge. Comme le précise un détracteur : "En fait, les preuves disponibles indiquent seulement un lien avec les soi-disant amines hétérocycliques carcinogènes, générées lorsque la viande rouge est cuite ou grillée."* Et comme nous le verrons plus tard, cet apparent effet

---

*Konrad Biesalski, expert en nutrition à l'université Hohenheim de Stuttgart, fera également une observation contre-intuitive : de

MANGER GRAS, LA GROSSE SURPRISE

carcinogène pourrait très probablement tenir moins à la viande elle-même qu'à l'huile dans laquelle elle est cuite.

Les anciennes habitudes alimentaires des Américains

Pourtant, malgré ces résultats peu solides et souvent contradictoires, la notion que la viande rouge représente le principal coupable alimentaire s'est immiscé profondément dans notre débat national depuis des décennies. On voudrait nous faire croire que nous nous sommes éloignés d'un passé plus parfait et moins abondant en viande. Notablement, lorsque le sénateur McGovern annonce la publication de son rapport du comité sénatorial, intitulé *Objectifs diététiques* [Dietary Goals], au cours d'une conférence de presse en 1977, il présente un panorama plutôt sombre du futur de l'alimentation américaine. "Notre alimentation s'est radicalement transformée ces cinquante dernières années, explique-t-il, avec comme conséquence des effets majeurs et souvent nocifs sur notre santé." Hegsted, debout à ses côtés, juge l'alimentation américaine de l'époque comme étant trop "riche en viande" et en d'autres sources de graisses saturées et de cholestérol, connus pour leur "lien avec les maladies cardiaques, certaines formes de cancer, le diabète et l'obésité." Voici les "maladies meurtrières" dit McGovern. La solution, déclare-t-il, consiste à ce que les Américains adoptent un régime alimentaire plus sain et à base de plantes, comme jadis.

Jane Brody, chroniqueuse médicale au *New York Times*, résume parfaitement cette notion en écrivant que "durant ce siècle, l'alimentation de l'Américain moyen a subi une

---

nombreux nutriments sensés protéger contre le cancer, comme la vitamine A, l'acide folique, le sélénium et le zinc (et c'est la raison pour laquelle on nous dit de manger plus de fruits et de légumes) sont non seulement plus abondants dans la viande mais sont également plus "biodisponibles", c'est-à-dire qu'ils sont plus facilement absorbés dans le sang par le corps humain lorsqu'ils sont consommés sous forme de viande que sous forme de légumes (Biesalski, 2002).

140

transformation radicale en raison du remplacement des aliments d'origine végétale tels que les céréales, les haricots secs et les pois, les noix, les pommes de terre et autres légumes et fruits par des aliments d'origine animale tels que la viande, le poisson, la volaille, les œufs et les produits laitiers." C'est un point de vue qui trouve un écho dans des centaines de rapports officiels.

L'argument en faveur de cette notion que nos ancêtres vivaient principalement de fruits, de légumes et de céréales est issu principalement des "données sur la disparition des denrées alimentaires" de l'USDA (ministère de l'Agriculture des États-Unis). La "disparition" des aliments représente une approximation de la consommation. La plupart des denrées alimentaires est probablement mangée mais une grande partie est également gaspillée. Les experts reconnaissent donc que les chiffres relatifs à la disparition sont simplement des estimations grossières de la consommation. On sait que les données du début des années 1900, auxquelles Brody, McGovern et d'autres font référence, sont particulièrement médiocres. Entre autres, ces données ne prennent en compte que la viande, les produits laitiers et autres aliments frais expédiés d'un État à un autre durant ces années-là. Donc, tous les produits fabriqués et consommés localement (comme la viande d'une vache ou les œufs d'une poule) n'ont pas été comptabilisés. Et comme à cette époque-là, les fermiers représentaient plus d'un quart des travailleurs, les aliments locaux devaient constituer une grande quantité des produits alimentaires consommés. Les experts reconnaissent que ces premières données sur la disponibilité ne permettent de toute façon pas une analyse sérieuse. Et pourtant, ils se servent de ces chiffres car aucune autre donnée n'est disponible. Quant aux années antérieures à 1900, il n'existe aucune donnée "scientifique".

En l'absence de données scientifiques, une analyse historique permet de donner un aperçu sur la consommation alimentaire de la fin du XVIIIe siècle et au cours du XIXe siècle en Amérique. Bien que circonstanciels, les documents historiques peuvent s'avérer tout à fait rigoureux. Et, dans ce cas précis, ils permettent un examen certainement plus approfondi que les données embryonnaires de l'USDA. Les nutritionnistes universitaires ne consultent quasiment jamais les textes historiques. Ils considèrent que ceux-ci appartiennent à un autre silo académique et qu'ils n'ont pas grand-chose à offrir dans le domaine de l'alimentation et de la santé. Pourtant, l'histoire peut nous en apprendre beaucoup sur la façon dont les humains s'alimentaient pendant des milliers d'années avant que les maladies cardiaques, le diabète et l'obésité ne deviennent chose commune. Nous ne nous en souvenons évidemment pas, mais ces maladies n'étaient pas aussi répandues qu'aujourd'hui. Et en examinant les habitudes alimentaires de nos ancêtres américains qui se portaient relativement bien, on s'aperçoit qu'ils mangeaient bien plus de viande rouge et bien moins de légumes que ce qu'on ne le suppose généralement.

D'après de nombreux témoignages, les anciens peuples de l'Amérique étaient des **fermiers "indifférents"**. Ils faisaient peu d'effort en matière d'agriculture et d'élevage d'animaux. Comme le décrit un témoin suédois du XVIIIe siècle, "ils traitaient les cultures céréalières, les prairies, les forêts, le bétail, etc., **avec la même insouciance.**" Et l'exploitation agricole n'avait guère d'utilité puisque la viande était si facilement accessible.

L'abondance infinie de l'Amérique d'antan est véritablement stupéfiante. Les pionniers témoignent de l'extraordinaire profusion de gibier tel que les dindes, canards, tétras, faisans et plus encore. Les volées d'oiseaux migrateurs assombrissaient le ciel pendant *des jours durant*. Le succulent courlis esquimau était **apparemment si gras** qu'il éclatait lorsqu'il tombait à terre, recouvrant le sol d'une sorte de pâte de viande grasse (les habitants de la Nouvelle-Angleterre surnommaient cette espèce, aujourd'hui disparue, "l'oiseau pâte").

Dans les forêts, on trouvait des ours (appréciés pour leur graisse), des ratons-laveurs, des goglus, des opossums et des lièvres. Et des cerfs par troupeaux entiers, si nombreux que les colons ne prenaient même pas la peine de chasser l'élan, l'orignal ou le bison car on estimait que transporter et conserver une si grande quantité de viande était trop laborieux.*

---

*La disponibilité du gibier dans l'Amérique des premiers temps contraste fortement avec les terres d'Europe bien plus peuplées où les paysans auraient bien voulu manger plus de viande qu'ils

NINA TEICHOLZ

Un voyageur européen, décrivant sa visite dans une plantation du Sud, observe que la nourriture comprenait du bœuf, du veau, du mouton, du chevreuil, des dindes et des oies. Mais il ne mentionne aucun légume. On nourrit les bébés de bœuf avant même qu'ils aient leurs dents. Anthony Trollope, romancier anglais, décrit que lors d'un voyage aux États-Unis en 1861, les Américains mangeaient deux fois plus de bœuf que les anglais. Charles Dickens, lors d'une visite, écrit qu'un "petit-déjeuner sans entrecôte n'est pas digne de ce nom." Apparemment, démarrer la journée avec du blé soufflé et du lait demi-écrémé (notre "petit-déjeuner des champions !") n'était pas considéré comme adéquat, même pour un domestique.

En effet, pendant les 250 premières années de l'histoire des États-Unis, même les pauvres pouvaient se permettre le prix de la viande ou du poisson à chaque repas. Le fait que les ouvriers aient si facilement accès à de la viande est exactement la raison pour laquelle les observateurs considéraient que l'alimentation du nouveau monde était supérieure à celle du vieux monde. "Je considère qu'une famille est en grand désespoir lorsqu'une mère de famille peut voir le fond du baril de porc" explique une femme au foyer frontalière dans le roman de James Fenimore Cooper, *Le porte-chaîne*.

À l'instar des tribus primitives décrites au chapitre 1, et comme l'attestent les livres de recettes de l'époque, les Américains se régalaient des viscères des animaux. Ils mangeaient le cœur, les rognons, les tripes, le ris de veau, le foie de porc, les poumons de tortue, la tête et les pieds d'agneau et de cochon ainsi que la langue d'agneau. La langue de bœuf était également "fortement appréciée".

Et on consommait non seulement la viande, mais également de grandes quantités de graisses saturées. Les Américains du XIXe siècle mangeaient quatre à cinq fois plus de beurre qu'aujourd'hui et au moins six fois plus de saindoux.[*]

---

ne pouvaient en obtenir (Montanari, 1996).

[*]Au XIXe siècle, la consommation de beurre se situe entre 6 à 9 kg (13 et 20 livres) par personne et par an (alors qu'elle représente moins de 1,8 kg (4 livres) par personne en l'an 2000. La consommation de saindoux au XIXe siècle se situe entre 5,5 à

Dans le livre *Mettre la viande sur la table américaine* [Putting Meat on the American Table], le chercheur Roger Horowitz écume la littérature en quête de données sur la quantité de viande consommée par les Américains. Une étude réalisée sur huit mille citadins américains en 1909 montre que les plus pauvres d'entre eux en consommaient 62 kg (136 livres) par an et les plus riches, plus de 91 kg (200 livres). En 1851, un budget alimentaire publié dans le *New York Tribune* alloue 900 grammes (2 livres) de viande par jour à une famille de cinq personnes. Au tournant du XVIIIe siècle, même les esclaves se voient attribuer une moyenne de 68 kg (150 livres) de viande par an. Comme le conclut Horowitz, "ces sources nous permettent de suggérer qu'au XIXe siècle, la consommation annuelle moyenne de viande était de l'ordre de 68 à 91 kg (150 à 200 livres)."

Soit environ 79 kg (175 livres) de viande par personne par an ! À savoir qu'aujourd'hui, un adulte américain moyen consomme environ 45 kg (100 livres) de viande par an. Et, sur ces 45 kg (100 livres), la volaille (poulet et dinde) en représente plus de la moitié alors que jusqu'à la moitié du XXe siècle, le poulet était une viande de luxe, au menu seulement pour les occasions spéciales (on élevait des poules principalement pour leurs œufs). Si l'on soustrait ce facteur volaille, on peut conclure qu'aujourd'hui, la consommation de viande rouge se situe entre 9 et 32 kg (40 à 70 livres) par personne (selon différentes sources de données publiques). En tout état de cause, elle est bien inférieure à ce qu'elle était il y a deux siècles.

---

6 kg (12 et 13 livres) par personne alors qu'elle est inférieure à 900 grammes (2 livres) aujourd'hui. La consommation de saindoux sera à son plus haut entre 1920 et 1940 en atteignant environ 6,8 kg (15 livres) par personne. (Les chiffres du XIXe siècle sont ceux de Cummings, 1940, 258 ; les chiffres actuels proviennent de l'USDA.)

NINA TEICHOLZ

Illustration 10. Disponibilité et consommation de la viande aux États-Unis, de 1800 à 2007 : consommation totale (viande rouge et volaille)

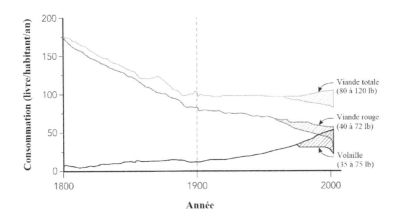

Sources : pour les données de 1800, consulter *Mettre la viande sur la table américaine* [Putting Meat on the American Table] de Roger Horowitz (Baltimore, MD : Johns Hopkins University Press, 2000) :11-17. Pour les plages de données des années 2000, les limites supérieures indiquent la disponibilité totale dans la chaîne alimentaire (données issues du ministère de l'Agriculture des États-Unis, service de recherche économique) et les limites inférieures indiquent la consommation réelle basée sur des données d'enquête issues des Enquêtes nationales par examen de la santé et de la nutrition (National Health and Nutrition Examination Surveys, NHANES) Ces données sont calculées dans "Trends in Meat Consumption in the USA" de Carrie R. Daniel et al., Public Health Nutrition 14, n° 4 (2011) : figure 2, 581.

Aux XVIIIe et XIXe siècles, les Américains mangeaient bien plus de viande rouge qu'aujourd'hui.

Illustration 11. Disponibilité de la viande aux États-Unis, de 1909 à 2007 : consommation totale (viande rouge et volaille)

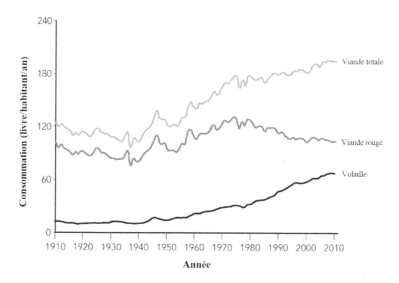

Source : ministère de l'Agriculture des États-Unis, service de recherche économique. Le gouvernement ne publie plus ces données en ligne mais elles sont consultables ici : Neal D. Barnard, "Trends in Food Availability, 1909-2007" *American Journal of Clinical Nutrition* 91, no. 5 (2010) : Tableau 1, 1531S.

Les Américains consomment aujourd'hui plus de viande qu'il y a cent ans mais cela est dû au fait qu'ils mangent davantage de volaille (et non de viande rouge).

Pourtant, cette baisse de la consommation de viande rouge ne se reflète pas du tout dans le discours des autorités publiques. Un rapport récent de l'USDA affirme que notre consommation de viande atteint un "niveau record". Et les médias reprennent cette perception en chœur. Ce rapport suggère que nos problèmes de santé sont liés à cette hausse de la consommation de viande. Mais ce genre d'analyse induit en erreur car la viande rouge et la volaille sont regroupées ensemble dans une seule catégorie affichant l'augmentation de la consommation totale de viande. Et en réalité, ce n'est que la consommation de volaille qui a grimpé

146

de façon astronomique depuis les années 1970. Si l'on regarde la situation dans son ensemble, il est clair que nous mangeons aujourd'hui bien moins de viande rouge que nos aïeux.

En parallèle, et contrairement aussi à notre perception courante, il semble que nos ancêtres américains mangeaient peu de légumes. Les légumes-feuilles, en raison de leur courte période de culture, n'étaient pas considérés comme valant la peine. Un observateur du XVIIIe siècle rapporte que "leur rendement en nutriments semble si pauvre par rapport au travail nécessaire à leur culture que les fermiers préfèrent se tourner vers des aliments plus riches." En effet, un document d'avant-garde publié en 1888 pour le gouvernement américain et rédigé par le plus grand expert en nutrition du pays de l'époque, conclut que les Américains souhaitant vivre bien et de manière économe devraient "éviter les légumes-feuilles" car leur valeur nutritive est si faible. En Nouvelle-Angleterre, rares étaient les cultivateurs d'arbres fruitiers car la conservation des fruits exigeait des quantités égales de sucre et de fruits, ce qui était bien top onéreux. Les pommes étaient la seule exception et même celles-ci, stockées dans des barils, ne pouvaient se conserver que quelques mois.

Quand on y réfléchit, cela semble pourtant évident. Avant l'importation en Amérique de kiwis de Nouvelle-Zélande ou d'avocats d'Israël par les grandes chaînes de supermarchés, il était quasiment impossible de garantir un approvisionnement en fruits et en légumes hors saison. En Nouvelle-Angleterre, cette saison dure de juin à octobre ou peut-être jusqu'en novembre lors d'une année chanceuse. Avant que les camions et bateaux réfrigérés ne permettent le transport de produits frais partout dans le monde, la plupart des individus mangeaient donc des fruits et des légumes pendant moins de la moitié de l'année. Plus au nord, l'hiver durait encore plus longtemps. Même pendant les mois les plus doux, les fruits et les salades étaient peu consommés, et ce par peur du choléra. (Ce n'est qu'au moment de la guerre civile, lorsque l'industrie de la conserve s'est développée, que certains légumes comme le maïs, les tomates et les petits pois ont commencé à être mis en conserve.)

Ainsi, comme l'écrivent les historiens Waverly Root et Richard de Rochemont, il est donc "erroné de dire des

Américains qu'ils étaient des gros mangeurs de fruits et de légumes." Bien que le mouvement végétarien se soit établi aux États-Unis à partir de 1870, la méfiance générale à l'égard de ces aliments frais (qui s'avariaient si facilement et qui étaient vecteurs de maladies) ne s'est dissipée qu'après la Première guerre mondiale grâce à la commercialisation du réfrigérateur.

Selon ces récits, la nation américaine toute entière, pendant les deux-cent-cinquante premières années de son histoire, aurait donc fait figure de mauvaise élève par rapport à nos recommandations nutritionnelles officielles contemporaines.

Cependant, durant toute cette période, les maladies cardiovasculaires ont été fort probablement rares. Les certificats de décès de l'époque ne peuvent fournir aucune donnée fiable, mais d'autres sources d'informations suggèrent de façon convaincante que les maladies cardiovasculaires n'ont fait leur apparition qu'à partir du début des années 1920. Austin Flint, l'expert américain le plus influent dans le domaine des maladies cardiaques de la moitié du XIXe siècle, parcourt alors tout le pays à la recherche de cas d'anomalies cardiaques. Mais même en dépit de son important cabinet médical à New York, il rapporte n'en observer que très peu. Quant à William Osler, l'un des fondateurs de l'hôpital John Hopkins, lui non plus ne signale aucun cas de maladie cardiovasculaire pendant les années 1870 et 1880, période au cours de laquelle il exerce à l'hôpital général de Montréal. La première description clinique d'une thrombose coronarienne a lieu en 1912. Et un manuel officiel, *Affections des artères, notamment l'angine de poitrine* [Diseases of the Arteries including Angina Pectoris], publié en 1915, ne fait aucune mention de thrombose coronarienne. À la veille de la Première guerre mondiale, le jeune Paul Dudley White (qui deviendra plus tard le médecin du président Eisenhower) écrit que sur l'ensemble de ses sept cent patients masculins à l'hôpital général du Massachusetts, seuls quatre d'entre eux ont indiqué souffrir de douleurs thoraciques, "malgré le fait que nombre d'entre eux ont alors plus de 60 ans".* En 1900, environ un cinquième de la

---

*En Angleterre, le médecin écossais Walter Yellowlees a retracé tous les cas de maladie cardiovasculaire qu'il pouvait trouver et en a conclu que dans l'Angleterre d'avant-guerre, la pathologie

NINA TEICHOLZ

population américaine a plus de cinquante ans. Ce chiffre semble réfuter l'argument courant selon lequel, à l'époque, on ne vivait pas assez longtemps pour que les maladies cardiaques puissent émerger comme problème observable. En bref, au début du XXe siècle, l'Amérique comptait dix millions d'individus d'âge propice à une crise cardiaque mais les crises cardiaques ne constituaient pas le problème le plus courant.

Est-il possible que les maladies cardiaques aient été occultées ? Leon Michaels, historien médical, a comparé les cas de douleurs thoraciques aux cas mentionnant deux autres problèmes de santé : la goutte et la migraine. Celles-ci sont tout autant douloureuses et épisodiques. Elles doivent donc avoir été également observées par les médecins. Les travaux de Michaels révèlent des descriptions détaillées de migraines, remontant jusqu'à l'Antiquité. La goutte, elle aussi, fait l'objet de longues descriptions de la part de médecins et de patients. Mais il n'y a aucune mention de douleurs thoraciques. Michaels constate donc qu'il est "fort improbable" que l'angine de poitrine, caractérisée par sa douleur intense et terrifiante se manifestant de manière épisodique au cours de nombreuses années, ait pu passé inaperçue par la communauté médicale, "si ce n'est, en effet, qu'elle ait été extrêmement rare avant le milieu du XVIIIe siècle."[*]

Il semble donc juste d'affirmer qu'au summum du gavage

était "une maladie très rare". Le premier cas d'infarctus sera observé à l'Infirmerie royale d'Édimbourg en 1928 (Yellowlees, 1982 ; Gilchrist, 1972).

[*]Michaels raconte que William Heberden, l'un des "médecins les plus savants de son époque", a décrit les premiers cas correctement consignés de douleur thoracique au Collège royal de médecine de Londres, le 21 juillet 1768. Les individus "ressentent soudainement, pendant qu'ils marchent [...] une sensation douloureuse et désagréable dans la poitrine qui donne l'impression qu'elle pourrait être mortelle si elle augmentait ou persistait." Ces attaques continuaient pendant des mois, et même des années, jusqu'au coup de grâce. Heberden nomma cette condition *angina pectoris* (douleur sévère dans la poitrine) (Michaels, 2001, 9).

viande-beurre des XVIIIe et XIXe siècles, les maladies cardiovasculaires faisaient moins rage que dans les années 1930.[*]

Ironiquement, ou peut-être de façon révélatrice, "l'épidémie" de maladies cardiovasculaires a débuté suite à une période de *moindre* consommation de viande rouge. En 1906, la publication de *La jungle*, histoire fictive sur l'industrie du conditionnement de la viande écrite par Upton Sinclair, fait chuter de moitié les ventes de viande aux États-Unis. Elles mettront vingt ans à se rétablir. En d'autres termes, la consommation de viande a diminué juste avant l'émergence des maladies coronariennes. La consommation de lipides augmente aussi au cours de ces années-là, de 1909 à 1961, en tandem avec les crises cardiaques. Mais cette hausse de 12 % de la consommation de matières grasses n'est pas liée à une augmentation des matières grasses d'origine animale. Elle est en fait due à une augmentation de la disponibilité des huiles végétales, ces dernières ayant récemment été inventées.

Malgré cela, la notion que les Américains consommaient autrefois moins de viande et "surtout des plantes" (notion adoptée par McGovern et une multitude d'experts) perdure encore aujourd'hui. Et cela fait maintenant des décennies que l'on dit aux Américains de revenir à ce mode alimentaire "plus sain" qui, quand on l'examine de près, ne semble jamais avoir existé.

"On ne peut pas se permettre d'attendre"

En Amérique, à la fin des années 1970, la notion qu'un régime alimentaire à base de plantes puisse être ce qu'il y a de plus sain et de plus authentique historiquement commence à s'immiscer dans la conscience populaire. Cela fait plus de quinze ans que des actions soutenues visent à diaboliser les graisses saturées. Les membres du comité de McGovern ont été très rapidement convaincus par ces hypothèses. Au demeurant, le rapport préliminaire que Mottern écrit pour le comité McGovern

---

[*]L'explosion dramatique du nombre de cas signalés au début du XXe siècle peut aussi s'expliquer par l'amélioration des techniques de diagnostic (Taubes, 2007, 6-8).

150

provoque naturellement un tollé chez les producteurs de viande, de produits laitiers et d'œufs. Ils envoient des représentants au bureau de McGovern et insistent qu'il organise des audiences supplémentaires. Sous la pression de ces lobbies, le personnel de McGovern façonne une exception pour les viandes *maigres*, dont on recommandera donc la consommation aux Américains. Ainsi, les *Objectifs diététiques* conseilleront aux Américains d'augmenter leur consommation de volaille et de poisson et de limiter la viande rouge, les matières grasses, les œufs et le lait entier. Dans le langage des macronutriments, cela signifie que l'on a conseillé aux Américains de réduire les matières grasses totales, les graisses saturées, le cholestérol alimentaire, le sucre et le sel tout en augmentant leur consommation de glucides afin qu'elle représente 55 à 60 % des calories journalières.

Tandis que Mottern aurait aimé que le rapport final déconseille carrément la consommation de viande, certains sénateurs du comité se sentaient moins à même de donner leur avis en matière de science nutritionnelle. Charles H. Percy de l'Illinois, membre du groupe minoritaire, écrit dans le rapport final *Objectifs diététiques* que lui et deux autres sénateurs ont de "sérieuses réserves" quant à la "divergence de l'opinion scientifique sur l'effet bénéfique sur le cœur lié à la modification des habitudes alimentaires." Ils décrivent la "polarité" des points de vue parmi les scientifiques de renom comme Jerry Stamler et Pete Ahrens. Ils signalent également que les dirigeants du gouvernement (notamment le directeur du NHLBI lui-même ainsi que Theodore Cooper, sous-secrétaire de la santé) appellent à la retenue avant de formuler des recommandations destinées au grand public.

Et pourtant, cet état d'âme arrivera trop tard pour arrêter la dynamique mise en branle par le rapport de Mottern. *Objectifs diététiques* ravivera le même argument utilisé précédemment par Keys et Stamler : que c'était *maintenant* le bon moment de prendre des mesures pour résoudre un problème de santé publique urgent. "On ne peut pas se permettre d'attendre les preuves définitives pour corriger des tendances possiblement délétères" explique le rapport du Sénat.

C'est ainsi qu'*Objectifs diététiques*, compilé par un non-spécialiste, Mottern, sans aucune évaluation formelle, est devenu incontestablement le document le plus influent de toute l'histoire de l'alimentation et des maladies. À la suite de la publication d'*Objectifs diététiques* par la plus haute instance élue du pays, un gouvernement tout entier et ensuite toute une nation se mobiliseront pour soutenir et renforcer ses recommandations nutritionnelles. Trente ans plus tard, Marshal Matz, conseiller principal du comité McGovern me dira : "le document a survécu à l'épreuve du temps et j'en suis très fier, tout comme McGovern."

Selon Matz, la preuve du caractère substantiel du rapport se trouve dans le fait que ses recommandations de base (réduire les matières grasses saturées et totales tout en augmentant les glucides) sont toujours d'actualité. Mais une telle logique est circulaire. Que se serait-il passé si le Congrès américain avait exprimé exactement l'opposé : manger de la viande et des œufs et rien d'autre ? Peut-être que ces conseils, soutenus par la puissance du gouvernement fédéral, auraient pu tout autant perdurer. Dans les décennies qui ont suivi la publication d'*Objectifs diététiques*, les Américains ont vu leurs taux d'obésité et de diabète exploser ; tel un indice que quelque chose ne va pas avec notre alimentation. Se basant sur ces faits, le gouvernement aurait pu juger bon de réévaluer ces objectifs mais il a toutefois maintenu le cap, car c'est le principe même des gouvernements : ils représentent l'institution la moins souple qui soit, incapable de changer facilement d'orientation.

Toutes voiles dehors : les rouages de Washington se mettent en branle

Dès que le Congrès américain endosse officiellement la série de recommandations nutritionnelles, les rouages bureaucratiques dans tout Washington, D.C., commencent lentement mais inexorablement à tourner. L'alimentation et les maladies ont longtemps été ignorées par les diverses administrations gouvernementales, mais plus maintenant.

Le Congrès désigne l'USDA comme principal organisme en charge de la nutrition et, par coïncidence, Mark Hegsted se voit également attribuer le poste de directeur de la nouvelle branche Nutrition de l'organisation. Il passe ainsi du rôle d'architecte

152

scientifique des *Objectifs diététiques* à celui d'administrateur principal de ces mêmes objectifs. À l'USDA, il collabore avec Carol Foreman, secrétaire adjointe et ardente défenseur des consommateurs qui, comme Mottern, considère que son rôle consiste à protéger les Américains crédules contre la surconsommation d'aliments gras, prétendument imposée par les producteurs d'œufs et de viande corrompus.

Hegsted et Foreman ont pour rôle de déterminer la mise en œuvre des *objectifs diététiques*. Et cette tâche requiert pour le moins un peu d'imagination car en septembre 1978, la seule chose que l'équipe de l'USDA a publiée sur le sujet est un menu suggérant la consommation de **treize tranches de pain** chaque jour afin d'atteindre la quantité de glucides recommandée dans le rapport. Comme le demande un diététicien dans le *Washington Post* : personne n'est-il capable d'élaborer quelques suggestions de menu appétissant ?

Et bien, non, car bien que le Congrès ait statué sur les composants d'une alimentation saine, les scientifiques se disputent encore sur les preuves essentielles soutenant ces choix. À l'USDA, Hegsted tente de compiler un rapport officiel sur le sujet mais ses efforts tombent à l'eau à cause de querelles bureaucratiques. Entre temps, la prestigieuse Société américaine pour la nutrition (American Society for Nutrition), également préoccupée par la nécessité d'un consensus scientifique plus solide avant de donner des conseils à la population américaine toute entière, crée un groupe de travail formel pour examiner à nouveau les données sur l'alimentation et les maladies afin d'évaluer leur fiabilité. Hegsted décide de laisser les travaux de ce groupe de travail guider ses recommandations au nom de l'USDA. +Après tout, le soutien d'experts ne peut que rendre encore plus crédible les efforts de l'USDA puisqu'il n'en demeure pas moins qu'aucun groupe de chercheurs en nutrition (autre que le comité nutritionnel de l'AHA dominé par Keys et Stamler) n'a encore été formellement constitué pour analyser les données probantes relatives à l'alimentation et les maladies. Hegsted est conscient qu'il "prend **un gros risque** [...] car Pete Ahrens de l'université Rockefeller copréside le comité et est connu pour son opposition aux recommandations nutritionnelles générales." Pourtant, malgré ce risque, Hegsted accepte de

153

MANGER GRAS, LA GROSSE SURPRISE

respecter la décision du groupe d'experts.

Ahrens sélectionne un groupe de travail composé de neuf membres représentant tout l'éventail des points de vue scientifiques sur l'hypothèse régime-cœur. Le groupe délibère pendant plusieurs mois sur chaque élément de la chaîne de l'hypothèse régime-cœur : la consommation de graisses saturées, le cholestérol total et les maladies cardiovasculaires. En revanche, les résultats ne sont pas particulièrement favorables aux partisans de l'hypothèse lipidique tels que Hegsted ou Keys. Par exemple, un sujet sur lequel le groupe d'experts s'accorde, c'est que les preuves condamnant les graisses saturées ne sont pas convaincantes. En outre, le plus qu'ils puissent en dire concernant les matières grasses, c'est qu'elles ne sont liées aux maladies cardiovasculaires que de manière indirecte. Le problème essentiel réside, comme cela a toujours été le cas, dans la quasi-absence de données d'essais cliniques sur le régime alimentaire pauvre en matières grasses, ne laissant ainsi la place qu'aux études épidémiologiques. Comme nous le savons, ces études peuvent montrer une association mais ne prouve pas de lien de causalité. Elles avaient suffi au camp Hegsted mais pas au camp Ahrens.

En 1979, le rapport final du groupe de travail d'Ahrens mentionne clairement que la majorité de ses membres demeurent très sceptiques quant à l'hypothèse selon laquelle la réduction des matières grasses ou des graisses saturées puisse prévenir les maladies coronariennes. Cependant, le groupe n'indique pas explicitement que les objectifs diététiques sont préjudiciables et donc Hegsted décide de l'interpréter comme un feu vert. Se servant de la même logique ténue employée par Keys qui consiste à présumer qu'il a raison jusqu'à preuve du contraire, Hegsted demande de manière rhétorique : "La question [...] n'est pas pourquoi devrait-on changer notre alimentation, mais pourquoi pas ? Qu'encourt-on à manger moins de viande, moins de gras et moins de cholestérol ?" De plus en plus de nutritionnistes sont d'avis que les Américains devraient "se prémunir" contre les maladies cardiovasculaires en réduisant leur consommation de matières grasses jusqu'à ce que davantage de preuves soient découvertes. Hegsted imagine qu'on peut "s'attendre à d'importants avantages" tout en étant incapable d'en imaginer les coûts. Le comité d'Ahrens réplique que le principe de "ne pas nuire" exige davantage de preuves avant de procéder à la modification du régime alimentaire américain. Mais Hegsted n'est pas convaincu par cet argument. Et au final, l'USDA a obligation de rendre compte non pas aux scientifiques du monde académique, mais au Congrès américain. Et celui-ci a déjà rendu un avis définitif en faveur du nouveau régime alimentaire pauvre en matières grasses.

Et c'est ainsi qu'en février 1980, malgré l'absence d'approbation du comité d'Ahrens, Hegsted continue sur sa lancée en publiant les **Recommandations alimentaires pour les Américains** [Dietary Guidelines for Americans], la première série à destination du public américain.[*] Ces recommandations serviront plus tard de base à la pyramide alimentaire de l'USDA (qui s'est récemment transformée en "Mon assiette" de l'USDA). Malgré le fait qu'elles aient découlées du travail d'un seul membre du personnel du Congrès et de son unique conseiller universitaire et malgré l'absence de validation par des experts en nutrition, ces recommandations constituent aujourd'hui les conseils alimentaires les plus répandus aux États-Unis. Elles sont connues de tous les écoliers et elles jouent un rôle très important dans l'éducation nutritionnelle et l'élaboration des repas scolaires dans tout le pays.

La guerre des preuves entre experts

Hormis le groupe d'experts d'Ahrens, un autre groupe de nutritionnistes n'est pas convaincu par l'argument de Hegsted qui affirme que la science est de qualité suffisante pour justifier ces recommandations. C'est l'Académie nationale des sciences,

---

[*]Elles sont différentes des *objectifs diététiques* qui avaient été publiés par le comité McGovern et qui avaient défini la politique d'où découleront les *recommandations alimentaires* de Hegsted. Depuis 1980, les *Recommandations alimentaires pour les Américains* sont publiées par l'USDA conjointement avec le ministère de la Santé et des Services sociaux (Department of Health and Human Services, DHHS) des États-Unis tous les cinq ans.

155

une société privée créée par le Congrès en 1863 comme source d'informations sur les questions scientifiques. Depuis 1940, son Comité sur les aliments et la nutrition est le groupe d'experts nutritionnels le plus respecté à Washington, D.C. C'est lui qui fixe, à intervalles réguliers de quelques années, les apports nutritionnels recommandés (ANR) des aliments. Le comité avait en réalité été sollicité par l'USDA pour rédiger une analyse des *objectifs diététiques*, mais le contrat n'a jamais été signé. Comme rapporté par le magazine *Science*, le contrat a probablement été annulé car les responsables de l'USDA ont eu vent du manque de sympathie du comité à l'égard du nouveau régime alimentaire pauvre en matières grasses du Sénat.

Peu encline à être muselée, l'académie utilisera ses propres ressources pour réaliser son évaluation. Un groupe de l'académie procède donc à l'examen désormais familier de ces mêmes études que tout le monde a déjà passées à la loupe. Publiée dans un rapport intitulé *Vers des régimes alimentaires sains* [Toward Healthful Diets], sa conclusion sur les preuves en faveur de l'hypothèse régime-cœur affirme que les études offrent des "résultats globalement non probants".

L'une des remarques les plus solides faites par l'académie, c'est que jusqu'à présent, l'alimentation des Américains semblait leur réussir plutôt bien. L'alimentation traditionnelle regorgeait de vitamines et de protéines de haute qualité. Comme le décrira en 1978 Gil Leveille, directeur du comité sur les aliments et la nutrition, elle était "mieux qu'elle ne l'a jamais été et l'une des meilleures alimentations au monde, si ce n'est la meilleure." La taille moyenne de l'homme américain (facteur assez fiable en matière de qualité de la nutrition au cours d'une vie) avait rapidement augmenté tout au long de la première moitié du XXe siècle. Par rapport aux pays affichant des statistiques similaires, les Américains figuraient parmi les individus les plus grands de la planète.[*]

Washington devient ainsi la scène d'un géant bras de fer

_____

[*]L'augmentation régulière de la taille de l'homme américain s'est arrêtée chez les hommes nés à partir des années 1970. Le déclin de la nutrition est l'une des nombreuses raisons que les experts invoquent comme possible cause.

autour de l'avenir de l'alimentation américaine. D'un côté se trouvent l'USDA et le DHHS, divisions titanesques du gouvernement soutenues par le rapport de McGovern, ainsi que l'Administrateur de la santé publique des États-Unis qui avait réagi aux *objectifs diététiques* en publiant son propre rapport contentant des vues similaires en 1979. À l'opposé de tous ces bureaux du gouvernement fédéral, de l'autre côté, se trouve le comité sur les aliments et la nutrition de l'Académie nationale des sciences, seul et de plus en plus chancelant. Lui seul soutiendra le point du vue selon lequel il ne faut pas recommander une alimentation pauvre en matières grasses à l'ensemble des Américains.

Les médias s'en donnent alors à cœur joie. Après tout, le gras et le cholestérol sont des sujets brûlants et, comme le dit Hegsted en se trémoussant : "le gouvernement et l'académie sont en porte-à-faux !"

Le *New York Times* et le *Washington Post* publient des articles importants sur le sujet et les deux journaux le mentionnent dans leur éditorial. Les membres du comité participent à des émissions de télévision et le programme MacNeil/Lehrer Report consacre toute une émission au sujet. Même le magazine People publie un article avec la photo du président du comité de l'académie, Alfred E. Harper, le montrant chez lui portant un regard plein d'affection sur sa femme qui lui prépare des œufs brouillés.

De manière générale, les médias sont fortement en faveur des recommandations du gouvernement qui visent à réduire l'apport de matières grasses. Le *New York Times* accuse le rapport de l'académie de "partialité" et de ne représenter "qu'un seul point de vue". Ce que le *Times* ne saisit pas, c'est que le différend scientifique ne porte pas sur un duel entre deux hypothèses, chacune avec son propre écheveau d'arguments à l'appui. Il n'y a qu'une seule hypothèse à la barre et les scientifiques ne font qu'exprimer leur accord ou désaccord sur les preuves l'étayant. Cela suffisait-il ? Ou non ?

Le *New York Times* mène l'équivalent d'une enquête d'opinion : "au moins 18 autres organismes de santé, ainsi que le gouvernement fédéral, soutiennent la réduction de la consommation de matières grasses et de cholestérol" écrivent les éditeurs. Seules l'académie et l'Association médicale américaine se tiennent de l'autre côté. Les coûts potentiels de ce régime alimentaire (une augmentation du risque de maladies cardiovasculaires lié aux glucides, une augmentation du risque de cancer lié aux huiles polyinsaturées ou une carence nutritive chez les enfants) ne figurent pas dans la discussion. Le *Times* conclut que "le gouvernement fédéral estime toujours que toute personne prudente devrait manger moins de gras et de cholestérol. À moins que l'académie puisse démontrer de manière catégorique que le gouvernement commet une erreur, toute personne prudente agira ainsi."

Telle est donc la nouvelle réalité : une décision politique a produit une nouvelle vérité scientifique. À l'inverse de la méthode scientifique normale, qui exige qu'une hypothèse soit mise à l'épreuve avant qu'elle puisse être considérée comme viable, la politique a ici court-circuité le processus. Et une hypothèse non testée a été élevée au rang de doctrine, présumée vraie jusqu'à preuve du contraire.

En ce qui concerne le rapport de l'académie, le glas sonne le 1er juin 1980 lorsque le *New York Times* publie, en première page, un article sur deux des membres du comité et leurs liens avec l'industrie : Robert E. Olson, biochimiste à l'école de médecine de l'université de St. Louis, qui a été conseiller auprès de l'industrie des produits laitiers et des œufs. Et le président Harper, auprès de la filière de la viande. Ces accusations s'avèrent vraies. Mais il faut se souvenir que les sociétés agro-alimentaires tentaient d'influencer les deux côtés du débat. Au même moment où l'on découvre que deux membres du comité entretiennent des relations avec le secteur de la viande, des produits laitiers et des œufs, on apprend que deux autres membres du comité de l'académie sont *employés* par des entreprises agro-alimentaires. L'un d'eux travaille pour le producteur d'épices McCormick and Company, et l'autre pour Hershey Foods Corp. Et dès le début, le comité a été financé par la Fondation pour la nutrition, dont les membres comprennent General Foods, Quaker Oats, Heinz Co. et Corn Products Refining Co., parmi d'autres grandes sociétés de l'agro-alimentaire.

Malgré ce puissant lobby, le comité s'oppose fermement aux

nouvelles recommandations d'une alimentation faible en cholestérol et en matières grasses. "Notre attitude à l'époque" décrit sans complexe le président Harper lors d'une interview à l'âge de quatre-vingt-quatre ans, "était que si un individu compétent était conseiller au sein d'une entreprise agro-alimentaire, il n'y avait aucune raison pour laquelle il ne pouvait pas siéger au comité."

La presse et le public ne sont pas au courant de ces enchevêtrements de chaque côté du débat. Ils perçoivent seulement que les conditionneurs de viande et les producteurs d'œufs sont corrompus, ce point de vue étant entretenu par la couverture médiatique. Les risques pour la santé liés à la consommation de graisses saturées sont d'ores et déjà tellement considérés comme acquis qu'on suspecte les partisans en faveur des aliments d'origine animale d'avoir des motifs cachés. Les critiques traitent le rapport *Vers des régimes alimentaires sains* de "complotiste" et "négligent". Et Fred Richmond, représentant au Congrès américain de New York, affirme ouvertement que les lobbyistes de l'industrie alimentaire "doivent avoir été à l'œuvre ici".

Le tollé contre le rapport surprend les scientifiques de l'académie qui n'ont pas l'habitude de tels grincements de dents de la part du public. Philip Handler, directeur de l'académie, raconte à un ami comment *Vers des régimes alimentaires sains* a reçu plus d'attention que toutes les autres publications érudites de l'académie au cours des dernières années. "Nous étions naïfs à propos de la politique" dit-il en raillant, "parfois on perd... et parfois on perd encore."

Au cours de l'été 1980, l'Assemblée et le Sénat organisent chacun des audiences sur le rapport. La réputation de l'académie est durement mise à mal. "Il fait peu de doute que le comité [de l'Assemblée] avait pour intention de crucifier Handler" observe le magazine Science. En effet, le comité de rédaction du *Washington Post* écrit que le rapport a "entaché" la réputation du comité et de l'académie par ses "conseils scientifiques minutieux". Le rapport a traduit un effort rigoureux et équitable et il a présenté une analyse bien plus pointue que celle de Mottern, mais la publicité est puissante. La méprise de l'opinion générale envers les travaux du comité dans le rapport *Vers des régimes alimentaires sains* perdure encore malheureusement aujourd'hui. En raison du fait que l'académie était l'un des rares groupes scientifiques à offrir un système d'équilibre des pouvoirs par rapport aux travaux des autres organisations officielles sur le sujet de la nutrition et des maladies (les autres étant le NIH, l'USDA et l'AHA), le dénigrement du rapport sceptique de l'académie sur ce sujet a été un événement majeur. Cela a réduit à néant toute opportunité pour un groupe scientifique officiel de jouer un rôle de contre-balancier.

L'étude LRC met fin au débat

Le dernier mot dans le débat sur l'hypothèse régime-cœur vient du NHLBI au début des années 1980. Deux études avaient été planifiées une décennie plus tôt mais l'institut avait renoncé à dépenser un milliard de dollars dans une étude à grande échelle, unique et définitive sur le "régime prudent". L'une des deux plus petites études était celle nommée MRFIT, menée par Stamler qui s'était basé sur le modèle du "tout et n'importe quoi" et qui avait fourni des résultats si décevants. L'autre étude, nommée LRC (Lipid Research Clinic Coronary Primary Prevention Trial, [Étude sur la prévention primaire des maladies coronariennes, clinique de recherche sur les lipides]) est la plus grande expérience jamais entreprise visant à tester l'hypothèse selon laquelle la réduction du cholestérol permet de protéger contre les maladies cardiovasculaires. MRFIT a été une énorme déception pour l'hypothèse régime-cœur, donc tout le monde attendait les résultats de la LRC en espérant qu'ils seraient meilleurs.

L'étude LRC est menée par Basil Rifkind, directeur de la Division du métabolisme lipidique du NHLBI, conjointement avec Daniel Steinberg, spécialiste du cholestérol à l'université de Californie de San Diego. Ils examinent près d'un demi-million d'hommes d'âge moyen et en identifient 3 800 avec des taux de cholestérol suffisamment élevés (265 mg/dl ou plus) pour qu'ils soient considérés comme étant à risque de subir bientôt une crise cardiaque. Les hommes sont divisés en deux groupes. Les deux groupes sont encouragés à suivre une alimentation hypocholestérolémiante. On leur conseille de manger moins d'œufs, des viandes plus maigres et des produits laitiers plus faibles en gras que la moyenne nationale. Le groupe de traitement se voit également prescrire un médicament anti-cholestérol appelé cholestyramine. Le groupe témoin reçoit un placébo.

Il est important de comprendre que cette étude ne porte pas sur l'alimentation. Les deux groupes de l'étude ont reçu la recommandation de suivre le même régime alimentaire pauvre en matières grasses. Par conséquent, l'alimentation n'est pas une variable dans cette étude. Seul le médicament cholestyramine a été testé dans ce protocole. Les chercheurs expliqueront aux détracteurs que la raison pour laquelle ils n'ont pas choisi de tester différentes alimentations, c'est que le NHLBI ne pouvait pas, en son âme et conscience, face à un homme présentant un risque élevé, le priver d'une alimentation hypocholestérolémiante. Et ce même si l'un des objectifs initiaux de l'étude était de vérifier si une telle alimentation pouvait avant toute chose protéger contre les maladies cardiovasculaires. Quel raisonnement circulaire kafkaïen ! De toute évidence, l'hypothèse de Keys a réussi à surmonter si aisément les obstacles habituels liés aux exigences de preuve scientifique que le simple fait de tester l'alimentation était désormais considéré comme contraire à l'éthique.

Malgré cette omission de l'alimentation comme variable dans l'étude, les résultats du LRC, lorsqu'ils sont publiés en 1984, sont salués comme une victoire pour l'hypothèse régime-cœur. Une partie de cette hypothèse porte sur l'importance de la réduction du cholestérol total pour prévenir l'accumulation de plaques. Et le médicament d'intervention a *en effet* entraîné une plus forte baisse du cholestérol dans le groupe de traitement que dans le groupe témoin. Aussi, un peu moins de crises cardiaques se sont produites dans le groupe de traitement. Et parmi ces crises cardiaques, moins se sont avérées mortelles.[*]

---

[*]Le groupe sous traitement a vu son cholestérol baisser de 13 % en moyenne (par rapport à seulement 4 % dans le groupe témoin). Malgré cela, le résultat est interprété comme un échec thérapeutique car les chercheurs s'attendaient à ce que le facteur de différence de cholestérol sérique entre les deux groupes soit supérieur à quatre. Les responsables de l'étude expliqueront que

Cependant, comme d'habitude, ces résultats semblent prometteurs mais ils ne résistent pas à un examen plus approfondi des données. Par exemple, la différence entre le nombre de crises cardiaques est relativement faible et, conformément au test statistique que les auteurs ont décidé d'utiliser au départ, cette différence ne s'avère pas significative sur le plan statistique. À la fin de l'étude, les chercheurs prendront la décision controversée et peu orthodoxe de sélectionner un test plus souple qui *permet* à leurs résultats de devenir significatifs sur le plan statistique.* Ils décident également d'exprimer leurs données sur le cholestérol LDL en pourcentage de variation, ce qui fausse les résultats et obscurcit les différences relativement faibles en termes de chiffres absolus. Néanmoins, malgré ce tour de passe-passe statistique, il reste le problème lié au fait que bien que le traitement ait réduit la mortalité coronarienne, elle n'a curieusement en rien amélioré la mortalité totale. Toutes causes confondues, soixante-huit hommes du groupe de traitement sont décédés par rapport à soixante-et-onze du groupe témoin, une différence d'à peine 0,2 %.

La mortalité toutes causes confondues représente toujours l'écueil des études sur la réduction du cholestérol. Bizarrement mais invariablement, on observe que les hommes dont le cholestérol baisse meurent considérablement plus de suicide,

---

ces mauvais résultats sont liés à la difficulté d'adhésion (le médicament présentait de nombreux effets secondaires désagréables) et au fait que le foie supplée à la diminution du cholestérol en augmentant sa propre production (homéostasie à l'œuvre).

*Dans leur protocole, les chercheurs de l'étude LRC expliquent vouloir utiliser un test "bilatéral" pour évaluer la pertinence. Ce test admet qu'un traitement peut aller dans deux directions, soit avec des effets bénéfiques, soit avec des effets délétères. Cependant, à la fin de l'étude, les chercheurs décideront d'utiliser un test unilatéral moins restrictif qui présume que le traitement ne peut avoir que des effets bénéfiques. Cette méthode statistique moins rigoureuse a été source de polémique autour de l'étude LRC (Kronmal, 1985).

162

d'accident et d'homicide. Rifkind se dira que ces résultats sont un hasard. Et pourtant, cet étrange constat s'était déjà produit auparavant dans des études portant sur la réduction des graisses saturées, comme l'étude d'Helsinki. En fait, une **méta-analyse de six études hypocholestérolémiantes** révèle que le risque de décès lié à un suicide ou à un événement violent est deux fois plus élevé dans les groupes de traitement que dans les groupes témoins. Selon les auteurs, c'est l'alimentation qui pourrait provoquer une dépression. (Les chercheurs ont par la suite **suggéré** que la carence en cholestérol dans le cerveau pourrait compromettre le fonctionnement des récepteurs de la sérotonine.) **D'autres études hypocholestérolémiantes** où l'alimentation constitue la seule intervention constatent systématiquement des taux supérieurs de cancer et de calcul biliaire dans le groupe de traitement, raison pour laquelle le NHLBI a lui-même organisé une série de séminaires sur ce problème juste quelques années plus tôt. **En outre, les populations qui présentent un taux de cholestérol très bas,** comme les Japonais, souffrent davantage d'accidents vasculaires cérébraux et d'hémorragie cérébrale que les groupes dont le cholestérol moyen est plus élevé.

Un certain nombre de biostatisticiens sont d'avis que les responsables de l'étude LRC devraient tenir compte de ces résultats inattendus de l'étude. "Tout statisticien rendrait son badge s'il n'arrivait pas à trouver une raison pour expliquer un tel résultat" dit Paul Meier, un des biostatisticiens les plus influents de sa génération. Salim Yusuf, administrateur du NHLBI n'arrive pas lui non plus à ignorer les observations de l'étude LRC. "Je suis incapable de l'expliquer et cela m'inquiète énormément" dit-il au magazine *Science* à l'époque.

Et pourtant, Rifkind et Steinberg ne cherchent pas à expliquer ces problèmes. Ils annoncent que l'étude remporte un franc succès et qu'elle démontre les bienfaits de la baisse du cholestérol sur la santé. Qui plus est, ils ne se contentent pas de conclure que la cholestyramine empêche les crises cardiaques. Ils en déduisent aussi que l'adoption d'une *alimentation* hypocholestérolémiante doit aussi avoir une incidence sur les crises cardiaques (bien que l'alimentation elle-même n'ait pas été testée). Présumer que la réduction du cholestérol à l'aide d'un médicament équivaut à la réduction du cholestérol au moyen de l'alimentation constitue un acte de foi. Et un acte de foi questionnable. Cela mène le biostatisticien Richard A. Kronmal à écrire dans le *Journal of the American Medical Association* que, s'il est tentant de présumer qu'une alimentation prudente pauvre en matières grasses permet de réduire les crises cardiaques de façon semblable à ce que le médicament a produit, les résultats de l'étude "ne corroborent pas une telle affirmation". Kronmal craint que Rifkind et ses collègues aient influencé les données à tel point que leurs conclusions relèvent davantage de la "défense d'intérêts que de la science". Le biostatisticien Paul Meier estime qu'affirmer que les résultats sont "concluants" constitue un "emploi abusif du terme".

Néanmoins, malgré ces critiques, Rifkind dit au magazine Time, qu'il est "désormais incontestable que la baisse du cholestérol grâce à l'alimentation et les médicaments peut en réalité réduire le risque de maladie cardiovasculaire et de crise cardiaque." Steinberg déclare triomphalement que l'étude LRC représente la "clé de voûte" de l'hypothèse régime-cœur. Rifkind et Steinberg affirment également que leurs conclusions, basées sur une population d'hommes d'âge moyen à haut risque, "pourraient et devraient s'appliquer aux autres groupes d'âge, aux femmes", ainsi qu'aux hommes présentant un risque faible. Ce raisonnement se base sur l'idée reçue qu'il n'est jamais trop tôt pour lutter contre les maladies cardiovasculaires.

Les résultats de leur étude seront salués comme définitifs grâce au fait, en partie, que les experts espèrent tant qu'ils le soient. Le NHLBI a dépensé 250 millions de dollars sur deux études, chacune parmi les plus chères de l'histoire de la nutrition. Cet investissement de la part du gouvernement sous-entend que les études doivent produire des recommandations formelles. Cela faisait des décennies que les partisans de l'hypothèse régime-cœur attendaient avec impatience une étude "définitive" et cet espoir a incité les experts à ignorer les chiffres problématiques de l'étude et les effets secondaires alarmants. Selon le point de vue optimiste des chercheurs principaux de l'étude LRC, on pouvait désormais conseiller au grand public de réduire leur cholestérol en consommant moins de graisses saturées, en prenant un médicament, ou les deux.

164

La LRC ne représente pas uniquement la dernière des études. Cette étude, qui n'a même pas porté sur l'alimentation, s'est révélée être l'une des études les plus influentes jamais réalisées. Ses résultats seront par la suite utilisés par le NHLBI pour mettre en œuvre tout un appareil bureaucratique entièrement dévoué à la réduction du cholestérol sérique de toutes les personnes "à haut risque" en Amérique. Une partie de ces efforts consistera à dire aux gens de réduire leur consommation de matières grasses alimentaires, en particulier des graisses saturées. Et ces conseils finiront par être prodigués à l'ensemble des hommes, des femmes et des enfants de la nation.

La conférence de consensus

Si, aujourd'hui, une grande partie des adultes américains d'âge moyen mangent moins de viande et prennent leurs statines, cette situation est presque entièrement imputable à la prochaine action qu'entreprend le NHLBI. Fournir des médicaments et des conseils nutritionnels à l'ensemble de la population américaine représente une immense responsabilité. Le NHLBI décide donc qu'il faut créer un consensus scientifique, ou du moins l'apparence d'un tel consensus, avant de procéder. Aussi, cet organisme doit définir les seuils exacts de cholestérol au-delà desquels il peut recommander aux médecins de prescrire un régime pauvre en matières grasses ou une statine. Alors à nouveau, en 1984, le NHLBI réunit un groupe d'experts à Washington, D.C., et organise une réunion publique à laquelle participent plus de six cents médecins et chercheurs. Leur tâche, en à peine deux jours et demi, consiste à examiner et débattre de l'ensemble du corpus de la littérature scientifique sur l'alimentation et les maladies, puis d'arriver à un consensus sur les cibles de cholestérol à recommander aux hommes et femmes tous âges confondus.

Plusieurs participants décriront comment les résultats de la conférence étaient connus d'avance. Il est en effet difficile d'en conclure autrement. Le nombre de personnes plaidant en faveur de la baisse du cholestérol dépassera de loin le nombre de créneaux alloués aux détracteurs. Et les puissants partisans de l'hypothèse régime-cœur contrôleront tous les postes clés : Basil

Rifkind préside le comité de planification, Daniel Steinberg préside la conférence elle-même et les deux hommes apportent leurs témoignages.

La déclaration de "consensus" de la conférence, lue par Steinberg au cours de la dernière matinée, est bien loin d'être une évaluation modérée du rôle compliqué que joue l'alimentation dans une maladie encore mal comprise. Au lieu de cela, il déclare qu'il ne fait "aucun doute" que la réduction du cholestérol à l'aide d'une alimentation pauvre en matières grasses et en graisses saturées permet "d'offrir une protection considérable contre les maladies coronariennes" chez tous les Américains âgés de plus de deux ans. Les maladies cardiaques constituent désormais le plus important facteur déterminant les choix nutritionnels de la nation toute entière.

En mars 1984, suite à cette conférence, le magazine Time publie en couverture une illustration d'un visage sur une assiette, composée de deux œufs frits en guise d'yeux et d'une lamelle de bacon en guise de moue. "Limitez les œufs et le beurre !" lit-on en gros titre. Et l'histoire commence ainsi : "Il est prouvé que le cholestérol est néfaste et notre alimentation ne sera désormais jamais plus la même."

**Illustration 12. Conférence de consensus organisée par le
NIH : *Time*, 26 mars 1984**

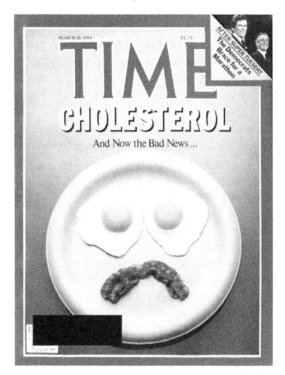

La conférence de consensus organisée par le NIH en 1984 entérine
l'hypothèse selon laquelle les graisses saturées provoquent des
maladies cardiovasculaires.

Du magazine *TIME*, 26 mars 1984
@ 1984, Time Inc. Utilisé sous licence. *TIME* et Time Inc. ne sont
pas affiliés avec le détenteur de la licence, et ils déclinent toute
responsabilité quant aux produits ou services dudit détenteur.

Comme nous l'avons vu, l'étude LRC n'a pas porté sur
l'alimentation et ses conclusions sur le cholestérol ne sont que
faiblement étayées par les données. Mais Rifkind avait déjà
montré qu'il pensait que cette extrapolation est juste. Il dit au
Time que les résultats "indiquent fortement que plus on limite la
consommation de cholestérol et de matières grasses, plus on

167
MANGER GRAS, LA GROSSE SURPRISE

réduit le risque de maladies cardiovasculaires."

Gina Kolata, reporter à l'époque pour le magazine *Science*, rédige un article sceptique sur la qualité des preuves défendant les conclusions de la conférence. Elle écrit que les études "ne montrent pas que la *réduction* du cholestérol fait une différence" et elle cite de nombreux détracteurs qui s'inquiètent du fait que les données sont insuffisantes et qu'elles ne permettent pas de recommander une alimentation pauvre en matières grasses à tous les hommes, femmes et enfants. Steinberg tente de dénigrer ces critiques en traitant son article d'exemple de l'appétit des médias pour "la contestation [qui] est toujours plus médiatique que le consensus". Mais l'article principal du *Time* en faveur des conclusions de Steinberg est clairement un exemple du contraire et, dans son ensemble, les médias apportent leur soutien aux nouvelles recommandations sur le cholestérol.

La conférence de consensus donnera naissance à une division complètement nouvelle au NIH, intitulée le Programme national d'éducation sur le cholestérol (National Cholesterol Education Program, NCEP) dont l'objectif reste à ce jour d'informer les médecins sur la façon de définir et de traiter leurs patients "à risque" et d'éduquer les Américains sur les bénéfices apparents de réduire leur cholestérol. Dans les années qui s'ensuivent, les groupes d'experts du NCEP seront infiltrés par des chercheurs soutenus par l'argent pharmaceutique. Et les cibles de cholestérol seront sans cesse abaissées, incorporant ainsi de plus en plus d'Américains dans la catégorie de ceux nécessitant des statines. Et l'alimentation pauvre en matières grasses, bien qu'elle n'ait jamais été correctement testée par un essai clinique pour confirmer qu'elle permet de prévenir les maladies cardiovasculaires, devient l'alimentation standard recommandée dans le pays.

Pour les détracteurs de longue date de l'hypothèse régime-cœur, comme Pete Ahrens, la conférence de consensus a aussi représenté un événement marquant car c'est la dernière fois qu'ils se sont exprimés ouvertement. Après cette conférence, Ahrens et ses collègues se voient dans l'obligation de classer l'affaire. Bien qu'au cours des deux dernières décennies, les membres de l'élite nutritionnelle avaient pu participer au débat, ce n'est plus le cas dans les années qui suivent la conférence de

168

consensus. Être membre de l'élite implique désormais, ipso facto, que l'on soit partisan de l'alimentation pauvre en matières grasses. En fait, l'alliance NHLBI-AHA a si efficacement réussi à museler ses adversaires que parmi les dizaines de milliers de chercheurs dans les domaines de la médecine et de la nutrition, seuls quelques dizaines, pendant les quinze prochaines années, publieront des résultats de recherche contestant, un tant soit peu, l'hypothèse régime-cœur. Et même là, ils s'inquiéteront que cela mette leur carrière en péril. Ils ont vu comment Ahrens, qui s'était hissé au sommet de sa discipline, a néanmoins eu du mal à obtenir des subventions car, selon les dires d'un de ses anciens élèves, il y a "**un prix à payer** lorsque l'on s'oppose à l'establishment. Et il en était bien conscient".

C'est sans doute pourquoi Ahrens, en évoquant la conférence qui sera son chant du cygne, s'exprimera étonnamment sans aucune restreinte. "Je pense que **le grand public se fait flouer** par le NIH et l'Association américaine de cardiologie" déclare-t-il. "Ils veulent bien faire. Ils prient dieu qu'ils ont fait le bon choix. Mais leurs actions ne se fondent pas sur des preuves scientifiques mais sur la base d'une hypothèse plausible mais non testée." Qu'elle soit plausible ou même probable, cette notion non vérifiée aura désormais pris son envol.

6

Conséquences d'une alimentation pauvre en matières grasses chez les femmes et les enfants

On ne peut guère exagérer l'importance du changement que représente la prise de position du gouvernement sur l'alimentation lorsque les *Recommandations alimentaires pour les Américains* sont publiées en 1980. Depuis 1956, l'USDA avait conseillé au grand public de favoriser des aliments nutritifs en consommant une alimentation "équilibrée" composée des groupes alimentaires de base : d'abord cinq, puis sept et enfin quatre d'entre eux. Les quatre groupes alimentaires sont le lait, la viande, les fruits et légumes ainsi que les céréales. On avait recommandé aux Américains de manger un peu de chaque groupe d'aliments tous les jours. L'USDA a toujours été dans une situation de conflit d'intérêt puisque sa mission toute entière consiste à promouvoir les produits alimentaires américains. L'organisation a longtemps été fortement influencée par ces mêmes industries. Quoi qu'il en soit, son message ne consiste désormais plus à encourager les individus à manger suffisamment de portions d'aliments nutritifs mais à les limiter. Et, ironiquement, dans la plupart des cas, ceux-ci sont exactement les mêmes aliments ! La viande, le beurre, les œufs et le lait entier, jusqu'à présent associés à la prospérité, voient leur réputation passer d'aliments sains à celle d'aliments dangereux.

Ce sont les années 1970 et les Américains remettent en question les normes acceptées, notamment grâce aux défenseurs de l'intérêt public qui révèlent la triste vérité sur des produits de consommation comme les cigarettes ou les pesticides qu'on a longtemps crus sans danger. Remettre en question des produits alimentaires de base comme la viande, le lait et les œufs paraît logique dans le cadre de ce scepticisme. Le conseil d'éviter les aliments traditionnels arrive à un moment où le grand public ne se fie plus aux croyances sacro-saintes. Ceci explique en partie pourquoi les *Recommandations alimentaires* résonnent avec la population lorsqu'on lui conseille de remplacer ces aliments par davantage de légumes, de fruits et de céréales.

170

Au cours des années 1980, dans la foulée des *Recommandations alimentaires*, l'alimentation pauvre en matières grasses et en cholestérol se propage rapidement, s'élargissant du groupe initial d'hommes d'âge moyen à haut risque pour englober tous les Américains, femmes et enfants. Elle est adoptée par le pays tout entier. En établissant des cibles de cholestérol strictes, les nouvelles recommandations alimentaires du NCEP sont non seulement destinées à davantage d'individus, elles élargissent également leur portée. Ce nouveau régime alimentaire ne se limite pas uniquement à la réduction des graisses saturées et du cholestérol mais il préconise aussi la réduction des matières grasses totales. Comme l'explique Jerry Stamler en 1972, le principe de base se fonde sur la logique très simple et intuitive que les graisses sont "excédantes en calories [...] ce qui engendre une obésité". C'est la présomption, en apparence évidente mais néanmoins non prouvée, que le gras nous rend gras. Voilà, une fois de plus, cet homonyme malencontreux.

Cette opinion sur la cause de l'obésité a toujours figuré en arrière-plan de la conversation régime-cœur. Mais elle ne devient une recommandation nutritionnelle officielle qu'en 1970 lorsque l'AHA (invariablement la première à vociférer la réduction des matières grasses) publie pour la première fois une recommandation limitant celles-ci à 35 % des calories totales consommées. Deux ans auparavant, le comité de l'AHA avait mis en garde *contre* la réduction des matières grasses parce qu'il craignait que cela entraîne une augmentation de la consommation des glucides. Le comité était alors particulièrement préoccupé par les glucides raffinés et il déconseillait "la consommation excessive de sucre, notamment les bonbons, les boissons gazeuses et autres sucreries."

Cependant, lorsque le leadership du comité nutritionnel de l'AHA change avant la publication des recommandations de 1970 et que l'influent Jerry Stamler y siège à nouveau, cette mise en garde disparaît. Et tout au long des vingt-cinq prochaines années, jusqu'en 1995, les brochures de l'AHA recommanderont aux Américains de consommer moins de gras et davantage de glucides raffinés. Une publication de l'AHA en 1995 indique d'opter pour des "produits de snacking d'autres groupes

MANGER GRAS, LA GROSSE SURPRISE

alimentaires comme [...] des biscuits sucrés et salés à faible teneur en gras, [...] des bretzels non salés, des bonbons durs, des bonbons de gomme, du sucre, du sirop, du miel, de la confiture, de la gelée et de la marmelade." En bref, le conseil de l'AHA pour éviter les matières grasses, c'est de manger du sucre.

Par la suite, de nombreux experts nutritionnels déploreront le "phénomène Snackwell". Ce terme est employé pour décrire les individus soucieux de leur santé, souhaitant réduire leur consommation de matières grasses et qui se gavent désormais de paquets de biscuits sans matière grasse ou à faible teneur en gras mais riches en glucides raffinés. "Nous ne l'avions pas anticipé. Ce sont les *industriels* qui ont produit ces calories à forte teneur en glucides" m'expliquera Stamler. C'est un point de vue qui a souvent été repris. Pourtant, l'AHA elle-même a clairement orienté les Américains, ainsi que l'industrie alimentaire, exactement dans cette direction. L'AHA a même surfé sur la vague des profits engendrés par les glucides raffinés dès les années 1990 en exigeant une forte commission pour avoir le privilège d'apposer la marque de produit certifié "Bon pour le cœur" sur les produits alimentaires. Ce label se trouvera même sur certains produits douteux comme les Frosties de Kellogg's (pétales de maïs glacés au sucre), les Fruity Marshmallow Krispies (céréales de riz glacées au sucre avec des morceaux de guimauve aux arômes de fruits) et les Pop-Tarts (pâtisseries plates rectangulaires fourrées) à faible teneur en gras. L'AHA finira ultimement par retirer son approbation à ces produits si manifestement mauvais pour la santé. Et pourtant, en 2012, le marquage apparaît toujours sur les boîtes de Honey Nut Cheerios (céréales de petit déjeuner aux arômes de miel et d'amande) et de Quaker Life Cereal Maple and Brown Sugar (céréales de petit déjeuner aux arômes d'érable et de sucre roux). Ces produits arborent peut-être des noms à consonance plus saine mais ils contiennent tous deux davantage de sucres et de glucides que les Frosties de Kellogg's. Au vu du rôle qu'à joué l'AHA à promouvoir les aliments à haute teneur en sucre, il est donc malhonnête d'accuser l'industrie alimentaire d'avoir abandonné les matières grasses au profit des glucides raffinés.

À l'époque, l'insistance de l'AHA à réduire les matières grasses totales a *pourtant* bien rencontré un certain degré de critique officielle de la part de responsables de haut niveau. En effet, Donald S. Fredrickson, un des dirigeants du NIH (et qui deviendra plus tard son directeur) écrit un article en réprouvant les directives de l'AHA : "En savons-nous assez" demande-t-il, "pour nous permettre de recommander à tout le monde d'opter pour une alimentation qui pourvoit plus de la moitié des calories sous forme de glucides ?" En se référant à la lacune de preuves scientifiques pour étayer l'alimentation pauvre en matières grasses, il ajoute avec condescendance que le rapport "fait pitié".

Il est important de réaliser qu'en 1970, au moment où l'AHA commence à recommander aux Américains de réduire leur consommation de matières grasses totales, ce régime alimentaire n'a pas fait l'objet d'essais cliniques. Toutes ces premières grandes études de renom avaient porté sur une alimentation "pauvre en cholestérol" ou "prudente" (à haute teneur en huiles végétales et pauvres en graisses saturées), mais en ce qui concerne la réduction des graisses *totales*, comme l'AHA le conseillait désormais, les preuves étaient inexistantes. En réalité, les données soutenant le régime alimentaire pauvre en matières grasses se limitent à l'époque à de petites études, une en Hongrie et une en Angleterre. Au cours de ces études, la consommation de matières grasses a été réduite de manière drastique à 43 grammes par jour afin d'évaluer le potentiel de protection contre les maladies cardiaques d'une telle alimentation. Et ces **deux études affichent des résultats contradictoires.** Par ailleurs, les études visant à évaluer la limite déjà recommandée de 35 % de matières grasses, n'ont tout simplement jamais été réalisées.

Néanmoins, ce manque de preuves n'a clairement pas empêché l'AHA de publier ses recommandations en faveur d'une alimentation pauvre en matières grasses. Et l'organisation décide même d'aller encore plus loin. Elle réclame une transformation en profondeur des systèmes de production alimentaire du pays : développement de nouvelles variétés de bétail moins gras, produits laitiers et produits de boulangerie à faible teneur en matières grasses, promotion de la margarine, quasi-élimination des jaunes d'œufs et modification des repas scolaires et des coupons alimentaires ainsi que des repas servis dans les établissements des forces armées et des vétérans. Comme on le sait, la plupart de ces changements seront mis en pratique. Les programmes d'aide alimentaire du gouvernement opteront dorénavant pour des produits à faible teneur en matières grasses. Et la quasi-totalité des entreprises agroalimentaires du pays reformuleront leurs produits : des poitrines de poulet sans peau de Tyson aux soupes, pâtes à tartiner, yaourts et biscuits allégés. Quel que soit le produit, il en existe une version à faible teneur en matières grasses. Dans certains cas, il n'est même plus possible d'acheter la version non allégée d'un produit alimentaire. Par exemple, les plus grands fabricants de yaourts américains ne vendent aujourd'hui que des yaourts allégés ou à 0 % de matière grasse. (En 2013, les seuls yaourts à base de lait entier vendus sur le marché américain viennent de la Grèce.) Au milieu des années 1990, au plus fort de la frénésie des consommateurs pour éliminer toutes les graisses alimentaires, pas moins d'un quart de l'ensemble des nouveaux produits alimentaires commercialisés sont étiquetés "à faible teneur en matières grasses".*

Tout au long des années 1980 et 1990, magazines et journaux publient sans cesse des articles sur comment réduire les matières grasses et vivre heureux sans viande. Jane Brody, la chroniqueuse médicale du *New York Times* et la partisane la plus influente de la presse en ce qui concerne l'alimentation pauvre en matières grasses, écrira ce qui suit : "S'il existe un nutriment pour lequel les dés sont pipés, c'est le gras." Et, en 1990, elle publie son message destiné au grand public et long de sept cents pages : Le livre d'une alimentation saine *: vivre de glucides* [The Good Food Book: Living the High-Carbohydrate Way].

---

*Depuis 1990, la FDA réglemente ce type d'allégation de santé figurant sur les emballages alimentaires, ainsi que les allégations telles que "riche en fibres" et "pauvre en cholestérol".

174

Illustration 13. "La table 4 te présente ses compliments. La table 7 se demande si tu veux les tuer avec toutes ces graisses saturées et tout ce cholestérol."

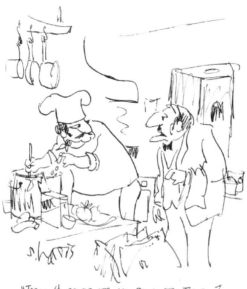

"TABLE 4 SENDS ITS COMPLIMENTS. TABLE 7 WANTS TO KNOW IF YOU'RE TRYING TO KILL THEM WITH ALL THOSE SATURATED FATS AND CHOLESTEROL."

Dean Ornish et le régime alimentaire quasi-végétarien

Comme peuvent se souvenir tous ceux qui ont grandi pendant les années 1980, l'engouement pour une alimentation faible en gras atteint son pic au cours de cette décennie et évolue vers 0 % de matières grasses L'autodidacte Nathan Pritikin fait figure de chef de file. Il avait été aux prises de son cholestérol élevé et il a trouvé le régime alimentaire pauvre en matières grasses comme solution. Il popularisera ensuite cette alimentation grâce à ses livres à succès et au Centre de longévité de Pritikin à San Diego. La condamnation des matières grasses par Pritikin se renforce au fil des ans et, à partir des années 1980, il élimine presque toutes les matières grasses de son alimentation. Il décrit cette alimentation sans gras et végane comme étant le "programme

alimentaire originel de l'humanité".* Pritikin préconise que 80 %
des calories quotidiennes soient consommées sous forme de
glucides, régime similaire à celui pauvre en matières grasses de
l'AHA, mais pour les extrémistes.

Les années 1970 et 1980 se révèlent être une période
regorgeant de diététiciens célèbres. Le médecin qui se bat dans
les mêmes tranchées que Pritikin et qui en fin de compte
s'avèrera bien plus puissant, c'est Dean Ornish.
Incontestablement, il deviendra le médecin nutritionniste dont
l'influence s'est ressentie le plus durablement ces trente
dernières années. (À l'autre extrémité, durant ces années-là, on
retrouve Robert C. Atkins, comme on l'abordera au chapitre 10.)

Depuis les années 1980, Ornish prône une alimentation quasi-
végétarienne. Bannis de son régime alimentaire figurent la
viande rouge, le foie, le beurre, la crème et les jaunes d'œufs.
Ces aliments font partie de ce qu'il nomme le "Groupe cinq",

---

*Certains ouvrages scientifiques sur l'alimentation humaine
paléolithique confortent la théorie selon laquelle notre alimentation
préhistorique était autrefois constituée d'une majorité de plantes.
Cependant, Loren Cordain, auteur du livre *Le régime paléo*,
ouvrage fondateur de ce domaine, argumente que les premiers
humains, "où et quand cela était possible sur le plan écologique",
consommaient 45 à 65 % de leurs calories sous forme d'aliments
d'origine animale. Cette théorie coïncide avec les travaux de
Richard Wrangham, anthropologue à l'université de Harvard, qui
affirme que l'évolution de l'*Homo sapiens* n'est devenue possible
que lorsque les premiers humains ont adopté une alimentation riche
en viande. La viande, et surtout les viscères comme les reins et le
foie, sont bien plus riches en nutriments que les aliments d'origine
végétale (Wrangham affirme que l'aptitude à cuire la viande était
particulièrement cruciale puisque ce processus augmente la
disponibilité des nutriments lors de la digestion). Les chimpanzés
qui, quant à eux, se nourrissent principalement de plantes, passent la
plupart de leur journée à manger afin de consommer suffisamment
de nutriments nécessaires à leur survie. Selon Wrangham, leur
grande bouche donne une idée des grandes quantités de plantes
qu'ils doivent ingurgiter, par rapport à la taille réduite de la bouche
des humains mangeurs de viande (Cordain et al., 2000 ; Wrangham,
2009 ; Werdelin, 2013 , 34-39).

176

l'échelon le plus bas et le plus interdit de son "échelle" alimentaire. Ce groupe se situe en dessous du Groupe quatre qui contient des "beignets, produits pâtissiers frits, gâteaux, biscuits et tartes". D'après Ornish, si vous souhaitez sérieusement vous prémunir contre les maladies cardiaques, il faut alors manger principalement des fruits, des légumes et des céréales. Presque les trois-quarts des calories doivent être issus de glucides. Il affirme que, quant à elles, les alimentations riches en matières grasses entraînent "fatigue, dépression, léthargie et impuissance".

Cependant, d'après Frank Sacks, professeur à l'École de santé publique de Harvard qui mène une étude sur le programme d'Ornish au début des années 1990, il s'avère que ceux qui suivent le régime alimentaire d'Ornish ont du mal à y adhérer, même lorsque leurs repas leur sont fournis. "On a remué ciel et terre. Le personnel s'est montré formidable" dit-il, mais les participants de l'étude "n'ont pas réussi à tenir bon." Ornish maintient que l'adhésion à son programme est élevée. Et tandis qu'il concède que son régime alimentaire peut nécessiter un effort, il argumente que "dans la vie, beaucoup de choses qui en valent la peine sont difficiles à réaliser. C'est difficile de faire du sport tous les jours mais je ne pense pas que la majorité des gens dirait que cela n'en vaut pas la peine. C'est difficile d'arrêter de fumer. C'est difficile d'élever des enfants."

Ornish, diplômé de l'École de médecine Baylor, devient célèbre dans les années 1990 car il est l'un des premiers à publier des preuves démontrant les prétendus avantages d'une alimentation pauvre en matières grasses. Les études d'Ornish comptent parmi celles qui sont les plus citées dans l'histoire de la nutrition. Il revendique que son programme (qui inclut non seulement un régime alimentaire mais également des exercices de type aérobique, yoga et méditation) est le premier à démontrer une réelle *régression* des maladies cardiaques. Il convient donc d'examiner ses études d'un peu plus près.

L'étude de 1990 sur laquelle se fondent les affirmations spectaculaires d'Ornish a regroupé vingt-deux habitants de San Francisco ayant participé au programme alimentaire et physique d'Ornish pendant un an. Selon l'analyse angiographique (procédé d'imagerie médicale qui utilise des rayons X pour capturer une image en deux dimensions des vaisseaux sanguins), les artères des participants du programme d'intervention se sont dilatées. Dans le même temps, dix-neuf membres du **groupe témoin**, ne bénéficiant d'aucune intervention alimentaire ou physique, ont vu leurs artères se rétrécir sur la même période de temps.[*] La diminution de l'obstruction artérielle représente une constatation majeure car jamais personne n'avait réussi à démontrer que les maladies cardiaques sont réversibles.[†]

"Guérisseur des cœurs !" proclame la couverture de *Newsweek* en 1998 lors de la publication d'un article de Ornish dans le *Journal of the American Medical Association* (JAMA). L'article présente Ornish comme le contraire d'un cynique. C'est un homme qui embrasse spontanément les gens et qui cherche à œuvrer dans un "esprit de service" et non un effort "vaniteux". Et dans un monde où les cardiologues poussent les patients vers la chirurgie invasive ou un traitement à vie par des statines, Ornish a longtemps été quasiment le seul dans le monde de la cardiologie à suggérer, conjointement avec les nutritionnistes, que l'alimentation et l'activité physique suffisent pour maintenir une bonne santé.

Pourtant, l'étude d'Ornish, comme de nombreuses autres

---

[*]Ornish a entamé son étude avec vingt-huit patients dans le groupe expérimental mais l'un d'eux est décédé en "dépassant considérablement les recommandations relatives aux exercices dans une salle de sport non supervisée" et un autre était un "alcoolique non diagnostiqué au préalable et qui a ensuite abandonné l'étude". Les autres ont continué le programme mais leurs angiogrammes ont été soit perdus, soit jugés inadéquats pour des raisons techniques.
[†]Cinq ans plus tard, avec seulement vingt participants dans le programme, Ornish déclarera dans deux articles que les résultats sont bons : les artères de ses patients expérimentaux se sont dilatées de 3 % depuis le début de l'étude, tandis que celles du groupe témoin se sont rétrécies de presque 12 %. Les analyses tomographiques par émission de positrons (TEP) ont révélé que dans le groupe d'intervention alimentaire et physique, le flux sanguin vers le cœur s'est amélioré d'environ 10 à 15 %. Pourtant, deux hommes du groupe expérimental décèderont, contre un dans le groupe témoin. (Gould et al., 1995 ; Ornish et al., 1998 ; Ornish et al., 1990).

178

études dans le domaine de la recherche nutritionnelle, présente des défauts. Vingt-deux patients, ce n'est pas beaucoup. Et ils n'ont pas tous réussi à participer au suivi sur cinq ans.[*] Autre élément important et marque de crédibilité dans le domaine des sciences dites "dures" : l'étude d'Ornish n'a jamais été reproduite avec succès par des chercheurs indépendants.

Cherchant à en savoir plus sur les résultats, j'ai contacté Kay Lance Gould, directeur de cardiologie à l'université de Texas, qui a aidé Ornish à lancer sa carrière de chercheur et qui a été co-auteur avec Ornish des documents publiés dans le JAMA. (Au total, ils ont publié trois articles dans le JAMA, ce qui représente un nombre anormalement élevé pour une petite étude.) Au téléphone, je pouvais presque entendre l'incrédulité de Gould sur la façon dont Ornish avait fait la promotion des résultats de leur étude. "La plupart des gens font une étude et publient un article. Dean a réalisé une étude et il a réussi à publier plusieurs articles. C'est un miracle. Il faut du talent pour réussir à promouvoir une toute petite quantité de données. C'est vraiment un génie des relations publiques."

Gould conteste également la fiabilité des preuves angiographiques qui montrent la dilatation des artères des participants. Il n'est pas certain que ces images constituent des preuves solides (comme l'assure systématiquement Ornish). Et elles n'apportent pas forcément les bonnes nouvelles qu'il prétend. Alors que la dilatation des artères semble être intuitivement un bon signe, le rétrécissement des artères n'a pas encore été corrélé de manière fiable à la mortalité coronarienne.[†]

_____

[*] Ornish avait déjà testé son régime alimentaire lors de petites études pilotes à court terme. Cependant, les soins et les traitements prodigués au groupe expérimental ont été bien plus intensifs que ceux prodigués au groupe témoin (les sujets expérimentaux étaient "logés ensemble dans un environnement rural" et leurs repas fournis tout au long de l'étude ; les témoins, quant à eux, sont restés chez eux en suivant leur routine normale). Les résultats peuvent presque certainement être attribués à "l'effet d'intervention" (voir la note au chapitre 7) (Ornish et al., 1983). Ornish a depuis mené de plus grandes études sur son programme en matière d'évolution des maladies cardiaques, mais ces études ont été menées sans groupe témoin (Koertge et al., 2003 ; Silberman et al., 2010).

Et à ce jour, il n'a pas été démontré que l'élargissement des artères par l'insertion d'un stent (un cylindre à maille qui dilate les parois artérielles) augmente la longévité. Au milieu des années 1980, au moment où Ornish mène ses études, les principales revues scientifiques publient des articles à ce sujet.

Lorsque j'ai posé la question à Ornish sur ce point, il a hésité. "Pourquoi voulez-vous savoir ?" me demanda-t-il. Je lui ai donc expliqué. "Eh bien, ce n'est pas le meilleur élément de preuve" accepta-t-il. Pourtant, deux jours plus tard, lors d'une autre conversation, il s'est remis à proclamer que ses études avaient permis la régression des maladies cardiovasculaires, citant "l'angiographie quantitative" comme élément central de preuve de cette affirmation. Quand je l'ai à nouveau questionné sur la capacité des examens artériographiques à prédire de manière fiable les crises cardiaques, il a marqué une pause. Puis, il a dit : "Ils sont importants au niveau clinique, mais vous avez tout à fait raison ; je suis d'accord là-dessus." (Ornish réitérera cette affirmation dans une tribune publiée récemment dans le *New York Times* en 2012.)

---

†Depuis la fin des années 1950, les cardiologues débattent de la fiabilité de ces examens angiographiques. Le rétrécissement des artères est provoqué par l'accumulation de lésions dans les parois artérielles, que l'on appelle "athérosclérose". Pendant longtemps, cette formation de plaques a été interprétée comme facteur de risque de crise cardiaque. Cependant, George Mann a été l'un des premiers chercheurs à faire des observations contraires à cette théorie : malgré les importantes lésions artérielles (équivalentes à "celles observées chez les vieux hommes Américains") chez les cinquante hommes Massaï dont il a fait l'autopsie, les examens électrocardiographiques n'ont presque jamais révélé d'événement cardiaque. Il a postulé que l'athérosclérose constitue un élément naturel du processus de vieillissement et que seulement certains types de plaques instables se détachent et créent les blocages liés aux crises cardiaques. C'est une théorie qui a largement été acceptée. Un des problèmes liés à l'angiographie, c'est que les différences entre une plaque normale et une plaque dangereuse et instable n'apparaissent pas sur les images. Sa fiabilité est également affectée par le fait que la technique est difficile à réaliser et que les résultats sont donc assez variables (Jones, 2000 ; Mann et al., 1972).

Lors de notre conversation, Ornish est revenu sur son autre assertion : "nous avons aussi constaté une amélioration du flux sanguin [...] [qui] représente un critère essentiel des maladies coronariennes. Nous avons démontré une amélioration de 300 % du flux sanguin" a-t-il ajouté. Et pourtant Gould, qui avait interprété les données issues de l'étude, m'avait dit que ce chiffre reflète la variation relative (qui exagère l'importance de l'effet) et qu'en fait, en termes absolus, cette variation n'est de l'ordre que de 10 à 15 %. J'en ai donc fait part à Ornish. "Bon, je ne vais pas chicaner sur ça." me répondit-il.

Mais même si on accepte la revendication d'Ornish en matière de "réversibilité" des maladies cardiovasculaires, la question demeure : est-ce l'alimentation très pauvre en matières grasses qui a fait la différence ? Ou bien est-ce l'arrêt du tabac, la réduction de la consommation de glucides raffinés, les exercices d'aérobie, le soutien psychosocial du groupe, les exercices d'étirement, le yoga, la méditation ou encore les autres interventions visant à réduire le stress ? Tous ces éléments font partie de son programme. Il est possible que l'effet lié à la réduction de la consommation de matières grasses soit insignifiant. Comment Ornish, ou même qui que ce soit d'autre, peut-il en être vraiment certain ?

Les régimes végétariens n'ont pas démontré d'effet positif sur l'espérance de vie. En 2007, le rapport du Fonds mondial de recherche contre le cancer et l'Institut américain de recherche contre le cancer (abordé au dernier chapitre), constatent que les preuves étayant la consommation de fruits et légumes dans la prévention du cancer "ne sont, en aucun cas, convaincantes". Et malgré le fait que les végétariens ont tendance à être des "adhéreurs" qui suivent les consignes des médecins et qui sont de manière générale plus conscients de leur santé (ce qui implique qu'ils devraient vivre plus longtemps), de nombreuses études ont trouvé que ce n'est pas vrai. En effet, lors de la plus grande étude observationnelle menée sur les végétariens, qui a suivi 63 550 hommes et femmes d'âge moyen en Europe pendant une décennie, la mortalité globale des végétariens et des non végétariens s'est révélée être la même.[*]

---

[*]Ce résultat a été publié plusieurs années avant les résultats de

MANGER GRAS, LA GROSSE SURPRISE

Puisque nous vivons désormais à une époque où le régime végétarien (ou quasi-végétarien) est de loin l'alimentation préférée des autorités de santé, ainsi que de la presse populaire, ces constatations de recherche créent probablement un effet de surprise, mais cela n'aurait pas été le cas pour les experts nutritionnels des années 1920. Reprenons le cas des guerriers Massaï du Kenya qui ne consommaient presque uniquement que du lait, du sang et de la viande. En 1926, des décennies avant que George Mann n'arrive au Kenya, le gouvernement britannique envoie des scientifiques comparer les Massaï à une tribu voisine, les Akikuyu. Ils ont coexisté pendant de nombreuses générations et, d'après les chercheurs, dans des conditions de vie "très similaires". Cependant, alors que les Massaï mangeaient principalement des aliments d'origine animale, l'alimentation des Akikuyu était quasi-végétarienne, ne contenant que très peu de matières grasses. La "majeure partie" de leur nourriture était composée de "graines, tubercules, plantains, légumineuses et feuilles vertes".

Les chercheurs ont passé quelques années à réaliser des examens détaillés sur 6 349 adultes Akikuyu et 1 546 adultes Massaï. À la fin, ils ont constaté que la santé des deux groupes différait considérablement, mais pas de la façon dont on pouvait s'y attendre. Il a été observé que les hommes Akikuyu

---

l'Étude sur la santé des infirmières de Harvard concernant le lien entre la viande rouge et les maladies. Comme l'on peut s'y attendre, ce résultat n'a pas fait autant la une des journaux. Et il n'a pas non plus fait l'objet du même degré de publicité que le Projet Chine (connu aussi sous le nom de Rapport Campbell) qui a fait l'objet d'au moins huit livres et livres de recettes depuis 1990 par T. Colin Campbell, biochimiste spécialiste de la nutrition, qui plaide en faveur de l'alimentation végane. Ces livres se basent sur une étude épidémiologique présentant plusieurs importants problèmes d'ordre méthodologique et qui n'ont jamais été publiés dans une revue scientifique à comité de lecture. Au lieu de cela, les deux articles de Campbell ont été publié dans des actes de conférence sous forme de "suppléments" de revue, ceux-ci n'étant pas examinés, ou très peu, par un comité de lecture (Campbell et Junshi, 1994 ; Campbell, Parpia et Chen, 1998 ; Masterjohn, 2005 et Minger, http://rawfoodsos.com/the-china-study/).

NINA TEICHOLZ

végétariens étaient beaucoup plus susceptibles de souffrir de déformations osseuses, caries dentaires, anémie, maladies pulmonaires, ulcères et troubles sanguins. Les Massaï, quant à eux, étaient plus sujets à l'arthrite rhumatoïde. En moyenne, les hommes Massaï mesuraient 13 cm de plus que les Akikuyu. Et ils pesaient 10,4 kg de plus. Ce poids supplémentaire est apparemment de la masse musculaire puisque les hanches des Massaï étaient plus étroites et leurs épaules plus larges. Leur puissance musculaire était également bien supérieure à celle des Akikuyu qui, de manière générale, étaient en moins bonne forme et moins aptes au travail manuel.[*]

Ce n'est qu'en 1998 que la version moderne de cette alimentation proposée par Ornish, quasi-végétarienne et très pauvre en matières grasses, a été évaluée scientifiquement par des experts. Cette analyse a été réalisée pour l'AHA par Alice Lichtenstein (professeur en nutrition de l'université Tufts) et un collègue. D'après les quelques éléments disponibles en faveur de cette alimentation, y compris les études d'Ornish, la réduction drastique des matières grasses à un niveau inférieur ou égal à 10 % semble aggraver certains problèmes associés à un régime alimentaire contenant 30 % de matières grasses. Le mauvais cholestérol diminue (ce qui est bien) mais le bon cholestérol chute aussi (ce qui est mauvais). Et les triglycérides augmentent (mauvais également), parfois même de 70 % (très mauvais). Des questions seront laissées sans réponse en matière de l'adéquation nutritionnelle de cette alimentation, notamment en ce qui concerne les vitamines liposolubles. Lichtenstein en a conclu que, comme ce régime alimentaire peut être "délétère" pour certaines populations (personnes âgées, femmes enceintes,

---

[*]La force musculaire des mains a été évaluée à l'aide d'un dynamomètre qui mesure la force mécanique. Grâce à ce test, on a pu constater que les Massaï étaient 50 % plus forts que les Akikuyu. Autre signe de faiblesse physique chez les hommes Akikuyu : lorsqu'ils se sont présentés pour s'engager dans l'armée de réserve en 1917, 65 % d'entre eux ont été "immédiatement refoulés pour raisons médicales". En revanche, les femmes des deux tribus, dont l'alimentation était semblable, n'ont pas présenté d'aussi grandes différences au niveau de leur état de santé (Orr et Gilks, 1931, 9 et 17 "immédiatement refoulés").

jeunes enfants, diabétiques de type 2, individus dont les triglycérides sont élevés ou ceux présentant une intolérance aux glucides), ce mode d'alimentation ne peut être recommandé que chez les individus présentant un "risque élevé" de maladie cardiovasculaire, et uniquement sous "surveillance étroite".

L'influence d'Ornish a néanmoins été profonde et durable.[*] Contrairement à Atkins, dont les recommandations favorisant une alimentation riche en matières grasses ont été considérées comme dangereuses par l'AHA et le NIH, le programme d'Ornish incitant à un "mode de vie" très pauvre en matières grasses et quasi-végétarien est l'un des deux régimes santé alliant alimentation et activité physique à être remboursé par Medicare. Idem, à divers degrés, pour environ quarante compagnies d'assurances privées, notamment les géants californiens Mutual of Omaha et Blue Shield. En toute logique simple, elles considèrent que si des mois de régime alimentaire, yoga, méditation et exercices physiques peuvent empêcher une crise cardiaque, c'est une aubaine par rapport aux 40 000 dollars à rembourser pour un pontage chirurgical.

Un début de vie en position de défense

Bien que les experts nutritionnels conventionnels continuent à douter du régime alimentaire extrême proposé par Ornish, ils considèrent que l'alimentation à faible teneur en gras recommandée par l'AHA, ainsi que l'ensemble des nouvelles références et recommandations édictées par le NCEP, est une bénédiction pour chaque Américain dans la lutte contre les maladies cardiaques. En 1977, cette conviction est promue par le Sénat lors de la publication de son rapport *Objectifs diététiques*. L'un de ses gros titres annonce que "tout le monde peut en bénéficier", signifiant que ces avantages ne se limitent pas

---

[*]Proche de la famille Clinton, Ornish a restructuré la cuisine de la Maison-Blanche afin qu'elle serve des hamburgers au soja et des sauces dessert à base de purée de bananes (Bill Clinton est désormais végan). Et Ornish fait toujours partie du débat. Il a publié une tribune dans le New York Times en 2012, plaidant en faveur de cette alimentation quasi-végétarienne (Squires, 24 juillet 2001 ; Ornish, 22 septembre 2012).

184

qu'aux hommes d'âge moyen. Les femmes et les enfants peuvent aussi y gagner. À l'époque, aucune étude n'a pourtant encore été menée sur les avantages, ou même l'innocuité, d'une alimentation à faible teneur en gras chez les bébés, les enfants, les adolescents, les femmes enceintes ou qui allaitent, et les personnes âgées. Mais l'emprise de l'hypothèse régime-cœur sur la communauté de chercheurs est telle que le conseil d'adopter ce régime alimentaire dès l'âge de deux ans paraît comme une mesure pleine de bon sens dans la prévention des maladies cardiaques pour toute la population, quelle que soit sa phase de vie.

L'argument en faveur de l'application des recommandations nutritionnelles aux enfants émane de résultats d'autopsies menées sur des enfants par des scientifiques allemands dans les années 1920. Elles avaient révélé la présence de lésions et de dépôts de graisses dans quelques artères (signe précoce d'athérosclérose). Il en a donc été déduit que, laissés en l'état, ces lésions et dépôts conduiraient inévitablement à cette maladie mortelle. La question de savoir comment stopper cette progression dès le plus jeune âge devient source d'inquiétude et d'appréhension au sein de la communauté de recherche sur les liens entre l'alimentation et les maladies.

En effet, dès la fin des années 1960, le NHLBI recommande aux enfants à risque âgés d'à peine quatre ans de suivre le régime anticholestérol. Il leur prescrit également de la cholestyramine, le même médicament qui sera utilisé dans l'étude LRC. Convaincu que le cholestérol constitue l'élément clé du puzzle des cardiopathies, le NHLBI se met même à proposer des dépistages universels du sang de cordon ombilical afin de démarrer le traitement aussitôt que possible, ou même dès la naissance. En 1970, le dépistage généralisé de **sang de cordon ombilical** pour "tout au plus" cinq dollars par bébé est sérieusement envisagé. L'inquiétude concernant les maladies cardiaques est telle que les chercheurs sont persuadés que les enfants en bonne santé doivent se lancer dans la vie en position défensive.[*]

_____

[*]Dès 1970, l'entreprise de margarine Fleischmann mène une campagne publicitaire en posant la question suivante : "Doit-on se soucier de son cholestérol à 8 ans ?" Mais en 1973, en raison du manque de preuves associant l'alimentation durant l'enfance et les

Cette nouvelle façon de penser provoque la contestation d'un certain nombre d'experts. Dans le *British Medical Journal*, Donald S. Fredrickson, haut responsable du NHLBI, demande en 1971 : "De quelles preuves disposons-nous pour affirmer qu'un jaune d'œuf par jour met la vie des Américains en danger ?" "Et qu'en est-il des nourrissons et des jeunes enfants ? [...] Sommes-nous à tel point certains de l'innocuité d'une alimentation ne contenant que 10 % d'acides gras polyinsaturés que nous l'envisagerions pour les laits maternisés ?" Il poursuit en faisant remarquer que le problème spécifique des hommes d'âge moyen "ne doit pas être résolu au moyen de conseils nutritionnels généraux" destinés à la population entière. Dans son rapport intitulé *Vers des régimes alimentaires sains*, l'Académie nationale des sciences partage cet avis et estime qu'inclure les enfants dans les recommandations gouvernementales de réduction des matières grasses est "dénué de fondement scientifique". "Les besoins nutritionnels des jeunes enfants en pleine croissance sont tout à fait différents de ceux de l'octogénaire inactif" souligne l'académie. Mais en raison du fait que ce rapport sera si fustigé par le Congrès et la presse, cette mise en garde tombera dans l'oreille de sourds.

Lors de la conférence de consensus organisée par le NIH en 1984, les discussions concernant l'inclusion des enfants continuent à cor et à cris. Chercheurs et médecins s'inquiètent de l'absence d'étude sur les enfants et l'alimentation pauvre en matières grasses ou pauvre en graisses saturées. "Il n'y a absolument aucune preuve démontrant l'innocuité d'une alimentation hypocholestérolémiante chez les enfants" explique Thomas C. Chalmers, ex-président du centre médical du Mount Sinaï, au magazine *Science*. "Je pense qu'ils [les responsables du NIH] ont outrancièrement exagéré l'ensemble des données." Néanmoins, le gouvernement ne sera pas gêné par cette absence de preuves et les recommandations pour les enfants seront publiées. D'autres groupes d'experts adopteront également cette position.

---

maladies cardiaques à l'âge adulte, la Commission fédérale du commerce ordonne à l'entreprise de mettre fin à sa campagne publicitaire (FTC, 1973).

186

Les seuls professionnels qui continueront à s'opposer à ces conseils généralisés destinés aux enfants sont ceux chargés de la santé infantile : les pédiatres. Les experts du NHLBI et de l'AHA tentent de persuader l'Académie américaine de pédiatrie (AAP) de prescrire l'alimentation à faible teneur en matières grasses à tous les enfants. Mais l'AAP refuse. En 1986, dans un éditorial publié dans la revue Pediatrics de l'AAP, le comité nutritionnel du groupe explique que tout changement vers une alimentation plus restrictive au cours des deux premières décennies de la vie doit "attendre la preuve que de telles restrictions diététiques sont nécessaires". L'éditorial met l'accent sur les différences des besoins nutritionnels des enfants qui grandissent, surtout lors de la poussée de croissance à l'adolescence, par rapport à ceux d'hommes d'âge moyen avec un cholestérol élevé. "Les modifications proposées auraient un impact sur la consommation d'aliments fournissant actuellement des protéines de haute qualité, du fer, du calcium et d'autres minéraux essentiels à la croissance" précisent les auteurs.

Depuis longtemps, l'AAP considère que les protéines de haute qualité proviennent de la viande, des produits laitiers et des œufs. Ceux-ci se retrouveraient en quantité limitée dans le cadre d'une alimentation à faible teneur en cholestérol et en matières grasses. "Les produits laitiers fournissent 60 % du calcium alimentaire ; et la viande représente la meilleure source de fer biodisponible" écrit l'académie. L'AAP craint la résurgence de cas de carences en fer (problème qui avait disparu chez les enfants depuis des décennies aux États-Unis) si les enfants se mettaient à réduire leur consommation de viande.

Peu auparavant, la viande, les produits laitiers et les œufs jouissaient de la réputation d'être les meilleurs aliments favorables à la croissance. L'expert responsable du rapport controversé et publié par l'Académie nationale des sciences mentionne ce point en faisant remarquer qu'un pays ne devrait pas abandonner un mode alimentaire qui favorise la bonne santé et la haute stature des Américains. Ce point de vue découle de la recherche menée avant que le domaine de la nutrition ne se prenne de passion pour l'étude des maladies cardiaques. Les experts nutritionnels des années 1920 et 1930 étaient peu intéressés par l'athérosclérose, sujet encore émergent. Ils portaient leur attention plutôt sur ce que constituait une alimentation optimale à la croissance et la reproduction. Ces deux phases de la vie sont essentielles à la survie de tous les animaux. En termes darwiniens, cela implique le passage de l'enfance à l'âge adulte avec la capacité de produire une progéniture en bonne santé.

L'un des premiers grands chercheurs en nutrition se penchant sur ce sujet est Elmer V. McCollum, biochimiste influent à l'université Johns Hopkins. Il a réalisé un nombre incalculable d'études alimentaires sur des rats et des cochons car, tout comme les êtres humains, ils sont omnivores et peuvent donc contribuer à comprendre les besoins nutritionnels humains. Son livre, *Nouveaux éléments de connaissance sur la nutrition* [The Newer Knowledge of Nutrition], contient de nombreuses illustrations de rats mal nourris, maigres et miteux, juxtaposées à celles de gros rats bien nourris et à pelage soyeux. Il observe que les animaux mis sur un régime végétarien ont du mal à se reproduire et à élever leur progéniture. Lors d'une expérience, McCollum décrit la vie d'un rat à qui l'on donne ce régime alimentaire :

> Ils se sont relativement bien développés pendant un certain temps mais leur croissance s'est arrêtée au moment où ils ont atteint un poids équivalent à environ 60 % de celui d'un adulte normal. Leur durée de vie a été de 555 jours alors que les omnivores, eux, ont vécu en moyenne 1 020 jours. Les rats végétariens n'ont atteint que la moitié de la taille de leurs congénères ayant consommé des aliments d'origine animale. Et ils ont vécu moitié moins longtemps.

En expérimentant avec différents types d'avoine, de céréales, de feuilles de luzerne, de légumineuses, de maïs et de graines, qui constituent les ingrédients d'une alimentation riche en glucides et quasi-végétarienne, McCollum réussira à optimiser la croissance des animaux. Il est donc "évident qu'aucun aspect de l'alimentation végétarienne en tant que telle" est incompatible avec la survie de l'espèce. Néanmoins, elle est de loin la plus compliquée car elle requiert une sélection et un équilibre judicieux "de bonnes proportions" de céréales et de légumineuses.

McCollum trouve qu'il est plus facile de maintenir les rats en bonne santé en leur donnant du lait, des œufs, du beurre, des abats et des légumes à feuilles vertes. Il qualifie ces aliments de "protecteurs" car ils sont bénéfiques pour la croissance et la reproduction de l'animal omnivore.

Dans les années 1920, lorsque les chercheurs en nutrition commencent à identifier les vitamines spécifiques aux aliments "protecteurs", les efforts de recherche sur ces aliments entiers sont abandonnés et se focalisent plutôt sur les vitamines. C'est le début de l'ère de recherche sur les vitamines. En définitive, le fait de concevoir les vitamines séparément de leurs aliments d'origine entraînera des conséquences néfastes. En effet, les Américains viendront à penser à tort qu'ils peuvent subvenir à leurs besoins nutritionnels en prenant simplement des suppléments ou en consommant des aliments enrichis comme les céréales de petit-déjeuner. Mais plusieurs vitamines essentielles, notamment le calcium et les vitamines A, D, K et E liposolubles, ne peuvent pas être absorbées si elles sont mangées sans gras. Sans les graisses saturées présentes dans le lait, par exemple, le calcium forme des "savons" insolubles dans les intestins. Et les vitamines des céréales enrichies ne peuvent uniquement être bien absorbées que si elles sont consommées avec du lait qui n'a pas été écrémé. De même pour les vitamines d'une salade mangée avec une vinaigrette sans aucune matière grasse. C'est la raison pour laquelle les mères de famille du début du XXe siècle faisaient avaler de l'huile de foie de morue à leurs enfants comme mesure de protection contre les maladies. Le gras qu'elle contient permet l'absorption des vitamines.

À la fin des années 1940, après plus de deux décennies de recherche sur les vitamines, le domaine de la nutrition change à nouveau de cap et se penche sur les maladies cardiovasculaires. La raison : les dirigeants du pays octroient des fonds au mal qui les frappe le plus. Au cours des prochaines décennies, les experts en troubles cardiovasculaires et en cholestérol dominent la conversation sur la nutrition. La croissance et le développement des jeunes enfants ne sont ni dans leur domaine d'expertise, ni leur préoccupation principale. C'est ainsi que l'axe de recherche sur les aliments protecteurs, forgé par McCollum et autres, est laissé à l'abandon. L'intérêt porté à la nutrition des enfants se déplace vers le sujet des maladies cardiovasculaires et de l'alimentation à faible teneur en matières grasses.

MANGER GRAS, LA GROSSE SURPRISE

L'AAP, qui a longtemps soutenu les vues de McCollum, tente de son mieux de résister aux institutions sanitaires et médicales qui exercent une pression déferlante pour que l'académie s'aligne sur l'alimentation pauvre en gras. Malheureusement, comme pour tant d'autres groupes (y compris l'Académie nationale des sciences qui avait essayé de s'opposer aux nouvelles recommandations nutritionnelles du pays), cette bataille d'opinion publique est perdue d'avance pour les pédiatres. Cela fait déjà des années que les experts disent aux Américains de réduire leur consommation de cholestérol et de matières grasses. C'est un message bien assimilé par les pères et mères de famille. Assaillis de conseils encourageant la réduction des matières grasses, de nombreux parents ont remplacé le lait entier par son équivalent demi-écrémé et limitent le nombre d'œufs que consomment leurs enfants. Entre 1970 et 1997, la **consommation de lait entier** chute de 94 à 32 litres (214 à 73 livres) par personne tandis que le lait demi-écrémé et le lait écrémé augmentent tous deux de 6 à 54 litres (14 à 124). Ces tendances inquiètent l'ancienne génération de pédiatres formés à la notion que les enfants en pleine croissance ont besoin de matières grasses et d'aliments d'origine animale afin de jouir d'une bonne santé.

En 1988, **Lloyd Filer, professeur** en pédiatrie à l'université de l'Iowa déclare dans le *New York Times* : "D'après certains chiffres, dans ce pays, 25 % des bébés de moins de 2 ans consomment du lait demi-écrémé." Il explique que des enfants sur ce régime alimentaire ont été hospitalisés pour un "retard de croissance staturo-pondérale" et que lorsque leur alimentation a été modifiée en incorporant plus de matières grasses, "ils ont repris du poids et ont commencé à grandir".

Pourtant, l'inquiétude des pédiatres continue à être éclipsée par les campagnes des groupes d'experts, du gouvernement et des médias prônant une alimentation à faible teneur en gras. En 1995, **une enquête portant sur environ mille mères de famille** rapporte que 88 % d'entre elles pensent qu'une alimentation pauvre en matières grasses est "importante" ou "très importante" pour leurs bébés. Et 83 % répondent qu'elles ne donnent que parfois, ou jamais, des aliments gras à leurs enfants.

De toute évidence, ces mères de famille n'ont pas conscience

NINA TEICHOLZ

que les preuves scientifiques dictant leurs choix nutritionnels n'existent quasiment pas. En effet, la raison pour laquelle les enfants ont été inclus dans les recommandations officielles n'a jamais eu aucun fondement scientifique. Au lieu de cela, ce choix s'est toujours essentiellement basé sur la notion entièrement spéculative que les dépôts de graisses observés lors d'autopsies d'artères de jeunes enfants peuvent mener à une athérosclérose généralisée plus tard dans la vie.

Une deuxième théorie appuyant l'inclusion de la population enfantine dans les recommandations prônant un régime alimentaire à faible teneur en gras a été promue par Mark Hegsted, professeur à Harvard et administrateur de l'USDA. Il s'est servi d'un modèle de prévention des maladies infectieuses qui stipule que le traitement d'une population saine est bénéfique à la société dans son ensemble. La vaccination d'une population contre la rougeole est un simple exemple de ce modèle en action. Hegsted décide d'étendre son champ d'application aux maladies cardiovasculaires. Il fait l'analogie suivante : si l'ensemble de la population peut faire baisser son taux de cholestérol d'un certain pourcentage, un certain nombre d'individus seront épargnés par les crises cardiaques. Hegsted développe même une formule mathématique qui, d'après lui, peut prédire le nombre exact de vies qui seront sauvées. Les rescapés seraient principalement les hommes d'âge moyen et d'âge avancé mais il en a simplement été déduit que le reste de la population s'associerait au projet.

Pourtant, il semble évident que l'athérosclérose n'est pas comme la rougeole. Dans une famille, ceux qui sont en bonne santé pourraient espérer prolonger la vie du père à risque en évitant de manger du steak au diner. Sauf que la consommation de steak n'est pas contagieuse. Les enfants peuvent manger une chose, et le père, autre chose. Ainsi, étant donné que toute la famille se met à table pour diner ensemble, le modèle de Hegsted peut paraître sensé d'un point de vue pratique. Mais dans le cadre de la santé publique, ce raisonnement n'est clairement pas adapté. Par exemple, du point de vue des besoins biologiques d'un bébé, l'équivalent logique serait de conseiller à tous les membres d'une famille de ne consommer que du lait maternel au diner ! C'est en effet la meilleure option pour les bébés à table. Cependant, Hegsted et ses collègues ne semblent pas considérer qu'il est ridicule de demander à toute une famille de manger conformément aux besoins diététiques d'un seul de ses membres.

Dans un article de 1989, Fima Lifshitz, professeur en pédiatrie à l'université de Cornell, décrit comment dans plusieurs cas où un père et une mère de famille, ayant récemment reçu un diagnostic de maladie cardiaque, le régime alimentaire du foyer familial a été modifié, avec notamment une importante réduction des matières grasses alimentaires. C'est exactement le genre de transformation du régime alimentaire familial qu'Hegsted recommande, mais certains parents en font clairement trop. Lifshitz observe que la "mise en pratique trop zélée d'une alimentation à faible teneur en matières grasses et en cholestérol" entraîne un "nanisme nutritionnel", une insuffisance pondérale et un retard pubertaire. Et les pires carences en vitamines apparaissent dans les régimes alimentaires les plus pauvres en gras, même lorsque l'apport en protéines est adéquat.

Le modèle théorique de Hegsted prévaut néanmoins parmi les responsables de l'AHA, du NHLBI et des universités partout dans le pays où les besoins nutritionnels des enfants font l'objet de débat. Malgré cela, en 1980, le NHLBI décide finalement qu'il faut établir des bases scientifiques à ses recommandations destinées aux enfants. Il finance ainsi une étude intitulée Étude sur les interventions alimentaires chez les enfants (Dietary Intervention Study in Children, DISC). À partir de 1987, trois cents enfants âgés de sept à dix ans, accompagnés de leurs parents, reçoivent des conseils visant à limiter la consommation de matières grasses saturées à 8 % des calories (et celle des graisses totales à 28 %). Ce groupe est comparé à un groupe témoin de taille équivalente. Les chercheurs découvrent que, durant les trois ans que dure l'étude, ceux mis sur le régime à faible teneur en gras (et en matières grasses d'origine animale) grandissent tout aussi bien que les enfants s'alimentant normalement. Ce point est mis en avant par les auteurs.

Pourtant, l'étude présente un défaut : les garçons et les filles participant à l'étude ne sont pas représentatifs d'un échantillon normal. Pour leur population, les responsables de l'Étude DISC ont sélectionné des enfants présentant des taux de cholestérol LDL anormalement élevés (de l'ordre du 80ème au 98ème centile). En d'autres termes, il se peut que ces enfants soient

192

atteints d'hypercholestérolémie familiale. C'est une maladie génétique qui provoque des maladies cardiaques à cause d'une anomalie métabolique. Son processus est **complètement différent de celui où le cholestérol est altéré** par l'alimentation. Ces enfants à risque ont été sélectionnés car on considérait qu'ils avaient besoin d'aide plus urgemment pour combattre la survenue précoce de cette maladie potentiellement mortelle. Ceci dit, leur taux anormalement élevé de cholestérol signifie que les résultats **ne peuvent pas être généralisés** à l'ensemble de la population d'enfants en bonne santé.

Au-delà de ce problème, l'étude souffre d'une autre grande difficulté qui entrave l'applicabilité de l'alimentation à faible teneur en gras chez les enfants. L'apport en calcium, zinc et vitamine E des participants mis sur le régime alimentaire d'intervention de l'étude DISC s'est révélé être inférieur à deux tiers des apports journaliers recommandés. L'**apport en magnésium, phosphore**, vitamine B12, thiamine, niacine et riboflavine était également inférieur à celui des enfants du groupe témoin. En réalité, ce résultat n'est pas surprenant puisque ce type de carence vitaminique (et de retard de croissance) avait déjà été observé dans **plusieurs autres petites études chez les enfants** mis sur un régime alimentaire végétarien ou à faible teneur en matières grasses.[*] [†] En effet, ces résultats préliminaires avaient été l'une des principales préoccupations

---

[*]Ce résultat a aussi été observé chez les adultes. Même l'USDA, qui recommande que la majorité des calories provienne de fruits, de légumes et de céréales, a reconnu dans la dernière publication de ses *Recommandations alimentaires* que davantage de recherche est nécessaire sur les "limites éventuelles d'une alimentation à base de plantes en ce qui concerne les nutriments essentiels, notamment chez les enfants et les personnes âgées" (Comité consultatif sur les recommandations alimentaires 2010, 277).

[†]On constate systématiquement un léger retard de croissance chez les enfants végétariens. Et on observe également que les enfants, lorsqu'on incorpore plus d'aliments d'origine animale dans leur alimentation, font des poussées de croissance. Le retard de croissance est particulièrement prononcé chez les enfants dont l'alimentation est végane (élimination de tous les aliments d'origine animale) (Kaplan et Toshima, 1992, 33-52).

motivant initialement l'étude DISC. Prenons l'exemple de l'Étude Bogalusa menée chez des enfants âgés entre huit et dix ans. On a constaté que les enfants dont l'apport en gras représente moins de 30 % des calories sont sensiblement plus à risque de ne pas atteindre les apports journaliers recommandés (pour les vitamines B1, B12 et E ainsi que pour la thiamine, riboflavine et niacine) par rapport au groupe consommant plus de 40 % de gras.

Par ailleurs, par rapport au groupe témoin, les enfants mis sur le régime alimentaire d'intervention de l'étude DISC n'ont montré quasiment aucune amélioration de leur cholestérol total, cholestérol LDL ou triglycérides. Par conséquent, même si l'on ignore le biais concernant la population étudiée, les résultats suggèrent clairement que l'alimentation à faible teneur en matières grasses ne présente aucun avantage particulier mais au contraire un coût indéniable pour les enfants. Par rapport aux objectifs fixés par les apports journaliers recommandés, ce régime alimentaire semble présenter des risques de carence nutritionnelle.

Cependant, lorsque ces études sont publiées au milieu des années 1990, le parti pris en faveur de l'alimentation pauvre en matières grasses est déjà si ancré que l'on peut ressentir, en lisant les rapports publiés, l'effort des directeurs de l'étude à soutenir les recommandations nutritionnelles établies et publiées par le NIH. Qui plus est, dans le cadre de l'étude DISC, le NIH n'a pas seulement participé à la réalisation de l'étude, il l'a financée. La conclusion des auteurs de l'étude ? Que "les apports à plus faible teneur en matières grasses [...] sont sans danger pour la croissance et sont adéquats sur le plan nutritionnel". En raison du fait que des études précédentes sur l'alimentation hypocholestérolémiante avaient montré des taux de suicide et de mort violente plus élevés, les chercheurs de l'étude DISC ont porté leur attention sur la détection de problèmes psychologiques mais ont indiqué n'avoir constaté aucun élément lié aux troubles émotionnels. Les carences nutritionnelles de ce régime alimentaire ont à peine été mentionnées.

Malgré ses lacunes, l'Étude DISC est l'un des deux seuls essais cliniques contrôlés, ayant été réalisés dans le monde occidental et menés sur des enfants, qui a examiné l'adéquation

194

nutritionnelle de l'alimentation pauvre en matières grasses. Les autres études, comme l'Étude Bogalusa, ne sont que des enquêtes épidémiologiques et non des essais cliniques. Et les autres rares expériences réelles réalisées sur des enfants ont été menées soit sur un très petit échantillon, soit sur des populations atteintes d'anomalies. Le deuxième grand essai clinique, mené en Finlande, s'appelle le Projet spécial d'intervention sur les facteurs de risques coronariens de Turku (Special Turku Coronary Risk Factor Intervention Project, STRIP). La limite de cette expérience de restriction des graisses saturées alimentaires est la suivante : elle n'a été appliquée que sur des enfants âgés de moins de trois ans.

Lancée en 1990, STRIP est une étude peu ou prou contrôlée et menée sur 1 062 bébés finlandais d'à peine sept mois. Le lait maternel a été remplacé par du lait écrémé à partir de l'âge d'un an. Les parents, eux, grâce à des séances d'accompagnement tous les quelques mois, ont appris comment éviter les graisses saturées en consommant de la viande maigre, du fromage à faible teneur en gras et de la glace non lactée. Les enfants se sont aussi vu donner des suppléments multivitaminés. Et, à l'âge de trois ans, ils ont repris un régime alimentaire normal à plus haute teneur en matières grasses d'origine animale. Les chercheurs n'ont observé aucune différence en termes de croissance des enfants, aux niveaux statural et pondéral, et ce soit pendant l'étude, soit au cours des examens de suivi des enfants jusqu'à l'âge de quatorze ans. Ceci dit, les enfants du groupe d'intervention se sont retrouvés avec des taux de cholestérol HDL considérablement plus bas, ce qui est mauvais signe en termes de risque cardiovasculaire. Et bien que les chercheurs n'aient détecté aucune carence en vitamines, il est possible que les suppléments qu'ils avaient donnés aient masqué ce problème. À noter également que 20 % des familles, dans les deux groupes, ont quitté l'étude avant sa fin.

Les études DISC et STRIP sont souvent citées pour cautionner les recommandations en faveur d'une alimentation pauvre en matières grasses applicable aux enfants. Pourtant, ces études sont bien loin de fournir l'indispensable corpus de preuves permettant de justifier la modification des habitudes alimentaires d'une population entière d'enfants. Ensemble, ces études ont testé l'alimentation faible en matières grasses chez seulement huit cents enfants, dont trois cents ne peuvent pas être qualifiés de représentatifs en raison de leur taux de cholestérol LDL anormalement élevé. Les enfants restants avaient moins de trois ans. En outre, les enfants n'ont pas fait l'objet de suivi à l'âge adulte et donc les conséquences sur la reproduction n'ont pas pu être étudiées. En raison de cet échantillon si petit et si irrégulier, il paraît déraisonnable de recommander à des millions d'enfants américains, en bonne santé et de tous âges, de modifier leur alimentation.

Pourtant, et peut-être inévitablement, la résistance de l'AAP face au régime à faible teneur en matières grasses s'érode peu à peu. À la fin des années 1990, tellement d'experts sont convaincus par ce régime alimentaire, et ce depuis si longtemps, qu'il est impossible de tenir des propos divergents. Aux États-Unis, les critiques de l'hypothèse régime-cœur, qui ont été vives jusqu'à la conférence de consensus en 1984, se voient par la suite contraintes au silence. Au sein de la communauté nutritionnelle dans le monde entier, les critiques sont réduites à un goutte à goutte, provenant essentiellement d'une poignée de chercheurs en Europe et en Australie. Et cette adoption monolithique du dogme antigras s'infiltrera ultimement dans l'AAP. Une nouvelle génération de dirigeants en prend la barre. Tout comme Hegsted avant eux, ils allèguent désormais que malgré le peu de preuves en faveur de l'alimentation à faible teneur en matières grasses pour les enfants, ce régime alimentaire doit être considéré comme adéquat jusqu'à preuve du contraire. Après tout, raisonnent-ils, ce régime alimentaire ne s'est pas montré trop délétère lors des deux courtes études. C'est ainsi qu'en 1998, l'AAP adopte officiellement les conseils standard et recommande, pour tous les enfants âgés de plus de deux ans, une alimentation limitant les graisses saturées à 10 % des calories (et les matières grasses totales à 20 à 30 %).

Aucune nocivité pour les enfants ?

Marc Jacobson, alors professeur en pédiatrie et épidémiologie à l'école de médecine Albert Einstein, siège à l'époque au comité nutritionnel de l'AAP. Lors d'une interview avec lui, je m'enquiers sur les possibles carences en vitamines et minéraux que l'on a pu observer chez les enfants mis sur le régime alimentaire à faible teneur en gras lors de ces études. Il répond que, même si ces carences posent un problème, elles représentent des indicateurs de santé moins importantes que la croissance.

Pourtant, les enfants des groupes mis sur le régime contenant plus de gras ont grandi aussi bien et n'ont eu aucun problème à assurer un apport suffisant en vitamines et minéraux Alors pourquoi l'AAP n'a-t-elle pas plutôt opté pour ce régime alimentaire ? Il paraît difficile de valoriser l'alimentation à faible teneur en gras comme alimentation par défaut alors que les enfants consommant une alimentation normale se portent tout aussi bien, ou même mieux, et ce sans avoir besoin de prendre des suppléments vitaminiques.

Jacobson reprend l'argument initial : la lutte contre la formation de plaques dans les artères doit commencer aussi tôt que possible.

En réalité, il s'avère que la recherche n'a jamais réussi à étayer l'hypothèse selon laquelle la réduction du cholestérol sérique chez les enfants permet de diminuer leur risque futur de maladie cardiovasculaire. Comme le montrent les diverses études, la plupart de ces dépôts de graisses ne se transforment pas en plaques fibreuses dangereuses. Et surtout, l'alimentation d'un enfant est, avant toute chose, complètement indépendante du développement de ces dépôts. En ce qui concerne les bébés, c'est plutôt le profil lipidique de la mère qui semble être le facteur principal.

Et comme le démontre l'étude DISC, la réduction des matières grasses alimentaires, quelles qu'elles soient, n'améliore pas non plus les indicateurs du cholestérol sanguin. Et même si la consommation de gras augmentait le cholestérol LDL chez les enfants, les répercussions à l'âge adulte demeurent floues. Seule la moitié des enfants ayant un taux de cholestérol total élevé continue à présenter un taux de cholestérol total élevé à l'âge adulte. En fait, toute la chaîne de causalité apparente chez les enfants, de l'alimentation aux maladies cardiovasculaires en passant par le cholestérol, semble désormais très contestable. Il ne paraît donc plus justifié d'inclure les enfants dans les recommandations prônant la réduction des matières grasses.

En 2001, Cochrane Collaboration, un groupe international qui demande à des experts de réaliser des examens objectifs de la science, s'est finalement penché sur les éléments de preuve. Sa conclusion : la réduction des matières grasses n'a pas démontré prévenir les maladies cardiovasculaires chez les enfants. Les données ne peuvent même pas mettre en évidence qu'un tel régime alimentaire aide les enfants à risque atteints de prédisposition génétique aux maladies cardiaques. **Cochrane conclut** qu'il n'existe aucun élément de preuve démontrant que le régime alimentaire à faible teneur en matières grasses est une solution.

En outre, ce mode alimentaire ne semble même pas favoriser la perte de poids chez les enfants. Dans les années 1990, le NIH finance une grande **étude rigoureuse sur cette hypothèse**. Mille sept cent élèves des classes élémentaires y participent. Pendant trois ans, ces enfants ont limité leur consommation de graisses totales en les réduisant de 34 à 27 % des calories journalières. Ils ont fait davantage d'activité physique. Les enfants et leurs familles ont fait l'objet de conseils en matière d'alimentation saine. Malgré leur diligence à tout bien faire (semblable d'ailleurs à ce que nous recommandons à nos enfants aujourd'hui), tous ces efforts n'ont conduit à aucune réduction de l'adiposité.

Ces résultats sont sans doute surprenants pour le parent américain qui, en espérant donner à son enfant le meilleur départ qui soit dans la vie, a consciencieusement sélectionné des petits pots de légumes et fruits moulinés pour son bébé tout en choisissant surtout des viandes maigres et des produits laitiers allégés pour les paniers repas et les diners de famille. Malheureusement, il est impossible de consulter d'autres études menées sur l'efficacité de tels choix car, après l'approbation de l'AAP en 1998, tous les chercheurs nutritionnels conventionnels arrêteront de questionner l'impact de l'alimentation à faible teneur en gras chez les enfants.

Néanmoins, dans d'autres pays, un certain degré de scepticisme perdure et la recherche continue. Par exemple, Andrew M. Prentice, biochimiste et expert nutritionnel britannique, émet l'hypothèse selon laquelle la carence en aliments d'origine animale et riches en matières grasses est

NINA TEICHOLZ

probablement "le facteur principal du retard de croissance" qu'il observe chez les enfants en Gambie. Il a comparé environ 140 bébés gambiens et un groupe légèrement plus nombreux de bébés relativement nantis à Cambridge en Angleterre. Au début, la croissance des bébés gambiens et britanniques était à peu près identique. Cependant, lors de leur sevrage à l'âge de six mois environ, leur courbe de croissance n'a cessé de s'éloigner l'une de l'autre. Durant les dix-huit premiers mois de vie, les bébés gambiens ont consommé une quantité équivalente de calories que les bébés de Cambridge. Mais la teneur en gras de leur alimentation a progressivement diminué pour atteindre seulement 15 % des calories à l'âge de deux ans. Et la plupart de ces matières grasses étaient polyinsaturées et issues de noix et d'huiles végétales. À l'inverse, les bébés de Cambridge ont consommé la majorité de leurs calories sous forme d'œufs, de lait de vache et de viande. Les matières grasses, la plupart saturées, ont représenté un minimum de 37 % des calories. À l'âge de trois ans, le poids des bébés gambiens était considérablement inférieur à ce qu'il devrait être (par rapport aux courbes de croissance standard). Les bébés de Cambridge, quant à eux, ont grandi conformément aux attentes et pesaient en moyenne 3,6 kg (8 livres) de plus que les Gambiens. Bien que les infections chroniques (en particulier la diarrhée) sont responsables de la perte de poids temporaire chez les gambiens, Prentice présume que les aliments à "faible teneur en matières grasses" sont probablement la raison pour laquelle on n'observe pas de "croissance de rattrapage rapide".[*]

En tant que parent américain, il est difficile de lire cette étude sans se ruer immédiatement sur ses propres aliments "de sevrage

---

[*]Cette étude fait écho à l'étude menée dans les années 1920 par les chercheurs coloniaux britanniques sur la tribu de végétariens Kikuyu au Kenya. Ils ont examiné 2 500 enfants qui, après sevrage, ont présenté une croissance bien inférieure à celle des bébés anglais ou américains auxquels ils ont été comparés. Ces chercheurs ont découvert que les enfants kényans, ainsi qu'un groupe suivi en Écosse et présentant des signes de retard de croissance, se sont mis à grandir plus rapidement dès lors que de l'huile de foie de morue et du lait entier étaient ajoutés à leur alimentation (Orr et Gilks, 1931, 30-31 et 49-52).

précoce" pour y lire leur teneur en gras. Les informations sont troublantes. Alors que la bouillie de riz, la première nourriture solide donnée aux bébés gambiens, contient 5 % d'énergie sous forme de matières grasses, un pot de céréales de riz complet de Earth's Best (une marque américaine bio qu'un parent américain pourrait donner à son bébé) contient zéro gramme de matières grasses. Plus tard, alors que les bébés gambiens mangeront du riz avec de la sauce d'arachide, contenant 18 % de gras, un enfant américain ne consommera qu'à peine 1 % de gras en mangeant un pot à consonance saine : Repas à la dinde et aux légumes de Earth's Best (et c'est l'une des rares options de repas incorporant de la viande). Les données publiques montrent qu'au cours des dernières décennies, les enfants américains ont réduit leur apport en matières grasses, notamment en graisses saturées. Lors du sevrage, il est possible que le lait maternel ou le lait maternisé puisse combler les carences en matières grasses des aliments pour bébés (sous réserve alarmante que, comme l'ont démontré plusieurs études, si une maman consomme beaucoup de glucides, son lait maternel contiendra moins de matières grasses). Ceci dit, il est très possible que ce soit le manque de matières grasses de l'alimentation typique d'un enfant américain qui pose un problème de santé.

En 1998, lors d'un grand colloque sur la nutrition infantile à Houston, les résultats de la Gambie sont présentés parallèlement à d'autres résultats provenant d'autres pays. Les chercheurs de l'Espagne et du Japon rapportent que dans leurs pays, contrairement aux Américains, la consommation de matières grasses chez les enfants a augmenté dans les dernières décennies et que cette augmentation est associée à une progression continue de la croissance staturale. Cependant, les résultats provenant de pays plus pauvres en Amérique latine et en Afrique révèlent que les enfants mangent moins de matières grasses et que les conséquences en matière de nutrition et de croissance sont explicites : sur le plan nutritionnel, les régimes alimentaires contenant moins de 30 % de calories sous forme de gras sont préoccupants. Et à 22 %, ils sont associés à un retard de croissance. Ces chiffres contrastent fortement avec les 40 % (et plus) de matières grasses que mangent les enfants en bonne santé et en pleine croissance dans les pays plus riches comme

NINA TEICHOLZ

l'Allemagne et l'Espagne. Cependant, l'énoncé récapitulatif du colloque de Houston (rédigé par un expert américain ayant des liens étroits avec le NIH et avec les chercheurs principaux des études DISC et STRIP) conclut prudemment que l'on devrait conseiller aux enfants de consommer au minimum entre 23 et 25 % de matières grasses, ce qui représente une quantité très faible. Le récapitulatif ne mentionne pas le bénéfice d'une meilleure santé et d'une plus grande croissance staturale liées à une alimentation plus riche en gras (et qui a fait l'objet de nombreux rapports présentés lors du colloque).

Aujourd'hui, l'AAP continue de recommander une alimentation pauvre en matières grasses et en matières grasses saturées chez tous les enfants âgés de plus de deux ans. Les secteurs scolaires de l'ensemble du pays, y compris ceux de la ville de New York et de Los Angeles, interdisent le lait entier et servent autant que possible des portions à faible teneur en gras (la fondation de Bill Clinton est un acteur majeur de cette initiative). Et depuis que l'USDA a adopté les recommandations alimentaires en 1980, appelant à une réduction de la consommation de gras, le programme spécial de nutrition supplémentaire pour les femmes, les nourrissons et les enfants (WIC) a progressivement modifié ses colis alimentaires en réduisant les produits d'origine animale et en les remplaçant par davantage de produits céréaliers. Les colis alimentaires contiennent moins d'œufs aujourd'hui qu'en 1972 au début du programme. Ils offrent désormais des conserves de poisson, du tofu et des boissons à base de soja mais aucune viande. Et le lait destiné aux femmes et aux enfants de plus de deux ans doit être écrémé (2 % maximum de matières grasses).

Les femmes et le paradoxe lié à un faible taux de cholestérol

Les femmes sont également ciblées par les recommandations du NHLBI en faveur d'une alimentation à faible teneur en gras. Pourtant, rien ne porte non plus à croire que cette alimentation leur procure un quelconque avantage. Et, en tant que groupe, elles ont à peine fait l'objet d'études.

La recherche médicale s'est évidemment focalisée sur les

MANGER GRAS, LA GROSSE SURPRISE

hommes, comme s'ils étaient biologiquement représentatifs par défaut. Et comme l'épidémie de maladies cardiaques a initialement affecté davantage d'hommes que de femmes, les femmes ont été exclues de la plupart des études cliniques sur les maladies cardiovasculaires. Jusqu'en 1990, les femmes représentaient seulement 20 % des participants à ces études (et pas plus de 25 % ensuite). Il en résulte que tous les objectifs de réduction du cholestérol faisant partie du programme national d'éducation sur le cholestérol et visant l'ensemble de la population américaine se sont basés sur des études composées exclusivement d'hommes. Pourtant, déjà dans les années 1950, les chercheurs avertissaient que les femmes réagissent différemment aux matières grasses et au cholestérol que les hommes. Elles doivent donc faire l'objet d'étude à part entière. Par exemple, les symptômes liés à l'athérosclérose n'ont lieu chez les femmes que dix à vingt ans après qu'ils apparaissent chez les hommes. Et les femmes ne sont généralement atteintes de maladies cardiovasculaires qu'après la ménopause.

Lorsque les deux sexes ont été observés séparément, les données montrent des différences assez étonnantes. Par exemple, dans l'une des études initiales de l'étude de Framingham ayant inclus des femmes, aucune corrélation notable entre le cholestérol sérique total et la mortalité coronarienne n'a pu être démontrée chez les femmes de plus de cinquante ans. Grâce au fait que les maladies cardiovasculaires sont très rares chez les femmes de moins de cinquante ans, ce résultat indique que les femmes américaines, en grande majorité, ont inutilement réduit leur apport en graisses saturées ces dernières décennies. L'impact de leur taux de cholestérol sanguin sur leur risque coronarien est négligeable.* Pourtant, cette importante constatation est omise des conclusions de l'étude lors de sa publication en 1971. En 1992, un groupe d'experts du NHLBI examine l'ensemble des données relatives aux maladies cardiovasculaires chez les femmes et observe que la mortalité totale est en réalité *supérieure* chez les femmes ayant un faible

---

*En effet, l'analyse des données de l'étude Framingham révèle que les femmes de tous âges peuvent avoir un taux de cholestérol jusqu'à 249 mg/dl sans que cela n'augmente leur risque de crise cardiaque (Kannel, 1987).

202

NINA TEICHOLZ

taux de cholestérol par rapport à celles présentant un cholestérol élevé, et ce quel que soit leur âge. Ces résultats seront aussi ignorés. En effet, aujourd'hui, combien de médecins peut-on s'imaginer dire à leur patiente qu'elle n'a aucune raison de s'inquiéter si son cholestérol est élevé ?

Framingham était une étude épidémiologique. En ce qui concerne les données d'étude clinique chez les femmes, la situation était la même que chez les enfants, à savoir que jusqu'à environ l'année 2000, il n'y en avait aucune. En réalité, ce n'est que lors d'une série d'audiences au début des années 1990 par le Congrès, qui examine la disparité des sexes en matière de financement scientifique, que le NHLBI décide de mener des études sur le lien entre l'alimentation et les maladies chez les femmes.

Une des subventions du NHLBI est octroyée à Robert H. Knopp, spécialiste des lipides à l'université de Washington qui a étudié le régime alimentaire à faible teneur en gras chez les hommes. Il s'inquiète des effets de ce mode alimentaire chez les femmes. Les résultats de son étude, menée à Seattle sur 444 hommes employés de Boeing présentant un taux de cholestérol élevé, sont préoccupants. Knopp a mis les hommes de Boeing sur plusieurs régimes alimentaires à faible teneur en matières grasses. Les participants ont consommé entre 18 et 30 % de calories totales sous forme de gras. En 1997, au bout d'un an, les hommes ont tous constaté d'énormes variations de leur taux de cholestérol. Knopp constate que le cholestérol LDL, jugé comme étant "mauvais", a diminué. Cela semble être un résultat positif. Mais les hommes mis sous le régime alimentaire le plus faible en matières grasses ont également vu une inquiétante baisse de leur cholestérol HDL (considéré comme "bon") ainsi qu'une augmentation inquiétante de leurs triglycérides (les particules de gras circulant dans le sang). Ces constatations seront confirmées par d'autres études.

Les marqueurs sanguins mesurés par Knopp reflètent le fait que la recherche sur l'hypothèse régime-cœur a beaucoup évolué depuis les années 1970 où seul le cholestérol "total" pouvait être mesuré (les triglycérides faisaient aussi partie des biomarqueurs "anciens" et ils avaient été étudiés dès les années 1950 par Pete Ahrens et d'autres). À la fin des années 1980, de nombreux autres indicateurs liés au cholestérol sont mesurables. Ceux-ci comprennent le cholestérol HDL et LDL. Mais que représentent-ils exactement ?

Il s'avère que le cholestérol total peut être subdivisé en sous-ensembles de densités différentes. Le cholestérol HDL affiche une "haute densité" et le cholestérol LDL une "faible densité". Au fil des années d'études, ces deux biomarqueurs se verront attribuer la réputation de "bon" et de "mauvais" cholestérol. Les chercheurs découvrent qu'un niveau élevé de cholestérol LDL est associé à toutes sortes de facteurs de risque, tels que le surpoids, le tabagisme, le manque d'activité physique et l'hypertension artérielle. Quant au cholestérol HDL, c'est l'opposé : il augmente lorsque les individus font plus d'exercice, perdent du poids et arrêtent le tabac (le summum californien d'une vie saine, en quelque sorte).

Ces fractions de cholestérol ne se dissolvent pas dans le sang et ne circulent pas toutes seules dans les veines et les artères. Elles doivent être intégrées à un petit "sous-marin" qui, lui, peut se déplacer sans entrave dans le sang tout en gardant sa cargaison de cholestérol en sécurité à l'intérieur. Ces sous-marins s'appellent des lipoprotéines. En fonction du type de cholestérol qu'elles transportent, on qualifie ces lipoprotéines tout simplement (mais de manière à pouvoir prêter à confusion) de HDL ou LDL. Donc, ces sous-marins sont nommés HDL et LDL. Ils sont distincts de leur *cargaison* de cholestérol qui elle porte le nom de cholestérol HDL ou de cholestérol LDL. La théorie veut que les lipoprotéines HDL permettent l'élimination du cholestérol présent dans les tissus (y compris celui des parois artérielles) et ensuite son transport vers le foie. En d'autres termes, HDL se débarrasse du cholestérol du corps. Parallèlement, LDL fait l'inverse : les lipoprotéines LDL fixent le cholestérol à l'intérieur de nos parois artérielles. Par conséquent, nous devrions éviter d'avoir un taux élevé de cholestérol LDL et plutôt essayer d'augmenter notre taux de cholestérol HDL. L'opinion des experts reste divisée : quid du cholestérol ou des lipoprotéines pour prédire avec fiabilité l'éventualité d'une crise cardiaque ?

Les experts nutritionnels commencent à s'intéresser à ces fractions de cholestérol HDL et LDL grâce à l'étude

204

Framingham de 1977 (comme décrit plus tôt), ainsi que grâce à d'autres études qui suggèrent que le cholestérol total n'est en réalité pas un bon indicateur de maladie cardiovasculaire chez la plupart des gens. Ce n'était évidemment pas un résultat que l'on souhaitait claironner trop fort car il ébranlait complètement l'hypothèse régime-cœur dont l'objectif principal de l'ensemble des traitements depuis des décennies avait visé la réduction du cholestérol total. Des centaines de millions de dollars avaient été dépensés dans le but de prouver que le cholestérol total représentait le facteur de risque le plus important. Des dizaines de milliers de rapports s'étaient focalisés sur le cholestérol total, à l'exclusion de tous les autres aspects biologiques des maladies cardiovasculaires. Le cholestérol total représente avant tout la raison pour laquelle on avait recommandé aux Américains de réduire leur consommation de graisses saturées. Désormais, on se rend compte que, dans la majorité des cas, il ne constitue qu'un facteur de risque moindre. Mais aujourd'hui, cette réalité n'est pas encore complètement reconnue par les médecins et les autorités de santé. Et ce n'est pas surprenant compte tenu du long et influent héritage du cholestérol total. Pourtant, si le cholestérol total n'est pas un indicateur de risque fiable, alors quel indicateur l'est ?

La réponse se trouve dans un ensemble complexe d'autres facteurs mesurés dans le sang, y compris les triglycérides, le cholestérol LDL et le cholestérol HDL. En fait, l'une des grandes surprises des résultats du suivi de l'étude de Framingham concerne justement le "bon" cholestérol. Les directeurs d'étude découvrent que, tant chez les hommes que chez les femmes âgés entre 40 et 90 ans, "parmi toutes les lipoprotéines et lipides mesurés, le cholestérol HDL a le plus grand impact sur les risques". Les individus présentant un faible taux de cholestérol HDL (inférieur à 35 mg/dl) sont huit fois plus susceptibles de faire une crise cardiaque que les individus affichant un taux de cholestérol HDL élevé (égal ou supérieur à 65 mg/dl).* La corrélation est "frappante" écrivent les auteurs, et

---

*Bien que l'AHA ne fixe actuellement pas d'objectif chiffré spécifique, un taux de cholestérol HDL égal ou supérieur à 60 mg/dl est généralement jugé comme étant sain.

elle constitue la "conclusion la plus importante" pouvant être tirée de toutes leurs données sur le cholestérol.

Et pourtant, lorsque les experts du lien entre l'alimentation et les maladies commencent enfin à s'éloigner du cholestérol total, ils ne se rapprochent pas pour autant du cholestérol HDL. Au lieu de cela, ils décident de se pencher sur le cholestérol LDL. En 2002, le programme national d'éducation sur le cholestérol annonce que le cholestérol LDL est "la cible primaire" des traitements. L'AHA et les autres associations professionnelles acquiescent.

C'est un étrange retournement de situation. Si le cholestérol HDL paraissait si prometteur, pourquoi le NIH et l'AHA ont-ils choisi de se concentrer sur le cholestérol LDL ? Plusieurs explications sont possibles. Premièrement, certaines études épidémiologiques ont constaté une relation entre les victimes de maladies cardiovasculaires et les niveaux de cholestérol LDL supérieurs de quelques points de pourcentage en moyenne à ceux d'individus en bonne santé. Deuxièmement, des données provenant d'études sur les animaux montrent qu'une augmentation du cholestérol LDL mène à des artères d'aspect sclérosé. Et troisièmement, Michael Brown et Joseph Goldstein, deux scientifiques qui obtiendront par la suite le prix Nobel pour leurs travaux, ont démontré de manière irréfutable qu'une anomalie des récepteurs du cholestérol LDL est présente chez les individus atteints de la maladie génétique d'hypercholestérolémie familiale. Ces scientifiques ont émis l'hypothèse selon laquelle un mécanisme similaire pourrait être à l'œuvre à l'intérieur de chacun de nous. Les experts de l'époque trouveront cet élément de preuve particulièrement convaincant.

Le choix de favoriser la recherche sur le cholestérol LDL plutôt que celle sur le cholestérol HDL a probablement aussi été influencé par l'industrie pharmaceutique qui, du haut de ses multi-milliards de dollars, souhaitait ardemment faire du cholestérol LDL une cible thérapeutique. Les entreprises pharmaceutiques avaient déjà tenté en vain, à plusieurs reprises, de découvrir un médicament qui puisse augmenter le cholestérol HDL. Par contre, pour ce qui est de réduire le cholestérol LDL, elles savaient déjà très bien le faire. Le tout premier médicament, la lovastatine, est découvert dans les années 1970. Et c'est tout un monde de "statines" valant des milliards de dollars qui naîtra : fluvastatine, pitavastatine, pravastatine, rosuvastatine, simvastatine et atorvastatine. En 2011, dans le monde entier, les statines ont rapporté 956 milliards de dollars.

Pourtant, l'un des secrets de polichinelle concernant les statines, c'est que malgré le fait qu'elles contribuent à prévenir la mortalité coronarienne, leur succès n'est pas entièrement lié à leur effet de réduction du cholestérol LDL. Le mécanisme d'action des statines est incertain. Il se peut qu'elles agissent en réduisant l'inflammation. Les chercheurs ne sont pas vraiment sûrs. On qualifie "d'effets pléiotropes" ces autres mécanismes potentiels des statines. Ils font fréquemment l'objet de débat dans la communauté de chercheurs. Toutefois, jusqu'à récemment, l'image publique des statines est restée liée exclusivement à leur capacité à réduire le cholestérol LDL. Et elles sont encore généralement commercialisées sur la base de cet effet bénéfique.

Il y a aussi une autre raison pour laquelle le cholestérol LDL a été fortement favorisé par les experts en nutrition et maladies : ils en avaient besoin pour secourir l'hypothèse régime-cœur. Les résultats comme ceux de Knopp révèlent que le régime alimentaire de référence à l'époque, faible en matières grasses et en graisses saturées, peut améliorer le cholestérol LDL mais qu'il aggrave invariablement le cholestérol HDL. Cette constatation est très malencontreuse car elle implique que ce régime alimentaire peut en réalité empirer les risques liés aux maladies cardiovasculaires. Les experts tenteront de sauver la situation en ignorant tout simplement le cholestérol HDL. Le NIH ne financera que quelques études sur la relation entre l'alimentation et le cholestérol HDL. Et les chercheurs l'excluront de leurs débats dans les articles scientifiques. Et pour cause ! Les rédacteurs de revues avaient la réputation d'insister de temps en temps pour que les chercheurs omettent le cholestérol HDL de la section des discussions, en raison du fait qu'il ne constituait pas un biomarqueur "officiel". "Pas de publication, pas de discussion" m'expliquera un spécialiste en oléochimie. "Si vous voulez montrer que l'alimentation à faible teneur en matières grasses est bonne et que les graisses saturées sont mauvaises, alors il suffit d'ignorer le HDL pour obtenir une belle histoire bien ficelée."

Les experts en nutrition ignorent également la recherche qui indique que ce qui fait monter le cholestérol HDL encore plus efficacement que tout autre chose, ce n'est ni le vin rouge ni l'activité physique, comme on le croit couramment, mais les matières grasses saturées. On découvrira que la consommation de gras d'origine animale augmente le cholestérol HDL (et que c'est le seul aliment capable de le faire). "C'est un point important" écrit en 2004 **Meir Stampfer**, épidémiologiste nutritionnel à l'École de santé publique de l'université de Harvard. "Avoir négligé le fait que les graisses saturées contribuent à l'augmentation du cholestérol HDL a entaché les matières grasses saturées dans leur ensemble." Un nombre croissant de chercheurs sont d'accord avec ce point de vue. Mais en 1990, lorsque ces constatations très inconfortables de la part de Knopp et d'autres viennent juste d'être publiées, la réaction majoritaire face à ceux qui abordent le sujet du cholestérol HDL et de l'alimentation pauvre en graisses et riche en glucides, c'est de toussoter poliment et de regarder ailleurs.

Les employées de Boeing

À cette époque, Knopp est l'un des rares chercheurs à s'être ouvertement intéressé au cholestérol HDL. Lorsqu'il se met à comparer les femmes et les hommes employés par Boeing, il découvre que le cholestérol HDL représente, pour ainsi dire, le symbole des différences entre les sexes en matière de maladie cardiovasculaire. Knopp met les femmes de Boeing sur le régime alimentaire qui avait été développé dans le cadre du Programme national d'éducation sur le cholestérol (National Cholesterol Education Program, NCEP) et qui avait été expressément créé par la bureaucratie du NIH pour aider les Américains à lutter contre l'hypercholestérolémie. Le NCEP propose deux protocoles : l'Étape 1 et l'Étape 2. Pour tout homme ou femme "à risque", c'est d'abord le régime de l'étape 1 qui est appliqué (10 % de calories sous forme de graisses saturées). Si cela n'arrive pas à faire baisser le taux de cholestérol, c'est alors l'étape 2 qui est mise en œuvre (moins de 7 % de graisses saturées). Les deux régimes alimentaires recommandant de

208

limiter la consommation des graisses totales à 30 % des calories.

Pendant un an, sept cents employés de Boeing ont suivi le régime plus strict (correspondant à l'étape 2). Les résultats indiqueront une baisse de leur taux de cholestérol LDL (a priori un bon signe). Mais les employées de Boeing verront également leur taux de cholestérol HDL diminuer de 7 à 17 %. Les chercheurs estiment que, chez ces femmes, ce bon cholestérol en baisse correspond à une augmentation de 6 à 15 % de leur risque de maladie cardiaque. Les résultats ne sont pas du tout aussi négatifs pour les hommes. Mais les femmes, elles, ont suivi les recommandations du NCEP les plus strictes pendant toute une année et ont apparemment augmenté leur risque de subir une crise cardiaque.

Knopp est préoccupé par les effets délétères apparents du régime alimentaire chez les femmes. Mais il se rendra compte que personne ne veut discuter ni même reconnaître les résultats de son étude lorsqu'ils sont publiés en 2000. Il dit que la communauté scientifique n'a qu'une réponse "muette" vis-à-vis de l'étude. "Personne ne sait que faire de ces résultats." Personne ne les remet en cause car cela impliquerait le réexamen complet des données. Et personne ne réussira à fournir une explication. Et c'est ainsi que l'étude de Knopp, intitulée BeFIT (acronyme de Boeing Employees Fat Intervention Trial (Étude d'intervention lipidique sur les employés de Boeing)) sera en grande partie ignorée et, jusqu'à récemment, exclue des articles de synthèse standard dans le domaine.

Bien que ces résultats ne soient pas populaires, ils ne constituent néanmoins pas une anomalie. D'autres études constatent également que les femmes qui suivent un régime alimentaire pauvre en matières grasses voient leur cholestérol HDL diminuer d'environ un tiers de plus que les hommes.* Dans

---

*Par exemple, une étude a mis 103 adultes en bonne santé et âgés de vingt-deux à soixante-sept ans (46 hommes et 57 femmes) soit sur l'étape 1 du régime alimentaire du NCEP (contenant 9 % d'acides gras saturés), soit sur un "régime à faible teneur en graisses saturées" (contenant 5 % d'acides gras saturés), soit sur l'alimentation américaine standard. Et ce pendant huit semaines. Dans les deux premiers régimes, le cholestérol total et le cholestérol LDL ont diminué par rapport au troisième. Mais le cholestérol HDL

MANGER GRAS, LA GROSSE SURPRISE

l'étude menée par Knopp, les femmes ont aussi vu leurs triglycérides augmenter davantage. Quels que soient les avantages du régime à faible teneur en matières grasses (notamment son effet de réduction du cholestérol LDL), ceux-ci s'observent moins souvent chez les femmes. En 2005, Knopp résume toutes ces différences des sexes dans un document. Il conclut que le régime alimentaire à faible teneur en gras ne peut pas en réalité être recommandé aux femmes. Il faudrait au lieu de cela explorer des "interventions diététiques alternatives". Knopp suggère que les femmes ont peut-être besoin d'un régime alimentaire contenant moins de glucides et plus de matières grasses.

L'étude de Knopp aurait pu marquer un tournant décisif. Après sa publication, les experts auraient pu au moins alerter les femmes de la probabilité qu'une alimentation pauvre en gras, d'après eux, représentait un conseil prématuré et malencontreusement délétère. Après tout, depuis les années 1970, ce sont les femmes qui se sont montrées particulièrement consciencieuses en ce qui concerne la diminution des calories. Selon les données publiques, elles ont davantage réduit leur consommation de gras et de graisses saturées que les hommes. En réalité, les observations de Knopp indiquent qu'une alimentation pauvre en matières grasses porte atteinte à la santé des femmes. Et pourtant, parmi l'élite nutritionnelle, ces conséquences inquiétantes ne seront pas prises en compte. Et de nos jours encore, la plupart de femmes ne sont pas au courant qu'une alimentation à faible teneur en gras peut vraisemblablement augmenter leurs risques liés aux maladies cardiovasculaires.

Aucun lien avéré entre les matières grasses et le cancer du sein

Une autre croyance largement répandue concernant la santé des femmes qui se révèlera non étayée par des preuves scientifiques, c'est l'opinion que les matières grasses

---

a lui aussi chuté de manière plus abrupte, chez les femmes particulièrement (Stefanick et al., 2007).

NINA TEICHOLZ

alimentaires provoquent le cancer. Depuis les années 1980, les autorités de santé recommandent aux femmes de réduire leur consommation de gras afin de prévenir le cancer du sein. Ce conseil fait de toute façon partie des recommandations plus larges contre les matières grasses alimentaires pour tous les cancers et toute la population.

En 1976, lors des audiences du comité McGovern, l'hypothèse que les matières grasses puissent causer le cancer est émise pour la première fois par Gio Gori, directeur de l'Institut national du cancer (National Cancer Institute, NCI). Il déclare qu'au Japon, les hommes et les femmes affichent de très faibles taux de cancer du sein et du colon. Et que ces taux augmentent rapidement dès qu'ils émigrent aux États-Unis. Gori montre des graphiques représentant des lignes parallèles entre la consommation de gras et les taux de cancer. "Ceci dit, je souhaite souligner que cela indique une très forte corrélation mais que cette corrélation ne prouve pas un lien de causalité" précise-t-il. "Je ne pense pas, qu'aujourd'hui, quiconque puisse affirmer que la nourriture provoque le cancer." Il appelle à davantage de recherche. Cependant, le comité du Sénat, souhaitant résoudre un maximum de problèmes de santé, ne tient pas compte de ces réserves et laisse entendre dans son rapport qu'une alimentation pauvre en matières grasses pourrait contribuer à réduire les risques liés au cancer. Le cancer devient ainsi la deuxième "maladie mortelle" à être accusée par le Sénat comme étant liée à la consommation de matières grasses. Et tout comme avec les maladies cardiovasculaires, l'approbation par le comité d'une hypothèse spécifique provoque un semblable effet de ricochet dans tout Washington, D.C.

Sur la base de comparaisons internationales similaires à celles de Gori, ainsi que sur certaines données portant sur des rats, l'hypothèse gras-cancer sera rapidement adoptée. Elle sera intégrée aux rapports de l'Institut national du cancer (en 1979 et 1984), de l'Académie nationale des sciences (en 1982), de la Société américaine du cancer (en 1984), ainsi que de l'Administrateur de la santé publique sur la nutrition et la santé (en 1988). Ils recommanderont tous une alimentation à faible teneur en gras et en graisses saturées afin de prévenir cette maladie. L'hypothèse selon laquelle les matières grasses provoquent le cancer constitue d'ailleurs la raison principale qui a incité le gouvernement américain à recommander officiellement une alimentation pauvre en gras depuis la fin des années 1970.

Ces conseils interpellent particulièrement les femmes car tandis que les maladies cardiovasculaires peuvent facilement être interprétées comme un problème réservé aux hommes d'âge moyen, le cancer peut inquiéter même les femmes les plus jeunes. Et surtout le cancer du sein.

Il est donc surprenant d'apprendre qu'en 1987 déjà, Walter Willett, épidémiologiste à l'École de santé publique de Harvard, constate que, parmi les quelque quatre-vingt-dix mille infirmières qu'il a suivies pendant cinq ans au cours de l'Étude sur la santé des infirmières, aucun lien n'existe entre la consommation de matières grasses et le cancer du sein. En fait, Willett découvre exactement le contraire : plus les infirmières ont consommé de matières grasses (et notamment des matières grasses saturées), moins elles ont été susceptibles de développer un cancer du sein. Et même à un âge avancé, les résultats chez ces femmes resteront les mêmes. Après quatorze ans d'étude, Willett déclare que son équipe n'a découvert "aucune preuve" qu'une réduction globale des matières grasses, ou d'un gras spécifique, permette de diminuer les risques de cancer du sein. Et aux niveaux les plus élevés de consommation de graisses saturées, les risques semblent même légèrement baisser. Ces conclusions n'en sont toutes pas moins des associations. Mais bien que l'épidémiologie ne puisse pas prouver de lien de causalité, elle *peut* servir de manière fiable à montrer une *absence* de lien. Par exemple, si de nombreuses femmes consomment une alimentation relativement riche en matières grasses et qu'elles ne développent pas de cancer du sein, comme dans ce cas précis, on peut écarter la possibilité que les matières grasses alimentaires en soient la cause.

Cependant, le NCI s'était déjà fortement investi dans l'hypothèse gras-cancer et il n'allait pas l'abandonner si facilement. Après la publication des résultats de Willett, issus de ce qui est à l'époque la plus grande étude sur les femmes et le cancer du sein, Peter Greenwald, directeur de la Division de la prévention et du contrôle des cancers du NCI, publie un

NINA TEICHOLZ

document dans le *Journal of the American Medical Association* (JAMA) intitulé "L'hypothèse du lien entre les graisses alimentaires et le cancer du sein est bien vivante" ["The Dietary Fat-Breast Cancer Hypothesis Is Alive"]. Il survole l'étude de Willett et avance à la place un argument fondé sur des données provenant de rats et selon lequel "une alimentation riche en matières grasses et hypercalorique" induit clairement des tumeurs mammaires. Ce qu'il dit est vrai. Et il existe de nombreuses études qui confirment cet effet. Toutefois, ce qu'il oublie de préciser, c'est que les matières grasses les plus à même de produire des tumeurs sont les graisses polyinsaturées (celles que l'on trouve dans les huiles végétales) que l'on recommande aux Américains de consommer. Les matières grasses saturées données aux rats n'ont eu presque aucun effet, sauf lorsque l'on y a ajouté ces huiles végétales.

Quant aux données humaines, presqu'un demi million de femmes en 2009 ont fait l'objet d'études en Suède, Grèce, France, Espagne et Italie ainsi que plus de quarante mille femmes ménopausées au cours d'une seule étude aux États-Unis. Dans chacune d'elles, les chercheurs n'ont pas réussi à identifier une association entre le cancer du sein et les matières grasses d'origine animale. Même les propres études du NCI échoueront. La plus récente d'entre elles est l'Étude d'intervention nutritionnelle sur les femmes réalisée en 2006. Cette étude a convaincu les femmes de limiter leur consommation de gras à 15 % maximum, répondant ainsi aux critiques que lors d'études précédentes, aucun résultat n'avait pu être obtenu car les femmes n'avaient pas *suffisamment* réduit leurs apports en matières grasses. Mais même à 15 %, le NCI n'arrivera toujours pas à établir une association significative sur le plan statistique entre la réduction des matières grasses (quelles qu'elles soient ou quelle que soit leur quantité) et une diminution du taux de cancer du sein.

Selon le rapport de 500 pages publié en 2007 par le Fonds mondial de recherche contre le cancer et l'Institut américain de recherche contre le cancer (qui constitue l'analyse la plus complète des éléments de preuve sur le cancer à ce jour), il n'existe aucune preuve "convaincante" ou même "probable" qu'une alimentation riche en matières grasses augmente les risques de cancer. En réalité, depuis le milieu des années 1990, les résultats de diverses études ont "globalement affaibli l'hypothèse selon laquelle les matières grasses et les huiles sont des causes directes de cancer" écrivent les auteurs.

Malgré cela, en 2009, le NCI continue à privilégier l'hypothèse gras-cancer. Arthur Schatzkin, directeur en chef de la division d'épidémiologie nutritionnelle du NCI jusqu'à son décès suite à un cancer en 2011, m'affirmera ceci : "Mon point de vue personnel, c'est que l'hypothèse gras-cancer n'est absolument pas obsolète." Et ce malgré le fait que certains dans son service commençaient à être favorables à la possibilité que le sucre et les glucides raffinés représentent la cause la plus probable de la maladie. Il m'explique que le problème, c'est que les questionnaires sur l'alimentation employés dans les études épidémiologiques ne sont pas suffisamment précis. Schatzkin prédit que, malgré toutes les preuves du contraire jusqu'à présent, l'hypothèse qu'il privilégie sera un jour ou l'autre confirmée. Cependant, lorsque je communique en 2012 avec Robert N. Hoover, nouveau directeur du programme, il reconnaît volontiers que tous les travaux de recherche sur l'hypothèse gras-cancer n'ont quasiment fait aucun progrès. "Je pense que nous sommes en train de prendre du recul par rapport à une ancienne hypothèse coriace. Nous recommençons à zéro" me dit-il. Et au lieu d'essayer de prouver l'hypothèse gras-cancer, rajoutera-t-il, "nous devons plus agnostiques." Et c'est ainsi que, concernant l'alimentation et le cancer, on en revient à la case départ.

La plus grande étude jamais menée sur l'alimentation à faible teneur en matières grasses

Au milieu des années 1990, lorsque Knopp obtient les fonds nécessaires de la part du NHLBI pour son étude sur les femmes employées par Boeing, l'institut octroie également une grosse somme d'argent (725 millions de dollars) à une autre étude. Ce sera le plus grand essai clinique randomisé et contrôlé jamais réalisé en matière d'alimentation à faible teneur en gras. Il s'intitule l'Initiative sur la santé des femmes (Women's Health Initiative, WHI). En plus de mener des tests sur près de

49 000 femmes ménopausées et sur le régime alimentaire pauvre en matières grasses, cet essai assigne également des groupes d'intervention à un traitement hormonal de substitution ainsi qu'à une supplémentation en calcium et en vitamine D. Les chercheurs du WHI annoncent que l'étude sera la plus complète qui ait jamais été réalisée, et pas seulement sur l'alimentation à faible teneur en gras mais également sur la santé des femmes en général.

Le groupe de plus de vingt mille femmes sur le régime pauvre en matières grasses reçoit pour consigne de limiter leur consommation de viande, œuf, beurre, crème, vinaigrette et autres aliments gras. L'autre groupe sert de groupe témoin. JoAnne Sether Menard, participant à l'étude et administratrice à l'université de Washington, déclare au magazine People qu'elle a abandonné chips, beignets, frites, fromage, crème aigre et vinaigrette et que "cela fait 10 ans que je n'ai pas mangé de beurre avec mon pain." Les femmes sont également encouragées à manger davantage de fruits, de légumes et de céréales complètes. C'est quasiment le même régime alimentaire pauvre en matières grasses et riche en aliments d'origine végétale que l'AHA et l'USDA recommandent aujourd'hui.

Lorsque l'étude WHI démarre en 1993, cela fait déjà trente ans que l'AHA recommande officiellement l'alimentation à faible teneur en gras (et quinze ans pour l'USDA). Pourtant, l'étude WHI est la première étude d'envergure à évaluer l'efficacité de ce régime alimentaire. Étant donné que cela fait déjà des décennies que l'on conseille de limiter la consommation de matières grasses, certains pensent que la conclusion est connue d'avance. Les participantes à l'étude sont convaincues qu'il suffit d'adhérer correctement au régime alimentaire pour pouvoir célébrer les bonnes nouvelles qu'elles connaissent déjà.

Cependant, à la surprise générale, les résultats publiés dans une série d'articles du JAMA sont très loin d'être conformes aux attentes. Les femmes participant à l'étude ont réussi à abaisser, de 37 % à 29 %, leur consommation de matières grasses et, de 12,4 % à 9,5 %, leur consommation de graisses saturées. Malgré le fait qu'elles aient atteint tous leurs objectifs et qu'elles aient suivi ce régime alimentaire pendant une décennie, leur risque de cancer du sein, cancer colorectal, cancer ovarien, cancer endométrial, d'accident vasculaire cérébral ou même de maladie cardiaque ne s'est pas révélé inférieur à celui du groupe témoin. En moyenne, après neuf ans d'étude, elles n'ont perdu que 0,5 kilogramme (1 livre) en plus que le groupe témoin. Robert Thun, directeur de la recherche épidémiologique de la Société américaine du cancer dira au *New York Times* que ces résultats en matière de cancer et de maladie cardiovasculaire traduisent "une complète absence d'effet".

L'alimentation pauvre en matières grasses a finalement connu son heure dans le tribunal de la science. Selon Thun, l'étude WHI a été la "Rolls Royce des études" et devrait donc être "définitive". Ironiquement, si Darwin avait présenté son livre *L'origine des espèces* à un public de Témoins de Jéhovah ultra-évangélistes, il aurait peut-être été mieux accueilli que les articles sur l'étude WHI publiés dans JAMA. "L'absence de commentaire a été assourdissante" me dira Robert Knopp. Seule réaction à l'époque : l'incrédulité. "Nous nous grattions la tête face à certains de ces résultats" dit Tim Byers, chercheur principal de l'étude WHI au Centre des Sciences de la Santé de l'université du Colorado. Après tout, tout le monde *savait* déjà que manger beaucoup de fruits et de légumes et limiter les matières grasses font partie d'une alimentation saine. Il était donc logique qu'elle servirait de point de départ.

La plupart des gens étaient d'avis que l'étude devait comporter des lacunes. Les femmes n'ont pas dû bien suivre le régime alimentaire à faible teneur en gras. Et de toute façon, étant donné qu'au début de l'étude dans les années 1990, les Américaines consommaient déjà globalement moins de matières grasses, le groupe d'intervention diététique n'est simplement pas assez différent du groupe témoin. Les résultats ne peuvent donc pas être considérés comme significatifs sur le plan statistique. D'aucuns critiquent la sélection des participantes de l'étude ou l'absence de distinguo entre le "bon" gras insaturé et le "mauvais" gras saturé dans le régime alimentaire des femmes. En plus, les femmes n'ont pas fait assez d'exercice physique. Ou, pour rajouter de l'huile sur le feu, comme le fera Jacques Rossouw, coordinateur principal du projet WHI au NHLBI, l'étude "a dû être trop courte ou a pu porter sur des femmes trop âgées ou bien en trop bonne santé".

216

On peut aussi accuser les médias de trop simplifier le message. Les journaux se sont fait un plaisir de se moquer des conclusions paradoxales de l'étude WHI. "Gavez-vous !" crient les unes des journaux. "Oubliez tout ce qu'on vous a dit sur les régimes alimentaires !"

"Malheureusement, la science ne se résume jamais à des phrases-choc" remarque Marcia Stefanick, professeur à l'école de médecine de l'université de Stanford et à la tête du comité directeur de l'étude WHI. D'après les chercheurs du WHI, les journalistes n'ont pas tenu compte des subtilités dans les analyses des sous-groupes. Par exemple, un petit groupe de femmes, ayant réussi à limiter le plus strictement leurs apports en gras et ayant suivi le plus religieusement tous les protocoles de l'étude, a montré le plus faible taux de cancer du sein. Bien que ces résultats semblent pointer dans la bonne direction, il convient de noter que ces femmes représentent ce qu'on appelle des "individus fortement engagés". En d'autres termes, elles ont adhéré aux protocoles et ont fait exactement comme les médecins et les directeurs d'étude leur ont dit de faire. Elles sont semblables aux végétariens, comme décrit au chapitre précédent, dont l'état de santé semble toujours être supérieur, même s'ils ne prennent qu'un placebo. Ces individus fortement engagés paraissent en meilleur santé, quelle que soit l'intervention. On ne peut ainsi rien déduire de leurs résultats.

Quoi qu'il en soit, les scientifiques n'apprécient généralement pas l'identification de sous-groupes (comme ces individus fortement engagés) à des fins d'analyse. En effet, leurs résultats sont moins significatifs sur le plan statistique. En outre, si les auteurs sélectionnaient un sous-groupe qui semble prouver leur hypothèse particulièrement bien à la *fin* de leur étude, cette pratique serait décrite par les critiques comme l'équivalent de "dessiner la cible autour d'un impact de balle".*

---

*Ces analyses de sous-groupe peuvent aussi pencher tout autant dans l'autre sens. Concernant le sous-groupe de femmes ayant reçu un diagnostic de maladie cardiaque au début de l'étude, leur risque de développer des complications cardiovasculaires s'est révélé être 26 % supérieur pour celles sur le régime alimentaire d'intervention que pour celles qui n'ont pas changé leur alimentation. Dans le rapport d'étude, ce résultat significatif au niveau statistique a été

MANGER GRAS, LA GROSSE SURPRISE

Au final, les journalistes chargés de couvrir l'étude WHI ont certes eu un discours simpliste. Ils se sont montrés réducteurs ou tout simplement fainéants en ignorant les analyses de sous-groupe vers lesquelles les communiqués de presse sur l'étude WHI tentaient de les orienter. Mes ces journalistes simplificateurs avaient raison. L'étude WHI est la plus grande et la plus longue étude sur l'alimentation pauvre en matières grasses jamais réalisée. Et ce régime alimentaire ne permet simplement pas d'obtenir les résultats escomptés. L'étude de Knopp avant celle-ci et plusieurs importantes études ultérieures (abordées au chapitre 10) ont confirmé les conclusions de l'étude WHI. Dans leur ensemble, ces études montrent que l'alimentation pauvre en matières grasses est, au mieux, inefficace dans la lutte contre les maladies et, au pire, un facteur d'aggravation des risques de maladie cardiovasculaire, de diabète et d'obésité. L'alimentation standard à faible teneur en gras, recommandée par l'AHA, n'a jamais réussi à obtenir de meilleurs résultats qu'une alimentation à plus forte teneur en matières grasses.

En 2008, une évaluation de toutes les études sur l'alimentation pauvre en gras, menée par l'Organisation des Nations Unies pour l'alimentation et l'agriculture (FAO), conclut qu'il n'existe "aucune preuve probable ou probante" qu'un niveau élevé de matières grasses alimentaires provoque des maladies cardiovasculaires ou des cancers. Et en Suède en 2013, un groupe consultatif d'experts en santé, après avoir examiné 16 000 études pendant deux ans, conclut qu'une alimentation pauvre en matières grasses est une stratégie inefficace pour lutter contre l'obésité ou le diabète. Par conséquent, la seule conclusion inéluctable
que l'on puisse tirer des nombreuses études sur ce régime alimentaire (et qui ont coûté en tout plus d'un milliard de

---

omis du tableau qui aurait dû le répertorier. Qui plus est, dans le sous-groupe de femmes à risque de développer du diabète, le risque de contracter cette maladie au cours de l'étude a augmenté parmi celles mises sur le régime à faible teneur en gras. Aucune de ces constatations n'a cependant été incluse dans la section de discussion du rapport. Et elles ont été omises du discours scientifique (Noakes, 2013).

218

dollars), c'est que cette alimentation, devenue une référence nationale avant d'être correctement testée, est presque assurément une erreur terrible pour la santé publique des Américains.

Illustration 14. "Tout ce que je mange est allégé. Alors, pourquoi suis-je toujours grosse ?"

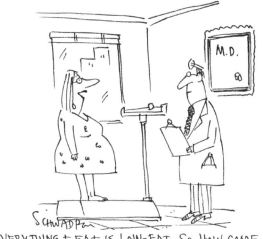

"EVERYTHING I EAT IS LOW-FAT. SO HOW COME I'M STILL FAT?"

En 2001, **Frank Hu**, professeur en nutrition à l'École de santé publique de Harvard, écrit qu'il est "de plus en plus accepté que la campagne de promotion de l'alimentation pauvre en matières grasses a été fondée sur peu d'éléments scientifiques. Elle a peut-être engendré des effets indésirables sur la santé." Cette accumulation d'éléments de preuves amènera les autorités de santé à comprendre qu'il faut revoir leurs recommandations. Elles sont cependant, on le comprend, réticentes à faire marche arrière trop ostensiblement sur cinquante ans de conseils nutritionnels. Et cette hésitation entraîne une certaine ambiguïté sur le sujet. L'USDA et l'AHA ont toutes deux discrètement éliminé de leurs listes les plus récentes de recommandations alimentaires tous les objectifs en termes de pourcentages spécifiques de matières grasses. Cette limite de 30 à 35 % de matières grasses que nous nous efforçons à suivre depuis des décennies ? Disparue. Ainsi que toute discussion sur le sujet dans leurs rapports. Quelle proportion de matières grasses devrions-nous consommer ? Ces groupes ne se prononcent désormais plus. Et ce silence en la matière, soit dit en passant, ne correspond pas à une direction claire et confiante de la part des autorités sur le sujet de notre alimentation pour lutter contre les maladies majeures de notre époque.

Cela fait déjà un moment que nombre d'entre nous qui nous intéressons à la science ont volontiers remis du gras dans notre assiette. On a abandonné le spray de cuisson Pam, on a arrêté de pocher et on a recommencé à se servir en vinaigrette. Et s'il y a un côté positif à toutes ces années de restriction des matières grasses, c'est que nous avons appris que le gras est l'âme des saveurs. Sans matière grasse, la nourriture est insipide et la cuisson des aliments quasiment impossible. Le gras est essentiel dans la cuisine pour obtenir un résultat croustillant et pour épaissir les sauces. Il est crucial pour exprimer les arômes. Il rend les pâtisseries feuilletées, moelleuses et légères. Et le gras cumule de nombreuses autres fonctions essentielles au processus de cuisson et de pâtisserie. Afin de répondre à tous ces besoins pressants, les experts en nutrition, issus des années 1980 fortement influencées par la doctrine antigras, chercheront une solution et identifieront le candidat apparemment parfait : l'huile d'olive. Et c'est l'une des raisons pour lesquelles, au début des

220

années 1990, le "régime méditerranéen" fera son entrée sur scène.

7

Glorification du régime méditerranéen : qu'en dit la science ?

Le régime méditerranéen est si connu et applaudi de nos jours qu'il n'a guère besoin d'être présenté. Ce régime alimentaire prône les légumes, les fruits, les légumineuses et les céréales complètes comme source d'énergie. La consommation de produits de la mer et de volaille est recommandée plusieurs fois par semaine. Le yaourt, les noix, les œufs et le fromage sont à consommer en quantité modérée. La viande rouge n'est autorisée que rarement et le lait est interdit. À l'époque, la grande nouveauté de ce régime alimentaire pour les Américains, c'est l'introduction de l'huile d'olive dont la consommation en grande quantité est recommandée. Cette alimentation succulente et appréciée aux États-Unis a fait l'objet de centaines de livres de recettes et a suscité plus d'attention médiatique que celle accordée aux vedettes de cinéma. Lors d'études récentes, elle s'est également révélée être plus saine, à tous les égards, que l'alimentation à faible teneur en matières grasses. Mais le régime méditerranéen est-il véritablement l'idéal nutritionnel et salvateur comme le prétendent ses disciples les plus fervents ?

Ce régime alimentaire, avec un "r" minuscule (composé de pain et de loup de mer et qui est adopté par de nombreux peuples méditerranéens), existe bien évidemment en Grèce, en Italie et en Espagne depuis longtemps. Mais le régime méditerranéen, avec un "R" majuscule, ce concept et ce programme nutritionnel approuvés dans le monde entier tant par les scientifiques que par les instances gouvernementales, n'existait pas vraiment avant que les experts nutritionnels eux-mêmes l'inventent.

C'est au milieu des années 1980 que deux scientifiques intelligents et ambitieux commencent à concevoir ce régime avec un "R" majuscule. L'un vient d'Italie, l'autre de Grèce et ils entament leur démarche en émettant l'hypothèse que la cuisine traditionnelle de leurs patries protège contre l'obésité et les maladies cardiaques. L'un de ces chercheurs est Antonia Trichopoulou, professeur à l'École de médecine d'Athènes. Elle est aujourd'hui reconnue comme étant la "marraine" du régime

222

méditerranéen car, plus que quiconque, elle lui a conféré une visibilité mondiale. L'origine de l'hypothèse est simple, explique-t-elle. En tant que jeune médecin à l'hôpital de l'École de médecine d'Athènes, Trichopoulou recommandait alors à ses patients présentant un taux de cholestérol élevé de consommer diverses huiles végétales. C'est ce que l'OMS, dans la lignée de l'AHA, recommandait afin de limiter la consommation de graisses saturées et ainsi éviter les maladies cardiovasculaires.

Illustration 15. Antonia Trichopoulou

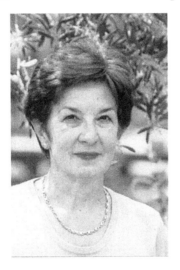

Antonia Trichopoulou, fondatrice grecque du "régime méditerranéen". Elle a décidé d'agir quand elle a vu les oliviers être abattus et un mode de vie commencer à disparaître.

Trichopoulou n'avait jamais remis en question ces préceptes diététiques jusqu'à ce que, comme elle le raconte, "un jour, un homme très pauvre est venu à l'hôpital." "Docteur, me dit-il, ils me poussent à consommer des huiles végétales mais j'ai l'habitude d'utiliser de l'huile d'olive. Je ne peux pas avaler ça !" Trichopoulou savait que de nombreux Grecs ajoutaient toujours de l'huile d'olive dans tous leurs plats et elle respectait son rôle traditionnel dans la cuisine grecque, depuis probablement des millénaires. De nombreuses familles grecques avaient encore des petites parcelles d'oliviers chez eux leur permettant de produire leur propre huile. Cependant, en raison de l'influence globale de la politique nutritionnelle menée par les États-Unis, prônant les huiles polyinsaturées de maïs, de carthame et de soja, la consommation d'huile d'olive en Grèce était en forte baisse. "Nous étions en train d'abattre des oliviers" se lamente Trichopoulou. Comme cette huile jouit d'une bonne réputation dans la culture grecque, Trichopoulou se demande alors si elle est véritablement moins saine que les huiles végétales qu'elle avait recommandées jusqu'alors. Elle a l'intuition que cette huile, si intimement liée à l'histoire de la Grèce, ne peut pas avoir d'effets délétères.

Elle se pose alors une question fondamentale. L'huile d'olive pourrait-elle représenter un des éléments de la trame des traditions alimentaires grecques qui, dans leur ensemble, permettent une protection contre les maladies ? Cette alimentation explique peut-être pourquoi, dans les années 1950 lorsqu'elle était jeune, l'espérance de vie des Grecs occupait la deuxième place après les Danois (du moins, parmi les pays affichant des statistiques similaires). Trichopoulou se demande donc s'il est possible d'évaluer quantitativement l'alimentation de ses compatriotes grecs de l'époque. Lors de ses recherches sur le sujet, elle découvre la fameuse Étude des sept pays d'Ancel Keys, source importante de données nutritionnelles sur la Grèce et l'Italie du milieu du XIXe siècle.

Keys a bien sûr été attiré par les pays méditerranéens car ils lui semblaient être compatibles avec son hypothèse selon laquelle les graisses saturées sont à l'origine des maladies cardiovasculaires. Lors de son premier voyage dans la région en 1953, les hommes qu'il étudie affichent des taux très faibles de maladie cardiaque. Et ils ne mangent vraisemblablement pas beaucoup de viande. L'île de Crète attire particulièrement l'attention de Keys car les Grecs qui y vivent ont la réputation de vivre très longtemps. Lors de sa première visite, il est surpris "de voir des hommes de 80 à 100 ans ou plus aller travailler dans les champs avec une houe." Pour Keys, dont les compatriotes d'âge moyen succombent en masse à des crises cardiaques, les Crétois paraissent comme une race à part miraculeuse.

Et c'est si poétique, aussi, que l'ancien berceau de l'art, de la

224

philosophie et de la démocratie soit aussi celui qui offre à l'humanité l'idéal platonique d'une alimentation saine ! Tout semble se mettre en place avec cette belle île mythique de Crète créant une sorte d'émerveillement chez Keys et son équipe. Rien que le climat à lui seul est un élément bienvenu pour Keys qui remercie sa bonne étoile pour avoir quitté son poste de professeur associé à l'université d'Oxford où persiste encore un "âge d'austérité" en Angleterre d'après-guerre. **"Nous avions froid dans notre maison sans chauffage** et étions las du rationnement alimentaire" écrira-t-il. Avec sa femme, Margaret, ils traversent l'Europe en voiture. Passer du froid glacial du nord aux terrasses ensoleillées de l'Italie du Sud lui procure un énorme soulagement. **"Jusqu'en Suisse, nous avons conduit dans une tempête de neige. [...]** Du côté italien, l'air était doux, les fleurs étaient gaies, les oiseaux chantaient et nous nous sommes prélassés à une table à l'extérieur en buvant notre premier café espresso à Domodossola. Ça nous a redonné du baume au cœur."

Quiconque a voyagé en Italie reconnaîtra immédiatement cet engouement pour la chaleur, la beauté et les gens. Et la nourriture ! Keys décrira leur régal : "Minestrone faite maison" et pâtes sous toutes leurs formes "servies avec une sauce tomate et un peu de fromage", du pain à peine sorti du four et de "grandes quantités de légumes frais ; [...] du vin Dago Red", ainsi que des fruits frais au dessert. Keys se construira plus tard une résidence secondaire en Italie, une grande villa sur une falaise surplombant la mer au sud de Naples. "Les montagnes derrière et la mer devant, le tout baigné de soleil scintillant, voilà ce que représente la Méditerranée pour nous" écrira-t-il.

Illustration 16. Ancel Keys et ses collègues sur le site archéologique de Knossos

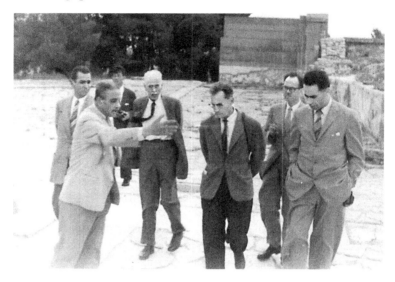

Ancel Keys et ses collègues en Crète ; les données issues de leur recherches nutritionnelles sur cette île serviront de base pour le régime méditerranéen. Ancel Keys se trouve au centre de l'image. Complètement à droite se tient Christos Aravanis qui dirigea la section grecque de l'Étude des sept pays. À gauche, avec des cheveux blancs, se trouve Paul Dudley White. L'homme qui parle est un guide.

Sur les îles idylliques de Crète et de Corfou, ainsi que dans la ville de Crevalcore au sud de l'Italie, Keys effectue des collectes de données nutritionnelles dans le cadre de son Étude des sept pays. La population crétoise, consommant peu de graisses saturées et affichant des faibles taux de maladie cardiovasculaire, est celle qui correspond le mieux à l'hypothèse de Keys. Comme abordé au chapitre 1, il est possible que l'observation concernant les graisses saturées soit liée au "problème du carême" qui a été ignoré. Mais Keys et ses chercheurs intéressés par le régime méditerranéen présument toutefois que, sur la base de ces données, l'alimentation crétoise contribue à préserver la vie. (Il s'avérera que le taux de mortalité cardiaque des hommes de Corfou était élevé, et ce malgré le fait qu'ils consommaient

226

autant de graisses saturés que les Crétois. Mais les spécialistes n'ont même pas essayé d'expliquer ce paradoxe manifeste et ils ont majoritairement ignoré cette cohorte.) Pour les chercheurs nutritionnels se penchant sur l'alimentation méditerranéenne, les Crétois insulaires représentent un précieux ensemble de données. Ils deviendront la pierre angulaire du régime, cités encore et encore par les chercheurs comme détenteurs de la clé du secret de la longévité.

Lors de la publication de l'Étude des sept pays en 1970, Keys lui-même n'identifie pas formellement une alimentation "méditerranéenne". Ce n'est que plus tard qu'il réalisera que les Grecs et les Italiens ont un mode d'alimentation particulièrement sain et unique à la région. En 1975, il réédite, avec quelques modifications, son livre de recettes, *Manger bien et rester en bonne santé* [Eat Well and Stay Well] initialement publié en 1959. Son titre : *Manger bien et rester en santé à la façon méditerranéenne* [Eat Well and Stay Well the Mediterranean Way]. Il est néanmoins déjà à la retraite à ce moment-là et il ne prendra jamais vraiment la peine de développer cette idée.

Au final, la promotion du régime méditerranéen se fera principalement grâce aux efforts d'autres acteurs, et notamment grâce à Trichopoulou. En dénichant les travaux de Keys réalisés en Crète, elle met en lumière la possibilité que ce mode d'alimentation a quelque chose à enseigner au reste du monde. Dès le milieu des années 1980, elle commence à organiser les premières conférences scientifiques sur le régime méditerranéen en Grèce. "Nous voulions juste aborder le sujet" de ce régime, dira-t-elle, pour voir si on pouvait en discuter en termes scientifiques et "si on pouvait en tirer quelque chose". Organisées à Delphi et à Athènes, ces conférences initiales conduiront à la publication des premiers documents de recherche sur le régime méditerranéen par des historiens, des autorités nutritionnelles et des scientifiques.

De la Grèce à l'Italie

Au moment où Trichopoulou se lance dans ces travaux à la fin des années 1980 en Grèce, son homologue, Anna Ferro-Luzzi, s'attèle à la même tâche en Italie. En tant que directrice de

227

recherche à l'Institut national de nutrition à Rome, Ferro-Luzzi a contribué au développement du domaine des sciences de la nutrition dans son pays. "J'ai dû tout créer moi-même" se remémore-t-elle de la période des années 1960 où les études nutritionnelles existaient à peine en Italie. Le chemin a été semé d'embûches, raconte-t-elle, car les Italiens dénigraient ce domaine de recherche, considérant qu'il est "réservé aux femmes" et l'équivalent de "rester en cuisine et surveiller la nourriture".

Les contributions scientifiques de Ferro-Luzzi dans la création du "régime méditerranéen" portent sur deux aspects. D'une part, elle entreprend l'une des plus importantes études novatrices sur l'effet "bon pour le cœur" de l'huile d'olive. D'autre part, elle tente de répertorier, le plus rigoureusement possible, les composants précis du régime dans les pays méditerranéens. Trichopoulou et elle décident d'examiner le régime dans son contexte régional (au lieu d'un concept où le régime est analysé par pays) car, dès le début, les conférences sont soutenues par l'Organisation mondiale de la Santé (OMS) et celle-ci favorise une approche régionale. Les deux femmes partagent également la crainte d'être en première ligne d'un combat pour défendre un mode de vie menacé de disparition. Leurs concitoyens méditerranéens commencent en effet à manger des aliments transformés à un rythme alarmant. La modernisation semble menacer d'extinction la cuisine traditionnelle de la région avant même qu'elle n'ait été correctement comprise. Les deux femmes jugent donc que le sujet doit être traité de toute urgence. Ferro-Luzzi se rend néanmoins compte que définir le régime méditerranéen est plus compliqué que prévu.

Au tout début de ses efforts, elle est confrontée à la question de savoir si un seul régime méditerranéen unique existe véritablement. Les habitudes alimentaires varient tant entre chaque pays, ainsi qu'au sein d'un même pays, qu'il semble presque impossible d'identifier un mode alimentaire prédominant et spécifique. Comment évaluer, ou même promouvoir comme idéale, une alimentation si vague ? On souhaite démontrer que le régime méditerranéen peut prévenir les maladies cardiovasculaires. Mais si le régime lui-même est

228

mal défini, toute évaluation scientifique en est impossible.

Même Keys avait reconnu dans son livre de recettes que dans l'ensemble de la région, les habitudes alimentaires **affichent des "différences notoires"**. Par exemple, la population "en France et en Espagne consomme deux fois plus de pommes de terre qu'en Grèce" écrit-il, et "les Français mangent bien plus de beurre".* La viande et les produits laitiers sont bien moins fréquemment consommés dans les pays méridionaux que dans les pays du Nord. En effet, dans toute la région, il observe des différences entre la quantité et le type de produits laitiers consommés. Idem pour la quantité et le type de viande, ainsi que la quantité et le type de légumes et de noix. Quasiment tout, somme toute.

---

*Keys se focalise principalement sur les pays européens de la région méditerranéenne. Il porte son attention sur l'Italie, la Grèce, la France, l'Espagne et la Yougoslavie. De plus, Keys ne fait aucune mention des pays de l'Afrique et du Moyen-Orient riverains de la mer Méditerranée. Dans l'ensemble, ceux-ci ont été exclus de la littérature sur l'alimentation méditerranéenne.

MANGER GRAS, LA GROSSE SURPRISE

Illustration 17. Anna Ferro-Luzzi

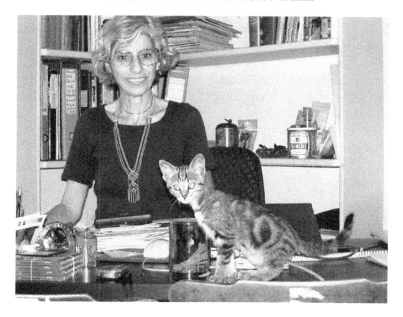

La fondatrice italienne du "régime méditerranéen" en Italie, Ferro-Luzzi, se demande encore si celui-ci peut vraiment être défini correctement.

En 1989, dans un document méticuleux et qui est devenu une référence dans le domaine, Ferro-Luzzi tente de formuler une définition acceptable des habitudes alimentaires correspondant aux pays européens riverains de la mer Méditerranée. Ce travail est d'une rigueur inégalée mais, en définitive, elle conclut que le projet d'identification du régime méditerranéen reste une "initiative impossible car les données sont manquantes, incomplètes ou trop agrégées". Le terme universel de "régime méditerranéen" écrit-elle, "bien qu'il soit attrayant, ne doit pas être employé dans la littérature scientifique tant que sa composition, à la fois en ce qui concerne les aliments, les nutriments et les non-nutriments, n'est pas définie plus clairement."

Cependant, malgré ces obstacles, Ferro-Luzzi considère que les aliments fortement transformés des temps modernes sont de toute évidence pire pour la santé. Elle s'efforce donc assidûment

NINA TEICHOLZ

à préserver la cuisine traditionnelle de son pays natal. Durant ces années-là, le régime méditerranéen reste néanmoins difficile à faire accepter car le concept n'a guère de sens pour ses concitoyens italiens. Ils ne se considèrent pas, ni ne souhaitent l'être, adeptes d'un "régime" particulier. Les italiens mangent, tout simplement. "Et les bureaucrates n'apprécient pas l'idée de la "médicalisation" d'une alimentation qui avait été jusqu'alors un art de vivre naturel" explique-t-elle.

L'abondance de l'huile d'olive confrontée à l'alimentation à faible teneur en matières grasses

Durant ces premières années capricieuses, il est difficilement concevable que, grâce aux efforts de ces deux femmes, le régime méditerranéen sera un jour acclamé dans le monde entier et se verra même octroyé le statut spécial de "patrimoine culturel immatériel"* par l'UNESCO en 2010. Divers problèmes, tant politiques que scientifiques, paraissent entraver la reconnaissance tant espérée par ses partisans du premier jour. Sur le plan scientifique, la difficulté principale à laquelle se heurte Ferro-Luzzi, nommément comment regrouper diverses habitudes alimentaires entre les différents pays sous un même concept, reste non résolue. Et les obstacles idéologiques se dressent encore plus haut. Le problème principal, c'est que dans un monde dominé par des recommandations nutritionnelles prônant une alimentation pauvre en matières grasses, comment un régime alimentaire imbibé d'huile d'olive pourrait-il triompher ? C'est une question qui les taraude depuis le début. Keys avait observé que l'alimentation crétoise "saine" regorge de gras, à hauteur de 36 à 40 % des calories journalières. Le gras en question, c'est l'huile d'olive bien sûr. Et Keys rajoutera que les légumes dans les plats "baignent dans le l'huile", littéralement.

---

*Cette catégorie de patrimoine mondial comprend des expressions culturelles comme la musique mariachi et la xylogravure chinoise. La diète méditerranéenne est le seul régime alimentaire répertorié dans la liste.

MANGER GRAS, LA GROSSE SURPRISE

Dans les années 1980, tandis que Ferro-Luzzi et Trichopoulou se mettent à inviter des chercheurs européens pour discuter du régime méditerranéen, la plupart des autorités de santé considèrent que l'énorme proportion de matières grasses de cette alimentation est plus ou moins aberrante. Toute cette huile d'olive s'oppose aux recommandations alimentaires du monde occidental restreignant les matières grasses à 20 à 30 % des calories. Les experts nutritionnels conventionnels ne peuvent tout simplement pas comprendre comment ces Grecs ingurgitant tant d'huile pouvaient être en si bonne santé. En réponse à cet apparent paradoxe, Mark Hegsted (professeur à Harvard qui avait dirigé le comité McGovern et qui ensuite avait conduit l'USDA à publier ses premières recommandations alimentaires) déclare : "Vous ne pouvez pas recommander un régime riche en matières grasses." Cette déclaration résonne comme un holà de la part de l'establishment nutritionnel : il est impensable d'autoriser une telle consommation de gras.

Se tenant en opposition directe à ce monolithe antigras, Trichopoulou mène la croisade en faveur du régime méditerranéen afin qu'il contienne, dans sa définition formelle, 40 % de calories sous forme de matières grasses. Cela peut paraître une quantité relativement élevée mais elle n'est pas supérieure à ce que consommaient les populations occidentales avant qu'elles adoptent l'alimentation pauvre en matières grasses. Trichopoulou, conjointement avec d'autres chercheurs, déploie des efforts considérables pour confirmer que ce chiffre de 40 % est une représentation exacte des habitudes alimentaires traditionnelles des Grecs. Ses recherches s'avèrent concluantes. Et elle passe encore plus de temps à repousser l'idéologie antigras. "J'ai averti que cela *détruirait* le régime alimentaire de la région. En Grèce, on a toujours mangé de cette façon. On ne pouvait pas conseiller de manger moins de gras !" me dira-t-elle.

Sur ce point, son plus fervent adversaire est Ferro-Luzzi qui se range du côté antigras du débat. Elle sait qu'en Italie, Keys a constaté que la consommation de matières grasses est inférieure à celle de la Grèce (entre 22 et 27 % des calories). Ces chiffres correspondent plus étroitement aux recommandations internationales et se réfèrent à son pays natal. Ainsi naturellement, elle les privilégie. Ferro-Luzzi passe aussi délibérément les données grecques de Keys à la loupe pour essayer de détecter une quelconque anomalie avec son chiffre de 40 % de gras. Elle conclut que ses données, comme toutes celles disponibles sur l'alimentation grecque de l'époque, sont si pauvres et incertaines[*] qu'il n'existe que "peu d'éléments scientifiques" permettant d'affirmer que l'alimentation grecque traditionnelle ait été riche en matières grasses.

En fin de compte, le fait de placer sans cesse la responsabilité des maladies sur les graisses totales se révèlera être une approche étroite et malavisée. Nous le savons aujourd'hui, mais il faudra de nombreuses années pour que cela soit reconnu. Entre temps, la grande majorité des chercheurs sont convaincus que les matières grasses font grossir les gens et provoquent des cancers et des maladies cardiovasculaires. C'est la raison pour laquelle les experts craignaient que la version grecque du régime méditerranéen soit gravement délétère. Aucune conférence ni réunion n'aura lieu sans que ce problème ne soit soulevé. Et personne ne le prend à la légère, en commençant par Ferro-Luzzi et Trichopoulou. "J'étais au milieu de tout ça et je devais les empêcher de se battre" se souvient W. Philip T. James, aujourd'hui président du groupe de travail international sur l'obésité au Royaume-Uni.[†]

---

[*]Anna Ferro-Luzzi identifie de nombreux problèmes méthodologiques et techniques avec les données de Keys, à contrecœur selon ses dires, car Keys et elle sont amis (Ferro-Luzzi, interview avec l'auteure).

[†]En 2000, lors de l'ultime réunion de planification d'un projet visant à établir un ensemble unique de recommandations alimentaires applicable à toute l'Union Européenne, le débat sur les pourcentages de matières grasses atteint son paroxysme parmi les chercheurs en Europe. Surnommé Eurodiet, il a mobilisé 150 experts nutritionnels européens pendant deux ans. Un accord semblait en vue jusqu'au moment où "Anna et Antonia se sont mises à se disputer sur le pourcentage de matières grasses acceptables dans le régime" se remémore Philip James, un participant clé. Aucun accord n'a pu être atteint et le projet Eurodiet s'est effondré dans son intégralité (James, interview ; Willett, interview avec l'auteure, 3 août 2012).

Trichopoulou l'emporte au final, en grande partie grâce au fait qu'elle réussit à convaincre deux Américains influents. Il s'avère que, de la même façon que l'alimentation à faible teneur en gras a été catapultée par Keys dans le courant dominant américain, le succès du régime méditerranéen se fera, lui aussi, grâce à l'aval de personnalités puissantes. L'une de ces personnalités est Greg Drescher, membre fondateur d'un groupe de Cambridge, Massachusetts, appelé Trust Oldways pour la préservation et l'échange [Oldways Preservation and Exchange Trust], qui deviendra le plus fervent partisan mondial du régime méditerranéen. L'autre est Walter C. Willett, professeur d'épidémiologie à l'École de santé publique de Harvard, qui deviendra par la suite l'un des experts en nutrition les plus puissants du monde. En outre, les liens de causalité relatifs à ce succès opèrent à l'envers. Tout comme Keys qui s'est hissé en tête de l'alimentation à faible teneur en gras, Willett, lui aussi, gagnera en notoriété grâce au régime méditerranéen.

À la fin des années 1980, Drescher et Willett vont tous deux à Athènes et chacun rencontre Trichopoulou. Trichopoulou et son mari Dimitrios (qui, comme Willett, est aussi épidémiologiste à Harvard) accueillent Willett à Athènes. Ils l'invitent à la brasserie locale où le menu propose des feuilles de vigne farcies et une tarte aux épinards. En tant que fils de producteurs laitiers et ayant grandi au Michigan en ne mangeant que de la "nourriture américaine fade", il découvre ces plats complexes et goûteux avec stupéfaction. Comme le décrira Trichopoulou : "Je lui ai montré que c'est cette nourriture simple qui contribue à la longévité en Grèce." Elle l'encourage aussi à promouvoir cet alléchant régime pour la bonne santé des Américains.

Trichopoulou permettra également à Drescher de découvrir la nourriture méditerranéenne. Drescher l'entend parler lors d'une des premières conférences et, dira-t-il, "tout l'auditoire était bouche bée". À l'époque, personne ne connaît la cohorte crétoise encore obscure de Keys. Et Trichopoulou affirme que les "Grecs, dans les années soixante, consommaient tant de gras mais ne souffraient d'aucune maladie cardiovasculaire. Comment était-ce possible ?!" se demande Drescher avec étonnement.

"Il faut se souvenir qu'à la fin des années quatre-vingt, la voix dominante du domaine de la santé et du bien-être, c'était

NINA TEICHOLZ

Dean Ornish" explique Drescher, en se référant au gourou diététique qui recommande aux Américains de consommer aussi peu de gras que possible. Drescher, qui a précédemment collaboré avec Julia Child et Robert Mondavi, a une bonne culture culinaire. "Ceux d'entre nous de la communauté culinaire étions choqués et horrifiés [par les règles d'Ornish], car nous savions que les matières grasses sont essentielles au goût et à une bonne expérience gastronomique" dira-t-il. "Ça nous déprimait. Personne ne voulait faire du mal ou servir des aliments malsains, mais on ne savait pas comment on allait y arriver." Pendant la pause-café après l'intervention de Trichopoulou, Drescher lui demande plus de renseignements. Elle lui conseille de s'adresser à Willett.

Drescher et Willett s'associent et, plus ils en apprennent, plus ils réalisent qu'une alimentation plus riche en matières grasses, avec une promesse séduisante d'effets bénéfiques sur le cœur et sur fond de beauté envoûtante de l'Italie et de la Grèce, pourrait avoir beaucoup d'attrait en Amérique. Ensemble, ils réussiront à faire sortir de l'ombre académique le régime méditerranéen et à le propulser sous les feux de la rampe.[*]

Le régime méditerranéen aux États-Unis : création de la pyramide

La première tâche de Drescher et Willett consiste à résoudre le problème qui diabolise le régime depuis le début : lui donner une définition cohérente. Collaborant en équipe avec Marion Nestle (professeure de politique nutritionnelle à l'université de New York), Elisabet Helsing de l'OMS et le mari d'Antonia, Dimitrios Trichopoulos, ils s'efforcent de définir précisément ce régime qui est, à la lettre, éparpillé sur toute la carte.

"Walter Willett est la figure de proue" dit Drescher. "Il offre la rigueur scientifique nécessaire au régime."

---

[*]Le troisième coéquipier est K. Dun Gifford, ancien assistant du sénateur Edward Kennedy et de Robert F. Kennedy. Il a aussi travaillé dans le secteur immobilier commercial et investi dans plusieurs restaurants avant de devenir le président fondateur d'Oldways. Gifford est décédé en 2010.

L'une des premières actions de Willett et de son équipe est la contraction de la taille de la carte visée par le régime afin qu'elle soit plus gérable. Il est décidé que la plus grande partie de la région devra être exclue, soit à cause de données manquantes, soit en raison du fait que les pays concernés (la France, le Portugal, l'Espagne et même l'Italie du Nord) ne correspondent pas au modèle qui a émergé de la Crète et de l'Italie du Sud. Dans les années 1960, seules ces deux zones partagent des habitudes alimentaires plus ou moins semblables et sont relativement exemptes de cas de maladies cardiovasculaires. Et ainsi, à des fins scientifiques, l'équipe de Willett décide que le régime méditerranéen se basera exclusivement sur ces deux zones.

Willett décide également de régler la question de la quantité totale de matières grasses à recommander. Il se laisse convaincre par le chiffre de 40 % avancé par Antonia Trichopoulou car, selon les données de Keys, cette proportion d'énergie journalière sous forme de gras reflète manifestement la bonne santé générale de ces populations. Il se montre toutefois accommodant envers l'huile d'olive. Willett recommande aussi la consommation d'autres huiles végétales car il est persuadé, comme presque tous les experts nutritionnels, que toute matière grasse est acceptable tant qu'elle se présente sous forme liquide et non solide.

En 1993, cent cinquante experts nutritionnels de la plus haute renommée, d'Europe et des États-Unis, se réunissent à Cambridge au Massachusetts pour la première grande conférence sur le régime méditerranéen. Ancel Keys sort de sa retraite pour l'événement. Anna Ferro-Luzzi, Antonia Trichopoulou et même Dean Ornish sont de la partie. Cela fait très longtemps que ces experts vivent dans un monde où l'alimentation est définie par des nutriments atomisés au lieu d'aliments réels. Ils s'attendent donc sans doute à la projection habituelle de diapositives scientifiques arides sur le cholestérol HDL et LDL, croisées avec différents types de matières grasses alimentaires. Au lieu de cela, à leur grande joie, ils passent les prochains jours à entendre des histoires sur l'huile d'olive italienne et le mode de vie rural des îles grecques.

Au troisième jour, Willett monte sur scène et dévoile, sous un tonnerre d'applaudissements, la "pyramide du régime

236

méditerranéen". Cette pyramide est structurée comme celle présentée par l'USDA un an plus tôt. Les deux pyramides ont de nombreux points communs : la grande bande centrale est consacrée aux fruits et les légumes et l'énorme bande du bas contient des céréales et des pommes de terre. Mais dans la pyramide du régime méditerranéen, certaines autres bandes horizontales sont inversées. Alors que la version de l'USDA place les matières grasses et les huiles dans la section "à utiliser avec parcimonie" dans la pointe de la pyramide, la version de Willett attribue à l'huile d'olive la grande bande centrale. Quelle nouvelle ! Une alimentation riche en matières grasses est saine ! (Willett dira que sa pyramide est meilleure que celle de l'USDA car elle "regorge d'huile d'olive".) La pointe de *sa* pyramide contient la viande rouge, à ne consommer seulement que "quelques fois par mois", et même moins souvent que les sucreries. Dans le modèle de Willett, les autres protéines (poisson, volaille et œufs) peuvent être consommées seulement plusieurs fois par semaine, contre plusieurs fois par jour dans la pyramide de l'USDA.

Illustration 18. Pyramide de l'USDA

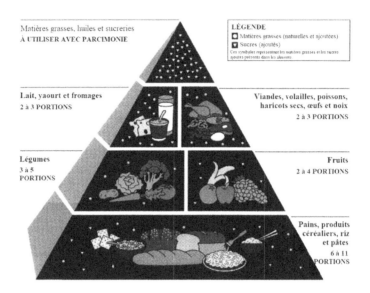

Depuis 1980, les recommandations alimentaires de l'USDA favorisent une alimentation riche en glucides.

Illustration 19. Pyramide du régime méditerranéen, 1993

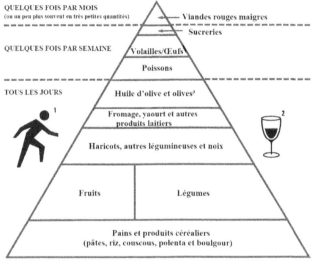

Régime méditerranéen traditionnel optimal
Concept préliminaire

Ce concept préliminaire de pyramide représentant le régime méditerranéen traditionnel optimal se base sur les traditions alimentaires en Crète autour de 1960. La pyramide est structurée en s'appuyant sur la recherche nutritionnelle de 1993. Des variations de ce régime alimentaire optimal ont traditionnellement existé ailleurs en Grèce, dans la région des Balkans, ainsi qu'en Italie, Espagne, Portugal, France méridionale, Afrique du Nord (surtout au Maroc et en Tunisie), Turquie et d'autres régions du Moyen-Orient (surtout au Liban et en Syrie). La répartition géographique de ce régime alimentaire est étroitement liée aux zones traditionnelles de l'oléiculture dans la région méditerranéenne. Ce document est destiné uniquement à des fins de discussion et il peut faire l'objet de modifications.

QUELQUES FOIS PAR MOIS
(ou un peu plus souvent en très petites quantités) — Viandes rouges maigres

— Sucreries

QUELQUES FOIS PAR SEMAINE — Volailles/Œufs

Poissons

TOUS LES JOURS — Huile d'olive et olives³

Fromage, yaourt et autres produits laitiers

Haricots, autres légumineuses et noix

Fruits   Légumes

Pains et produits céréaliers
(pâtes, riz, couscous, polenta et boulgour)

Source : Conférence internationale sur les régimes alimentaires méditerranéens, 1993

¹ Indique l'importance de pratiquer une activité physique régulière.

² Selon la tradition méditerranéenne, la consommation de vin est acceptable en modération (1 à 2 verres/jour) et principalement au moment des repas. La consommation de vin est optionnelle et doit être évitée si elle constitue un risque pour l'individu ou pour autrui.

³ L'huile d'olive, à forte teneur en acides gras mono-insaturés et riche en antioxydants, représente la matière grasse principale de la région. Dans le régime méditerranéen optimal traditionnel, les matières grasses totales peuvent constituer jusqu'à 35-40 % des calories, si les graisses saturées sont égales ou inférieures à 7-8 % et que les graisses polyinsaturées se situent entre 3-8 %, le restant provenant de matières grasses mono-insaturées (sous forme d'huile d'olive). Des variations de ce régime alimentaire où la proportion de matières grasses totales (huile d'olive majoritairement) est égale ou inférieure à 30 % (comme cela est le cas du régime traditionnel de l'Italie méridionale) peuvent également être optimales.

En 1993, la première pyramide du régime méditerranéen ressemble à celle de l'USDA mais elle réduit davantage la consommation de viande rouge tout en augmentant généreusement la proportion d'huile d'olive.

Cette représentation est-elle vraiment fidèle au régime méditerranéen idéal ? Difficile de savoir. Tout le monde présent

239

à la conférence ne partage pas le même engouement pour la science sous-jacente. C'est le cas de Marion Nestle qui a pourtant collaboré étroitement avec Willett pour préparer la conférence mais qui, au final, refusera d'ajouter son nom à la pyramide. "La science me paraissait simplement trop impressionniste" me dira-t-elle.

En d'autres termes, aucune évaluation scientifique du régime alimentaire n'avait été effectuée pour justifier les proportions des différentes bandes de la pyramide. Souvenons-nous que Ferro-Luzzi avait tenté de quantifier ce régime mais en vain. Et depuis, aucun effort supplémentaire en ce sens n'avait été réalisé. Et aucune étude clinique sur le régime méditerranéen n'avait encore été menée. Ainsi, comme Keys et son hypothèse régime-cœur, l'équipe de Harvard rend publique son hypothèse nutritionnelle en se fondant uniquement sur des données épidémiologiques. Scientifiquement parlant, les éléments de preuve n'existaient pas encore. D'où le scepticisme de Nestle. Même Lawrence Kushi, ancien étudiant de cycle supérieur de Willett et qui a coécrit deux documents avec Willett justifiant les bienfaits pour la santé du régime méditerranéen, reconnaît que Nestle a "raison de dire que les preuves [dans ces documents] est un peu impressionniste".

Les articles de revue rédigés par l'équipe de Willett sur le sujet de la pyramide ne sont pas soumis à un comité de lecture comme à l'ordinaire pour les articles scientifiques. Ils ne sont examinés que par un seul relecteur, au lieu de deux ou trois. En effet, ces articles sont publiés conjointement avec l'ensemble des actes de la conférence de Cambridge en 1993, dans un supplément spécial de l'*American journal of Clinical Nutrition* financé par l'industrie de l'huile d'olive. Ce genre de supplément de revue sponsorisé par l'industrie est une pratique courante dans le domaine de la recherche sur les liens entre l'alimentation et les maladies. Cependant, il est peu probable qu'un lecteur profane soit au courant de ce soutien financier car il n'est pas indiqué dans les articles eux-mêmes.[*]

Pourtant, plus le régime méditerranéen sera connu du public

---

[*]Tout lecteur avisé peut identifier un supplément grâce à la lettre "S" qui suit les numéros de page (par exemple, page "12S").

et des chercheurs universitaires, plus il sera difficile de s'opposer à Willett et à ses collègues distingués unifiés autour d'une idée prometteuse et séduisante.* De nouvelles conférences scientifiques sur le régime méditerranéen sont organisées. Même Ferro-Luzzi, qui avait fait part de son scepticisme concernant les problèmes fondamentaux liés à la définition de ce mode d'alimentation, siège désormais sur plusieurs conseils internationaux aux côtés de grands experts du monde entier. L'heure du questionnement scientifique semble être passée. Concernant ce virage suite à la conférence de Cambridge en 1993, Ferro-Luzzi m'expliquera que "ce changement a eu lieu lorsqu'on est passé de la science à l'élaboration de politiques". "On a publié la pyramide du régime méditerranéen, document approximatif et imprécis mais donnant quelques indications sur ce qui est compatible avec une bonne santé. Mais quand on élabore des politiques, on oublie les détails. On oublie que la base n'est pas tout à fait solide, qu'elle est plutôt quelque peu chancelante." En effet, toute incertitude tombera vite dans l'oubli. Lorsque Willett présente la pyramide à Cambridge, la plupart des gens présument que la science a déjà été peaufinée et que le régime alimentaire est déjà prêt à hisser les voiles.

Multitude de conférences sur le régime méditerranéen

Le régime méditerranéen connaît une ascension rapide au sommet du monde de la nutrition. Et on peut légitimement s'interroger comment cela s'est produit. D'autres régimes alimentaires sont populaires à l'époque, notamment les régimes Zone, Ornish, Atkins et Miami qui promettent tout autant une bonne santé. Alors pourquoi le régime méditerranéen connaît-il un tel succès durable ? Une explication évidente réside dans le fait que le régime méditerranéen est appuyé par des professeurs

---

*Plus tard, Willett enregistrera la pyramide du régime méditerranéen comme marque déposée sous le nom de Pyramide alimentaire de l'École de médecine de Harvard. Il s'en servira dans son best-seller intitulé *Manger, boire et vivre en bonne santé* (New York : Simon & Schuster, 2001).

de Harvard ainsi que de nombreux articles scientifiques qui semblent apporter la preuve des propriétés anti-maladie du régime. Mais ce qui suivra jouera un rôle aussi important, si ce n'est plus important, dans la promotion du régime méditerranéen. Les alliés initiaux de Trichopoulou, Willett et Drescher, continuent à prêter main-forte au régime méditerranéen. Ils développent une toute nouvelle stratégie qui exercera une influence considérable sur les experts en nutrition, les médias et, en définitive, sur le public.

Illustration 20. Walter Willett et Ancel Keys, Cambridge, Massachusetts, 1993

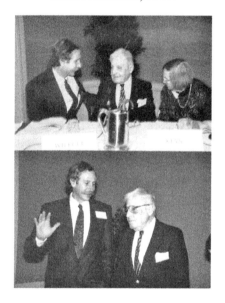

Ancel Keys, créateur du concept du régime méditerranéen et Walter C. Willett, professeur à Harvard qui en a fait la renommée.

La méthode employée : inviter les chercheurs universitaires, les journalistes gastronomiques et les autorités de santé à participer, sans aucun frais, à une conférence scientifique dans un petit coin de paradis d'un pays ensoleillé baigné par la sublime mer Méditerranée. En Italie, en Grèce et même en Tunisie, les scientifiques côtoient auteurs de livres de recettes, chefs, journalistes et fonctionnaires. Harvard confère un prestige

242

scientifique et Oldways s'occupe du financement. Au cours des années 1990, ces conférences s'enchaînent et servent de vecteur de promotion non-stop en faveur du régime méditerranéen.

Oldways se décrit comme un "groupe de réflexion des enjeux alimentaires" et, au moment de sa création en 1990, il est indubitable que ses dirigeants sont motivés par de nobles ambitions. À l'époque, Drescher et ses collègues souhaitent que les Américains appréhendent la nourriture dans son contexte culturel et, par dessus tout, que la conversation américaine s'éloigne des nutriments et du discours glacial et aliénant de la santé publique pour se rapprocher du langage de la *nourriture*. Après tout, personne ne passe jamais commande de "30 % de gras et de 25 % de protéines, s'il-vous-plaît". Tout citoyen ordinaire demande simplement un plat, comme des spaghettis et des boulettes de viande. Grâce aux travaux d'auteurs comme Michael Pollan, le mouvement des aliments entiers nous est aujourd'hui familier. Mais l'idée de départ a été lancée par Oldways via le régime méditerranéen. Dans cette optique, la nourriture, englobée dans la riche diversité de la cuisine traditionnelle, est simultanément pleine de sens, succulente *et* bonne pour la santé.

Cherchant à réunir du monde autour de cette perspective, Oldways organisera cinquante conférences entre 1993 et 2004. En plus, les destinations étaient très attrayantes. Le grand charme de la Méditerranée avait déjà bien sûr beaucoup influencé Keys et ses collègues dès le début. Et leur engouement pour la région s'immiscera même dans leurs travaux scientifiques. Par exemple, Henry Blackburn, proche collaborateur de Keys et qui décrit l'homme crétois "exempt de risque coronarien" pour *l'American Journal of Cardiology* en 1986, emploie un vocabulaire inhabituellement fleuri pour une revue scientifique :

> Il se rend à pied au travail tous les jours et œuvre dans la douce lumière de son île grecque, au rythme des stridulations des criquets et du braiement d'ânes distants, dans cette terre de paix. [...] Dans ses vieux jours, il profite de la douce lumière bronze du soleil grec, enveloppé d'une aura couleur lavande pleine de richesse émanant du ciel et de la mer Égée. Il est beau, robuste, bon et viril.

La beauté des paysages et du mode de vie, son peuple et son

alimentation s'unissent dans cette extraordinaire exaltation. Blackburn admet aujourd'hui qu'il est gêné par ce texte. Mais il explique comment à l'époque la Crète lui paraissait si romantique. "J'en suis tombé amoureux."* Keys lui-même passera sa retraite dans sa villa au sud de Naples, cultivant des arbres fruitiers.

Rien d'étonnant, rétrospectivement, que les experts nutritionnels les plus influents du XXe siècle, sous l'emprise de la passion pour la région méditerranéenne, contribueront à tracer le parcours de cette discipline. (On peut se demander si nous en saurions davantage sur l'alimentation d'autres populations à grande longévité – comme les Mongoliens ou les Sibériens – si les chercheurs avaient été autant attirés par des pays enclavés aux steppes désertiques et aux hivers longs et rigoureux. Et qu'en serait-il par exemple, s'ils étaient allés en Allemagne d'après guerre où le taux de maladies cardiovasculaires était également faible mais où l'on trouve moins de lieux de conférence ensoleillés ? Avec au menu, des plats de *Sauerbraten* (plat à base de viande de bœuf ou de cheval avec une sauce aigre-douce) et *Blechkuchen* (gâteau en tranches) ? Nous ne le saurons jamais.) Comme destination, la Méditerranée a gagné haut la main. Et tout comme Keys et son groupe initial de chercheurs qui avaient été influencés par leur amour de la Méditerranée, ce groupe d'experts, lui aussi, le sera.

En avril 1997, sur l'île de Crète flamboyante d'iris sauvages couleur lavande et de cistes d'un pourpre électrique, certaines des personnalités les plus éminentes du monde de la nourriture et de la nutrition figurent parmi les 115 invités à l'hôtel Apollonia Beach dans la ville portuaire de Héraklion. Sont présents Walter Willett, Marion Nestle, Serge Renaud (créateur de l'expression "le paradoxe français"), ainsi que Christos Aravanis et

---

*Parmi les voisins de Keys, on retrouve ses collègues qui eux aussi ont construit des villas. Avec les directeurs de l'Étude des sept pays, Flaminio Fidanza et Martii Karvonen, ainsi que Jeremiah Stamler, le groupe formait une sorte de coopérative au début des années 1960 et ils y vivaient une partie de l'année en organisant de nombreuses fêtes et réunions scientifiques (Keys, 1983, 23-24).

Anastasios Dontas (les deux chercheurs d'origine qui avait mené la section grecque de l'Étude des sept pays). Peter Greenwald (directeur de l'Institut national du cancer), des chefs cuisiniers et des journalistes gastronomiques de renom comme Corby Kummer et Mimi Sheraton sont aussi de la partie.

C'est une semaine d'existence délectable. De sérieuses présentations et des discussions sur des sujets scientifiques comme "50 ans d'études sur le régime méditerranéen" et "Matières grasses alimentaires totales : quels sont les résultats des dernières études et enquêtes ?" s'intercalent entre des sessions plus culturelles comme la présentation intitulée "Chez Perséphone et sa mère Déméter, la déesse de l'agriculture". Des visites de musées et de palais anciens sont organisées ainsi que des dégustations de vin et plusieurs ateliers culinaires. Un après-midi, des femmes de la préfecture locale montrent comment cuisiner avec les ingrédients et les techniques traditionnels de la Crète. Renaud se charge de présenter la préparation d'escargots. Un autre soir, les convives vont en bus au sommet du mont Ida, la plus haute montagne de l'île, et dinent tout en admirant la spectaculaire comète Hale-Bopp éblouir le ciel nocturne.

"C'était merveilleux. J'avais l'impression d'être arrivée aux portes du paradis" raconte Nestle. "Pendant cinq ans, j'ai été invitée à tous leurs événements. Les réunions avaient lieu dans les plus beaux endroits que je n'aurais pas eu autrement l'occasion de visiter et elles étaient organisées dans des conditions les plus somptueuses. C'était absolument incroyable."

Laura Shapiro, journaliste à l'époque pour *Newsweek* et qui participera à plusieurs événements d'Oldways, évoque comment "à chaque repas, il y avait huit verres de vin par set de table". "Je n'avais jamais été aussi bien accueillie et pouponnée de toute ma vie. Des orchidées sur l'oreiller, un air doux ondoyant du balcon, et plus encore."

Le génie créateur qui a réussi à allier amour culinaire et science nutritionnelle, c'est Drescher d'Oldways. "Je suis un fervent adepte de l'organisation de programmes qui offrent une expérience aux participants et non une flopée de diapositives et de présentations dans une salle de conférence, le tout accompagné de mauvaise nourriture" dit-il. Scientifiques, journalistes gastronomiques, chefs cuisiniers et autres experts

245

décriront ces séjours pédagogiques comme figurant parmi les meilleures conférences nutritionnelles jamais organisées. "Ces invités n'avaient jamais auparavant participé tous ensemble à une seule et même conférence. En fait, c'est ce qui était plus spectaculaire que les hôtels" raconte Shapiro. "Que ces puissances intellectuelles se retrouvent ensemble dans un même endroit, c'était fantastique !" Ces conférences seront un enchantement de vins, de paysages et de discussions collégiales. On peut donc facilement comprendre que les chercheurs et les journalistes gastronomiques passeront d'un événement à un autre, tout en publiant des articles élogieux sur les vertus du régime méditerranéen pour leurs lecteurs respectifs restés au pays.

"Ambassadeurs de l'huile d'olive"

Ces initiatives sont bien évidemment onéreuses et elles nécessitent le soutien de sociétés sponsors. C'est la raison pour laquelle, dès le début, Oldways noue des relations étroites avec le Conseil oléicole international (COI). Ce groupe, dont le siège est à Madrid, a été créé par les Nations Unies afin de contrôler la qualité de l'huile d'olive et de développer "l'économie mondiale des olives et de l'huile d'olive" dans les pays limitrophes de la mer Méditerranée.[*]

Avant de collaborer avec Oldways, le COI a essayé d'obtenir des résultats de recherche montrant les bienfaits de l'huile d'olive en finançant des scientifiques américains.[†] La

---

[*]En Grèce, 60 % des terres arables sont dédiées à la culture d'olives. L'huile d'olive représente le produit agricole le plus exporté par l'Espagne et le deuxième, après le vin, par l'Italie.

[†]Le chercheur universitaire le plus éminent ayant obtenu un financement du CIO est Scott M. Grundy, président du Service de nutrition clinique à l'École médicale du Sud-ouest de l'université du Texas. Il est l'un des plus grands spécialistes du domaine de l'alimentation et des maladies de ces cinquante dernières années. Il a réalisé une étude sur l'huile d'olive conjointement avec Fred H. Mattson, chimiste qui, après une carrière de trente ans chez Procter & Gamble, est devenu

communauté de chercheurs universitaires était principalement préoccupée par les effets des différents gras sur le cholestérol sérique. Comme il a été démontré lors de recherches préliminaires que l'huile d'olive n'a globalement pas d'effets négatifs sur le cholestérol, les dirigeants du COI espèrent que l'huile d'olive puisse être validée par ce type d'étude. Cependant, le monde des études cliniques est connu pour sa lenteur. Et l'obtention d'un résultat positif n'est pas garantie. Le COI sera donc ravi de changer de fusil d'épaule et d'aider plutôt Oldways à promouvoir l'huile d'olive par le biais bien plus efficace et attrayant de conférences sur le régime méditerranéen.*

Naturellement, l'huile d'olive coulait donc à flots lors de chaque événement. Des échantillons d'huile d'olive étaient glissés à l'intérieur de compositions florales par la suite distribuées aux participants dans des petits sacs à provisions. L'huile d'olive est aussi inévitablement le sujet de divers panels scientifiques.

"Ça marchait comme ça" dit Drescher en décrivant la façon dont les conférences étaient financées. "On commençait avec l'argent du COI mais on sollicitait ensuite le gouvernement car il pouvait prendre en charge les frais d'hôtel. Et la compagnie aérienne du pays transportait les participants. À chaque fois qu'on arrivait à impliquer le gouvernement, les dépenses étaient couvertes." L'Italie, la Grèce et l'Espagne contribuent toutes. "En réalité, l'enjeu consistait à aligner les intérêts de ces pays sur les nouvelles orientations intéressantes de la recherche scientifique" explique Drescher. En d'autres termes, les pays et leurs industries ont fait leur propre promotion en offrant des à-côtés luxueux de façon à acheter l'opinion favorable des experts qui, à leur tour, donnent des conseils au public sur l'alimentation. De toute évidence, cette stratégie a bien marché.

L'influence de l'argent de l'industrie oléicole n'était pas inconnue dans la recherche nutritionnelle. La section grecque de

---

professeur de médecine à l'université de Californie de San Diego (l'étude en question est celle de Mattson et Grundy, 1985).

*La première conférence sur le régime méditerranéen financée par le COI est celle organisée à Cambridge au Massachusetts en 1993 où Willett y présente sa pyramide.

MANGER GRAS, LA GROSSE SURPRISE

l'Étude des sept pays avait reçu des subventions de la part de l'entreprise grecque oléicole Elais, du Conseil oléicole international, du Comité consultatif oléicole de l'État de Californie ainsi que de l'Association grecque des industries et des transformateurs de l'huile d'olive. La partie initiale de l'étude avait été financée par le NIH. Henry Blackburn racontera que, lorsque les ressources financières se sont taries, Christos Aravanis (le principal chercheur grec en charge de l'étude) "n'a eu aucun problème à décrocher le téléphone et à obtenir de l'argent de la part de l'entreprise oléicole". Et, Keys, lui aussi, "a contribué énormément à ce que ce financement soit possible", selon les dires de ses collègues. Lorsqu'il publie son étude, Keys ne mentionne que deux de ces subventions et, dans une publication ultérieure, seulement une.

Au-delà des intérêts de l'industrie de l'huile d'olive (qui représente le premier ou le deuxième produit agricole le plus important pour l'Italie, la Grèce et l'Espagne), chaque pays cultive ses propres fruits et légumes. Et ceux-ci pourraient profiter de faire partie du régime méditerranéen d'Oldways : les tomates en Italie, les pommes de terre en Grèce.* De toute façon, le sponsoring d'une conférence Oldways n'a quasiment rien de différent des pratiques employées par ces industries dans leur propre pays. En Italie, par exemple, le secteur agricole a très tôt soutenu la campagne de sensibilisation du gouvernement en faveur du régime méditerranéen au moyen d'affiches et de spots télévisés incitant les citoyens à "manger méditerranéen". En mettant en avant l'aspect commercial de ce genre de démarche, Ferro-Luzzi réussit à convaincre les autorités que c'est une bonne idée. "Je leur ai dit que ce qui est bon pour les produits de base est bon pour la population" expliquera-t-elle. L'Espagne et

---

*Toutefois, certains sponsors de l'industrie agroalimentaire repoussent manifestement les limites du régime méditerranéen. Par exemple, à Hawaï, où Oldways invite les congressistes du régime méditerranéen à la vallée Waipiʻo, d'ordinaire inaccessible ("un incroyable coin de paradis", selon Drescher), l'industrie des noix de macadamia est l'un des organismes subventionnaires. Et ce malgré le fait qu'aucun macadamier ne pousse dans la région méditerranéenne.

248

la Grèce font de même. L'Union européenne, dans son ensemble, participera elle aussi, à hauteur de 215 millions de dollars sur une période d'environ dix ans. Ces campagnes visent également les médecins européens à l'aide de bulletins "scientifiques" sur l'huile d'olive. Plusieurs chercheurs se plaignent néanmoins que leur gouvernement emploie, sans dire son nom, des campagnes de marketing déguisées sous forme de conseils scientifiques.

Cependant, rien ne semble influencer aussi efficacement les élites scientifiques de l'Europe et des États-Unis que les conférences organisées par Oldways. Ces expériences grisantes et luxueuses, alliant séminaire scientifique, festival culinaire et célébration culturelle, réussissent avec brio à impressionner les personnalités les plus influentes du monde de la nutrition.

Nestle m'expliquera le quid pro quo évident mais tacite de ce genre de conférences : "Chaque journaliste convié à l'un de ces voyages devait en écrire un article. S'il ne le faisait pas, il n'était pas réinvité. Tout le monde était au courant, savait quoi faire et le faisait volontiers ! Imaginez aller au Maroc et que l'on vous serve tout un assortiment de différents mets cuits au grill. Cela vous donnera sûrement le goût d'écrire. Et il y avait tant de choses à en dire !"

Rétrospectivement, Nestle, auteur de *Politiques alimentaires* [Food Politics], ouvrage précurseur sur la manière dont l'industrie agro-alimentaire influence les politiques nutritionnelles, reconnaît néanmoins que les conférences ressemblaient plus à du racket que ce qu'ont réalisé les participants. "À l'époque, cela semblait complètement anodin. Et c'était tellement séduisant. En réalité, Oldways était une entreprise de relations publiques commerciale [...] Et son objectif était de promouvoir le régime méditerranéen auprès de chercheurs universitaires comme moi. On s'est tous fait avoir" me dira-t-elle.

Kushi, ancien étudiant de Willett qui dirige désormais la politique scientifique de Kaiser Permanente, m'expliquera que lui et ses collègues savaient tous que c'était l'argent de l'huile d'olive qui finançait ces réunions. Mais "le fait qu'il était blanchi par l'intermédiaire d'Oldways le rendait un peu plus acceptable". Apparemment, les experts invités par Oldways étaient tellement enivrés par toute l'expérience qu'ils se souciaient peu d'un quelconque agenda industriel sous-jacent.

Laura Shapiro, de *Newsweek*, raconte comment au bout d'un certain temps, elle n'a plus été invitée aux conférences organisées par Oldways car "je n'arrivais pas à me mettre au diapason". Elle a participé aux séjours gratuits sans les mentionner explicitement dans ses reportages et, un jour, racontera-t-elle, "Oldways m'a dit qu'ils ne pouvaient plus justifier ma présence à leurs sponsors."

Il n'empêche qu'entre temps, Shapiro a loué les effets bénéfiques de l'huile d'olive et, d'après elle, a pourtant bien servi l'agenda du régime méditerranéen. "Nous, la presse, étions des petits ambassadeurs de l'huile d'olive, partout. C'est ce que Oldways a réussi à créer !"

Et bien que certains de ces "ambassadeurs", comme Shapiro, soient tombés en disgrâce auprès d'Oldways,* d'autres viendront inévitablement les remplacer. Dix ans de conférences organisées par Oldways ont permis au régime de jouir d'un succès stratosphérique pendant des décennies. Et même aujourd'hui, les médias et les chercheurs universitaires continuent à y prêter attention. Depuis la présentation de la pyramide de Willett, le *New York Times* a publié à lui seul plus de 650 articles affichant en titre les mots "régime méditerranéen". Et les chercheurs nutritionnels y ont accordé une attention particulière et soutenue, publiant plus de mille articles scientifiques sur le régime méditerranéen depuis le début des années 1990. Les épidémiologistes du service de Willett à l'École de santé publique de Harvard, dont au moins un a participé à chacune des conférences organisées par Oldways pendant les années 1990,

---

*Ferro-Luzzi est convaincue qu'elle a perdu les faveurs d'Oldways à cause de son regard trop critique sur la science. Et Marion Nestle est aussi tombée en disgrâce auprès d'Oldways après une dispute en 1993 concernant le financement du supplément publié dans l'*American Journal of Clinical Nutrition* subventionné par le COI. Nestle avait négocié l'accord avec le COI dans un hôtel de luxe à Hawaï. Elle relate cet événement dans son livre *Politiques alimentaires* et dit le regretter (Ferro-Luzzi, e-mail envoyé à l'auteure, 27 décembre 2013 ; Nestle, interview ; Nestle, 2002, 114-115).

NINA TEICHOLZ

ont publié à eux seuls presque cinquante articles sur le régime méditerranéen. En guise de comparaison, les régimes alimentaires tels que le régime South Beach ou Zone, qui n'ont pas été présentés par d'éminents scientifiques universitaires ni promus au moyen de conférences à l'étranger, n'ont fait l'objet que d'une poignée d'articles scientifiques. Par rapport à ces autres régimes populaires, les régimes d'Atkins et d'Ornish ont reçu davantage d'attention de la part des experts (comme nous verrons au chapitre 10).

Nancy Harmon Jenkins, une des fondatrices d'Oldways et auteure du livre *Le livre de recettes du régime méditerranéen* [The Mediterranean Diet Cookbook], me dira ceci : "Le monde gastronomique est particulièrement prône à la corruption car il y a tant d'argent à se faire sur la nourriture et tout dépend du discours, notamment de la part des experts."*

---

*De son côté, Oldways a été privé de subventions par le COI en 2003 et a, depuis, organisé bien moins d'événements. En 2004, peut-être de désespoir, le groupe a signé un accord majeur avec la compagnie Coca-Cola et, pendant quatre ans, a organisé des conférences autour des thèmes comme "Gérer le pouvoir édulcorant" ou "Comprendre le pouvoir édulcorant". Suite à ce choix malencontreux, il n'est pas surprenant que le groupe ait quelque peu perdu sa renommée parmi les chercheurs nutritionnels. Les conférences organisées ces dernières années sont largement vides de science.

Chaleureux accueil de l'huile d'olive en Amérique

La quête de l'opinion favorable des experts vaudra chaque centime dépensé. Grâce aux éloges de la part de scientifiques, de critiques gastronomiques et de journalistes, le régime méditerranéen envahit les magazines, les livres de recettes et les cuisines du monde entier. Il devient instantanément la dernière nouveauté du monde de la nutrition. Les spécialistes de la santé trouvent génial que cette alimentation permette de redonner de l'élan au conseil familier de manger des fruits et des légumes. Le régime méditerranéen, qui offre aussi un moyen d'apprécier la beauté et les saveurs de la nourriture, est bien plus attrayant que le précédent régime alimentaire basé sur l'abnégation et l'abstinence.

Les Américains soucieux de leur santé, qui depuis trois décennies se sont privés de sautés et de sauces conformément au régime à faible teneur en gras recommandé par l'USDA et l'AHA, accueillent chaleureusement cette autorisation de se régaler de cette nouvelle manière. Une alimentation contenant *un peu* de matières grasses ne peut que constituer une amélioration par rapport au régime insipide pauvre en matières grasses qu'ils se sentent obligés d'ingérer depuis si longtemps. La popularité du régime méditerranéen connaît un grand essor car il permet de manger, sans culpabiliser, tous les aliments riches en matières grasses interdits auparavant : olives, avocats et noix. Et en réalité, par rapport aux aliments sans gras, ceux cuisinés dans de l'huile ont bon goût.

Séduisant, baigné de soleil et approuvé par Harvard, le régime méditerranéen inonde les grands titres des journaux. Un journaliste gastronomique extatique, de retour d'une conférence, s'exalte que "tous ces hommes et femmes hautement diplômés" confirment que les "allées de cyprès du régime méditerranéen mènent à une longue vie sans cholestérol. On peut enfin avoir les pasta et l'argent des pasta, en même temps". Suite à la première conférence à Cambridge, Molly O'Neill du *New York Times* rédige un long article dans lequel il espère que le régime s'avérera être le prochain "éden nutritionnel".

Pourtant, pour les traditionalistes antigras, il n'en demeure

252

pas moins difficile de comprendre qu'une alimentation saine puisse être riche en matières grasses. Dans un premier temps, O'Neill interprète mal la percée méditerranéenne, la qualifiant de "simple gant de velours autour de la réalité acérée du régime à faible teneur en gras". Cette méprise est courante chez les journalistes et les autres à qui on a seriné le mantra antigras depuis si longtemps. Et tout comme Mark Hegsted, les grandes associations professionnelles (telles que l'AHA, l'AMA et les autres) rejettent au début le régime méditerranéen, et ce pour la simple raison que ce régime va à l'encontre de la politique antigras américaine établie de longue date.

Les Américains tentent de comprendre de leur mieux les conseils contradictoires qu'on leur donne. D'après les statistiques portant sur la consommation nationale de l'époque, ils sont de plus en plus nombreux à éviter les produits d'origine animale et à consommer davantage de fruits, de légumes et de céréales (conformément aux recommandations des pyramides du régime méditerranéen et de l'USDA). Ils mangent plus de poisson. Ils mangent davantage de noix. Et ils se mettent à cuisiner avec de l'huile d'olive. En effet, suite à la présentation de la pyramide du régime méditerranéen, la consommation américaine d'huile d'olive explose. Et aujourd'hui, sa consommation par habitant est trois fois supérieure à ce qu'elle était en 1990.

Il est indubitable que l'adoption de l'huile d'olive représente une alternative plus saine que les huiles végétales utilisées jusqu'alors par les Américains. L'un des dangers connus de ces huiles (d'arachide, de carthame, de soja et de tournesol) tient au fait qu'elles s'oxydent facilement à haute température. C'est la raison pour laquelle les étiquettes de ces huiles affichent des avertissements contre leur surchauffe (comme nous le verrons au chapitre 9). En revanche, l'huile d'olive est plus stable et, par conséquent, plus adaptée à la cuisson.* L'attrait esthétique de

---

*L'huile d'olive est riche en lipides *mono*-insaturés, ce qui signifie que sa chaîne d'atomes de carbones ne contient qu'une seule liaison double. Les huiles végétales, quant à elles, sont riches en lipides polyinsaturés, présentant de nombreuses liaisons doubles qui réagissent facilement avec l'oxygène.

253

l'huile d'olive séduit également de nombreux cuisiniers. Conditionnée dans des bouteilles en verre, allongées et séduisantes, fidèles aux odeurs et aux saveurs de l'Italie, elle se démarque des flacons en plastiques simples des huiles végétales plus ou moins insipides. Et c'est ainsi que, par l'ajout d'huile d'olive dans une poêle, sur des légumes ou dans une vinaigrette, les Américains délaissent le régime à faible teneur en matières grasses en faveur d'un mode d'alimentation plus "méditerranéen".

L'huile d'olive et le régime méditerranéen semblent également répondre parfaitement à la question que les Américains, désireux de consommer plus de matières grasses, ne savent même pas qu'ils se posent : existe-t-il un moyen d'allier bonne santé et plaisir ? Le régime méditerranéen semble cocher toutes les bonnes cases.

Et pourtant la question demeure : le régime méditerranéen est-il un élixir de bonne santé ? En commençant par les allégations en faveur de l'huile d'olive, il est temps d'examiner la science de plus près.

Une grande longévité : est-ce grâce à l'huile d'olive ?

Cela fait longtemps qu'à travers les époques, on accorde au fruit de l'olivier de nombreuses propriétés médicinales, religieuses et même magiques. Les anciens Grecs utilisaient son huile pour oindre leur corps et Hippocrate prescrivait les feuilles de l'olivier comme remède contre de nombreuses affections, allant de troubles dermatologiques aux problèmes digestifs. Étant donné que l'huile d'olive représente une part si importante de l'alimentation en Grèce et en Italie au milieu du XXe siècle, et qu'Antonia Trichopoulou a une telle estime pour ce produit traditionnel issu de son pays natal (et sans nul doute grâce au fait que l'industrie oléicole est un contributeur majeur au domaine de la nutrition), les chercheurs présument d'emblée que l'huile joue un rôle dans le lien entre le régime alimentaire et la longévité.

Anna Ferro-Luzzi s'intéresse aux bienfaits de cette huile, non seulement en raison du fait qu'elle constitue une denrée de base de l'alimentation italienne, mais également parce que les chercheurs américains se penchent, depuis si longtemps, presque exclusivement sur les matières grasses. Sur le plan professionnel, l'étude de l'huile d'olive lui paraît donc logique. Et de fait, c'est grâce à son intérêt pour l'huile d'olive que Ferro-Luzzi rencontre Keys. "Nous sommes devenus de bons amis" dira-t-elle, mais en rajoutant que parmi tous les "scientifiques opiniâtres" (tous des hommes) avec qui elle collaborera, "Ancel était de loin le plus coriace : il défendait son point de vue jusqu'à la mort." Malgré cela, au début des années 1980, lorsque Ferro-Luzzi entame une étude sur l'huile d'olive dans le village côtier de Cilento, au sud de Naples, Keys s'y joint à titre de conseiller.

Pendant cent jours, Ferro-Luzzi consigne tous les aliments consommés par cinquante hommes et femmes. Elle a sélectionné ces villageois-là car ils observent encore à l'époque un mode de vie traditionnel, notamment par leur utilisation quasi exclusive d'huile d'olive comme matière grasse ajoutée. Ferro-Luzzi demande à son équipe de se rendre dans chaque foyer au moins quatre fois par jour. En outre, un diététicien accompagne chaque famille à chaque repas afin de s'assurer que tout le monde mange. Deux balances sont installées dans chaque cuisine afin de peser les petits et les gros aliments. Si quelqu'un de la famille prend un repas au restaurant ou chez un ami, un membre de l'équipe se déplace pour se renseigner sur la façon dont la nourriture a été préparée. Qui plus est, comme l'étude vise à comprendre l'effet sur les taux de cholestérol sanguin des participants, lorsqu'ils remplacent l'huile végétale par de l'huile d'origine animale (le plus important changement étant le remplacement de l'huile d'olive par du beurre), Ferro-Luzzi offre aux familles toute la viande et tous les produits laitiers dont ils ont besoin au début de chaque semaine. L'étude est ainsi un modèle de méticulosité et montre le niveau de détermination nécessaire à la réalisation de recherches réellement significatives dans le domaine de la nutrition.

Après six semaines, Ferro-Luzzi constate que le "mauvais" cholestérol LDL augmente de 19 % (en moyenne) lorsque les participants remplacent l'huile d'olive par du beurre (entre autres matières grasses saturées). Ce résultat représentera un moment charnière en faveur de l'huile d'olive. L'étude (la première portant sur les effets de l'huile d'olive sur le cholestérol) permettra non seulement à Ferro-Luzzi d'asseoir sa légitimité professionnelle mais aussi à l'huile d'olive d'obtenir le statut d'huile "bénéfique pour le cœur".*

En se limitant aux effets sur le cholestérol LDL, les chercheurs en nutrition font l'éloge des propriétés de l'huile d'olive et la qualifient de matière grasse saine qui lutte contre les maladies. Au cours des années suivantes, plusieurs douzaines d'articles seront publiés sur les effets thérapeutiques potentiels de cette huile. Malheureusement, la plupart de ces bienfaits sont aujourd'hui remis en question. Par exemple, les experts avaient suggéré que l'huile d'olive permet de prévenir le cancer du sein. Mais jusqu'à présent, les preuves sont très minces. On espérait que l'huile d'olive puisse diminuer la pression artérielle mais plusieurs études à ce sujet n'ont malencontreusement donné que des résultats mitigés.

Dans l'huile d'olive "extra vierge", les chercheurs découvrent une flopée de "nutriments non essentiels", tels que les anthocyanosides, les flavonoïdes et les polyphénols à qui l'on attribue des petits miracles. On les trouve dans les olives car le fruit est de couleur foncée, une défense développée sur des milliers d'années contre l'exposition à la chaleur du soleil. On n'a pas réussi à explorer tous les effets des ces nutriments non essentiels mais, dans le cas des flavonoïdes, des essais cliniques chez les humains ont échoué à démontré des effets bénéfiques sur la santé.

Certaines des données les plus fréquemment citées pour soutenir les allégations de santé en faveur de cette huile proviennent de la cohorte grecque d'une grande étude épidémiologique. Intitulée Étude prospective européenne sur le cancer et la nutrition (EPIC), elle a porté sur plus de

---

*L'étude de Ferro-Luzzi montrera également que le "bon" cholestérol HDL a augmenté lorsque les participants se sont mis à consommer du beurre (effet particulièrement prononcé chez les femmes), signifiant que le beurre pourrait se révéler comme l'option préférable. Mais, comme nous l'avons déjà vu, les experts se préoccupaient plus du cholestérol LDL que du cholestérol HDL. Ce constat par Ferro-Luzzi passera donc inaperçu.

256

28 000 volontaires et a été dirigée par Antonia Trichopoulou. En 2003, se fondant sur ces données, Trichopoulou publie un article marquant dans le *New England Journal of Medicine* (NEJM) dans lequel elle conclut que l'adoption du "régime méditerranéen traditionnel" qui comprend "un apport élevé en huile d'olive" est associé à une "réduction significative et importante de la mortalité globale". Il est par conséquent choquant d'apprendre que, dans le cadre de cette étude, Trichopoulou n'a jamais mesuré la consommation d'huile d'olive des participants. Dans son questionnaire sur la fréquence de consommation des aliments, Trichopoulou n'y a pas répertorié l'huile d'olive, que ce soit comme aliment consommé directement ou comme matière grasse utilisée pour la cuisson. Au lieu de cela, elle "calculera" sa consommation à partir des plats cuisinés répertoriés dans la liste du questionnaire, tout en formulant des hypothèses sur la manière dont les Grecs les préparent.* Cette lacune n'est pourtant pas mentionnée dans l'article publié dans le NEJM. "L'huile d'olive" est répertoriée dans le rapport sans aucune explication de la manière dont elle a été déduite.†

En 2003, l'Association nord-américaine de l'huile d'olive (qui représente les producteurs oléicoles) regroupe tous les éléments de preuve disponibles censés établir que cette huile permet de protéger contre les maladies cardiovasculaires. Elle soumet ces études à la FDA. Les producteurs espèrent ainsi obtenir le droit à une "allégation de santé" pouvant être apposée sur les étiquettes des emballages alimentaires (quelque chose comme "une alimentation riche en huile d'olive permet de prévenir les maladies cardiovasculaires").

Cependant, la FDA n'est pas convaincue. Sur les soixante-treize études envoyées, seules quatre sont jugées suffisamment

---

*Trichopoulou mènera également une étude sur une plus petite population pour vérifier la validité de ces estimations relatives à l'huile d'olive. Mais les résultats ne permettent qu'une confirmation "modérée" à "faible" de l'exactitude de la plus grande étude (Katsouyanni et al., 1997, S120).
†Dans une autre publication de Trichopoulou se basant sur ces données, les termes "huile d'olive" figurent dans le titre (Psaltopoulou et al., 2004).

rigoureuses sur le plan méthodologique pour être prises en compte. (Les éléments de preuve épidémiologiques comme ceux publiés par Willett et Trichopoulou ne montrent pas de lien de causalité et n'ont donc pas été inclus dans l'analyse.) Les quatre études admises sont toutes des essais cliniques au cours desquels des hommes ont consommé de l'huile d'olive pendant presque un mois. Considérées dans leur ensemble, ces études démontrent que, par rapport à d'autres matières grasses, l'huile d'olive permet de faire baisser le cholestérol LDL tout en maintenant en l'état le cholestérol HDL. Mais la FDA annonce qu'en raison du fait que l'échantillon d'étude ne porte que sur 117 individus, tous des hommes jeunes, elle ne peut octroyer aucune allégation de santé. L'agence considère que les preuves montrent globalement que "les scientifiques qualifiés ne sont pas suffisamment à l'aise" avec l'hypothèse que l'huile d'olive protège contre les maladies cardiovasculaires. (Plusieurs essais cliniques ont été réalisés sur l'huile d'olive au cours de la dernière décennie. Mais, en raison de leur petite taille et de leurs résultats contradictoires, ils n'ont pas réussi à contribuer au corpus de preuves. En outre, quelques études récentes chez les animaux suggèrent que l'huile d'olive, stimulant la production d'esters de cholestérol, pourrait même *provoquer* des maladies cardiovasculaires.)

Les producteurs oléicoles n'obtiennent ainsi que l'autorisation d'afficher que des "preuves scientifiques *limitées mais non concluantes* suggèrent que la consommation de 2 cuillères à soupe d'huile d'olive par jour permet de réduire le risque de maladie cardiaque coronarienne grâce aux lipides mono-insaturés de l'huile d'olive." Cette déclaration ressemble peu à une recommandation en faveur de l'huile d'olive comme matière grasse dotée de pouvoirs spéciaux capables de lutter contre les maladies.

Quoi qu'il en soit, l'approbation mitigée de la FDA n'empêchera pas les chercheurs d'essayer de trouver d'autres moyens de donner à l'huile d'olive le statut d'élixir magique. Par exemple, en 2005, un article de la revue Nature sur la découverte récente que l'huile d'olive contient une substance anti-inflammatoire, suscite beaucoup d'enthousiasme. Gary Beauchamp, biopsychologue, a remarqué que le Lemsip, un

NINA TEICHOLZ

sirop pharmaceutique prescrit en Angleterre pour combattre la grippe, irrite le fond de sa gorge de la même façon que l'huile d'olive extra-vierge. Comme il se plaît à dire : "Ça a été le seul effet eurêka de ma vie." Sa révélation : l'huile d'olive et l'ibuprofène doivent avoir un ingrédient commun. La substance mystère se révèlera être l'oléocanthal. Beauchamp suggère que l'on retrouve les effets anti-inflammatoires de l'ibuprofène dans l'huile d'olive. Néanmoins, comme le fait remarquer un détracteur, il faudrait consommer près d'un demi-litre d'huile d'olive par jour afin d'obtenir une dose d'oléocanthal équivalente à celle d'une dose d'ibuprofène pour adulte. Aussi, comme les expériences de Beauchamp ont été menées en laboratoire, et non sur des humains, les résultats ne peuvent être considérés que comme préliminaires.

C'est uniquement parce que l'huile d'olive a reçu tant d'attention médiatique que les décevantes nouvelles des résultats scientifiques sont surprenantes. En effet, c'est le terme "étonnamment" qu'emploient deux chercheurs espagnols en 2011 dans leurs travaux d'analyse des données visant à montrer les bienfaits de l'huile d'olive. Leur conclusion : "peu de preuves".

"L'or liquide" d'Homère ?

Il est réconfortant de penser que l'huile d'olive, du haut de ses soi-disant quatre mille ans d'histoire commune avec l'Homme, est a priori sans danger, et même bénéfique pour la santé humaine. Peut-être n'avons-nous pas encore réussi à identifier ces effets au moyen d'études scientifiques. Après tout, Homère l'appelait "l'or liquide".

Ou bien ? Même si l'on retrouve l'expression "or liquide" sur de nombreux sites Internet vendant de l'huile d'olive, celle-ci n'apparaît dans aucune traduction de l'*Odyssée* d'Homère que j'ai pu consulter. En effet, l'extrait en question dans l'Odyssée est assez différent : Ulysse se voit remettre de "l'huile d'olive dans une fiole d'or" avec laquelle se badigeonner. En fait, il n'est mentionné nulle part, dans aucun texte hellénique, que l'huile d'olive fait partie de l'alimentation. C'est vrai que l'utilisation de cette huile remonte à très loin mais, en réalité, pas en tant qu'aliment. Son usage est principalement cosmétique : pour enduire le corps lors d'activités rituelles ou d'épreuves d'athlétisme ou simplement pour mettre en valeur la beauté physique des dieux et des mortels.

La consommation alimentaire de l'huile d'olive est-elle même antérieure au début du XXe siècle ? Représentait-elle le "produit alimentaire principal" remontant "à au moins quatre mille ans", comme l'affirmait Keys ? Étonnamment, il semble que non. En 1993, un historien français écrit que "dans de nombreuses parties de la Grèce, il y a moins de 100 ans, les gens ordinaires consommaient bien moins d'huile qu'aujourd'hui". Yannis Hamilakis, archéologue grec qui a beaucoup étudié le sujet, a observé la Crète en particulier et a constaté qu'avant les temps modernes, la culture vivrière de l'huile d'olive était négligeable. En réalité, la quantité d'huile d'olive disponible à la consommation du paysan crétois moyen du Moyen-âge est "très faible". Ce n'est qu'au milieu du XVIIe siècle que sa production augmente, stimulée par le fait que les souverains vénitiens souhaitent répondre à la demande industrielle croissante de cette huile. Et ce, essentiellement, pour la fabrication de savon. Comme le conclut Hamilakis, les données historiques montrent que "malgré la sagesse populaire, on ne trouve presque aucune preuve pouvant indiquer avec certitude" que l'huile d'olive était produite "à des fins culinaires" en Grèce avant le XIXe siècle. En Espagne aussi, l'huile d'olive ne semble pas avoir été consommée en grande quantité jusque dans les années 1880. Et c'est apparemment la même chose en Italie méridionale où un érudit estime qu'il est "improbable" que l'huile d'olive ait "apporté sa contribution au régime alimentaire depuis 40 siècles". Une analyse de la culture d'arbres en Italie du Sud indique que l'huile d'olive "devait être une denrée rare jusqu'au XVIe siècle au moins et [...] qu'à l'époque médiévale, elle était utilisée principalement lors de rituels religieux". En effet, dans les récits historiques remontant à l'Antiquité, la matière grasse la plus couramment utilisée dans la région méditerranéenne, tant par les paysans que par les privilégiés, c'est le saindoux.

Il semble donc que l'huile d'olive soit un ajout assez récent au régime méditerranéen et non pas une denrée ancienne, malgré tous les efforts réalisés par les parties intéressées visant à inclure

260

Homère dans l'équipe marketing.

Que veut dire "beaucoup de légumes" ? Perspective scientifique sur le régime méditerranéen

Mais si le régime méditerranéen protège bien contre les maladies cardiovasculaires, comme Keys l'a initialement proposé, et si l'huile d'olive n'est pas le facteur déterminant de cette alimentation, alors quel élément l'est ? Les fruits et les légumes ou le régime alimentaire dans son ensemble ? Les chercheurs se sont demandés s'il existe un élément protecteur dans l'acide folique des herbes sauvages que les Crétois consomment régulièrement ou dans la plus grande teneur en acides gras oméga-3 de la chair des animaux se nourrissant d'herbes sauvages. Des recherches ont été réalisées sur toutes ces possibilités mais aucune réponse conclusive n'en a été tirée.[*]

Trichopoulos suggèrera même que les habitudes alimentaires méditerranéennes elles-mêmes pourraient avoir des effets synergiques non mesurables, y compris les facteurs comme "l'environnement psychosocial, les conditions climatiques favorables, le maintien de la structure familiale élargie et même

---

[*]Les preuves scientifiques en faveur des oméga-3 sont les plus probantes : les effets anti-inflammatoires de ces acides gras à longue chaîne ont été clairement démontrés. Toutefois, de grands essais cliniques récents n'ont pas réussi à confirmer qu'un apport complémentaire quotidien en EPA et DHA permet de réduire le risque de crise cardiaque. L'EPA et le DHA sont les oméga-3 à longue chaîne présents dans la viande, le poisson, les œufs et d'autres aliments d'origine animale. Il n'y en a pas dans les plantes, comme les graines de lin ou les algues marines, qui, elles, contiennent des oméga-3 à plus courte chaîne que les humains peuvent difficilement convertir en versions à chaînes plus longues. Seuls les oméga-3 EPA et DHA à chaînes plus longues sont considérées comme bénéfiques pour la santé (Galan et al., 2010 ; Rauch, 2010 ; Kromhout, Giltay et Geleijnse, 2010 ; Plourde et Cunnane, 2007, pour "peuvent difficilement convertir").

les habitudes de sieste de la région méditerranéenne".*

Il est important d'identifier exactement les éléments du régime méditerranéen qui sont bénéfiques pour la santé, non seulement pour des raisons scientifiques, mais également pour toutes les autres raisons pratiques dont les répercussions sont d'ordre sismique. Par exemple, lorsque Anna Ferro-Luzzi se rend en 2008 à une conférence internationale au Japon, les experts venus du monde entier et désireux d'adopter le régime méditerranéen lui demandent : "Quels fruits et légumes devrions-nous cultiver ? Pouvez-vous au moins nous dire si nous devrions plutôt faire pousser des fruits ou bien des légumes ?" Ferro-Luzzi raconte qu'à la fin, "nous n'étions pas capables de dire, précisément, ce qui est plus important [...] parce que les travaux de recherche sont trop vagues. Même si nous recommandons de consommer davantage de fruits et de légumes, cela n'est pas significatif. Il y a trop d'inconnues."†

Dès la première présentation du régime méditerranéen par Willett en 1993, Ferro-Luzzi se rend évidemment compte du problème lié aux difficultés à définir le régime avec précision. Se pourrait-il que ce régime, trop compliqué et impliquant un trop grand nombre de facteurs, soit impossible à définir avec suffisamment de précision pour en permettre une étude scientifique significative ? Malgré le fait que les pays méditerranéens et les industries concernées continuent à octroyer des fonds à la recherche, les difficultés liées à sa définition ne disparaîtront pas. Et il y aura d'autres déceptions en matière de recherche.

Comme nous l'avons déjà vu, aucun essai clinique contrôlé

---

*Dimitrios Trichopoulos analysera les données EPIC portant sur 24 000 hommes grecs et constatera que la sieste quotidienne est associée à *37 %* en moins de décès liés à une maladie cardiovasculaire. Cependant, il convient de noter que ce résultat est une association et que le même effet est observable chez ceux qui dorment plus longtemps la nuit, comme l'ont constaté les auteurs de l'étude (Naska et al., 2007, 2143).

†Même les fruits eux-mêmes, des bananes aux myrtilles en passant par les avocats, sont composés de différents macronutriments, fibres, antioxydants et sucres.

NINA TEICHOLZ

du régime n'avait encore été effectué au moment où Walter Willett dévoile la pyramide méditerranéenne. Les éléments de preuve s'étaient donc limités à des études épidémiologiques qui, jusqu'à récemment, étaient les championnes du corpus de preuves de ce régime alimentaire. La première de ces études, c'est bien évidemment, l'Étude des sept pays. Par la suite, l'étude EPIC représentera le plus grand effort accompli avec sa cohorte grecque de Trichopoulos. Cette étude, ainsi que d'autres plus petites études, semblent prometteuses à l'époque mais, de par leur conception, elles ne permettent pas d'obtenir de résultats définitifs (étant donné que l'épidémiologie ne peut montrer que des associations). En outre, de nombreux résultats se révèlent contradictoires. Diverses études montrent, par exemple, que les habitudes alimentaires méditerranéennes sont associées à une diminution du taux du diabète, du syndrome métabolique, de l'asthme, de la maladie de Parkinson et de l'obésité. Ces résultats paraissent encourageants. Toutefois, **en regroupant les données** de ses sujets grecs et de celles d'Européens d'autres pays ayant aussi participé à l'étude EPIC (au total, 74 600 hommes et femmes âgés répartis dans neufs pays), Trichopoulou ne peut que constater que le régime méditerranéen n'est *pas* associé de manière fiable à une réduction du risque coronarien.[*]

Ces études épidémiologiques continuent à pâtir du manque de définition du régime. Tandis que Ferro-Luzzi abandonne l'idée de trouver une solution au problème, Trichopoulou persévère toujours. En 1995, elle développe le système à points du régime

---

[*]Trichopoulou ne constate qu'une très légère réduction du risque de crise cardiaque associée à ce régime. Et, en Allemagne, cette association est même inversée. En outre, le régime est défini comme étant un régime méditerranéen "modifié" car, comme le fera remarquer un détracteur, il inclut non seulement de l'huile d'olive mais également des huiles végétales. Trichopoulou expliquera que ce point d'analyse permet simplement de regrouper ces deux types d'huiles sous une même catégorie et ainsi de prendre en compte les graisses *non* saturées. Il s'avère aussi sans nul doute que l'huile d'olive n'a pas été étudiée individuellement car cela n'était *pas* réalisable (Vos, 2005, 1329, "comme le fera remarquer un détracteur").

méditerranéen. Il réduit le régime entier à huit facteurs et qui attribue un point à chacun d'entre eux.* Un individu gagne un point s'il mange une "grande" quantité de chacun des groupes d'aliments "protecteurs" suivants : 1. Légumes/pommes de terre ; 2. Légumineuses/noix/graines ; 3. Fruits ; 4. Céréales. Cela représente quatre points au total. Trois autres points, au maximum, peuvent être cumulés en consommant une "petite" quantité de chacun des groupes d'aliments "non protecteurs" suivants : 5. Ratio élevé d'huile d'olive/graisses d'origine animale ; 6. Produits laitiers ; 7. Viande et volaille. L'élément numéro 8 est l'alcool. Un point supplémentaire est ajouté si un individu en consomme modérément.

Le score de Trichopoulou simplifie considérablement l'étude du régime méditerranéen. Les chercheurs trouvent cela formidable. Depuis lors, une vingtaine d'autres indices similaires ont été créés, comprenant entre sept et seize composants alimentaires. Mais leur utilité ne convainc pas tout le monde. Lors d'un examen complet de ces indices, quelques professeurs de l'université de Barcelone feront part de leurs sérieux doutes. Par exemple, que représente "beaucoup" de légumes ? Et qu'en est-il de "peu" de viande ?† Ces indices présument, sans aucune justification scientifique, que chaque composant contribue à part égale aux maladies cardiovasculaires. Pourtant, peut-on supposer que le risque encouru par un individu ne consommant aucun légume (un point en moins) et par celui ne mangeant aucune noix (un point en moins aussi) augmente exactement dans les mêmes proportions ? Aucun élément de preuve n'existe pour répondre à ce genre de questions.

---

*Trichopoulou fixe la quantité recommandée de chacun de ces éléments en se basant sur les habitudes alimentaires de 182 hommes et femmes âgés vivant dans un village grec isolé qu'elle a étudié en 1995. Elle en déduira que ce qu'ils mangent est représentatif de la cuisine traditionnelle (Trichopoulou et al., 1995).

†Ces chercheurs mettent également en doute le fait qu'un indice se basant sur l'étude de Grecs âgés vivant dans un village de l'arrière-pays puisse s'appliquer à un groupe d'individus complètement différents, tels que des jeunes Espagnols.

NINA TEICHOLZ

Andy R. Ness, président du service d'épidémiologie à l'université de Bristol, est l'un des détracteurs les plus ardents. Il me dira qu'en plus des autres problèmes, ces indices "ne tiennent pas compte de l'apport énergétique total [en calories] alors qu'en règle générale dans ce domaine, nous procédons à des ajustements en fonction de la quantité de nourriture que les individus consomment". Somme toute, ajoutera-t-il, la qualité de l'esprit critique qui sous-tend ces indices est "assez lamentable".

Pour sa défense, Trichopoulou répondra que ses efforts ont au moins eu l'effet de faire progresser la discipline. Et elle a raison. Ce qui paraît inévitable, c'est le fait que ce régime qui continue a être dénué de définition précise rend impérative ce type de science inexacte. La passion et les partis pris ont ainsi réussi à s'y immiscer.

"En tant qu'équipe de l'École de médecine d'Athènes, nous souhaitons conserver ce qui existe depuis des générations. C'est l'appel qu'on lance !" Trichopoulou me dira un jour, et cette déclaration semble confirmer l'opinion de ses collaborateurs, que sa motivation est autant nourrie par la "Grèce nourricière" que par la science. "Antonia était peut-être coupable, comme nous l'étions tous, de réfléchir avec son cœur" me dira Elisabet Helsing, son ancienne consœur qui, en tant que conseillère en nutrition pour l'OMS-Europe, a participé à tous les travaux initiaux sur le régime méditerranéen. "Nombre d'entre nous dans ce domaine n'étions pas guidés par l'intellect mais par nos émotions. Les preuves n'ont jamais été très solides." Ou, comme l'écrira en 2003 Frank B. Hu, épidémiologiste à Harvard, le régime méditerranéen "relève autant du mythe que de preuves scientifiques", rompant ainsi avec ses confrères.

La côte méditerranéenne indienne : problèmes liés aux essais cliniques

Il serait encore possible que des essais cliniques bien réalisés, pouvant démontrer des liens de causalité, puissent finalement prouver que le régime méditerranéen est supérieur. Où sont ces essais ? Et bien, il y en a quelques-uns, mais le problème est qu'ils ressemblent peu ou prou au régime méditerranéen. Et pourtant, malgré cela, ils serviront de chevaux de bataille étayant le régime et ils seront cités à maintes reprises. Il convient donc de les examiner brièvement, si ce n'est que pour montrer à quel point les experts nutritionnels peuvent dénaturer les preuves afin de renforcer le soutien à une hypothèse privilégiée.

L'Étude de Lyon (Lyon Diet Heart Study), dont les résultats ont été publiés en 1994, en est un exemple. Des chercheurs d'un hôpital de médecine cardiovasculaire à Lyon, en France, regroupent six cents personnes d'âge moyen (quasiment tous des hommes) ayant subi une crise cardiaque au cours des six derniers mois. Ils sont répartis en deux groupes égaux. Les individus du groupe témoin continuent à appliquer les conseils habituels de leur médecin traitant. Les autres reçoivent comme consigne de suivre un régime semblable au régime méditerranéen. Les chercheurs souhaitent imiter l'alimentation crétoise des années 1960 mais ils n'arrivent pas à voir comment ils peuvent persuader les Français à consommer de l'huile d'olive, ceux-ci étant peu accoutumés à son goût. Ils élaborent donc une margarine spéciale à base d'huile de colza et la distribue gratuitement en pot aux participants tous les deux mois. Ils conseillent également aux participants de suivre un régime "de type méditerranéen" : manger davantage de poisson, de la viande blanche au lieu de la viande rouge (et moins de viande en général) et davantage de fruits et de légumes.

Après environ deux ans, trois crises cardiaques fatales et cinq crises non fatales sont recensées dans le groupe consommant la margarine spéciale. Dans le groupe témoin, on compte seize crises cardiaques fatales et dix-sept non fatales. La mortalité liée aux autres causes est également inférieure dans le groupe consommant la margarine spéciale (huit par rapport à vingt parmi les individus contrôles). Les variations de survie entre les deux groupes sont si frappantes que les chercheurs interrompent l'étude prématurément et prescrivent le régime méditerranéen à tout le monde. Et durant presque deux décennies, l'Étude de Lyon sera l'étude phare, citée partout comme appui clé de l'efficacité de cette alimentation.

Pourtant, l'étude présente suffisamment de problèmes méthodologiques susceptibles de faire réfléchir toute personne raisonnable. L'étude est de petite taille ("complètement sous-alimentée" comme le dira un chercheur, signifiant qu'il y a trop

266

peu de participants). En outre, la margarine mise à part, les participants de l'étude ne modifient leur alimentation habituelle que d'une infime fraction. Par rapport au groupe témoin, ils consomment à peine plus de poisson (l'équivalent d'environ un anchois par jour) ainsi que l'équivalent d'une petite carotte et d'une petite demi-pomme de fruits et légumes supplémentaires. Et, étant donné que l'alimentation ne sera évaluée que chez seulement une poignée de participants du groupe témoin, on peut considérer que ces différences sont inexistantes. Ceci est une énorme lacune car l'alimentation représente la variable étudiée.[*]

---

[*]Ces problèmes sont décrits dans un article pour l'Association américaine de cardiologie qui se retrouvera dans une position délicate, tentant de concilier d'une part son propre régime à faible teneur en matières grasses qu'elle recommande et, d'autre part, le succès du régime relativement riche en gras de l'Étude de Lyon. Les auteurs concluent que l'alimentation a été si peu évaluée dans les deux groupes que cela "soulève des questions quant au rôle de l'alimentation" dans les "résultats obtenus". Il est très possible que les meilleurs résultats cliniques observés dans le groupe expérimental soient entièrement imputables à ce qu'on appelle "l'effet d'intervention", ce que reconnaîtront les responsables de l'Étude de Lyon. Cela se réfère à la manière positive dont un participant à une étude réagit à une intervention. Celle-ci peut être, par exemple, une séance de conseils diététiques ou même tout simplement une attention supplémentaire de la part des administrateurs de l'étude. Cet effet produit invariablement de meilleurs résultats chez ces sujets (par rapport à ceux qui ne bénéficient d'aucune intervention). Afin d'éviter cet effet, les études sont donc généralement conçues de manière à ce que l'expérience du groupe expérimental et du groupe témoin soient identiques. Cependant, dans le cas de l'Étude de Lyon, les membres du groupe expérimental ont d'abord reçu des instructions alimentaires personnalisées et détaillées. Puis, chaque livraison hebdomadaire de margarine a servi de rappel de leur participation à l'étude. Le groupe témoin, quant à lui, n'a bénéficié d'aucune intervention parallèle. Dans un article antérieur sur l'étude, non cité dans les résultats finaux, les chercheurs reconnaissent ces différences

La grande différence entre les deux groupes, c'est la margarine spéciale. Et que contient cette margarine ? Malencontreusement, pour l'étude du régime méditerranéen, le profil lipidique de la margarine n'a rien à voir avec celui de l'huile d'olive. La margarine est riche en acide gras alpha-linolénique, un oméga-3 polyinsaturé que l'on trouve dans les noix, les graines et les huiles végétales. L'huile d'olive, quant à elle, contient un acide gras mono-insaturé appelé acide oléique. Ces lipides sont complètement différents au niveau de leurs structures chimiques ainsi que de leurs effets biologiques chez les humains. Alors quelles que soient les leçons de l'Étude de Lyon, elles n'ont clairement aucun rapport avec le régime méditerranéen.

Un autre essai clinique, en plus de l'Étude de Lyon, a largement été promu par les experts pendant de nombreuses années comme étayant le régime méditerranéen. Il semble démontrer les bienfaits d'une alimentation riche en aliments d'origine végétale et faible en graisses saturées. Tout comme dans l'Étude de Lyon, les chercheurs modifient l'alimentation d'individus d'âge moyen ayant récemment souffert d'une crise cardiaque. Un groupe est mis sur un régime de "girambelles, raisins, pommes, limettes, bananes, citrons, raisins secs, coings du Bengale, melons, oignons, ail, courges serpent, graines et feuilles de fenugrec, champignons, courges amères, courges bouteille, racines de lotus, pois-chiches, haricots Urd [...] et huiles de soja et de tournesol".

Est-ce que cela ressemble à l'alimentation crétoise de 1960 ? Pas vraiment. À la fin des années 1980, un médecin libéral, Ram B. Singh, réalise apparemment cette étude dans un établissement adjacent à son domicile à Moradabad en Inde. Dans ce régime alimentaire, les limites imposées sur la viande et les œufs versus l'abondance de fruits et de légumes expliquent tant bien que mal sa qualification de régime "de type méditerranéen". C'est de cette façon que les scientifiques le décrivent dans la littérature.

---

significatives en ce qui concerne les expériences de leurs deux groupes d'étude (Kris-Etherton et al., 2001, "un article de l'Association américaine de cardiologie" ; de Logheril et al., 1994 ; de Logheril et al., 1997).

268

Les huiles végétales utilisées ressemblent à peine à de l'huile d'olive et les aliments sont différents de façon notable. Mais ces problèmes resteront dans l'ombre et l'Étude indo-méditerranéenne (nom évocateur qu'elle portera pendant de nombreuses années) sera largement citée pour étayer le régime méditerranéen.

Cependant, au bout d'un certain temps, on découvrira que les travaux de Singh sont truffés de problèmes : les journaux alimentaires quotidiens des participants semblent avoir été contrefaits et les valeurs de cholestérol sérique semblent avoir été obtenues au moyen de méthodes obsolètes. Tant et si bien que le prestigieux *British Medical journal* (BMJ), ayant précédemment publié une de ses études, décide de mener une enquête approfondie. Elle est publiée sous l'intitulé "Suspicion de fraude dans la recherche" parallèlement à une enquête statistique qui conclura que les données de Singh sont "soit contrefaites, soit falsifiées". Les éditeurs du BMJ expriment de sérieuses réserves quant à l'étude mais ne vont pas jusqu'à en demander sa rétractation.[*]

Des années plus tard, l'étude de Singh sera toutefois toujours incluse dans des analyses de la littérature scientifique sur le régime méditerranéen, notamment une analyse influente réalisée par Lluís Serra-Majem en 2006. En tant que directeur de la Fondation de la diète méditerranéenne (le plus grand groupe international de promotion du régime aujourd'hui[†] et dont le

---

[*]Il semblerait que Singh a fait croire que des données identiques provenaient d'essais cliniques distincts et a réussi à les faire publier dans un certain nombre de journaux prestigieux, y compris le *Lancet*, l'*American Journal of Clinical Nutrition* et l'*American Journal of Cardiology*. Somme toute, il est le premier auteur de rapports affirmant porter sur vingt-cinq essais cliniques entre 1990 et 1994, un chiffre démesuré et l'une des raisons pour lesquelles ses travaux ont fait naître une suspicion (White, 2005, 281).

[†]Sa fondation est financée par l'Institut espagnol d'agriculture ainsi que par des industries intéressées, notamment Danone et Kellogg's. Serra-Majem n'en cache pas les motivations : "leur intérêt est de promouvoir les produits méditerranéens". Mais il

siège est à Madrid), Serra-Majem a toutes les bonnes raisons au monde de mettre l'accent sur les éléments de preuve favorables. Il m'avouera pourtant que "**nous devons faire attention à ce que nous faisons car sinon nous perdrons toute crédibilité**". En effet, **dans son analyse de la littérature**, il rejette de nombreuses études trop petites ou trop faibles sur le plan méthodologique. Par exemple, certains chercheurs en profitent pour qualifier un régime alimentaire de "méditerranéen" s'il contient de l'huile d'olive, quelques dizaines de grammes de noix en plus, ou deux verres de vin. Cependant, en le questionnant sur l'incorporation de l'essai de Singh, il me dira : "**Je voulais laisser la porte entrouverte** pour cette étude [...] mais j'étais un peu mal à l'aise, comme quand on est au tribunal et qu'on réalise qu'un de ses témoins n'est pas si bon."

Comme de nombreux analystes avant lui, Serra-Majem intègrera aussi l'**étude GISSI** menée en Italie qui, bien qu'elle soit largement citée pour soutenir le régime méditerranéen, n'a eu comme objectif que celui d'évaluer l'efficacité des suppléments d'huiles de poisson et de vitamine E chez des participants dont l'alimentation s'est révélée être *semblable* à celle du régime méditerranéen. Cependant, ce n'était pas l'intervention prévue de l'étude. Alors les chercheurs ont dû changer rétroactivement l'hypothèse de l'étude afin d'ajouter les conclusions sur l'alimentation. Toutefois, modifier une hypothèse après les faits n'est pas vraiment une démarche scientifique acceptable puisqu'elle introduit la possibilité de biais par les chercheurs. Toute conclusion qui en découle est donc considérée comme faible, dans le meilleur des cas.

Serra-Majem cherche évidemment à trouver des arguments en faveur du régime méditerranéen. Il est celui qui, au nom de l'Espagne, de la Grèce, du Maroc et de l'Italie, a déposé la demande de reconnaissance du régime à l'UNESCO. Il serait cependant injuste de cibler seulement une seule personne. La

---

ajoute qu'en raison du manque de financement par le gouvernement, il serait dans l'incapacité de faire des recherches sans ce financement par l'industrie (Serra-Majem, interview avec l'auteure, 2 août 2008 ; http://dietamediterranea.com/directorio-mediterraneo/enlaces-mediterraneos/).

NINA TEICHOLZ

surinterprétation de preuves et la citation douteuse de ces essais cliniques sont tout simplement devenues la norme parmi les chercheurs travaillant dans ce domaine. De façon collective, au fil du temps, les lacunes disparaîtront de vue et seuls les meilleurs résultats seront valorisés jusqu'à ce qu'un corpus de preuves semblant justifier les recommandations nutritionnelles soient gravées dans le récit historique. La même pensée de groupe s'est produite lorsque la grande majorité des chercheurs s'est mise à surinterpréter les études sur l'hypothèse régime-cœur afin d'approuver le régime à faible teneur en gras. La survie de ces deux régimes alimentaires officiels n'a été possible qu'au moyen d'une stratégie de consentement tacite impliquant de fermer les yeux sur la faiblesse des preuves.

Le vrai régime méditerranéen mis à l'épreuve

Les experts nutritionnels seront, à juste titre, ravis des résultats d'études portant sur le *vrai* régime méditerranéen (au lieu d'un régime à la margarine spéciale ou en version indienne) : un régime ressemblant enfin au régime méditerranéen lui-même.

La première grande étude est lancée en 2008 en Israël.[*] Elle est bien conçue et rigoureuse. Un groupe international de professeurs y participe, notamment l'épidémiologiste Meir Stampfer de l'École de santé publique de Harvard. Ces chercheurs sélectionnent 322 individus modérément obèses et d'âge moyen, surtout des hommes. Ils les mettent sur trois régimes alimentaires : l'un pauvre en glucides, l'autre pauvre en matières grasses et, le troisième, méditerranéen.[†] Des repas

---

[*]Une autre étude à long terme (deux ans) est réalisée sur le régime méditerranéen et publiée en 2004. Mais elle est de petite taille et ne porte que sur des hommes et des femmes souffrant de syndrome métabolique. Les experts nutritionnels n'y ont donc pas prêté beaucoup d'attention (Esposito et al., 2004).

[†]Le régime "méditerranéen" utilisé par les chercheurs se base sur la pyramide de Walter Willett. Il est "riche en légumes mais pauvre en viande rouge, la volaille et le poisson remplaçant le

MANGER GRAS, LA GROSSE SURPRISE

spécialement préparés sont servis dans une cafétéria sur le lieu de travail, permettant ainsi un bon contrôle de la nature et de la quantité des aliments consommés. L'étude s'étend sur deux ans, ce qui est long pour une étude qui implique la gestion de la préparation et de la distribution de nourriture.

Tout au long de l'étude, on constate que les participants mis sur le régime méditerranéen présentent moins de risques de maladies cardiovasculaires que ceux suivant le régime à faible teneur en gras. Par rapport au groupe mis sur le régime pauvre en matières grasses, les participants qui suivent le régime méditerranéen présenteront moins de triglycérides, plus de "bon" cholestérol HDL, moins de "mauvais" cholestérol LDL, moins de protéines C-réactives (un indicateur d'inflammation chronique) et moins d'insuline (un marqueur du diabète). Durant ces deux ans, ils perdront aussi davantage de poids, en moyenne 4,5 kg (10 livres), par rapport aux 3,2 kg (7 livres) des participants mis sur le régime pauvre en matières grasses. Sous tous les angles, il apparaît que le régime méditerranéen soit donc plus bénéfique que le régime à faible teneur en gras. "Donc, ma conclusion prudente est qu'il ne vaut mieux ne pas entreprendre un régime à faible teneur en gras" dit Stampfer. C'est une déclaration qui aurait été impensable une décennie plus tôt, au début des années 2000, au moment où l'étude a été conçue.

Ce sont certainement des résultats positifs pour ce cher régime méditerranéen. Mais suggèrent-ils que ce régime est le meilleur ? Le point important sur lequel insiste Stampfer, c'est que les individus mis sur ce régime l'ont très facilement adopté. Mais cela tient peut-être au fait que comme ils étaient Israéliens, le régime correspondait à leur cuisine locale. En effet, ce que Stampfer ne vante pas, et ce sur quoi le rapport d'étude lui-même ne met pas l'accent, c'est le succès notable du *troisième* bras de l'étude : le groupe mis sur le régime pauvre en glucides et

---

bœuf et l'agneau". Il est hypocalorique (1 500 par jour pour les femmes et 1 800 par jour pour les hommes) avec comme objectif de limiter les matières grasses à 35 % des calories. Les sources principales de graisses ajoutées sont 30 à 45 grammes d'huile d'olive et une poignée de noix par jour (cinq à sept noix, soit moins de 20 grammes).

272

relativement riche en matières grasses. Il s'avère que les participants adhérant à ce régime semblent s'être porté le mieux. Ils réussiront à perdre davantage de poids (5,4 kg, soit 12 livres) et leurs biomarqueurs cardiaques se révèleront meilleurs. Par rapport aux deux autres groupes, leurs triglycérides seront plus bas et leur cholestérol HDL bien plus élevé. Seul le cholestérol HDL restera en faveur de ceux mis sur le régime méditerranéen. Toutefois, ce biomarqueur s'est révélé être moins fiable que ce que l'on croyait auparavant. Ainsi, bien que ces résultats n'aient reçu aucune attention, il ne fait pratiquement aucun doute que le régime pauvre en glucides est plus efficace que le régime faible en matières grasses et le régime méditerranéen.

Puis, en 2013, **une grande étude espagnole** est publiée. Elle fait la une des journaux du monde entier et semble établir une fois pour toutes les bienfaits du régime méditerranéen. Cette étude, appelée Prévention à l'aide du régime méditerranéen (ou PREDIMED) est menée par une équipe à laquelle se joint Serra-Majem. L'étude est un projet d'envergure comprenant 7 447 hommes et femmes âgés entre cinquante-cinq et quatre-vingts ans et assignés dans trois groupes distincts. Deux groupes reçoivent comme consigne de suivre un régime méditerranéen et doivent organiser la préparation et la cuisson de leurs repas. En sus, l'un des groupes méditerranéen se voit allouer des rations supplémentaires d'huile d'olive extra vierge et l'autre des rations supplémentaires de noix, le tout distribué gratuitement aux participants. Le troisième groupe ne reçoit aucune nourriture gratuite et sert de témoin.[*]

Après une période d'étude médiane de cinq ans, 109 individus du groupe témoin ont subi un "événement cardiovasculaire" (un accident vasculaire cérébral, une crise

---

[*]Afin d'évaluer l'adhésion au régime, cette étude emploie un "score du régime méditerranéen" semblable à celui que Trichopoulou a inventé (voir la **description** dans ce chapitre). Celui-ci est composé de quatorze éléments pour les individus mis sur le régime méditerranéen et neuf éléments pour les individus témoins. La consommation de certains aliments comme les œufs a dû être omise car le score ne pouvait calculer qu'un nombre limité d'éléments (Estruch et al., 2013, 24 et 26).

cardiaque ou un décès lié à une cardiopathie). Par comparaison, ce chiffre est de 96 parmi ceux mis sur le régime méditerranéen supplémenté d'huile d'olive vierge extra. Il s'élève seulement à 83 dans le groupe de ceux mis sur le régime méditerranéen supplémenté en noix. "Le régime méditerranéen fait ses preuves contre les crises cardiaques et les accidents cérébraux" clame la une du *New York Times*.

Cependant, en regardant de plus près le groupe témoin, ses participants n'ont pas consommé une nourriture espagnole ordinaire. Leur alimentation a été plutôt pauvre en matières grasses car c'est ce régime alimentaire qui est la référence internationale depuis tant de décennies. On a conseillé à ce groupe consommant un régime pauvre en matières grasses d'éviter les œufs, les noix, les poissons gras, les huiles et les aliments riches en matières grasses de toutes sortes. Mais ce régime alimentaire, comme nous le savons déjà, a déjà fait l'objet d'importantes études, dont l'Initiative sur la santé des femmes, la plus grande étude nutritionnelle jamais entreprise. Et il a démontré de manière convaincante son incapacité à lutter contre les maladies cardiovasculaires, le cancer ou l'obésité. Par conséquent, l'étude PREDIMED, tout comme l'étude israélienne, ne fait que démontrer que le régime méditerranéen est mieux que le *régime à faible teneur en matières grasses.*[*]

Si l'étude israélienne n'avait jamais existé, tout le monde aurait pu penser que l'option méditerranéenne de PREDIMED est l'alimentation la plus saine qui soit. Mais ce troisième bras pauvre en glucides en Israël a révélé qu'il existe une option encore plus bénéfique pour la santé. (Des études antérieures plus courtes avaient constaté la même chose, comme nous le verrons

---

[*]Quelques critiques font le même constat et observent aussi que le regroupement de plusieurs maladies dans le critère d'évaluation "santé cardiovasculaire" dissimule le fait que le nombre de crises cardiaques parmi ceux mis sur le régime méditerranéen n'est pas inférieur à celui du groupe témoin. Le seul résultat significatif est celui de la baisse des accidents cérébraux. Celle-ci ne représente en réalité qu'une réduction absolue "mineure" et observée uniquement durant la première année de l'étude (Opie, 2013).

274

au chapitre 10.) Il se peut que le régime méditerranéen ait été plus performant que le régime à faible teneur en gras tout simplement *grâce au fait* qu'il contient plus de matières grasses alimentaires. En effet, la plus grande différence entre le groupe mangeant peu de matières grasses et le groupe méditerranéen est la quantité de noix et d'huile d'olive consommée. Mais est-ce vraiment un exploit que de réussir mieux que le décevant régime alimentaire à faible teneur en gras de l'AHA-USDA ?

Il est tout à fait possible que les habitudes alimentaires, de quelque pays que ce soit, soient plus saines que le régime pauvre en matières grasses. Par exemple, l'alimentation classique chilienne ou hollandaise, ou de tout autre pays où les aliments traditionnels ne sont pas raffinés, provoque peut-être moins d'événements cardiovasculaires qu'une alimentation pauvre en matières grasses. De telles études n'ont jamais encore été réalisées. Seul le régime méditerranéen a fait l'objet d'études approfondies. Grâce à ses nombreux jours d'ensoleillement méditerranéen, il s'est accaparé le paysage scientifique.

Réexamen de la longévité des Crétois

Bien qu'il faille creuser dans l'annexe de l'étude PREDIMED pour dénicher cette information, les différents bras de l'étude ont tous consommé la même quantité de graisses saturées. En d'autres termes, ils ont tous reçu la même quantité de matières grasses, qu'elles proviennent de viande, d'œufs, de fromage, etc. "Et bien, je pense que les graisses saturées ne sont pas le problème principal" me dira Serra-Majem avant même que les résultats ne soient publiés.

Si cela est vrai, alors Keys et son équipe se sont probablement trompés en concluant que les faibles taux de maladies constatés en Grèce et en Italie s'expliquent par l'absence de matières grasses d'origine animale qu'ils avaient mesurées. Ces chercheurs étaient enclins à juger que les graisses saturées sont problématiques. Peut-être ont-ils négligé d'autres aspects de l'alimentation qui peuvent mieux expliquer l'absence de maladies cardiovasculaires chez ce peuple jouissant d'une longue durée de vie ! Il semble judicieux de reprendre l'Étude des sept pays et d'y jeter un autre coup d'œil.

Hormis le "problème du carême" (voir le chapitre 2) et le fait que Keys entreprend l'observation d'une population pendant la période atypique de la précarité d'après-guerre, son étude de la Crète présente également d'autres problèmes préoccupants. Notamment le fait que la taille de son échantillon semble se limiter à une poignée d'individus. Keys conçoit initialement son étude dans l'optique d'obtenir deux sources d'informations relatives à l'alimentation : des questionnaires écrits renseignés par une plus grande population (655 hommes dans le cas des Grecs) et, dans une population plus restreinte, un ensemble d'échantillons des aliments réels consommés au cours d'une semaine. Cet échantillonnage d'aliments doit servir à vérifier les réponses aux questionnaires. Toutefois, les réponses ne sont malheureusement pas conformes aux attentes. Les deux sources de données alimentaires donnent des résultats si différents qu'ils ne peuvent pas être harmonisés. Alors Keys présume que les hommes crétois doivent avoir répondu aux questionnaires de manière imprécise. Il se livre alors à une chose surprenante. Bien qu'il faille lire attentivement entre les lignes de ses rapports pour le comprendre, Keys s'est tout simplement débarrassé des données de l'enquête qu'il avait collectées auprès des 655 hommes à Corfou et en Crète.* Ce qui lui laissera une seule

---

*La désaffection de Keys à l'égard des sondages alimentaires comme outil de recherche en nutrition apparaît dans plusieurs rapports à la fin de sa carrière : "Lorsqu'on interroge simplement les individus sur leurs habitudes alimentaires, leurs réponses reflètent forcément de temps en temps leurs propres stéréotypes. Ils ont tendance à répéter les mêmes réponses, que celles-ci correspondent véritablement, ou non, à la réalité." Cependant, sans les données des questionnaires, Keys n'avait aucune information sur les produits alimentaires spécifiques consommés. Lorsque ses collègues essaient de décrire le régime alimentaire crétois réel au cours d'une des premières conférences de Trichopoulou sur le régime méditerranéen, ils écrivent que les questionnaires ont été "perdus" et qu'ils ont donc dû reconstruire le régime de leur mieux à partir du premier rapport de Keys sur l'alimentation grecque. Parmi les difficultés rencontrées est celle liée au fait que Keys n'a fait aucune mention de la

source de données alimentaires pour ses calculs : les échantillons alimentaires recueillis auprès du petit groupe d'hommes. Ces aliments seront échantillonnés à trois reprises distinctes en Crète et à une seule occasion à Corfou. En réalité, Keys se déplace deux fois à Corfou mais doit rejeter un des ensembles d'échantillons car certaines des matières grasses ont été "détruites lors de leur traitement". D'autres matières grasses ont été absorbées par les récipients en argile utilisés pour transporter les échantillons alimentaires. En fin de compte, la nourriture de seulement trente à trente-trois hommes sera échantillonnée en Crète et celle de trente-quatre hommes à Corfou.

Voici, donc, les hommes fondateurs du régime méditerranéen. Leurs repas échantillonnés sur une période de quelques semaines il y a cinquante ans ont influencé le cours de l'histoire nutritionnelle dans l'hémisphère occidental. Un échantillon de si petite taille n'est en aucun cas représentatif sur le plan statistique des 8,375 millions de Grecs ou même des 438 000 Crétois de 1961. Selon les formules statistiques appliquées, Keys aurait eu besoin d'obtenir un échantillon de 384 individus sur chaque île. Ce qu'il avait en sa possession jusqu'à ce qu'il rejette les données issues des questionnaires.

Pourtant, Keys, dans ses premiers rapports, donnera la nette impression qu'il a basé ses calculs sur les données diététiques de l'ensemble des 655 hommes crétois étudiés. Et cette représentation erronée sera transmise dans la littérature scientifique.

Lorsque j'ai appelé Sander Greenland, grand spécialiste en épidémiologie nutritionnelle à l'université de Californie à Los Angeles, pour l'interroger sur la taille de l'échantillon se limitant à trente-trois hommes en Crète, j'ai presque pu entendre ses sourcils se froncer. "Si les trente-trois se sont alignés parfaitement par rapport à une hypothèse émise" me dit-il, "l'une des explications possibles, c'est la falsification." Les petits ensembles de données qui "sont "trop beaux" peuvent être indicateurs de fraude éventuelle" rajoute-t-il. "En d'autres

---

consommation de fruits ou de légumes sur l'île de Crète (Keys, Aravanis et Sdrin, 1966, 585 ; Kromhout et al., 1989 ; Kromhout et Bloemberg dans Kromhout, Menotti et Blackburn 2002, 63).

termes, ces données de Keys paraissent aussi instables que de la gelée dans un tremblement de terre crétois."

Bien longtemps après que Keys ait publié ces données, dans les années 1980, les responsables de l'Étude des sept pays reconnaîtront que même dans ce minuscule échantillon, il y a eu tellement de variations entre les visites que peu de choses peuvent être déduites de ces données. Mais ce déterminant a été relégué aux oubliettes de l'histoire.

Et par la suite, Walter Willett élaborera sa pyramide en se basant sur ces données bancales. Son équipe de chercheurs établira une connexion encore plus précaire avec la réalité originelle de l'alimentation crétoise des années 1960. Par exemple, leur pyramide ne contient aucun lait frais alors que cela semble être une erreur. Lors d'une réunion d'Oldways en 2008, j'ai posé la question aux membres de l'équipe de Harvard à propos de cette omission. Eux étaient sur scène et moi j'étais assise dans le public. J'ai levé la main. Keys avait publié un rapport à peine quelques années avant la présentation de la pyramide, indiquant que le Crétois moyen consomme tous les jours 240 ml (8 onces) de lait frais (du lait de chèvre principalement mais aussi du lait de vache). C'est plus que ce que buvait la cohorte américaine. "Pourquoi cette information n'a-t-elle pas été intégrée à la pyramide ?" demandai-je. Willett avait même cité ce rapport de Keys[*] mais il avait ensuite expliqué qu'il exclurait malgré tout le lait parce qu'il contient "tellement d'acides gras saturés à qui l'on attribue un rôle dans les maladies coronariennes". La peur des graisses saturées éclipsera toutes les autres considérations, même les données sur la consommation de lait elle-même. Et en répondant à ma question, l'équipe sur scène à Cambridge ne se souviendra que de l'affirmation de Willett quinze ans plus tôt : le lait "n'était en général pas consommé" me répondront-ils.

Un autre impair historique de la pyramide du régime méditerranéen est la quasi-absence de viande rouge. C'est

---

[*]En effet, le rapport de Keys est le seul cité par l'équipe de Willett pour documenter la consommation de lait à cette période (leur autre principale source provient d'une étude ayant regroupé "lait et fromage") (Kushi, Lenart et Willett, 1995, 14105).

NINA TEICHOLZ

ironique car, en réalité, les Crétois *préfèrent* la viande rouge. "En Crète, la viande est majoritairement de la viande de chèvre, de bœuf, de mouton et occasionnellement de poulet ou de lapin. À Corfou, c'est principalement de la viande de bœuf et de veau" a écrit Keys. Une enquête précédente sur l'alimentation crétoise avait aussi constaté la même chose. Et il est difficile de trouver un livre de recettes ou un texte historique sur l'Italie, l'Espagne et la Grèce qui n'affiche pas clairement la façon dont la population de ces pays privilégient la viande d'agneau, de chèvre et de bœuf par rapport à la volaille. Les anciens Grecs ne se régalaient pas non plus de poulet. Dans l'*Iliade*, un diner organisé par Achille pour Ulysse est ainsi décrit : "Patrocle étendit sur un grand billot, auprès du feu, le dos d'une brebis, celui d'une chèvre grasse et l'échine d'un pourceau tendre engraissé."

Alors comment se fait-il que la pyramide du régime méditerranéen recommande le contraire : de la volaille plusieurs fois par semaine et de la viande rouge seulement quelques fois par *mois* ? Après tout, ce conseil de réduire considérablement la consommation de viande rouge constitue, comme l'écrira Willett, la "principale caractéristique" de sa pyramide.

Un élément de réponse se trouve dans le fait que Keys avait tout simplement broyé tous les aliments consommés par les Crétois et envoyé le mélange à son laboratoire du Minnesota afin de le faire analyser. Les données sortant de son imprimante ne présenteront pas une liste d'aliments répertoriant escargots, mouton ou foie. Au lieu de cela, cette liste affichera des macronutriments : acides gras saturés, acides gras mono-insaturés, protéines, glucides et ainsi de suite. Il s'avère que la teneur en graisses saturées était très faible, probablement parce que Keys a recueilli le tiers de ses données crétoises durant la période de jeûne liée au carême et au cours de laquelle la consommation de nourriture d'origine animale est fortement limitée. Pourtant, dans leur document sur la viande, Willett et ses collègues ne citent aucun des rapports initiaux de Keys dans lesquels sont répertoriés les aliments réellement consommés. Willett me dira qu'il a préféré se fier à ses propres observations épidémiologiques sur la viande rouge. Lorsqu'il a consulté les travaux de Keys, il a simplement cherché le profil des macronutriments et a sélectionné la volaille comme la viande qui correspond le mieux à la caractéristique de faible teneur en graisses saturées.*

C'est une interprétation assez hasardeuse. Le choix de la volaille comme source de protéine dominante est sans fondement dans l'histoire du régime méditerranéen. Et l'on peut aussi raisonnablement se demander si la consommation de viande de poulet a le même effet sur la santé que celle de chèvre, de chevreau ou d'agneau crétois. Par rapport à la volaille, la viande rouge contient bien plus de vitamines B12 et B6 ainsi que de nutriments comme le sélénium, la thiamine, la riboflavine et le fer.

Il semble donc que Willett et son équipe aient sélectionné la volaille car ils étaient déjà convaincus que la viande rouge est délétère et qu'il est donc évident qu'elle ne peut pas faire partie d'une alimentation idéale. Il était inconcevable de recommander la consommation d'agneau et de bœuf, et encore moins de chèvre. Promouvoir la volaille restait acceptable.

Par conséquent, l'adhésion au régime méditerranéen implique que nous nous fiions à des données collectées par Keys en Grèce d'après-guerre, parmi une petite poignée d'hommes (et ce pendant le carême) et que ces données aient ensuite été déformées par l'équipe de Willett qui, comme tant d'experts, avait des préjugés contre les graisses saturées. Il est clair que les Crétois des années 1960 buvaient davantage de lait et mangeaient plus de viande rouge que ce qu'on a voulu nous faire croire. Il n'est pas surprenant que le régime alimentaire de cette

---

*L'équipe de Willett cite une seule étude pour appuyer la recommandation de consommer de la volaille : sa propre Étude sur la santé des infirmières qui a montré une association entre une réduction des taux de maladies cardiovasculaires et une augmentation de la consommation d'aliments de la catégorie "poulet et poisson". L'association observée peut donc très bien être due au poisson et non pas au poulet. Les éléments de preuve supplémentaires employés par Willett et son équipe pour étayer le choix de la volaille ne sont pas pro-volaille mais plutôt anti-viande rouge. Et presque toutes les études utilisées pour appuyer ce choix sont épidémiologiques.

NINA TEICHOLZ

époque, sur l'île de Crète, ne plaisait pas à tout le monde.

À vrai dire, avant l'arrivée de Keys en Crète, un autre épidémiologiste le précède : Leland G. Allbaugh. Il est employé par la Fondation Rockefeller de New York qui souhaite améliorer sa compréhension du "sous-développement". La Crète a été sélectionnée en raison de son économie pré-industrialisée qui a gravement souffert au cours de la guerre. Cherchant à comprendre les ravages de ces souffrances récentes, Allbaugh effectue une analyse complète de l'alimentation crétoise et, comme Keys, constate que leur nourriture "consiste principalement d'aliments d'origine végétale avec une prépondérance de céréales, de légumes, de fruits et d'huile d'olive" et seulement de "petites quantités" de viande, de poisson et d'œufs. Pourtant, bien loin d'apprécier ce parfait exemple du régime méditerranéen, Allbaugh fait une révélation surprenante : les Crétois étaient ouvertement mécontents de leur nourriture. "Nous avons presque tout le temps faim" dira l'un deux. Et à la question sur ce qui pourrait améliorer leur alimentation, c'est la "viande seule ou avec des céréales qui est mentionnée comme "aliment favori" par 72 % des familles interrogées." De toute évidence, les Crétois mangeaient plus de viande avant la guerre et ils en ressentaient désormais le manque.

C'est le même constat chez les paysans de Calabre au bout de la botte de l'Italie à qui Ferro-Luzzi rend visite dans les années 1970. Leur alimentation ressemble presque au régime méditerranéen "idéal" : abondance de légumes et d'huile d'olive, parcimonie de viande. Pourtant, selon Vito Teti, historien local qui a écrit sur cette période, les paysans et les ouvriers agricoles calabrais trouvent que ce régime alimentaire est le fléau de la pauvreté. Ils regardent les légumes avec un dédain impitoyable, les considérants comme étant "très peu nourrissants". Cela va au-delà d'une simple aversion. Une alimentation contenant majoritairement des plantes est à l'époque qualifiée de non nutritive et même délétère. C'est la raison principale pour laquelle le carême n'est pas vu d'un bon œil. Un examen rigoureux des données d'enquête mènera Teti à conclure que les Calabrais "considèrent que le manque de nourriture [...] presque complètement végétarienne, est la cause [...] de la mortalité générale dans les cas liés à la nutrition, de la petite taille des

MANGER GRAS, LA GROSSE SURPRISE

individus, de leur faiblesse physique, de leur faible aptitude au travail et de leur asthénie psychologique. En effet, dans les années 1960, 18 % des hommes de l'Italie méridionale sont de "petite taille" (moins de 1,57 mètres [5 pieds 2 pouces]) par rapport à seulement 5 % d'entre eux dans le nord où davantage d'aliments d'origine animale sont consommés. Entre 1920 et 1960, les hommes de Calabre, mesurés lors de leur conscription, se sont révélés être les plus petits de tout le pays. Pour améliorer leur sort, les Calabrais, comme les Crétois, désiraient surtout une chose, selon les dires de Teti : "Ce dont ces paysans avaient envie, par-dessus tout, c'était de la viande. [...] L'homme robuste, grand et "érotique" était celui qui avait mangé de la viande."

Il est bien sûr possible que ces paysans se soient trompés dans leur envie de manger de la viande. S'ils étaient petits, affamés et malades la plupart du temps, comme l'a observé Teti, alors qui sait si la viande aurait été l'ingrédient magique capable de résoudre ces problèmes ? De meilleurs soins médicaux, une meilleure hygiène ou un autre type d'aliment auraient-ils pu être plus efficaces ?*

Tout expert nutritionnel moderne serait d'avis que satisfaire ces envies des pauvres ne pourrait qu'aggraver leur état de santé. Toutefois, l'analyse historique des tendances suggère que ces paysans avaient probablement raison. Après la guerre, à mesure que l'Italie et la Grèce deviendront plus prospères, elles s'éloigneront de l'alimentation quasi-végétarienne. De 1960 à 1990, les hommes italiens ont multiplié leur consommation moyenne de viande par dix, ce qui représente de loin le plus grand changement de l'alimentation italienne. Cependant, la grande flambée de maladies cardiovasculaires à laquelle on

---

*Un indice historique est le fait que la tradition méditerranéenne d'engouement pour la viande semble remonter jusqu'aux Romains et aux anciens Grecs. Selon des érudits qui ont analysé les écrits d'Homère, les héros helléniques mangeaient presque exclusivement de la viande, accompagnée de beaucoup de pain et de vin. Ce n'est que rarement qu'Homère mentionne les légumes et les fruits que l'on "considéraient comme en-deçà de la dignité des dieux et des héros" (Yonge, 1854, 41).

282

pouvait s'attendre n'a de toute évidence pas eu lieu. En réalité, celles-ci ont diminué. Et la taille de l'Italien moyen pendant cette période a augmenté d'au moins 7,6 cm (3 pouces).

Et c'est la même chose en Espagne : depuis 1960, la consommation de viande et de matières grasses s'est envolée tandis qu'en même temps, la mortalité liée aux maladies cardiovasculaires a fortement chuté. En fait, au cours des trois dernières décennies, la mortalité coronarienne a diminué de moitié en Espagne alors que la consommation de graisses saturées durant la même période environ a augmenté de plus de 50 %.

Les tendances sont similaires en France et en Suisse où cela fait longtemps que la population consomme énormément de matières grasses saturées sans pour autant souffrir trop de maladies cardiovasculaires. En 1976, les Suisses consomment 20 % de matières grasses d'origine animale de plus qu'en 1951 alors que les décès dus aux maladies cardiovasculaires et à l'hypertension ont diminué de 13 % chez les hommes et de 40 % chez les femmes. Bien qu'aucune de ces tendances ne puisse être attribuée à une plus grande consommation de viande, elles contredisent la notion selon laquelle la viande et les graisses saturées sont la *cause* de ces maladies chroniques.

Cette apparente contradiction se vérifie également sur l'île de Crète. Lorsque le chercheur principal de la section grecque de l'Étude des sept pays, Christos Aravanis, retourne en Crète en 1980, deux décennies après avoir effectué ses premières recherches, il constate que les fermiers consomment 54 % de graisses saturées en plus mais que leur taux de crises cardiaques est resté extrêmement bas.

Il faut toutefois saluer Lluís Serra-Majem, de la Fondation de la diète méditerranéenne, qui essaiera de tenir compte de ces faits gênants pour l'alimentation qu'il promeut. Il reconnaît que malgré l'augmentation "spectaculaire" de la consommation de viande, ainsi que la baisse de la consommation de vin et d'huile d'olive, l'état de santé des Espagnols est sans aucun doute meilleur que ce qu'il n'était il y a trente ans.* Dans un article

---

*Serra-Majem a suggéré que cela pourrait s'expliquer par une diminution de la consommation de sel ou une réduction du

publié en 2004 et intitulé "La définition du régime méditerranéen doit-elle être révisée ?", Serra-Majem conclut prudemment que "les preuves liées [...] à certains types de viande, présentée auparavant sous un jour moins favorable, nécessitent la réévaluation des recommandations relatives à ces aliments".

En fin de compte, lorsque Keys s'est focalisé sur la faible consommation de matières grasses d'origine animale pour expliquer la bonne santé des Crétois, il a trouvé ce qu'il cherchait mais il est peu probable qu'il avait raison. Son observation qu'une alimentation à faible teneur en matières grasses est associée à un faible taux de maladies cardiovasculaires était probablement juste en 1960. Mais il n'en va plus de même en 1990. Et, au cours des décennies suivantes, cette erreur initiale semble s'être aggravée mille fois par les scientifiques qui ont hérité des préjugés diététiques de Keys. Les paysans crétois ou calabrais doivent sans doute trouver cela ironique que les riches de New York et les vedettes hollywoodiennes (en fait, presque toutes les personnes fortunées de la planète) s'efforcent désormais d'imiter les habitudes alimentaires d'un peuple d'après-guerre appauvri et prêt à tout pour améliorer son sort.

On pourrait se contenter de se plaindre de ces paradoxes apparents mais une autre explication du faible taux de maladies cardiovasculaires sur l'île de Crète a toujours été à portée de main : l'absence quasi-complète de sucre dans le régime alimentaire crétois. Comme le décrit Allbaugh, les Crétois de l'époque "ne mangent pas de dessert, sauf des fruits frais de saison. [...] Les gâteaux sont rarement servis et les tartes, presque

---

tabagisme chez les hommes. Ou que l'amélioration des soins médicaux contribue à la survie des individus ayant subi une crise cardiaque. Cependant, concernant ce dernier point, Simon Capewell, professeur d'épidémiologie clinique à l'université de Liverpool, a réalisé des analyses détaillées et a constaté qu'au cours des dernières décennies, entre un quart et la moitié de la baisse de la mortalité liée aux maladies cardiovasculaires peut être attribué à l'amélioration des soins médicaux dans la plupart des pays, y compris l'Italie (Palmieri et al., 2010 ; Capewell et O'Flaherty, 2008 ; Serra-Majem, interview avec l'auteure).

NINA TEICHOLZ

jamais". Comme nous l'avons déjà vu, la consommation de "sucreries" dans l'Étude des sept pays est davantage corrélée au taux de maladies cardiovasculaires que tout autre aliment : les sucreries étaient abondantes en Finlande et aux Pays-Bas où le taux de maladies cardiovasculaires était le plus élevé alors que, selon les observations des responsables de l'étude, "presque aucun produit pâtissier n'est consommé en Yougoslavie, en Grèce et au Japon" où le taux de maladies cardiovasculaires était faible. Et ces constatations sont toujours valables aujourd'hui. Par exemple, en Espagne entre 1960 et 1990, la consommation de sucre et de glucides baisse fortement, tout comme le taux de maladies cardiovasculaires, alors que la consommation de viande augmente. En Italie, la consommation de sucre, qui a toujours été très faible, diminue également durant cette période.

C'est à se demander si le régime méditerranéen est bon pour la santé grâce à sa faible teneur en sucre. Ces dernières décennies, la consommation supplémentaire de viande rouge dans la région ne semble pas jouer de rôle déterminant. Le sucre, quant à lui, qui correspond tant aux observations, pourrait se révéler être une explication possible, et même plausible de ces maladies.

Devrions-nous tous être Méditerranéens ?

Les chercheurs internationaux non méditerranéens ont étudié ce régime alimentaire car ils souhaitaient découvrir le secret d'une bonne santé et parce qu'ils étaient attirés par la beauté et le romantisme de la région. L'argent de l'industrie oléicole a graissé leurs rouages. Et les chercheurs *natifs* de la région méditerranéenne ont étudié ce régime alimentaire parce qu'ils espéraient préserver leur santé ainsi que leurs précieuses traditions en voie de disparition. Comme me le dira Serra-Majem : "Pour nous, c'est très important, car ce n'est pas qu'une recette nutritionnelle, c'est aussi un art de vivre. Le régime méditerranéen n'est pas seulement composé de nutriments, c'est toute une culture." C'est un sentiment noble et on peut facilement sympathiser avec les émotions d'un peuple qui craint l'homogénéisation et la destruction de son patrimoine. Mais on peut également se demander s'il n'est pas tout autant indispensable que les autres cultures puissent aussi transmettre leur propre patrimoine culinaire ! Un Suédois doit-il abandonner les recettes à base de beurre de sa grand-mère ? Un Allemand doit-il renoncer aux saucisses ? Les Chiliens, les Hollandais ou leurs descendants aux États-Unis doivent-ils se priver de leurs traditions alimentaires nationales parce que des experts internationaux leur disent qu'ils doivent manger comme les Grecs et les Italiens ? Dans certaines études, d'autres régimes alimentaires nationaux pourraient aussi, tout comme le régime méditerranéen, se révéler plus efficaces qu'une alimentation à faible teneur en gras. Et il vaudrait aussi la peine de les explorer pour la bonne raison que les traditions culinaires d'un individu englobe des générations de recettes ainsi qu'un patrimoine culturel unique.

Du fait que l'Amérique du Nord est une nation d'immigrants et que tant de nos concitoyens ont perdu leur connexion à la cuisine originale de leur patrie, nous sommes probablement plus à même de suivre les conseils des experts en nutrition. Ces experts nous invitent à adopter une délicieuse alimentation, mais nous pouvons aussi nous poser la question : ce mode alimentaire méditerranéen doit-il vraiment s'appliquer à tout le monde ?

À certains égards, le régime méditerranéen *a été* une bénédiction. Il a apporté une dose de fraîcheur durant une période particulièrement austère et restrictive de la cuisine américaine. Il a agi comme correctif de politiques antigras erronées. Il s'est montré bien plus tolérant envers les matières grasses alimentaires. Et même si un examen attentif discrédite les origines anciennes de l'huile d'olive, c'est une huile relativement stable qui ne s'oxyde pas facilement et qui représente donc indubitablement une meilleure alternative aux huiles plus instables extraites de graines de soja, de maïs, etc. Il est *vrai* que les humains consomment cette huile depuis bien plus longtemps que les huiles végétales qui remplissent aujourd'hui les rayons de nos supermarchés. En réalité, l'un des aspects les plus perturbants de la pyramide du régime méditerranéen, c'est qu'elle a renforcé la phobie américaine contre les matières grasses d'origine animale, accélérant ainsi notre aversion pour ces denrées anciennes et leur remplacement par des huiles végétales. Et cela a peut-être provoqué des effets délétères potentiellement graves. Mais elles n'ont pas encore fait l'objet de recherches adéquates car cela fait vraiment longtemps que les experts n'ont porté leur attention que sur les soi-disant dangers liés à la consommation de viande et de produits laitiers.

8

Exit les gras saturés, place aux gras trans

L'huile d'olive représentait une merveilleuse solution pour les cuisiniers amateurs cherchant une voie de sortie de leur alimentation à teneur réduite en matières grasses. Cependant, pour les industriels de l'alimentaire fabriquant des produits conditionnés, l'huile d'olive est onéreuse. Alors, lorsque le secteur agro-alimentaire se voit incité par le gouvernement à éliminer les graisses saturées de leurs produits, les entreprises décident d'utiliser des huiles végétales à leur place. Mais le remplacement des matières grasses saturées (telles que le saindoux, la graisse de rognons et le suif qui sont solides à température ambiante) exige la solidification de ces huiles végétales. Et le seul moyen d'y arriver, c'est par hydrogénation. Le processus d'hydrogénation sera l'alchimie qui permet de transformer un liquide en un solide. Et elle offrira alors de nombreuses nouvelles perspectives à ces huiles qui pourront désormais s'employer à la place des matières grasses dures. Nous avons déjà vu comment la margarine s'est substituée au beurre et comment Crisco, un produit de substitution des graisses animales, a été créé et commercialisé sur le marché américain à partir de 1911. Durant la première moitié du XXe siècle, la margarine et Crisco ont tous deux connu un grand succès.

Pourtant, n'oublions pas que le processus d'hydrogénation engendre des acides gras trans. Or, ce n'est que quatre-vingt-dix ans après la commercialisation des huiles hydrogénées que la FDA reconnaîtra que ces gras trans présentent un risque potentiel pour la santé humaine. Et, en ce qui concerne la protection de la chaîne alimentaire de la nation, bien que nous soyons peut-être habitués à ce que cette agence fédérale fonctionne à pas de tortue, il est légitime de penser que les huiles hydrogénées auraient dû être analysées avec plus de diligence. D'autant qu'à la fin des années 1980, elles représenteront une quantité non négligeable (8 %) de l'ensemble des calories consommées par les Américains. Comment se fait-il que pendant si longtemps, nous en savions si peu sur les huiles hydrogénées ? Lorsqu'on observe la façon dont les entreprises agroalimentaires et les fabricants

288

NINA TEICHOLZ

d'huiles végétales ont influencé la recherche scientifique sur les gras trans, il devient possible d'en apprendre beaucoup sur le fonctionnement de l'industrie alimentaire vis-à-vis des matières grasses et l'influence qu'elle exerce sur les connaissances des experts et, par conséquent, sur l'opinion publique. Les initiatives de la part du Conseil oléicole international pour influencer notre perception de l'huile d'olive ont en réalité été un peu simplistes par rapport aux tactiques sophistiquées employées couramment par les grandes entreprises d'huiles alimentaires.

À partir des années 1970, grâce au succès de l'hypothèse régime-cœur de Keys, les efforts visant à évincer les graisses saturées de la chaîne alimentaire américaine s'intensifient. Et, par conséquent, les huiles hydrogénées seront utilisées non seulement pour fabriquer des produits Crisco et de la margarine mais également dans quasiment tous les produits alimentaires transformés. En réalité, à la fin des années 1980, ces huiles solidifiées deviennent la principale matière grasse de l'ensemble de l'industrie agroalimentaire. Elles sont utilisées dans la plupart des biscuits sucrés et salés, des chips, des margarines et des graisses ainsi que dans les produits frits, congelés et cuits. On les trouve dans les supermarchés et les restaurants, les boulangeries, les cafétérias scolaires, les stades de sport, les parcs d'attractions, etc.[*]

Les fabricants de produits alimentaires, qu'ils soient du secteur agro-alimentaire ou la boulangerie du coin, deviendront dépendants des huiles hydrogénées. Et ce parce qu'elles sont meilleures marché que le beurre et le saindoux et aussi parce qu'elles font preuve d'une grande polyvalence. En fonction de leur degré d'hydrogénation, elles peuvent s'adapter à de nombreux produits alimentaires.

Par exemple, les huiles solidifiées réussissent à merveille à

---

[*]Seule une partie de l'huile est hydrogénée. C'est la raison pour laquelle on emploie les termes "huile *partiellement* hydrogénée". Plus une huile est hydrogénée, plus elle est solide et plus elle contient de gras trans. Ainsi, bien que les termes "gras trans", "acides gras trans", "huile partiellement hydrogénée" et "huile hydrogénée" ne soient pas synonymes, nous les emploierons néanmoins indistinctement dans un souci de lisibilité.

produire des biscuits sucrés croustillants et croquants, des biscuits salés craquants, des petits gâteaux moelleux et des pâtisseries feuilletées. Leurs cristaux lipidiques de taille relativement petite permettent aux graisses fabriquées à partir de ces huiles de piéger de plus petites bulles d'air. Ces dernières restent plus longtemps dans la pâte, produisant ainsi avec fiabilité des gâteaux légers. Un bonbon chocolaté peut donc être formulé de façon à fondre dans la bouche, mais pas dans les mains. Par exemple, une faible hydrogénation permet d'obtenir un chocolat plus mou pour le nappage de beignets tandis qu'une huile davantage hydrogénée permet de durcir la "graisse d'enrobage" de chocolats conditionnés en boîtes. Tandis qu'avec les huiles végétales, les différentes couches de pâte s'effondrent et deviennent graisseuses, un produit hydrogéné permet aux couches de pâte de rester séparées, leur apportant légèreté et croustillance. Dans les margarines, les huiles partiellement hydrogénées sont tartinables à des températures basses ou élevées, et ce sans être huileuses ni dégorger de gras. Dans les muffins et autres produits pâtissiers, les huiles hydrogénées leur octroient moelleux et longue durée de conservation.

Les huiles hydrogénées sont parfaites aussi pour la friture d'aliments tels que les beignets, chips, nuggets de poulet et frites. Ces huiles ne noircissent pas à des températures de friture normales (car elles ne s'oxydent pas facilement) et elles peuvent être réutilisées de nombreuses fois pour la friture par fournées.

Pour résumer, les huiles partiellement hydrogénées sont comme le Zelig sans cesse changeant de l'industrie alimentaire. Elles deviendront la pierre angulaire du secteur agro-alimentaire.

De plus en plus de gras trans

Comme nous l'avons déjà vu de nombreuses fois au cours de l'histoire de la nutrition, la plupart des individus et des institutions liés à la montée en puissance des gras trans en Amérique avaient les meilleures intentions possibles sur la base de la version officielle des meilleures connaissances disponibles. Dans ce cas précis, en raison du fait que les Instituts américains de la santé avaient déclaré que les graisses saturées sont le principal coupable alimentaire, quoi de mieux intentionné que de

290

faire tout son possible pour éradiquer ces matières grasses de l'alimentation américaine ? Encourager les fabricants alimentaires d'abandonner les matières grasses d'origine animale et les remplacer par des huiles hydrogénées semble à l'époque être la meilleure des idées. Après tout, les répercussions sur les santés liées à la consommation de gras trans sont à l'époque à peine connues.

L'une des institutions aux intentions les plus louables, qui recommande de remplacer les graisses saturées par des gras trans, est le Centre pour la science dans l'intérêt public (Center for Science in the Public Interest, CSPI), basé à Washington, D.C. Il est le plus puissant groupe national de consommateurs axé sur l'alimentation. Avec Michael Jacobson, microbiologiste et directeur du CSPI, le centre s'efforce depuis longtemps d'encourager la FDA à mieux encadrer l'alimentation américaine. Jacobson est si puissant que les entreprises agroalimentaires font même un détour par son bureau pour obtenir son "OK" pour tout nouveau produit alimentaire avant sa commercialisation. Ce degré de servilité est considéré comme inévitable depuis la fin des années 1980 où le CSPI a annihilé à lui tout seul les espoirs de Procter & Gamble qui voulait commercialiser une graisse de substitution (appelée Olestra), en cours de formulation depuis plus d'une décennie. Le CSPI fera pression sur la FDA et, tel un requiem pour tout produit alimentaire, exigera que les produits Olestra affichent un avertissement de possible "fuite anale".

En ce qui concerne les gras saturés, le CSPI, comme tous les autres groupes à objectif sanitaire en Amérique, est tout à fait d'accord avec l'idée que ces matières grasses provoquent des maladies cardiovasculaires. En effet, Jacobson fait de l'élimination des graisses saturées l'une de ses premières priorités lorsqu'il sollicite les agences fédérales à Washington. En 1984, il lance une énorme campagne médiatique intitulée "Attaque contre les graisses saturées". Le CSPI encourage les entreprises de restauration rapide, telles que Burger King et McDonald's, à remplacer le suif de bœuf par de l'huile de soja partiellement hydrogénée pour leurs opérations de friture de pommes de terre. D'après le CSPI, les graisses saturées doivent être remplacées par des huiles hydrogénées "saines", affirmation se basant sur des éléments de preuve que les huiles hydrogénées, par rapport aux graisses saturées, auraient un effet relativement bénin sur le cholestérol. Selon les conclusions du groupe, les huiles hydrogénées ne sont donc "pas si mauvaises" en ce qui concerne les maladies cardiovasculaires. Grâce aux exhortations publiques et incessantes du CSPI tout au long des années 1980, toutes les grandes chaînes de restauration rapide supprimeront le suif, le saindoux et l'huile de palme de leurs opérations de friture. Elles se convertiront à l'huile de soja partiellement hydrogénée.

Une autre campagne du CSPI parviendra à convaincre les cinémas à travers tous les États-Unis toute entière à remplacer le beurre et l'huile de noix de coco par des huiles partiellement hydrogénées dans leurs machines à popcorn. Le CSPI affirme que c'est "une bénédiction pour les artères américaines". À l'époque où le CSPI recommande leur utilisation, peu de choses sont connues sur les huiles hydrogénées. Mais en 1980, tout le monde vit déjà avec l'hypothèse régime-cœur depuis tant de décennies que la majorité des experts nutritionnels est profondément convaincue que n'importe quelle matière grasse est meilleure qu'une graisse saturée.

Une autre force incitant les entreprises agroalimentaires à remplacer les graisses saturées par des huiles hydrogénées est Philip Sokolof, multimillionnaire vivant à Omaha, au Nebraska. Il exercera une énorme influence sur l'industrie alimentaire américaine. Sokolof n'est ni scientifique, ni expert en la matière. Mais après avoir subi une crise cardiaque quasi fatale dans sa quarantaine, il se donne pour mission d'informer les Américains sur les dangers liés aux graisses saturées. Il ne vise pas tant les matières grasses d'origine animale que les huiles de noix de coco et de palme qui sont à l'époque très largement utilisées par les entreprises agroalimentaires dans leurs produits conditionnés. La teneur en graisses saturées de ces huiles tropicales est très élevée. Très très élevée, en réalité. Une bonne moitié de l'huile de palme est composée de graisses saturées, tout comme 86 % de l'huile de palmiste et 92 % de l'huile de noix de coco. (L'huile de palme est extraite de la pulpe du fruit du palmier et elle est différente de l'huile de *palmiste* qui, elle, est extraite de l'amande de ce fruit.) Ces chiffres sont effrayants pour un public à qui l'on a si

292

longtemps affirmé que les graisses saturées sont délétères. Et tant est que l'on n'en savait pas assez pour en avoir peur, Sokolof se donne pour mission de nous tenir informé. (La science sur ces huiles a depuis évolué et le risque cardiaque associé à celles-ci est désormais considéré comme minime.)

Illustration 21. Annonce publiée par Sokolof dans le *New York Times*, 1er novembre 1988

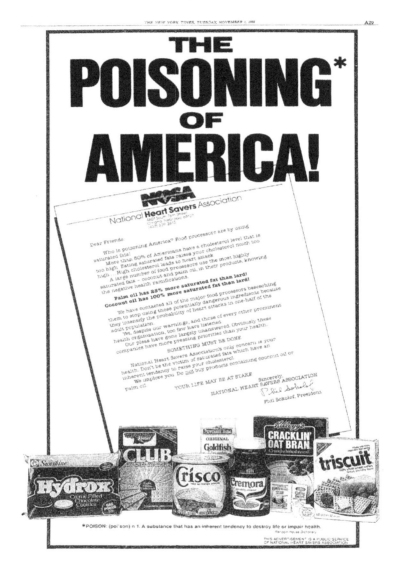

Une série d'annonces dans les journaux nationaux prétend à tort que les huiles tropicales constituent une menace à la santé.

294

NINA TEICHOLZ

Sokolof crée un groupe appelé l'Association nationale des sauveteurs du cœur (National Heart Saver Association), financé par son propre argent et géré principalement par lui-même. Dès 1988, il fait paraître une série d'annonces pleine page dans des grands journaux, affichant comme titre alarmant et en majuscules : "L'EMPOISONNEMENT DE L'AMÉRIQUE !" Qui sont les empoisonneurs ? "Les entreprises de transformation alimentaire [...] qui utilisent des graisses saturées !" affirment les annonces. Et de rajouter : "Nous avons contacté toutes les grandes entreprises de transformation alimentaire en les suppliant d'arrêter l'utilisation des ces ingrédients potentiellement dangereux car ils aggravent le risque de crise cardiaque. [...] Nos demandes sont restées sans réponse. IL FAUT AGIR."

Les produits figurant sur l'affiche de Sokolof contiennent à cette époque de l'huile de noix de coco ou de palme : la graisse de Crisco, le son d'avoine Cracklin' de Kellogg's, les biscuits Triscuit de Nabisco, les biscuits Sunshine Hydrox, les biscuits salés Club de Keebler, la crème sans lactose Cremora, la crème sans lactose Coffee-mate de Carnation et les fameux biscuits salés en forme de poisson de Pepperidge Farm.

Sokolof explique qu'il a fait paraître ces annonces car malgré les "milliers de lettres" qu'il avait envoyés aux fabricants alimentaires en les exhortant d'éliminer les huiles tropicales de leurs produits, il n'avait reçu que "peu de réponses". Comme on pouvait s'y attendre, les chefs d'entreprise n'avaient pas répondu à ses appels téléphoniques. Alors Sokolof, irrité, décide qu'une campagne de dénonciation publique de ces fabricants est sa meilleure option. Suite à la diffusion de ces annonces, Sokolof décrira que ses appels "ont été transmis directement au vice-président." Mais surtout, les entreprises agroalimentaires commenceront à remplacer l'huile de palme de leurs produits par des gras trans. Et lorsque certaines entreprises, comme Nabisco, seront lentes à réagir, Sokolof lancera une autre série d'annonces. Il diffusera des annonces à trois reprises et, en fin de compte, il ne fait aucun doute que son message a été entendu : dans tout le pays, les huiles tropicales seront désormais considérées comme délétères. Les annonces, dira-t-il, auront été son "plus grand triomphe".

Les graines de soja américaines s'insurgent contre les huiles tropicales

Bien que sa stratégie soit théâtrale, Sokolof est porteur de l'opinion prépondérante contre les graisses saturées. Il insuffle simplement une dose de passion post-crise cardiaque aux recommandations alimentaires du gouvernement. De toute évidence, Sokolof reste un croisé solitaire et, à l'instar du CSPI, il est animé par des motifs nobles. Cependant, ce dont il n'a probablement pas conscience, c'est que ses efforts interviennent dans le contexte d'une croisade bien plus générale et pernicieuse contre les huiles tropicales, motivée non pas par le bien-être collectif mais par un but lucratif. Cette campagne bien plus complexe est discrètement menée par l'Association américaine de soja (American Soybean Association, ASA) qui représente l'industrie qui a le plus à gagner de la promotion des huiles hydrogénées.

296

Illustration 22. Consommation d'huiles végétales aux États-Unis, de 1909 à 1999

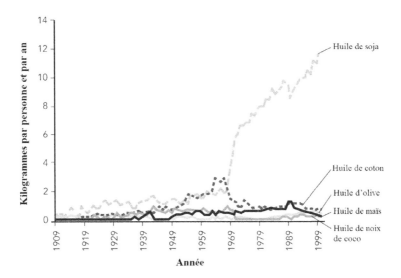

Source : Tanya L. Blasbalg et al., "Changes in Consumption of Omega-3 and Omega-6 Fatty Acids in the United States During the 20th Century," *American Journal of Clinical Nutrition* 93, n° 5 (mai 2011) : figure 1C, 954.

Aux États-Unis, la consommation d'huile de soja est aujourd'hui supérieure à plus de mille fois celle de 1909. C'est le plus grand changement de l'alimentation américaine.

La grande majorité des huiles hydrogénées consommées par les Américains sont produites à partir de graines de soja, et ce depuis les années 1960 (la mécanisation de l'extraction de l'huile de soja a été inventée en 1911). Les cultivateurs de graines de soja ainsi que les entreprises qui les transforment en huile sont, comme toutes les industries, toujours à l'affût de menaces concurrentielles. Les produits rivaux sous forme d'huiles tropicales (huile de noix de coco provenant des Philippines et huile de palme provenant de la Malaisie) ont longtemps été source de préoccupation pour l'industrie. Dans les années 1930, la popularité de ces huiles étrangères inquiète tant l'ASA que cette dernière tente de les bannir en persuadant le Congrès d'appliquer des taxes ruineuses sur ces huiles. C'est la première "guerre des huiles tropicales" et, à sa fin en 1948, David G. Wing, président de l'ASA déclarera : "Nous voulons maîtriser ce marché." Jusque dans les années 1980, l'ASA en restera maître pendant environ quarante ans. Et lorsque les importations d'huiles tropicales recommenceront à augmenter aux États-Unis, l'ASA repartira en guerre.

Comme toujours, le motif est d'ordre financier. "Notre véritable préoccupation était que [ces importations] pesaient sur nos profits" se souvient Steven Drake, cadre dirigeant de l'ASA au milieu des années 1980. Les quantités importées restaient faibles. Selon diverses estimations, l'huile de palme et de noix de coco représentaient ensemble seulement 4 à 10 % des matières grasses et des huiles consommées aux États-Unis au milieu des années 1980. Pourtant, l'ASA ressent le besoin de défendre son produit, l'huile de soja, dont l'utilisation aux États-Unis était si répandue dans les produits conditionnés et les activités de services de restauration (restaurants, cafétérias, etc.).

L'huile de palme importée de la Malaisie terrifie l'industrie du soja américaine car l'huile de palme est aussi efficace que l'huile de soja à un prix 15 % moins cher. L'huile de palme représente la seule grande menace qui soit pour l'industrie du soja.

Entre 1986 et 1989, espérant éliminer à nouveau les huiles tropicales du marché, Drake organise l'équivalent d'une campagne de diffamation depuis le siège de l'ASA à Saint Louis. Sous sa direction, l'ASA distribue des brochures, publie des annonces et des illustrations dans des journaux. Elle écrit aux entreprises agroalimentaires et aux fonctionnaires dans l'objectif de faire valoir le même point de vue que celui de Sokolof : les huiles tropicales, en raison de leur teneur élevée en graisses saturées, ne doivent pas être utilisées par les fabricants de produits alimentaires américains.[*]

Autre argument principal de l'ASA : puisque les "huiles" tropicales sont en réalité solides à température ambiante, les

---

[*]Drake affirme que l'ASA œuvre indépendamment de Sokolof et du CSPI.

298

qualifier d'huile peut être perçu comme une pratique commerciale trompeuse. "Un de nos gars l'a **surnommée** 'saindoux des arbres' " se remémorera Drake.

Parmi les kits appelés "Chasseurs de graisses", distribués par l'ASA dans tout le pays, se trouve une brochure au titre alarmant : "Ce que vous ignorez des huiles tropicales peut vous tuer !" à côté d'une image d'une mèche allumée attachée au-dessus d'une noix de coco. Une autre annonce, intitulée "Rencontrez l'homme qui tente de vous ruiner" affiche, **selon la** description du *Wall Street Journal*, "un gros chat tropical à l'air revêche" tenant un cigare et une boisson de noix de coco, assis à côté d'un baril noir étiqueté "huile de palme". Portant un costume blanc et un chapeau à larges bords, "sa grosse bedaine remplit sa chaise en rotin à forme de paon". Le message : ce personnage asiatique sournois et ses excès d'huiles tropicales représentent une menace pour le cultivateur de soja américain. Cette illustration est si blessante que lorsqu'elle est diffusée en Malaisie en 1987, **des manifestants se rassemblent** devant l'ambassade des États-Unis. "Elle était perçue comme **une illustration raciste**" reconnaîtra Drake. "À vrai dire, nous n'y avions même pas pensé."

L'ASA continuera à porter toute son attention sur son public aux États-Unis. À la fin des années 1980, Drake et ses collègues s'efforcent d'exercer des pressions sur diverses administrations de Washington, surtout celles qui ont le pouvoir de réglementer ou de taxer les huiles de palme. Le but : obtenir du Congrès ou de la FDA la catégorisation des huiles tropicales comme "matières grasses saturées". Il est ainsi espéré que, dans cette société soucieuse de manger sainement et où règne la phobie des graisses d'origine animale, cette classification représenterait le baiser de la mort.

En défense des huiles tropicales

En Malaisie, la panique se répand car les producteurs d'huile de palme savent qu'une classification de "graisse saturée" impacterait leur produit de la pire des façons. L'huile de palme en Malaisie, c'est comme l'huile d'olive en Grèce. Elle est révérée pour la prospérité qu'elle a donnée au pays et elle constitue une importante denrée nationale. Le gouvernement est fortement impliqué dans sa production. À la fin des années 1980, seuls 5 à 10 % des exportations malaysiennes sont destinées aux États-Unis mais la politique nutritionnelle américaine a une telle influence au niveau international que les Malaysiens craignent à juste titre qu'une loi américaine relative à l'étiquetage alimentaire aurait un effet paralysant sur les ventes d'huile de palme à travers le monde.

"Nous avons décidé de mener le combat pour l'huile de palme en nous basant sur la science" dira Tan Sri Augustine Ong, directeur général de l'Institut malaysien de recherche sur l'huile de palme (Palm Oil Research Institute of Malaysia, PORIM), organisation quasi-gouvernementale chargée de défendre le produit de son pays à l'échelle internationale. Ong est titulaire d'un diplôme en chimie organique de l'université King's College de Londres et était professeur de chimie à l'université de Malaisie avant de rejoindre PORIM. Homme de science, Ong est donc naïvement convaincu qu'une simple présentation des faits scientifiques sur l'huile de palme l'emporterait.

Ces faits, selon Ong, sont les suivants : l'huile de palme est une source importante de bêta-carotène et de vitamine E, notamment de tocophérols que l'on considère comme sains sous leur forme naturelle. Lors d'études préliminaires, l'huile de palme s'est avérée protectrice contre les caillots sanguins. Et, élément important pour une communauté de chercheurs obsédée par les effets des matières grasses sur le cholestérol, il a été démontré, lors de premiers essais cliniques, que l'huile de palme permet, comme les autres huiles végétales, de réduire le cholestérol sanguin total. C'est la raison pour laquelle les éditeurs de la revue Nutrition Reviews écrivent en 1987 que l'huile de palme "ne se comporte pas" comme les autres graisses saturées qui, elles, font généralement augmenter le cholestérol total. Ong valorise cette observation positive concernant l'effet de l'huile de palme sur le cholestérol. Il sait que c'est important pour ses collègues américains.

Ong souligne aussi que, dans la mesure où l'huile de palme et l'huile de noix de coco constituent un aliment de base des populations de l'Asie de Sud-est depuis des milliers d'années, et

300

que ces populations sont relativement indemnes de maladies, il semble peu probable que ces graisses saturées contribuent aux maladies cardiovasculaires. Par exemple, les chercheurs découvrent en 1981 que les maladies cardiovasculaires n'existent quasiment pas chez les peuples de l'atoll polynésien. Pourtant, une énorme proportion de leurs calories provient de noix de coco. Près des *deux tiers* de leurs calories journalières sont obtenues sous forme d'huile de noix de coco. Et pourtant, ils ne présentent aucun symptôme important de maladie cardiovasculaire. En Malaisie et aux Philippines aussi, la population consomme de l'huile de palme et de noix de coco en grande quantité. Mais les taux de maladies cardiovasculaires y sont plus faibles que dans les pays occidentaux.

En 1987, avec ces données en poche, Ong et une délégation de six Malaysiens de PORIM parcourent les États-Unis, visitant une demi-douzaine de villes où ils organisent des conférences auprès de journalistes, de fonctionnaires, de scientifiques et de dirigeants d'entreprises agroalimentaires. Ong présente son argumentaire scientifique, le tout accompagné d'un message plus général affirmant que tout ce débat n'est "qu'un enjeu commercial sous couvert d'un enjeu de santé."

Bien que son accueil aux États-Unis ne soit pas toujours chaleureux, Ong arrive à convaincre une personne clé : Richard J. Ronk, administrateur du Centre pour la sécurité alimentaire et de la nutrition appliquée de la FDA. C'est en grande partie grâce au témoignage de Ronk auprès du Congrès en 1987 que le Sénat et l'Assemblée renonceront aux projets de loi qui auraient permis la classification des huiles tropicales en matières grasses saturées. Ong gagne ainsi la bataille. Mais la guerre est loin d'être terminée. L'ASA ne baissera pas les bras. Et le CSPI et Sokolof non plus. Cependant, il n'y a pas que les Malaysiens qui redoutent leur impact mais toute l'industrie agroalimentaire également.

Du point de vue du secteur agroalimentaire, la mauvaise publicité au sujet des huiles tropicales, qui représentent l'ingrédient essentiel de leurs produits conditionnés, est quasiment sans précédent. Les annonces de Sokolof, les audiences auprès du Congrès, les campagnes d'envoi de lettres et les autres tactiques de dénigrement des huiles tropicales sont comme un tsunami de mauvaises nouvelles. "On reçoit des tas de lettres tous les jours de partout" expliquera un porte-parole de l'entreprise Keebler au *New York Times*. "Les consommateurs américains et leur santé est notre priorité et ils nous disent qu'ils n'en [les huiles tropicales] veulent pas." Alors les entreprises agroalimentaires cèdent. En 1989, General Mills, Quaker Oats, Borden, Pepperidge Farm, Keebler, Purina et Pillsbury déclarent toutes qu'elles vont éliminer les huiles tropicales de leurs lignes de production.

En effet, les entreprises ont si peur de se retrouver coincées avec ces huiles désormais impopulaires dans leurs produits alimentaires qu'elles implorent la patience du public américain. "Nous nous efforçons de l'éliminer d'un maximum de biscuits sucrés et salés" dit une porte-parole de Nabisco en 1989. Mais il s'avérera difficile de modifier certains produits riches en huile de palme, comme les biscuits Triscuits, sans sacrifier la qualité et le goût. Les chips Bugles, en forme de cornet et fabriquées par General Mills, ne peuvent pas, elles non plus, être facilement reformulées sans huile de noix de coco. Stephen Garthwaite, vice-président de la recherche et du développement à General Mills, tente d'expliquer que "quand on supprime un ingrédient, comme l'huile de noix de coco, on altère probablement entre deux et trois cents saveurs." "La probabilité de les reproduire par un moyen chimique est quasiment nulle. On peut espérer s'en rapprocher afin que l'ensemble du système gustatif et sensoriel ait l'impression qu'elles sont les mêmes." À la fin, Nabisco parviendra à éliminer les huiles tropicales de presque tous ses produits.

Pour le public américain, il en résultera qu'au sein de toutes les entreprises, pour quasiment tous les produits alimentaires, la matière grasse qui prendra la place des huiles tropicales sera l'huile de soja partiellement hydrogénée. Les dirigeants d'entreprises agroalimentaires de cette époque relatent que près de 0,9 milliard de kilos (2 milliards de livres) d'huiles tropicales évincées de la chaîne alimentaire américaine (correspondant à un an d'utilisation) a été remplacé, kilo pour kilo, par des huiles hydrogénées riches en gras trans.

Dès que les entreprises américaines capitulent devant l'ASA, Sokolof et le CSPI, les seuls défenseurs des huiles tropicales encore debout sont les Malaysiens. Mais ils demeurent des étrangers, motivés par des intentions commerciales évidentes. Leur échec semble être conclu d'avance. En 1989, lorsque le Congrès rouvre le débat sur la classification des huiles tropicales comme graisses saturées, le ciel s'assombrit davantage pour Ong et son équipe. Ong est désespéré. Il décide de déployer une arme qu'il avait apparemment hésité à utiliser. Il l'appelle son option "nucléaire", sa "bombe à hydrogène".

"L'hydrogène", bien sûr, fait référence a l'huile hydrogénée (ou gras trans). En 1989, copiant la stratégie de Sokolof, Ong a recours à des annonces pleine page dans des grands journaux. Celles-ci affirment que l'huile de palme "ne nécessite ni solidification artificielle ni hydrogénation" qui "peut entraîner une saturation et créer des acides gras trans." Et d'insister : "Environ 70 % de l'huile de soja consommée aux États-Unis est hydrogénée." À ce moment-là, le public américain ne connaît rien de l'hydrogénation mais ce terme ne sonne pas bien, et l'ASA en a parfaitement conscience. Elle sait que les Malaysiens pourraient y faire plus qu'une simple allusion. Les chercheurs travaillant dans le domaine savent que certaines études ont posé des questions dérangeantes sur les gras trans présents dans les huiles hydrogénées. Ces observations n'avaient pas encore fait couler beaucoup d'encre, mais rien ne l'empêchait. Les annonces sont comme un coup de semonce.

Drake me décrira les annonces malaysiennes comme "assez effrayantes" pour l'ASA. Un autre événement qui "nous a vraiment ébranlé" rajoutera-t-il, c'est lorsque lui et d'autres responsables de l'ASA seront conviés à une réunion avec les dirigeants de Procter & Gamble. "Ils nous ont fustigé sur le fait que nous portions un jugement trop sévère sur une huile en particulier" dira Drake. "En d'autres termes, ils réclamaient la flexibilité d'utiliser l'huile de leur choix dans leurs produits. Et ils n'appréciaient pas que nous attaquions une seule huile."

Au final, l'ASA fera machine arrière. L'ensemble de la campagne menée par l'ASA avait été "incorrecte sur le plan technique et impolie dès le début" se souviendra Lars Wiedermann, spécialiste en oléochimie qui travaillait pour l'ASA en Asie à cette époque. Durant l'été 1989, les deux camps se rencontreront dans un hôtel à Hawaï et concluront une trêve.

Les Malaysiens se tairaient à propos de l'hydrogénation tandis que l'ASA arrêterait ses efforts de pression contre les huiles tropicales auprès des administrateurs à Washington ainsi que toute publicité négative visant à dépeindre l'huile de palme comme une graisse saturée. Suite à cet accord, un porte-parole de l'ASA fera une déclaration annonçant que le groupe abandonne les "efforts pour sensibiliser" le public à propos des huiles tropicales et qu'il "est temps de passer à quelque chose de plus positif au sujet [des mérites] de l'huile de soja." Il dira également regretter que l'ASA ait "provoqué tant d'émotions" dans les pays de l'Asie du Sud-est. Comme rapporté dans le *Wall Street Journal*, c'est une "âpre querelle de deux ans" qui se termine enfin.

Cependant, il est déjà trop tard pour l'huile de palme qui, à ce stade, est pratiquement supprimée des produits alimentaires américains. Plus personne ne fait confiance en l'huile de palme ou de noix de coco. Et, pour le public, le résultat de tous ces efforts par le CSPI, l'ASA et Sokolof est que tous les produits alimentaires conditionnés dans les rayons des supermarchés, toutes les portions de frites et de filets de poulet dans tous les principaux restaurants à service rapide ainsi que tous les pots de popcorn au cinéma sont désormais faits avec de l'huile partiellement hydrogénée qui contient des gras trans. L'usurpation des matières grasses saturées, nommément le suif, le saindoux, le beurre et maintenant l'huile de palme, est complète.

Au fil des années, l'utilisation de ces huiles hydrogénées polyvalentes et bon marché continuera à croître. "Croyez-le ou non, mais nous voulions en fait créer *plus* de gras trans afin d'obtenir un point de fusion plus précis, ce qui est mieux pour certains produits comme les pâtes feuilletées" explique Ron Harris, spécialiste en oléochimie qui a travaillé pour Anderson, Clayton & Co., ainsi que pour Kraft et Nabisco. "Pendant trente à quarante ans, l'industrie a massivement utilisé les gras trans partout où elle le pouvait" confirme un expert en gras trans de l'USDA. Et Walter Farr, cadre chez Kraft Foods et Wesson Oils, entre autres entreprises agroalimentaires, me dira : "Nous avons intentionnellement augmenté la proportion de gras trans car ils produisaient les meilleures graisses et margarines [...] et graisses

304

NINA TEICHOLZ

d'enrobage, comme les glaçages à la crème au beurre des enrobages au chocolat." Farr, qui a commencé à travailler dans le domaine au milieu des années 1960, raconte : "Pendant ma carrière, j'ai pu constaté la formidable croissance de l'industrie alimentaire. Et cette croissance est attribuable à l'hydrogénation ! Leur usage était domestique, bien entendu, mais leur utilisation encore était plus répandue dans l'industrie de la restauration. Leur usage a progressé à pas de géant !"

En 2001, les Américains consommeront plus de 8,87 milliards de litres (18 milliards de livres) d'huile de soja. Cela représente plus de 80 % de toutes les huiles consommées aux États-Unis. Et une grande partie de cette huile de soja est partiellement hydrogénée, à forte teneur en gras trans.

Écran de fumée "scientifique" : occultation de la vérité sur les gras trans

Il a longtemps été présumé que de telles quantités ne présentent aucun danger pour la santé. En effet, toutes les observations scientifiques dérangeantes sur ces gras avaient été enfouies. Dans les années 1920 et 1930, lorsque la science nutritionnelle n'en était qu'à ses premiers balbutiements, les scientifiques des sciences alimentaires n'ont encore aucune opinion précise sur l'huile partiellement hydrogénée. En réalité, ils ne découvrent que Crisco contient des éléments appelés acides gras trans qu'en 1929, une décennie après la commercialisation du produit.

En outre, les résultats scientifiques qui sont publiés sont contradictoires. En 1933, par exemple, une étude se penche sur la façon dont les huiles hydrogénées sont métabolisées par les rats. Elle conclut que les gras trans "ne sont en aucune façon inappropriés comme composants des produits alimentaires." En d'autres termes, ils ne sont pas optimaux mais ils ne sont pas mauvais non plus. La même année toutefois, un autre chercheur constate que les rats à qui l'on donne de la margarine contenant des gras trans, grandissent plus lentement que ceux mis sur un régime d'huile de soja non hydrogénée ou de beurre. Plusieurs autres études menées au cours des prochaines années auront le même effet yin et yang de résultats divergents. On trouvera des éléments de preuve dans un sens, puis dans l'autre.

En 1944, une étude réglera la question et assoira l'impression générale initiale que les gras trans sont bénins, permettant ainsi aux huiles hydrogénées de couler à flots dans la chaîne alimentaire pendant les quarante prochaines années. L'étude conclut que la croissance et la fertilité, ainsi que la capacité d'allaiter, chez des rats à qui l'on a donné de la margarine pendant trois mois ne sont pas affectées. Bien que l'étude ait été financée par Best Foods, fabricant de margarines, ces résultats manifestement positifs donneront carte blanche aux gras trans. Harry J. Deuel, responsable de l'étude et soutenu financièrement par Best Foods, enfoncera le clou. Dans une tribune, il affirmera que non seulement la margarine est bonne pour la santé mais qu'elle peut être considérée comme l'équivalent nutritionnel du beurre. C'est une extraordinaire contorsion de la science car, même à cette époque, on savait que les profils lipidiques de ces deux matières grasses sont complètement différents.

En 1952, l'invention de la chromatographie gazeuse rend possible l'analyse bien plus précise de la composition des acides gras des huiles hydrogénées. Mais malgré cela, les entreprises agroalimentaires ne semblent pas intéressées, du moins publiquement, à améliorer la compréhension de leurs produits. À l'époque, la seule analyse publiée portant sur les gras trans et employant cette nouvelle méthode est réalisée par Ahmed Fahmy Mabrouk, doctorant égyptien à l'université d'État de l'Ohio en 1956. Il soutient que les huiles hydrogénées sont un mélange "presque désespérément complexe" d'acides gras connus et inconnus. "Nous consommons près de 0,45 milliard de kilos (1 milliard de livres) d'acides gras trans" affirme Mabrouk dans sa conclusion. "Heureusement que jusqu'à présent, il n'y a aucune preuve indiquant que ces acides spécifiques sont d'aucune façon délétères." Heureusement, en effet.

En 1961, Ancel Keys porte son attention sur les gras trans. Au cours de l'une de ses études sur des hommes hospitalisés en service psychiatrique, il découvre que non seulement les huiles hydrogénées augmentent le cholestérol total (facteur de risque présumé des maladies cardiovasculaires) mais aussi qu'elles font monter les triglycérides qui, comme nous l'avons vu au chapitre 3, sont associés aux maladies cardiovasculaires et au

306

diabète. Ces résultats sont pour le moins déconcertants. Procter & Gamble, qui a lancé les huiles hydrogénées en Amérique avec le produit Crisco en 1911, se rue immédiatement à la défense de son précieux ingrédient. P&G réagit de la même manière que Best Foods plus d'une décennie auparavant. Et cette façon d'agir deviendra pratique courante parmi les grandes entreprises agroalimentaires du domaine de la science nutritionnelle : en cas de résultat négatif concernant un ingrédient important, les entreprises financent des études visant à les contrecarrer. Comme l'expliquera Joseph T. Judd, biochimiste de l'USDA et acteur principal de la recherche sur les gras trans, "la littérature scientifique était inondée de tant d'études contradictoires que personne ne pouvait tirer de conclusion certaine." Une étude montrait l'effet nocif des gras trans, "mais pour toute étude faisant état d'effet délétère, une autre étude, financée par l'industrie, démontrait l'opposé" dira-t-il. La publication de nombreux résultats scientifiques divergents est une stratégie que l'industrie emploie très efficacement car un climat d'incertitude permet à un ingrédient équivoque de prospérer.

Cette tactique semble aussi être l'objectif visé par P&G en 1962 lorsque l'entreprise mène une étude dans son laboratoire à Cincinnati, dans l'Ohio, en réponse aux résultats négatifs de Keys. L'étude de P&G contredit les résultats de Keys et se révèlera être l'oméga des huiles hydrogénées pendant les quinze prochaines années. Les chercheurs, y compris Keys, s'éloignent du sujet des gras trans et prennent d'autres directions. Après tout, nous sommes en 1962, juste après la publication par l'AHA des premières recommandations en faveur d'une alimentation pauvre en matières grasses. La communauté de chercheurs sur les liens entre l'alimentation et les maladies se consacre désormais aux graisses saturées. Elle délaisse les effets potentiellement délétères des huiles végétales (on encouragera même les Américains à en consommer en proportions toujours plus élevées).

Le monde solitaire de la recherche sur les gras trans

Pendant les vingt prochaines années, il ne restera

essentiellement qu'un seul chercheur universitaire dans le domaine des gras trans : Fred A. Kummerow. Professeur de biochimie à l'université de l'Illinois à Urbana-Champaign, il publiera plus de soixante-dix rapports sur les gras trans au cours de sa carrière. Cela représente plus qu'aucun autre scientifique dans le monde entier. Et ceux-ci contiennent plusieurs résultats importants et extrêmement inquiétants en ce qui concerne les gras trans et la santé. Et à l'époque, ils font trembler l'industrie alimentaire. Afin que les entreprises alimentaires puissent continuer à utiliser leur ingrédient préféré, il était clair qu'il allait falloir discréditer Kummerow et ses découvertes. Et c'est exactement ce qui s'est passé.

Kummerow publie les résultats de sa première étude dans le magazine *Science* en 1957. Il relate qu'il a examiné des éléments d'autopsie prélevés chez vingt-quatre sujets humains et qu'il a constaté que les gras trans s'accumulent dans les tissus partout dans l'organisme : dans le foie, les artères, le tissu adipeux et une bonne partie dans le cœur. Les acides gras présents dans les tissus est un signe qu'ils ne sont pas entièrement métabolisés. L'article de Kummerow conclut ainsi : "Il semble nécessaire" de déterminer l'effet des gras trans sur le processus métabolique normal.*

---

*Les soupçons de Kummerow concernant les gras trans découlent de sa conviction qu'ils ne sont tout simplement pas naturels, au sens propre du terme, c'est-à-dire qu'ils ne sont pas présents dans la nature. On en trouve certains dans la viande et dans le lait d'animaux ruminants comme les cervidés et les bovidés. On les appelle les "gras trans de ruminants". Ils sont composés d'exactement les mêmes atomes que les gras trans présents dans l'huile hydrogénée, à ceci près qu'une des doubles liaisons se trouve sur un différent côté de la molécule. Et ce détail de géométrie n'est pas reflété dans la formule chimique. Cette minuscule différence suffit probablement à amener les gras trans de ruminants à se comporter différemment dans l'organisme. Kummerow fait la première démonstration de cette différence lors d'une expérience menée en 1979. Des recherches ultérieures ont montré que ces gras de ruminants ne provoquent globalement pas les effets délétères qui se produisent avec les

308

Au début de sa carrière, Kummerow était, comme il s'amuse à le décrire, "une huile" dans la communauté de chercheurs travaillant sur l'hypothèse régime-cœur. Il était président de l'Association de cardiologie de l'Illinois, actif dans l'AHA à un niveau national et fonctionnaire de la Société américaine des oléochimistes (American Oil Chemists' Society, AOCS), le groupe le plus prestigieux dans le domaine de la chimie des huiles alimentaires. Le NIH finançait régulièrement ses travaux. Kummerow était clairement en pleine ascension. Cependant, lorsqu'il rejoint le débat sur les gras trans, il n'a pas conscience de la puissance de l'industrie qu'il va affronter. Bien que Kummerow ait confiance en lui, il est innocent au niveau politique. Il sait que l'AHA reçoit des millions de dollars de subventions de la part de l'industrie agroalimentaire dont les huiles oléagineuses sont approuvées par le groupe. Kummerow avait même critiqué le directeur médical de l'AHA, Campbell Moses, pour avoir posé avec une bouteille d'huile Crisco dans un film éducatif de l'AHA en 1969. Par contre, ce que Kummerow ne parvient pas à comprendre, c'est la force de cette alliance profondément enracinée et la vitesse à laquelle il sera évincé pour l'avoir mise au défi.

Il ne faut pas oublier que c'est à partir de 1961 que l'AHA commence à recommander le "régime prudent", pauvre en graisses saturées et riche en huiles végétales. Et pour les entreprises agroalimentaires, peu importe si ces huiles sont des huiles liquides ordinaires ou si elles ont été solidifiées par hydrogénation. Sur les emballages, elles sont à l'époque toutes étiquetées de la même manière, sous "huile liquide". Cette simplification profite énormément à l'industrie agroalimentaire car l'huile hydrogénée peut ainsi se camoufler derrière l'une des

---

gras trans fabriqués industriellement. Cependant, au moment de réglementer les gras trans, la FDA rejette les arguments de l'industrie laitière et de l'industrie bovine qui souhaitent obtenir une exclusion des gras trans des ruminants de la réglementation de la FDA. Cette dernière expliquera que, conformément aux normes de l'organisation, elle ne tient strictement compte que des formules chimiques (Lawson et Kummerow, 1979 ; Bendsen et al., 2011).

huiles polyinsaturées approuvées et recommandées par l'AHA. Cette dernière conseille en effet leur consommation afin de prévenir les maladies cardiovasculaires. Omettre le terme "hydrogénée" de l'étiquette permettra de dissimuler efficacement ces gras trans aux yeux des consommateurs pendant de nombreuses années.

Kummerow propose de dévoiler les gras trans au grand jour en ajoutant un avertissement les concernant dans la prochaine série de recommandations alimentaires de l'AHA, dont la publication est prévue en 1968. Il souhaite que le public soit informé de deux choses : d'abord, tout simplement que les margarines *contiennent* de l'huile partiellement hydrogénée, et ensuite, qu'il n'a pas été démontré que ces huiles solidifiées abaissent le cholestérol total (la forme liquide de ces huiles *font diminuer* le cholestérol total mais, comme nous le savons aujourd'hui, le cholestérol total n'est pas un bon indicateur du risque cardiaque chez la plupart des gens). Moses, qui chapeaute le comité de l'AHA dont fait partie Kummerow, est d'accord sur l'avertissement contre les gras trans. Il fait imprimer 150 000 brochures de recommandations alimentaires en vue de leur distribution.

Mais une étonnante volte-face se produit alors. Moses avait envoyé une copie préliminaire des recommandations à l'Institut des graisses et des huiles alimentaires (Institute for Shortening and Edible Oils, ISEO), le groupe de pression de l'industrie des huiles alimentaires et, pour des raisons évidentes, le groupe objecte. Celui-ci ne veut que rien soit communiqué sur l'existence de cet ingrédient potentiellement délétère. Indéniablement, Moses est proche de l'industrie (après tout, il a participé à la publicité pour Crisco). Et, vraisemblablement, il choisit alors de faire détruire l'ensemble des 150 000 brochures. Il fait imprimer à leur place un nouveau lot de recommandations. Quoiqu'il en soit, il existe deux versions des recommandations de 1968, l'une avec l'avertissement contre les huiles hydrogénées et l'autre sans. C'est un exemple supplémentaire du pouvoir d'influence de l'industrie agroalimentaire sur l'opinion scientifique à sa source même.

En ce qui concerne l'AHA, qui se taira sur les potentiels effets délétères des huiles partiellement hydrogénées pendant

310

presque quarante ans, et ce bien après que les autres grands groupes de santé aient commencé à attirer l'attention sur les gras trans, ce revirement peut paraître lâche. On peut concevoir qu'un avertissement sur l'impact des gras trans sur le cholestérol ait été prématuré car les données n'étaient pas encore très claires. Mais les gardiens de la santé cardiovasculaire n'auraient-ils pas dû, au moins, soutenir la divulgation exhaustive des ingrédients ?

Kummerow deviendra persona non grata à l'AHA. "Après ça, je n'ai plus jamais siégé à aucun comité des associations de cardiologie" me dira-t-il. Le groupe avait fait partie intégrante de sa carrière, lui octroyant des fonds pour l'aider à développer son laboratoire en 1959, "mais ma façon de penser n'était pas la même que la leur" déplorera-t-il. Toutefois, souhaitant continuer sa croisade chimérique malgré le coût que cela allait faire peser sur sa propre carrière, Kummerow entreprend d'importantes recherches sur les gras trans. Il sera quasiment le seul parmi les spécialistes des huiles alimentaires, et ce pendant des décennies. Et au cours de cette période, lui et quelques collègues découvriront plusieurs éléments troublants.

D'abord, ils confirment l'étude originale de Kummerow, menée en 1957 sur la manière dont les gras trans "s'accumulent" dans les tissus adipeux (autrement dit, ces acides gras artificiels supplantent les acides gras normaux dans toutes les cellules du corps). Il est important de comprendre que les acides gras ne sont pas uniquement stockés sous forme de gras. Ils sont également utilisés comme éléments constitutifs de chaque membrane cellulaire. Et ces membranes ne sont pas simplement des récipients (comme les sachets refermables, par exemple). Elles ressemblent plutôt à des sentinelles patrouillant une frontière à forte circulation, régulant méticuleusement tout ce qui entre et tout ce qui sort de la cellule. Elles contrôlent aussi ce qui traîne près de la frontière, *à l'intérieur* de la membrane. Kummerow découvre que lorsque les acides gras trans se trouvent dans la membrane cellulaire, ils se comportent comme des agents étrangers qui ne respectent pas le plan habituel.

Kummerow montre également que ces acides gras artificiels présents dans la membrane cellulaire ont un effet négatif sur la calcification. Kummerow fait mariner des cellules issues de cordons ombilicaux dans différentes matières grasses et constate que celles baignant dans de l'huile hydrogénée **augmentent leur absorption de calcium**. Le calcium est un bon ingrédient dans le lait mais, à l'intérieur des cellules, il peut conduire à une calcification, ce qui n'est pas chose souhaitable pour les artères. Des taux élevés de calcium dans les vaisseaux sanguins sont étroitement associés aux maladies cardiovasculaires.

Enfin, en 1977, un collègue de Kummerow, le biochimiste Randall Wood fait une découverte importante : l'hydrogénation d'une huile ne produit pas seulement des gras trans, elle soustrait de l'huile quatre acides gras d'origine naturelle et les remplace par une cinquantaine d'acides gras artificiels. "Sait-on jamais, certains de ces cis-isomères produits lors de l'hydrogénation partielle pourraient s'avérer pires que les trans ! Il se peut très bien que ce soit eux les coupables !" me dira Wood.*

"Personne ne les a étudiés" rajoutera David Kritchevsky, spécialiste de la chimie organique qui était l'un des chercheurs les plus influents du XXe siècle et que j'ai interviewé avant sa mort en 2006. "On ne sait pas lequel de ces acides gras est mauvais ou ce qui les rend mauvais. Randall Wood a essayé pendant des années d'obtenir des fonds pour les étudier, mais il n'y est jamais parvenu. Il se peut qu'un de ces isomères soit létal, mais on ne sait pas lequel."

Tous ces résultats sont significatifs et inquiétants. Ils ne prouvent pas l'existence d'un lien avec les maladies chez les humains mais ils démontrent que le fonctionnement cellulaire de base, et donc la physiologie normale, peut être altéré par les gras trans. Les graisses saturées ont été condamnées par le tribunal de l'opinion scientifique sur la base de preuves biologiques bien plus faibles. Les travaux de Kummerow auraient donc dû semer l'inquiétude et susciter plus d'études. Au lieu de cela, Kummerow et Wood se sont heurtés à un mur de silence.

---

*Les isomères sont des molécules qui contiennent le même nombre et le même type d'atomes (leur formule chimique est identique) mais leurs atomes sont répartis différemment. La différence entre les isomères "cis" et "trans" tient au type de leur liaison double : la liaison "cis" produit une molécule en forme de U tandis que la liaison "trans" forme un zigzag, comme décrit précédemment.

312

Pendant quarante ans, à partir de la fin des années 1950 jusqu'au début des années 1990, peu de collègues entretiendront même une correspondance avec eux. Les deux hommes pourront à peine faire publier leurs rapports. Bien qu'il en fera la demande à de nombreuses reprises, Kummerow n'arrivera pas non plus à obtenir des fonds pour organiser des réunions scientifiques afin de discuter des gras trans. La raison est évidente : les souscripteurs habituels de telles réunions sont des membres de l'industrie. Et ils voulaient éviter à tout prix d'aborder le sujet. Même l'Association américaine des produits laitiers (American Dairy Association) n'accordera pas de fonds pour la recherche sur les gras trans car certains membres du groupe produisaient aussi de la margarine. En réalité, depuis la commercialisation de l'huile hydrogénée sous forme de Crisco en 1911, aucune grande conférence scientifique ne sera organisée sur le thème des gras trans jusqu'en 2005, presque un siècle plus tard.[*]

---

[*]En 1991, une réunion d'une journée à porte close a été organisée à Kraft General Foods à Toronto dans l'Ontario (Canda). Sans doute, d'autres réunions ont également eu lieu mais ce n'est qu'en 2005 que la première conférence scientifique majeure ouverte au public a eu lieu près de Copenhague à l'initiative de la Société danoise de nutrition. Et ce n'est qu'en 2006 que l'AHA organisera la première conférence américaine consacrée aux gras trans.

Le secteur agroalimentaire riposte

Les géants qui produisaient et utilisaient les huiles hydrogénées avaient tellement la mainmise sur la science des gras trans que Kummerow n'avait aucune chance. Parmi ces entreprises figurent les fabricants de margarine ainsi que les grands producteurs d'huiles alimentaires tels que P&G, Anderson, Clayton & Co. et Corn Products Company. Ils ont tous leurs propres laboratoires et spécialistes en oléochimie. Les plus influents d'entre eux sont invités à siéger au prestigieux comité technique de l'ISEO, le groupe de pression de l'industrie qui a influencé Moses de l'AHA. Malgré la taille restreinte de ce comité, il n'en est pas moins important et il sert de gardien scientifique de toute l'industrie des graisses et des huiles. Et la défense de la réputation des huiles hydrogénées, l'une des plus importantes denrées de l'industrie, reste en tête de ses priorités pendant des décennies.

"Notre mission *était* de protéger les gras trans contre toute flétrissure découlant de résultats scientifiques négatifs" explique Lars H. Wiedermann, principal spécialiste en oléochimie du géant alimentaire Swift & Co., qui a siégé au comité de l'ISEO dans les années 1970. Thomas H. Applewhite, spécialiste en chimie organique et en physiologie végétale qui a longtemps été le directeur de la recherche chez Kraft est l'un des autres membres du comité. À la retraite, il me dira d'un air de défi : "Nul doute que j'étais le chef de bande des gras trans."

Avec Applewhite à sa tête, le rôle du comité est alors d'identifier les articles scientifiques (comme ceux publiés par Kummerow) qui pourraient nuire à la réputation des gras trans. Applewhite et son équipe contre-attaquent par le biais de réfutations académiques. Ils participent aussi à des conférences et posent toutes sortes de questions insidieuses au cours de la séance de questions/réponses. Ils visent ainsi à semer le doute sur chaque aspect des travaux de recherche qui ressemble à une critique. Wiedermann raconte comment il s'en est pris à Kummerow : "Nous l'avons pourchassé pendant trois ou quatre conférences. Notre but était de faire partie de l'auditoire et, lorsqu'il avait terminé sa présentation, de poser beaucoup de questions."

314

Kummerow les trouvera intimidants, Applewhite en particulier car il était grand avec une voix tonnante. "Il se levait d'un bond et m'assaillait de remarques. Il était très agressif" se souvient Kummerow. Selon lui, cela allait "au-delà du simple échange respectueux auquel on pouvait s'attendre entre scientifiques." Randall Wood partage la même expérience. Il décrit comment "Applewhite et Hunter, [...] leur impact principal avait lieu lors des réunions où le sommaire avait été publié bien en avance. Ils savaient donc ce qu'on allait dire." "Alors de temps en temps, lors de la période de questions, ils nous prenaient au dépourvu avec des sujets qui, à de nombreuses occasions, n'avaient rien à voir avec ce que l'on disait." Se heurtant à ces critiques profondément négatives, à la fois lors de conférences mais aussi dans les revues scientifiques, Wood abandonnera l'étude des gras trans. "Ce domaine d'étude était très peu gratifiant. C'était si difficile de réaliser des progrès sans aucun soutien" se lamentera-t-il.

En 1974, alors qu'il présente les résultats d'une étude qu'il a menée sur des porcs miniatures, Kummerow se retrouve véritablement à couteaux tirés avec l'ISEO. Il a sélectionné ces animaux car ils sont omnivores, à l'instar des humains, et ils sont ainsi considérés comme des modèles appropriés pour étudier le développement de l'athérosclérose. Kummerow constate que lorsqu'il donne des gras trans à un groupe de porcs, leurs lésions artérielles s'empirent plus rapidement que celles d'un groupe consommant des matières grasses butyriques, du suif de bœuf ou de l'huile végétale exempte de gras trans. Dans le groupe des gras trans, le cholestérol est également plus élevé et davantage de dépôts lipidiques sont présents dans les artères. Sans surprise, lorsque Kummerow présente ces données lors d'une conférence en 1974, "l'industrie est secouée de convulsions", comme me le décrira un chimiste de l'USDA qui a participé aux réunions. "L'industrie se rend compte que si les gras trans venaient à être liés aux maladies cardiovasculaires, la fête serait terminée."

Et comme l'étude de Kummerow présente quelques défauts, le comité technique de l'ISEO saisit chaque opportunité pour les faire ressortir.* "Nous avons passé beaucoup de temps et dépensé

---

*La critique de l'étude porcine de Kummerow repose sur le fait

beaucoup d'argent et d'énergie à réfuter ces travaux" me dira Wiedermann, expliquant que "la recherche de mauvaise qualité, une fois qu'elle est publiée, est versée dans le dossier et peut provoquer des dégâts irréparables." Il précisera que ce n'était pas "comme si nous étions des pères fouettards nous amusant à terroriser des pauvres chercheurs sans défense et aux ressources financières très limitées." Il avait rencontré tant de travaux manquant de rigueur réalisés au nom de la science qu'il ne voyait "rien de répréhensible ou d'immoral à [les] 'contester'."

De son côté, Kummerow n'abandonnera jamais. En 2013, âgé de quatre-vingt-dix-huit ans, il publie encore des articles et continue à faire pression sur la FDA afin de bannir les gras trans de l'ensemble de la chaîne alimentaire. Et, en 2014, en partie en réponse à sa pétition, la FDA semble être sur le point d'en faire la demande.

Hormis Kummerow, un autre important chercheur du domaine des gras trans œuvre dans le désert scientifique pendant de nombreuses années. C'est Mary G. Enig, biochimiste spécialiste de la nutrition à l'université du Maryland. Depuis les années 1970, elle étudie les gras trans, mais ce autrement que Kummerow. En 1978, elle a réussi à tirer la "sonnette d'alarme" à l'ISEO en publiant un rapport signalant une corrélation entre la consommation de gras trans et les taux de cancer. C'est une

---

qu'un acide gras essentiel (huile linoléique), nécessaire pour assurer une croissance normale, est absent de l'alimentation riche en gras trans. Lorsque Swift & Co. reproduit l'étude à l'université du Wisconsin, avec plus d'acide linoléique cette fois-ci, l'effet athéroscléreux des gras trans disparaîtra. Cependant, il n'est pas certain que cette deuxième étude reflète mieux la réalité de l'alimentation américaine. Les régimes alimentaires que Kummerow a donné à ses porcs semblent possibles, et même courants, aux États-Unis. Et ce surtout en raison du fait que le processus d'hydrogénation détruit la fraction linoléique de l'huile (les margarines riches en gras trans sont ainsi "naturellement" pauvres en acide linoléique). L'étude de Kummerow a permis d'identifier un réel danger pour les Américains mais le consensus général demeure contre les résultats de son étude.

association, pas une preuve de lien de causalité, et Enig n'est que membre du corps enseignant à temps partiel d'une université secondaire. Mais l'ISEO craint pourtant qu'elle représente une menace potentielle pour l'industrie des huiles alimentaires. (Le lien entre les gras trans et le cancer sera par la suite étudié plus en profondeur mais aucun lien de cause à effet n'a jamais été établi.)

Afin de réfuter son rapport sur le cancer, Applewhite réussit à faire publier trois courriers des lecteurs très critiques en guise de réponse. Lui et quelques collègues lui rendent également visite. "Les types de l'ISEO sont venus me voir et Dieu qu'ils étaient fâchés !" se souvient Enig. Hormis Applewhite, ces "bonhommes" incluent Siert Frederick Riepma, président de l'Association nationale des fabricants de margarine (National Association of Margarine Manufacturers) et des responsables de Lever Brothers et de Central Soya, tous deux des producteurs d'huile de soja. Comme le décrit Enig, "ils m'ont expliqué qu'ils veillent soigneusement à ce que des articles comme le mien ne soient publiés et qu'ils n'ont aucune idée comment cela a pu se produire."

Bien qu'elle ne pèse pas lourd dans la balance professionnelle, Enig n'est pas du genre fleur bleue. Au lieu de cela, elle semble se réjouir à prendre des positions peu orthodoxes et à les défendre jusqu'au point de friser l'obstination. Elle manque de finesse et n'a que faire de la sympathie de ses collègues, peut-être parce qu'elle sait que, de toute façon, elle ne sera jamais invitée à rejoindre les rangs du club exclusivement masculin des spécialistes en oléochimie. Et la plupart d'entre eux acceptent sa position. Bien que beaucoup reconnaissent qu'elle a raison de mettre en cause l'exactitude des données sur les gras trans, les spécialistes en oléochimie de l'industrie la considèrent comme radicalisée. Certains qualificatifs qu'ils utiliseront pour me la décrire comprennent "dingue", "parano", "déjantée" et "fanatique". En revanche, Applewhite, qui a travaillé dans l'industrie des huiles végétales depuis les années 1960, fait figure de chef de file parmi ses pairs.[*]

*Thomas Applewhite a été notamment président de la Société américaine des oléochimistes en 1977 et a été sélectionné par

Durant les années 1980 et 1990, à mesure que les gras trans sont discutés et étudiés plus ouvertement, le débat scientifique semble de plus en plus se résumer à Enig versus Applewhite. Dans toutes les conférences où le sujet est discuté, chacun contredit presque tout ce qu'affirme l'autre. Elle pare un coup et il aboie à son tour. En 1995, lors d'une conférence à San Antonio, au Texas, cela dure pendant cinq à dix vives minutes. "C'était angoissant. Nous étions tous très mal à l'aise" racontera un participant. "Leur interaction dépassait le va-et-vient habituel du désaccord scientifique auquel nous étions habitués" décrira un autre.

En 1985, lors d'une réunion qui constitue l'une des premières fois où le gouvernement se penche sérieusement sur l'existence des huiles hydrogénées et de leurs éventuelles répercussions sur la santé, un grave face-à-face a lieu. Pendant la plus grande partie du XXe siècle, le gouvernement a adopté une approche de non-intervention vis-à-vis de cet ingrédient : le NIH s'est plutôt préoccupé des graisses saturées et du cholestérol, tandis que la FDA n'a montré aucun intérêt particulier, peut-être parce que l'ISEO avait entretenu des relations très proches avec cet organisme (pendant des décennies, ce groupe des graisses et des huiles a même recruté ses présidents directement depuis le bureau juridique de la FDA).*

Cependant, en 1969, les huiles hydrogénées se feront ultimement happer par l'initiative de Richard Nixon souhaitant établir une liste d'ingrédients alimentaires "jugés généralement sans danger". En réponse, la FDA lance sa première évaluation de l'huile de soja hydrogénée en 1976. Elle confie cette tâche à la Fédération des sociétés américaines de biologie expérimentale

---

John Wiley & Sons en 1985 pour réviser un volume du livre *Huiles et matières grasses industrielles Baileys* [Baileys Industrial Oil and Fat Products], l'ouvrage de référence de plus important dans le domaine de l'oléochimie.

*Malcolm R. Stephens, commissaire adjoint de la FDA sera élu président de l'ISEO de 1966 à 1971. Et William W. Goodrich, conseiller en chef de la FDA, sera par la suite président de l'ISEO de 1971 à 1984. Tous deux avaient plus de trente ans d'expérience à la FDA avant de rejoindre l'ISEO.

(Federation of American Societies for Experimental Biology, FASEB). C'est une fédération à but non lucratif qui comprend aujourd'hui vingt-et-une organisations de recherche biomédicale. Le groupe d'experts sélectionné n'a guère d'expérience dans la science des lipides et leur évaluation, comme on pouvait s'y attendre, ne trouve "aucune preuve" que ces huiles posent quelque "danger pour le public". Les auteurs prennent toutefois note de la constatation troublante de Kummerow que "les fonctions de la membrane peuvent être altérées par l'incorporation d'acides gras trans." Ils décrivent aussi les cinq études (sur huit) qui montrent que l'huile hydrogénée augmente davantage le cholestérol total que les huiles ordinaires. Cependant, faute d'explication, ils balayent d'un revers de main ces préoccupations.

En 1985, lorsque la FDA demande à la FASEB de revenir sur la question, Enig craint que cette tâche soit menée avec autant de superficialité. Par exemple, pour commencer, ni elle ni Kummerow ne sont invités à siéger au comité d'examen alors que Kummerow est à l'époque l'un des chercheurs les plus spécialisés en matière de gras trans.

Cependant, l'expertise du groupe est *bien meilleure* cette fois-ci en raison du fait que celui-ci est composé de scientifiques d'opinions diverses sur les gras trans. Fred Mattson, l'ancien cadre dirigeant de Procter & Gamble, et Randall Wood, le critique des gras trans, y participent tous les deux. Ces experts passent en revue les mêmes conclusions critiques examinées par le groupe précédent. Ils analysent aussi certaines inquiétudes croissantes comme le fait que l'hydrogénation crée non seulement des gras trans mais également des dizaines d'autres acides gras artificiels que Wood avait identifiés. Mais au final, le rapport de la FASEB balaie à nouveau d'un revers de main ces préoccupations. Elle conclut que la présence de gras trans dans l'alimentation n'est pas délétère.

Étant donné qu'elle ne fait pas partie du comité, Enig doit se contenter de la séance de questions publiques organisée lors d'une des réunions du groupe pour apporter sa contribution au débat. Elle est très préoccupée par le fait que le groupe de la FASEB puisse ne pas admettre la réelle quantité de gras trans consommés par les Américains. Le groupe d'experts avait tenté de répondre à cette question car certains des effets délétères liés aux gras trans dépendent fortement de la quantité consommée. Forte de sa propre interprétation des données, Enig informe l'assemblée d'experts qu'elle a identifié de "graves erreurs" dans la base de données nationale des aliments à laquelle ils se fient pour déterminer la quantité. Sa propre analyse des aliments lui a permis de déceler que la teneur en gras trans est deux à quatre fois supérieure à ce qui est officiellement reconnu, signifiant ainsi que les Américains consomment davantage de ces gras que ce que le réalisent les experts.*

Applewhite ne cesse de critiquer sévèrement les travaux d'Enig auprès de ses collègues. C'est un "mensonge" écrit-il, "rempli d'approximations et d'erreurs flagrantes ainsi que de sélections faussées des "faits"." Son ton condescendant fait écho à celui d'Ancel Keys qui avait réussi à broyer tout questionnement de l'hypothèse régime-cœur une décennie plus tôt. Et l'impact ici est similaire. Enig, Kummerow et quelques autres travaillant dans le domaine ont indéniablement subi les assauts d'Applewhite et de ses collègues de l'ISEO. Les nombreuses lettres critiques, les implacables remises en question et les contestations sans fin ont globalement porté leurs fruits. Le manque de recherche sur les gras trans des années 1960 jusqu'aux années 1990 est en grande partie imputable aux efforts de l'ISEO.

Ainsi, toutes les premières hypothèses sur les gras trans proposées par Kummerow et les autres, qui auraient dû être débattues et disséquées par un va-et-vient entre esprits enjoués, ont coulé. "Une idée, c'est comme un organisme vivant. Elle doit

---

*Enig avait été embauchée par l'USDA afin de mesurer la teneur en gras trans des aliments. L'USDA était d'accord avec elle sur le fait que la principale base de données publique sur les habitudes alimentaires, appelée Enquêtes nationales par examen de la santé et de la nutrition (National Health and Nutrition Examination Surveys, NHANES), était problématique en ce qui concerne les gras trans. Jusqu'au début des années 1990, Enig et son équipe à l'université du Maryland figurent parmi les seuls chercheurs universitaires à s'efforcer d'obtenir des chiffres exacts relatifs à la teneur en gras trans des aliments.

NINA TEICHOLZ

être continuellement nourrie des ressources qui lui permettent de grandir et de se reproduire" observe David Ozonoff, scientifique de l'environnement à l'université de Boston. "Dans un environnement hostile qui les prive des impératifs matériels, les idées scientifiques tendent à dépérir." Il ne fait aucun doute que cette asphyxie lente de la recherche scientifique a étouffé dans l'œuf les travaux initiaux sur les gras trans.

Combien de gras trans mangions-nous ?

Lors de son intervention auprès du groupe de la FASEB, la plaie sur laquelle Enig met son doigt se révèlera être le plus grand enjeu pour ces chercheurs des années 1980 : combien de gras trans les Américains consommaient-ils exactement ? Au cours de la réunion de la FASEB, les arguments en défense de l'industrie agroalimentaire sont avancés par J. Edward Hunter, collègue proche d'Applewhite et chimiste de longue date chez Procter & Gamble. Il présente un document indiquant que, d'après son analyse, on peut raisonnablement présumer que chaque Américain consomme à l'époque seulement 3 à 7 grammes de gras trans par jour. Enig affirme que les calculs de Hunter sont erronés car les chiffres de la consommation de nourriture provenant de la base de données publique NHANES (et sur lesquels Hunter avait basé ses calculs) sont irrémédiablement faussés. Par exemple, comme elle le soulignera, les enquêtes NHANES considèrent que Crisco et la margarine ne contiennent aucun gras trans alors qu'en réalité, ces derniers représentent 22 % ou plus du contenu calorique. Selon ses propres calculs, un sachet goûter de fromage soufflé contient 3 à 6 grammes de gras trans, un muffin au son en représente presque 4 grammes et, en fonction de la marque, un paquet goûter de biscuits aux pépites de chocolat en a 11,5 grammes.

"Dans une étude que j'ai menée sur le lait maternel" dit Beverly B. Teter, collègue d'Enig, "J'ai donné à une maman deux beignets Dunkin', un sachet de fromage soufflé et un petit paquet de biscuits Pepperidge Farm. Si tous les produits sont consommés, cela équivaut à un apport de plus de vingt grammes de gras trans. Et il y a beaucoup de gens qui peuvent ingurgiter tout cela ! On sait donc que beaucoup de personnes consomment

MANGER GRAS, LA GROSSE SURPRISE

bien plus que les trois à sept grammes que les représentants de l'industrie ont calculé." Teter constate qu'on retrouve ces gras trans dans le lait maternel en quantités proportionnelles à ce qui est consommé par la mère.

D'après les meilleures estimations d'Enig, l'Américain moyen consomme à l'époque 12 grammes de gras trans par jour, ce qui représente deux à quatre fois la quantité estimée par Hunter. Confronté à ces vues divergentes, le groupe de la FASEB décide tout simplement d'ignorer les informations dévoilées par Enig. Dans son rapport officiel publié en 1985, le groupe incorpore l'analyse de Hunter sur le sujet mais pas celle d'Enig (sans donner aucune explication).

Ces chiffres sur la consommation seront vivement contestés et feront l'objet d'un autre nouveau groupe d'experts. Celui-ci sera constitué par la FASEB en 1986 afin de soumettre un rapport sur les gras trans au Congrès. Il y est question d'étiqueter toutes les matières grasses des produits alimentaires conditionnés. Les enjeux sont donc considérables. Dans un échange de lettres avec la FASEB, Enig insiste sur le fait que la base de données NHANES doit être corrigée afin de permettre l'élaboration d'une politique intelligente. Applewhite et Hunter, représentant l'ISEO, tentent de la dépeindre comme un cavalier seul déjanté. "Personne d'autre qu'Enig n'a remis en question la validité des [...] données" écrivent-ils. Enig semble avoir "des craintes injustifiées et infondées" sur les effets physiologiques "imaginés" des gras trans. Ils insistent que "les acides gras trans ne posent aucun danger pour les humains ou les animaux consommant un régime équilibré."

Dans une lettre publiée dans une petite revue spécialisée, Enig s'étonne ouvertement de son côté pourquoi l'ISEO se préoccupe tant du niveau de consommation des gras trans si ses scientifiques croient véritablement que l'ingrédient est sans danger. La réponse est que les gras trans *sont* en effet délétères, ce dont quiconque peut se rendre compte en analysant les rares publications scientifiques de l'époque. Mais, pour l'industrie agroalimentaire, le sujet est comme une boîte de Pandore à ne jamais ouvrir, si possible.

322

La boîte de Pandore s'ouvre

Étant donné qu'aux États-Unis, les opposants aux gras trans de la communauté de chercheurs avaient dans les faits été marginalisés, ce ne sont pas les scientifiques américains qui arriveront à sonner le glas des gras trans. Il viendra plutôt des Pays-Bas, grâce à Martijn B. Katan, biologiste moléculaire et professeur en nutrition à l'université de Wageningen (et Ronald Mensink, son étudiant de cycle supérieur). "Mensick et Katan sont responsables de tout ce grabuge" se plaindra Hunter, de Procter & Gamble.

À l'époque, Katan est l'un des scientifiques européens les plus respectés et les plus influents du monde de la nutrition. Il a développé des liens étroits avec les chercheurs des États-Unis. Au milieu des années 1980, certains responsables de la Fondation hollandaise de cardiologie lisent les travaux réalisés par Enig et Kummerow. Inquiets, ils demandent à Katan de se pencher sur le sujet.

Katan rend visite à son ami Onno Korver, responsable de la nutrition chez le géant commercial Unilever dont le siège est à Rotterdam. Il lui demande de financer une étude sur la façon dont les gras trans altèrent les marqueurs du cholestérol. Des études antérieures ont mesuré l'impact des gras trans seulement sur le cholestérol total mais il est désormais possible de mesurer également leur impact sur le cholestérol LDL et HDL. Korver expliquera son intérêt car "nous commencions à réaliser que les données scientifiques sur les gras trans étaient faibles et contradictoires. Alors, sous la devise "Bien connaître son produit", nous avons commencé à réfléchir sur la façon d'obtenir davantage de données." Malgré cela, Korver expliquera qu'il "a fallu un gros effort de persuasion pour convaincre Unilever de financer cette étude car les choses étaient calmes sur le front des gras trans, alors pourquoi prendre le risque de les attiser ?"

Katan mène une étude alimentaire sur trente-quatre femmes et vingt-cinq hommes en variant la teneur en matières grasses de leur alimentation. Parmi les régimes, l'un contient 10 % d'énergie sous forme de gras trans, l'autre comprend 10 % d'énergie sous forme d'huile d'olive* et le troisième groupe incorpore une margarine spéciale riche en graisses saturées. Les participants alternent entre les différents régimes alimentaires toutes les trois semaines.

Mensink et Katan constatent que, par rapport au régime riche en huile d'olive, le régime riche en gras trans augmente non seulement le cholestérol LDL mais il réduit également le cholestérol HDL. "Je pensais que l'effet sur le HDL devait être erroné car aucune matière grasse *diminue* le cholestérol HDL" me dira Katan. (Les graisses saturées, que l'on trouve principalement dans les aliments d'origine animale, *augmentent* le cholestérol HDL mais, étant donné que les graisses saturées sont généralement considérées comme mauvaises pour la santé, les experts en nutrition ont assidûment ignoré cet effet pendant des années.) Au final, ce potentiel effet de réduction du cholestérol HDL par les gras trans ne sera pas confirmé. Mais dès le début, il a représenté un coup dur contre eux.

Au grand désarroi des fabricants alimentaires et de l'industrie des huiles alimentaires, les principaux journaux des États-Unis publient des articles sur l'étude de Mensink et Katan, la présentant comme une importante mise en accusation des huiles hydrogénées. En 1990, la une de l'Associated Press annonce que "Les acides gras de la margarine suscitent des inquiétudes". Ces résultats choquent tout le monde, notamment les grands groupes de santé qui, depuis des décennies, ont recommandé la margarine comme alternative plus saine au beurre.

Naturellement, l'ISEO attaque les travaux de Mensink et Katan. Le président du groupe rédige une lettre à l'éditeur du *New England Journal of Medicine*, critiquant divers aspects de la méthodologie de l'étude et suggérant que la quantité de gras trans consommée par les participants était bien trop élevée pour pouvoir être représentative. Quoi qu'il en soit, les scientifiques de l'industrie ne s'alarment pas trop, en tout cas pas encore. "Un arsenal de connaissances sur le sujet doit d'abord avoir lieu. Une étude ne suffit pas à convaincre" dira Hunter.

"Je sentais bien que mes collègues américains, surtout ceux de l'industrie, ne voulaient pas croire à toutes ces histoires" sur

---

*L'huile d'olive a été sélectionnée car ses effets sur le cholestérol HDL et LDL sont relativement neutres.

324

les effets du cholestérol LDL et HDL, racontera Katan. "Mais nous étions des scientifiques sérieux sans aucun parti pris particulier. Ils auraient dû avoir la puce à l'oreille."

Au cours des cinq prochaines années, bien que des doutes sur les méthodologies persistent, ces résultats seront confirmés par un certain nombre d'études ultérieures menées par Katan et d'autres. Par exemple, comme le signaleront les experts de l'ISEO, les participants de plusieurs études ont consommé de l'huile partiellement hydrogénée au lieu de gras trans purs. Donc, tous les effets sur le cholestérol LDL observés peuvent très bien découler des autres isomères d'acides gras artificiels créés au moment de l'hydrogénation. C'est un point important car le processus d'hydrogénation des huiles, comme nous l'avons déjà vu, produit en même temps que les gras trans, des dizaines d'isomères d'acides gras supplémentaires. À cette époque, on ne sait que peu de choses sur ces acides gras additionnels. Et depuis, la recherche scientifique n'a pas cherché à identifier les effets des gras trans liés à ces autres isomères.

Ce point, ainsi que d'autres doutes non négligeables sur les éléments de preuve contre les gras trans, soulève de véritables questions à savoir si leur impact délétère est lié à leurs effets sur le cholestérol ou à une autre raison. Les spécialistes en oléochimie de l'industrie continueront donc à défendre les huiles hydrogénées sur la base d'éléments scientifiques vraisemblablement légitimes.

En 1992, le nombre d'études sur les gras trans et le cholestérol ne se comptent que sur les doigts d'une main. Mais les preuves cumulées sont suffisamment convaincantes pour Unilever. Celle-ci annonce l'élimination des huiles partiellement hydrogénées de la majorité de ses produits dans un délai de trois ans. "Nous avions sept grandes usines d'hydrogénation réparties sur des sites de production de margarine dans toute l'Europe. Et nous avons dû toutes les fermer" dira Korver. Unilever est un leader si important de l'industrie agroalimentaire européenne que de nombreuses autres entreprises emboîtent rapidement le pas, se reconvertissant dans l'huile de palme. En Europe, "l'industrie était ouverte au changement" observera Katan. "Mais aux États-Unis, l'industrie s'enferrera sur ses positions."

Au lieu de cela, l'industrie agroalimentaire américaine décide de financer sa propre étude afin de réfuter les résultats accablants de Katan et des autres. La plupart des scientifiques de l'industrie sont à cette époque encore honnêtement persuadés que les gras trans ne sont pas mauvais pour la santé (les effets sur le cholestérol LDL et HDL ne semblent pas si dramatiques après tout). Ils cherchent donc à regagner le contrôle du discours scientifique en la matière. Une collecte de fonds est organisée et plus d'un million de dollars est récolté auprès de différents fabricants alimentaires, d'associations de soja et, bien entendu, de l'ISEO.[*]

Voici encore une autre tactique courante que les entreprises agroalimentaires emploient pour influencer les connaissances scientifiques sur la nourriture : recruter des scientifiques de renom travaillant dans des institutions prestigieuses afin qu'ils mènent des études dont l'objectif est de produire des résultats positifs pour le compte de leurs produits. Best Foods utilise en premier cette stratégie en finançant des études visant à valider l'innocuité des huiles hydrogénées. Ensuite, Unilever et d'autres géants des huiles alimentaires influenceront de cette façon les données scientifiques sur les huiles végétales. De la perspective du chercheur, l'obtention de ces fonds est gênant, bien entendu, mais comme les moyens financiers destinés à la recherche nutritionnelle sont si limités et que les méthodes employées dans la science nutritionnelle sont si coûteuses, cette pratique est considérée comme un mal nécessaire. "Nous sommes tous financés par l'industrie" me dira Robert J. Nicolosi, biochimiste et chercheur travaillant sur les gras trans à l'université de Lowell du Massachusetts. "Mais nous signons tous des contrats indiquant que l'industrie ne peut en aucune manière influencer la façon dont nous publions nos résultats. Le problème est lié à la perception du public. Mais nous déclarons notre financement et

---

[*]Parmi les contributeurs se trouvent le Groupe alimentaire Nabisco, l'Association nationale des fabricants de margarine, l'Association des produits de snacking, les produits chimiques spécialisés Mallinckrodt, le Conseil unifié du soja, les Conseils de soja du Maryland, de l'Ohio, de la Caroline du Nord, de l'Illinois, du Michigan, du Minnesota et de l'Indiana ainsi que l'Association cotonnière nationale.

c'est tout ce qu'il nous est possible de faire."

Pourtant, lorsqu'une entreprise agroalimentaire octroie des fonds à un scientifique universitaire, elle s'attend à obtenir des résultats favorables envers son produit. Gerald McNeill, qui dirige la recherche chez Loders Croklaan, géant des huiles alimentaires, m'explique la procédure : "Imaginons que je suis un grand fabricant de margarine et que je souhaite pouvoir faire une allégation de santé relative à mon produit" dit-il. L'entreprise identifie quelqu'un dans l'élite de la nutrition : un professeur d'université qui est bien connecté à l'AHA ou le NIH. Elle lui donne des fonds pour mener une étude. Des scientifiques propres à l'entreprise aident parfois les chercheurs universitaires à concevoir des méthodes d'étude afin de garantir l'obtention de résultats positifs ou, pour le moins, l'absence de résultat négatif. "Vous pouvez être quasiment certain que, pour deux cent cinquante mille dollars, vous allez obtenir les résultats escomptés !" s'exclame McNeill. Et dans les faits, **plusieurs analyses montrent que** par rapport aux études financées indépendamment, les études financées par l'industrie sont bien plus susceptibles d'afficher des résultats positifs en sa faveur. Le secteur agroalimentaire tisse également des liens avec les chercheurs universitaires en payant leurs frais de déplacement à des conférences ainsi que des honoraires pour leurs prises de parole. McNeill explique que "chaque entreprise le fait parce si elle ne joue pas le jeu, elle est mise sur la touche."

Dans ce cas précis, aux fins de réfuter les résultats de Mensink et Katan, l'industrie des huiles alimentaires décide de financer une étude menée par le laboratoire des lipides de l'USDA, qui jouit d'une excellente réputation. Il est dirigé par le biochimiste Joseph T. Judd. C'est un scientifique rigoureux et s'il y a bien une chose sur laquelle tout le monde est d'accord, c'est que les résultats de Judd seraient irréprochables.

Judd effectuera plusieurs essais cliniques sur les gras trans mais le premier, en 1994, sera le plus important. À la caféteria de l'USDA, Judd élabore des repas spécialement conçus pour vingt-neuf hommes et vingt-neuf femmes mis sur quatre différents régimes alimentaires, alternant entre chacun d'entre eux toutes les six semaines. Le premier régime est riche en huile d'olive, le deuxième contient des gras trans en quantité "modérée" (3,8 %

des calories), le troisième est à "forte teneur" en gras trans (6,6 % des calories) et le dernier est riche en graisses saturées. Les indicateurs mesurés sont le cholestérol HDL, le cholestérol LDL et le cholestérol total. Et Kraft fournira toutes les matières grasses, mises à disposition gratuitement par Thomas Applewhite.

Judd est conscient que tout le monde espère que ses résultats contredisent ceux de Katan et "les neutralisent en conséquence". C'est ainsi que l'industrie agroalimentaire fonctionne. Souhaitant obtenir des résultats que tout le monde serait obligé d'accepter, Judd adopte alors une démarche inhabituelle. Il permet aux scientifiques de l'industrie d'aider à concevoir le protocole de l'étude avant même qu'ils aient décidé de la financer.

Pourtant, à la publication des résultats, ce sera l'étonnement général. Ils ne vont pas à l'encontre des résultats de Katan. Au contraire, Judd les confirme. Le régime alimentaire riche en gras trans entraîne une "réduction mineure" du cholestérol HDL (quoique légèrement inférieure à ce que Katan avait observé) et une augmentation considérable du cholestérol LDL. Au grand dam des nombreuses entreprises ayant soutenu cet effort, les "études de Judd" deviendront l'exemple le plus connu de l'industrie agroalimentaire qui se tire une balle dans le pied. "À la publication de mon rapport, la seule réaction fut un silence de plomb !" se rappellera Judd. "Ils savaient que cette étude était bonne. Ils voulaient connaître la vérité et je pense que c'est ce qu'ils ont obtenu [...] mais bien sûr cela ne correspondait pas à ce qu'ils souhaitaient trouver."

Les études de Judd sont comme des souvenirs uniques et précieux pour de nombreux scientifiques. Elles représentent un rare épisode de David contre Goliath, le triomphe de la science sur les affaires. "L'industrie avait même conçu l'étude, et boum ! C'était une belle gifle !" savourera K. C. Hayes, biologiste nutritionnel à l'université Brandeis qui a passé trente-cinq ans à se consacrer à la recherche sur les matières grasses et les huiles. Tout naturellement en revanche, les professionnels de l'industrie sont refroidis. "L'industrie était inquiète" reconnaîtra Hunter. Il avait fait campagne pour les études de Judd. Et lorsque les résultats se révélèrent aller à l'encontre de Procter & Gamble, il se vit transférer dans un autre service.

"Dire que l'industrie était inquiète est un euphémisme" dira Michael Mudd, alors vice-président des affaires commerciales chez Kraft qui, à l'époque, fabrique de très nombreux produits riches en gras trans, notamment les biscuits salés Ritz et les biscuits Triscuits. "C'est la panique dans l'industrie, notamment pour les entreprises fortement investies dans les produits pâtissiers." Au milieu des années 1990, suite à la publication des études de Judd, les gras trans "sont le sujet de toutes les discussions pendant un bon moment" me dira Mudd. "Nous y avons porté toute notre attention." L'industrie s'attend à l'époque à une réaction hostile envers les gras trans. Le Congrès ou la FDA se jetteraient-ils sur ces gras ? "Il y avait de nombreuses spéculations quant à l'étiquetage qui serait imposé par le gouvernement et qui exacerberait la situation" décrit Mudd. "Mais rien ne s'est passé. L'indignation du public n'a pas eu lieu."

En raison du fait que les effets sur le cholestérol LDL et HDL n'étaient pas si dramatiques,[*] les entreprises agroalimentaires espéraient que l'industrie pouvait encore vraisemblablement l'emporter sur le terrain de jeu de l'opinion scientifique. À ces fins, l'industrie décide de sponsoriser une nouvelle analyse supplémentaire des gras trans. Cette fois, elle sera menée par l'Institut international des sciences de la vie (International Life Sciences Institute, ILSI), un groupe financé par l'industrie. Et cette fois-ci, les résultats correspondront davantage aux souhaits de l'industrie. Le rapport conclura qu'en raison du fait que les preuves sont minimes et contradictoires, les gras trans peuvent toujours être considérés comme sans danger. Il a été rédigé "du point de vue de l'*industrie*" dira Penny Kris-Etherton, co-présidente de l'analyse et influente professeur en nutrition à l'université d'État de Pennsylvanie. Les entreprises

---

[*]Il n'a jamais été démontré que l'effet sur le cholestérol HDL se produit de manière fiable. Et l'effet sur le cholestérol LDL est faible : une élévation de 7,5 mg/dl pour chaque augmentation de 5 % des gras trans comme fraction des calories journalières, soit une augmentation d'environ seulement 7 % du cholestérol LDL pour l'Américain moyen (FDA, 2003, 41448, "une élévation de 7,5 mg/dl").

MANGER GRAS, LA GROSSE SURPRISE

agroalimentaires souhaitaient savoir si les éléments de preuve contre les gras trans justifiaient la modification de leurs produits. Seulement voilà, elle et d'autres experts universitaires de renom apporteront leur contribution à cet effort. Le rapport sera ainsi interprété par tout un chacun comme source de données solides et fiables exonérant les gras trans de tout effet nocif. En effet, c'est en ce sens qu'il sera cité par les membres du groupe de l'ILSI. **Quant à Katan, il considérera que le rapport** faisait juste "partie des efforts de limitation des dégâts de la part de l'industrie" et qu'il "ne rendait pas justice" aux données.

Au final, la raison pour laquelle les gras trans sont devenus tristement célèbres, bannis des villes et des États dans toute la nation et faisant l'objet du verdict le plus important de l'histoire contemporaine de la part de la FDA en matière d'alimentation, ne sera pas, paradoxalement, liée à l'émergence de nouvelles données. Au lieu de cela, des campagnes de sensibilisation contre ces gras seront lancées. Un certain nombre de forces se réuniront contre les gras trans sur lesquels elles braqueront les projecteurs en les présentant comme notre méchant numéro un des gras. Parmi les forces à l'œuvre, on retrouve un autre solitaire vivant à San Francisco. Et le CSPI. Ainsi qu'un membre familier de l'élite de la nutrition, un chercheur qui, comme Ancel Keys, siégeait en haut d'une montagne de données et qui, comme Keys l'avait fait avec les graisses saturées, utilisera ces données pour changer le cours de l'histoire de la nutrition. Il s'agit de Walter C. Willett, le professeur en nutrition de l'université de Harvard qui est devenu célèbre dans le monde nutritionnel en faisant connaître le régime méditerranéen. Il rehaussera encore davantage sa popularité grâce aux gras trans. En déclarant ces gras comme ingrédient officiellement vilipendé, Willett amorcera leur éradication quasi-totale de la chaîne alimentaire. Et cela aurait pu être un dénouement heureux si ce qui viendra à remplacer les gras trans, en termes d'impact sur la santé, n'aurait pas été potentiellement bien plus grave.

9

Exit les gras trans, place à pire ?

D'une certaine façon, la personnalité de Walter Willett, l'épidémiologiste de Harvard, ne pourrait être plus différente de celle d'Ancel Keys. Willett est un homme doux et élancé qui s'exprime avec calme et modération, arborant une moustache de morse et dont la cordialité sans faille fait de lui un candidat improbable à la conquête du sommet du monde de la nutrition. Pourtant, Willett figure parmi les voix les plus influentes de la spécialité depuis deux décennies. Il a été, comme nous l'avons vu, le principal artisan du régime méditerranéen, présentant la pyramide à Cambridge en 1993. Et, cette année-là, Willett aura une grande annonce à faire sur les gras trans.

Elle se fera sur la base des données issues de son Étude sur la santé des infirmières qui collecte des données alimentaires d'environ 100 000 infirmières depuis 1976. C'est la plus grande initiative épidémiologique dans l'histoire de la nutrition. À l'instar de Keys, Willett tire son pouvoir du fait qu'il est le directeur d'une étude qui produit davantage de données que quiconque dans le domaine, même si, comme avec toute étude observationnelle, elle ne peut que montrer des associations et non des liens de causalité. Et comme Keys, Willett a toujours tendance à mentionner cette restriction sotto voce mais à annoncer ses conclusions positives d'une voix bien plus assurée. La portée de la voix de Willett est également amplifiée par la capacité du service de presse de l'université de Harvard à faire autorité.

S'inspirant principalement des observations de son étude sur les infirmières, Willett promeut un certain nombre d'idées qui seront ensuite adoptées comme recommandations de santé publique. Plus particulièrement, ses conclusions issues de l'étude sur les infirmières déboucheront sur la formulation du conseil recommandant le traitement hormonal de substitution (THS) aux femmes ménopausées et la supplémentation en vitamine E de la population entière. Ces deux recommandations, largement adoptées, devront par la suite être rétractées lorsque des essais cliniques démontreront que les associations observées dans

331

l'étude sur les infirmières n'ont pas pu être confirmées. En réalité, le THS et les suppléments de vitamine E, testés lors d'essais rigoureux, sont *dangereux* pour la santé. Il se trouve que les données de l'étude sur les infirmières ont été utilisées trop prématurément dans l'élaboration de ces recommandations de santé. Lorsque Willett fait son annonce sur les gras trans, un essai clinique a *bien* été réalisé (celui de Mensink et Katan) mais il n'a pas encore été reproduit. Ici aussi, Willett se fie donc principalement à ses données issues de l'Étude sur la santé des infirmières pour avancer ses arguments contre les gras trans.

Dès 1980, alerté par les travaux de Mary Enig, Willett se met à collecter des données sur la consommation de gras trans chez quatre-vingt-dix mille sujets de son étude. Une dizaine d'années plus tard, il examine les données et constate que la consommation de gras trans est corrélée à une augmentation du risque de maladie cardiovasculaire. En 1993, Willett publie ce résultat dans *The Lancet* mais son article n'attire pas beaucoup d'attention. L'année suivante, Willett et un collègue reviennent sur le sujet en publiant une tribune. Selon leurs calculs et à leur étonnement, les gras trans engendrent aux États-Unis trente mille décès par an liés aux maladies cardiovasculaires. Le communiqué de presse de Harvard publié avec l'article est plein de punch : on y lit que les femmes qui consomment quatre cuillères à café ou plus de margarine par jour sont 50 % plus à risque de développer des maladies cardiovasculaires. Cela enflamme les esprits. Les journaux publient immédiatement ces chiffres dans leur une et de nombreux articles paraissent dans le monde entier. L'article de Willett n'a pas été soumis à un comité de lecture car c'est une tribune et non pas un article scientifique. Cela provoque de nombreuses plaintes légitimes concernant la méthodologie qu'il a employée pour obtenir le chiffre de trente mille. Mais ces préoccupations ne font guère de vagues par rapports aux grands titres alarmants.

"Je m'en souviendrai toute ma vie" raconte Michael Mudd, le vice-président de Kraft à la retraite. "Je regardais ABC News un dimanche soir. Walter Willett était à l'antenne et le voilà qui annonce que la margarine tue trente mille personnes par an. Quel tremblement de terre pour l'industrie !"

"Ce fut un mois marqué par l'infamie. Les choses se sont

détériorées à partir de ce moment-là" se souvient Rick Cristol, ancien président de l'Association nationale des fabricants de margarine. "Cela a eu un effet de bombe nucléaire dans l'industrie" dit Katan.

Au Danemark, le jour après la publication du chiffre des trente mille, le Conseil nutritionnel danois, organisation quasi-gouvernementale, se réunit en urgence pour annoncer les résultats choquants de Willett. C'est une démarche sans précédent qui, en elle-même, attire énormément d'attention. À partir de ce jour-là, ce groupe devient la référence mondiale en matière de sensibilisation sur les effets délétères des gras trans. Le parlement danois est le premier à légiférer contre les gras trans : depuis 2003, aucun produit alimentaire ne peut contenir plus de 2 % de gras trans en pourcentage des matières grasses totales.* Cela représente la mesure la plus importante qui ait été prise par un gouvernement national dans le monde entier.

Les actions au Danemark se sont inspirées du chiffre des trente mille de Willett. Ce chiffre pousse également le CSPI à déposer une demande auprès de la FDA pour inclure les gras trans sur les étiquettes alimentaires. La FDA impose leur étiquetage en 2003. Le chiffre des trente mille permet de mettre les gras trans sur la carte. Il change l'opinion publique par rapport à ces gras. Et cette révélation provoquera leur abolition.

---

*La campagne contre les gras trans au Danemark ne s'est pas estompée. En 2004, lorsqu'il a été constaté qu'un supermarché 7-Eleven vendait des beignets contenant 6 % de matières grasses sous forme de gras trans, le responsable de toute la franchise 7-Eleven est intervenu à la télévision nationale pour garantir au public que tous les beignets de ses magasins seraient retirés des étagères dans les vingt-quatre heures (L'Abbé, Stender et Skeaff, 2009, S53).

MANGER GRAS, LA GROSSE SURPRISE

"Il naviguera habilement et passionnément entre ses propres données"

Quant à ses données, Willett est pourtant dans une position bien plus délicate que ne le réalise le public. Son chiffre s'appuie sur le potentiel des gras trans à faire monter le cholestérol LDL et à faire baisser le cholestérol HDL. Mais son rapport n'entre pas dans les détails de son calcul. Et il s'avère que peu d'homologues scientifiques soutiennent les travaux de Willett.

Quelques mois après la publication de son chiffre des trente mille, Willett est invité à une réunion du Forum de la toxicologie. Ce dernier est un groupe à but non lucratif qui souhaite simplement organiser des discussions intelligentes sur des toxines potentielles. Les réunions se tiennent en privé et généralement en petit comité, rassemblant un éventail de hauts représentants de l'industrie et de scientifiques, issus à la fois du gouvernement et du milieu académique. En juillet 1994, le groupe qui se réunit à Aspen, au Colorado, a pour objectif de disséquer les éléments de preuve de Willett qui lui permettent d'affirmer que les gras trans sont source de maladie cardiovasculaire.

Willett y présente en détail ses résultats épidémiologiques. Mais dès la fin de son exposé, Samuel Shapiro (directeur du centre épidémiologique Slone à l'université de Boston) se lève pour contre-argumenter. Le point principal soulevé par Shapiro est que tout participant de l'étude qui croit avoir développé une maladie cardiovasculaire est bien plus susceptible de remplacer le beurre par de la margarine car, depuis les années 1960, tel est le conseil donné par les professionnels médicaux aux patients à risques Alors, lors du décès d'un sujet ayant consommé beaucoup de gras trans, comment les chercheurs peuvent-ils savoir si ce sont les gras trans qui ont provoqué la maladie cardiovasculaire ou si l'individu, déjà atteint de cette maladie, son état l'a incité, avant toute chose, à manger davantage de margarine ? En d'autres termes, la consommation de margarine pourrait être le *résultat* d'une maladie cardiovasculaire, et non pas la cause. Ce problème s'appelle un "biais d'indication" et Shapiro affirme que c'est un "dilemme central" de l'emploi de l'épidémiologie aux fins d'établir une cause à effet.

En outre, d'après de nombreux critiques au fil des ans, il y a toujours eu des problèmes fondamentaux avec l'Étude sur la santé des infirmières de Willett. Ces problèmes, bien connus des épidémiologistes, sont également présentés par Shapiro. Il explique combien il est difficile d'ajuster entièrement les différents "facteurs de confusion" (les autres aspects de l'alimentation et du mode de vie qui peuvent perturber les résultats), comme la supplémentation en multivitamines, l'activité physique vigoureuse ou la consommation de sucre. Shapiro indique que **personne ne sait véritablement** combien chacun de ces facteurs a une incidence sur les maladies cardiovasculaires. Donc, même si les auteurs de l'étude affirment qu'ils "les corrigent", ces ajustements ne peuvent pas être réellement exacts.

En outre, il est extrêmement difficile de mesurer chacun de ces facteurs liés au style de vie avec un quelconque degré de précision. C'est la raison pour laquelle le questionnaire sur la fréquence de consommation des aliments (QFCA), employé pour interroger les infirmières sur leurs habitudes alimentaires, est depuis longtemps source de polémique dans le domaine. Présumer que chacun de ces infirmières puisse se remémorer ou consigner avec précision tous les aliments consommés au cours de l'année écoulée paraît discutable, même pour un profane. Par exemple, combien de fois pensez-vous avoir mangé de "pêches, abricots ou prunes" depuis un an ? Vingt fois ? Cinquante fois ? Notez votre estimation. Puis répondez à la prochaine question et aux deux cents autres qui suivent.

En réalité, lorsque les chercheurs tentent de valider le QFCA, les résultats sont généralement médiocres. Même la propre équipe de Willett constate que la capacité d'une personne à consigner dans le questionnaire la plupart des différents types de matières grasses consommées est "faible" à "très faible". En 2003, une équipe internationale de l'Institut national du cancer conclut que le QFCA de Willett "ne peut pas être recommandé" pour évaluer la relation entre l'apport en calories ou en protéines et les maladies.

Au-delà de ce problème, de nombreuses autres possibles sources d'erreur existent dans le QFCA : évaluation des quantités de nourriture ; estimation de la fréquence de la consommation ; biais menant à une sous/surévaluation afin de donner meilleure allure à ses habitudes alimentaires ; erreurs de conversion des aliments en nutriments dans les tableaux alimentaires. Et ce n'est qu'une liste partielle des problèmes.

Chaque élément renseigné dans un de ces questionnaires représente ce que les statisticiens nomment une "variable prédictive". Et, comme tous les statisticiens le diront, pour que chacune de ces variables puisse être reliée de manière fiable à un état de santé, elle doit être mesurée sans erreur. Un grand nombre de variables prédictives imprécises présentant plus d'une variable de résultat (les différents problèmes de santé ; Willett en identifie environ cinquante) est synonyme de désastre quasi-certain sur le front de la fiabilité statistique.

Selon Shapiro, ces défauts pourraient plus facilement passer inaperçus si l'impact des gras trans était colossal, comme une **multiplication du risque par un facteur de trente** par exemple (qui représente l'ordre de grandeur de l'écart constaté entre les grands fumeurs et les non fumeurs en ce qui concerne leur risque de cancer du poumon). Les erreurs liées aux biais et aux facteurs de confusion s'estomperaient alors face à l'ampleur d'une telle association. La corrélation paraîtrait relativement indéniable. Mais, comme le note Shapiro, l'effet des gras trans observé dans l'Étude sur la santé des infirmières est faible. Il n'équivaut même pas au doublement du risque.[*]

Shapiro conclut que l'étude de Willett a "échoué" à écarter toute source probable de biais et de facteur de confusion. Les preuves épidémiologiques ne peuvent, à elles seules, "justifier" l'affirmation de Willett que les gras trans provoquent des maladies coronariennes.

Willett se lève pour présenter sa défense. Il explique qu'il a procédé à la correction "d'un grand éventail de facteurs de confusion [...], notamment des facteurs liés au mode de vie ainsi que des facteurs de risque connus liés aux maladies

---

[*]En effet, un an après que Willett publie ses résultats sur les gras trans, deux grandes études observationnelles menées en Europe ne montreront *aucune* relation entre les gras trans et les taux de crise cardiaque ou de mort cardiaque subite (Aro et al., 1995 ; Roberts et al., 1995).

336

coronariennes." L'effet des gras trans reste pourtant le même. Ce résultat, insiste-t-il, lui donne confiance que tout effet de confusion résiduel est faible. Il fait aussi la remarque que de nombreux gras trans qu'il a mesurés sont ceux présents dans des biscuits. Et ces derniers "ne sont pas quelque chose dont on voudrait se gaver si on croyait être atteint de maladie coronarienne".[*]

L'auditoire n'est pas convaincu. "Nous étions tous habitués à des données plus solides que ce que l'épidémiologie produit en règle générale" racontera Richard Hall, chimiste organique et employé de longue date de McCormick & Company, entreprise commercialisant des épices et des herbes. "Walter Willett est éloquent et convaincant jusqu'à ce qu'on se pose la question : dans quelle mesure ses données étayent-elles fermement ses conclusions ? Mon sentiment est qu'il a, de façon habile et passionnée, navigué entre ses propres données." Michael Pariza, président de la réunion et directeur de l'Institut de recherche sur l'alimentation à l'université du Wisconsin à Madison, dira : "Je pense que beaucoup de monde est sorti de cette réunion en pensant que Willett était allé trop loin."

Pourtant, Willett triomphera. Tout comme Ancel Keys qui est devenu célèbre en faisant jouer aux graisses saturées le rôle du méchant, Willett gagnera en notoriété grâce à son avilissement des gras trans. Et on peut observer d'autres similarités. À l'instar de Keys, Willett apparaît fréquemment dans les médias. Il rédige un article pour la une du magazine *Newsweek* et est souvent à la télévision. Il entretient également des relations étroites avec des grandes revues scientifiques. Dans le cas des gras trans, la revue *New England Journal of Medicine* (dont le siège est à Boston, ville natale de Willett) ne cesse de maintenir la pression en publiant de nombreux articles sur le sujet au fil des ans. Une majorité de ces articles est rédigée par Willett et ses collègues. Et

---

[*] Il est intéressant de voir que Willett a constaté que les gras trans de la malbouffe (biscuits, etc.) et du pain sont les *plus* responsables pour l'augmentation du risque de maladie cardiovasculaire. Et comme il ne pouvait pas ajuster les facteurs liés à la consommation de glucides, il se peut que l'effet global qu'il a observé soit dû, au moins en partie, aux glucides.

MANGER GRAS, LA GROSSE SURPRISE

comme Keys, Willett publie article après article. En 1993, par exemple, la même année de la publication de son article sur les gras trans, Willett publie trente-deux articles supplémentaires sur son étude sur les infirmières. C'est un chiffre considérable. (À l'inverse, un essai clinique n'aboutit généralement qu'à un ou deux articles après de nombreux mois ou même de nombreuses années d'effort.)

La grande quantité de variables dans sa base de données explique tout simplement la raison pour laquelle Willett est capable de rédiger tant d'articles. Willett peut réaliser des calculs croisés entre chacune de ses variables (liées aux aliments et au mode de vie) et les taux de mortalité liés à diverses affections. Cette computation permet de générer assez aisément une énorme quantité de spéculations sur ce qui est susceptible ou non de provoquer une maladie. L'obtention d'un résultat n'est inévitablement qu'une question de probabilité. Il suffit de poser cent questions pour que cinq d'entre elles se présentent comme significatives sur le plan statistique. Et de façon tout à fait aléatoire. Les statisticiens qualifient ce problème de "comparaisons multiples" ou "tests multiples". "Le grand nombre de questions qu'il est possible de poser signifie que les résultats sont garantis" expliquera S. Stanley Young, statisticien à l'Institut national des sciences statistiques et qui publie de nombreux articles sur ce sujet. "Mais nombre d'entre elles sont fallacieuses."

Certains scientifiques ont même volontairement truqué les données de façon à montrer la facilité avec laquelle on peut produire ce genre de fausses associations. Par exemple, en prenant les signes astrologiques de 10,6 millions de résidents de l'Ontario, les chercheurs ont constaté que les individus nés sous le signe du Lion présentent un plus grand risque d'hémorragie gastro-intestinale, tandis que les Sagittaires sont plus susceptibles à subir des fractures du bras. Ces associations répondent aux critères mathématiques classiques en termes de "pertinence statistique". Mais elles sont complètement aléatoires et elles s'évaporent lorsqu'un ajustement statistique est appliqué sur le problème de "comparaisons multiples".

C'est pour toutes ces raisons que de nombreux experts nutritionnels critiquent les travaux de Willett. "Il a très mal

338

justifié son chiffre des trente mille" commentera Bob Nicolosi, directeur de l'analyse menée par l'ILSI. "Mais il a été victorieux car il adore être victorieux." Les épidémiologistes peuvent fournir d'importants indices mais de nombreux chercheurs considèrent que Willett va un cran trop loin avec ses études en les utilisant pour démontrer un lien de cause à effet.

Quoiqu'il en soit, Willett fera bouger les lignes sur le sujet des gras trans aux États-Unis. Il dira au groupe d'experts à Aspen qu'en autorisant ces gras dans la chaîne alimentaire, "nous sommes en réalité en train de mener une expérience humaine nationale à très grande échelle de façon non contrôlée et non surveillée." On peut dire la même chose de l'énorme augmentation de la consommation d'huiles végétales au cours du XXe siècle. Ou, d'ailleurs, du régime à faible teneur en matières grasses. Les deux ont été recommandés aux Américains comme la meilleure prévention possible contre les maladies cardiovasculaires sans avoir été au préalable correctement testés. Mais ils ont fait partie intégrante des recommandations nutritionnelles depuis tant de décennies que faire marche arrière semblait bien moins plausible. Seule la version solidifiée de ces huiles, contenant des gras trans, a été remise en question.

Les gras trans deviennent le prochain fléau alimentaire

Dans sa campagne contre les gras trans, Willett devient, au sens propre du terme, un militant. En 2006, je le rencontre lors d'une manifestation organisée au centre-ville de New York, près du lieu où des parlementaires sont justement en plein débat sur une interdiction éventuelle des gras trans dans les restaurants de la ville. C'est un jour froid et venteux de la fin du mois d'octobre et je suis surprise de le voir monter au podium. Le public se rapproche de Willett. "Les gras trans sont comme un poison métabolique !" déclare-t-il. On l'acclame. Et les maladies cardiovasculaires ne sont pas les seules affections dont Willett accuse la consommation de gras trans. "Il y a probablement des caractéristiques diabétiques et les preuves démontrant un lien avec le surpoids et l'obésité sont assez solides" affirme-t-il devant son public. Ces allégations ne sont alors que peu étayées, et cela reste le cas encore aujourd'hui. "C'est donc une étape très importante. Félicitations au Service de santé de la ville de New York" conclut-il.

L'organisateur de cette manifestation antigras trans est le groupe de Michael Jacobson : le CSPI. Bien qu'au cours des années 1980, le CSPI ait été à l'origine une force majeure incitant les fabricants alimentaires à se diriger *vers* les gras trans, et ce tout en attisant les flammes de la peur contre les huiles tropicales, le groupe renverse complètement la vapeur une décennie plus tard. Le CSPI, qui avait jugé les gras trans de "pas si mauvais marché", les présente désormais sous le titre "Trans : les gras fantômes" sur la couverture de leur lettre d'information distribuée en grand nombre.

Jacobson, quelle que soit l'orientation qu'il prend, est comme une centrale électrique. Et les gras trans, dans leur nouvelle incarnation de mauvais gras, sont un parfait combustible pour son organisation. Le fait de faire équipe avec un professeur de Harvard rend le CSPI pratiquement invincible sur ce sujet. "Walter Willett a joué un rôle *très* important" dans l'étiquetage des gras trans sur les produits alimentaires" dira Jacobson. "Il s'est toujours exprimé ouvertement. Il est éloquent et bien informé. Il a joué un rôle clé."

En 1994, la requête du CSPI à la FDA contre les gras trans porte ses fruits. En 1999, la FDA publie un "projet de réglementation" visant à ajouter les gras trans à la liste des ingrédients devant figurer sur les étiquettes des produits alimentaires.

Toutes les entreprises agroalimentaires et les associations de produits alimentaires, de l'ISEO à l'Association nationale des confiseurs et l'Association nationale des fabricants de margarine, de McDonald's à ConAgra Foods, réagissent en envoyant des lettres s'opposant, pour la plupart, à cette réglementation. Fred Kummerow, Mary Enig, ainsi que d'autres scientifiques et groupes de défense de la santé envoient aussi des lettres. En tout, la FDA en reçoit 2 020.

La FDA décide de faire appel à des experts et demande à l'Institut de médecine (Institute of Medicine, IOM), qui fait partie de l'Académie nationale des sciences, de déterminer une limite recommandée en matière de consommation des gras trans.*

340

En raison du fait que les études avaient systématiquement montré que les gras trans augmentent le cholestérol LDL (les effets sur le cholestérol HDL étant moins clairs), le groupe d'experts de l'IOM recommande que la limite supérieure de leur consommation soit fixée à "zéro".* Willett fait fortement pression sur la FDA pour qu'elle approuve la quantité d'apport zéro mais la FDA rejette cette proposition, expliquant que cela dénigrerait trop les gras trans sur les étiquettes des produits alimentaires. Willett et le CSPI ne verront également pas aboutir leur demande que les gras trans soient répertoriés dans la catégorie des graisses saturées. Décidant d'aller à l'encontre de cette proposition, la FDA se range du côté de la majorité des experts qui affirme que l'association des deux serait "scientifiquement inexact et trompeur car les gras *trans* et saturés sont différents aux niveaux chimique, fonctionnel et physiologique."

En 2003, la réglementation est enfin adoptée. À compter du 1er janvier 2006, les gras trans devront être répertoriés sur leur propre ligne dans le tableau des informations nutritionnelles à l'arrière de tous les produits alimentaires conditionnés. La FDA

---

*Cette "valeur de l'apport journalier" sera le fruit du comité permanent de l'IOM composé de l'élite mondiale de la nutrition, notamment Ronald Krauss, Penny Kris-Etherton, Alice Lichtenstein, Scott Grundy et Eric Rimm.

*Les scientifiques de l'industrie riposteront contre la proposition d'apport "zéro" car aucune étude clinique n'avait examiné la consommation des gras trans à des niveaux inférieurs à 4 % des calories totales. Le groupe de l'IOM s'était basé sur un graphique élaboré par un membre de l'équipe de Willett, l'épidémiologiste nutritionnel Alberto Ascherio. Il avait simplement tracé toutes les études menées sur une consommation plus élevée de gras trans et avait ensuite tiré une ligne en arrière jusqu'à zéro. Ascherio a présumé qu'il existe une relation échelonnée linéaire entre la quantité de gras trans consommée et les effets sur le cholestérol. Cette présomption sera, à juste titre, contestée par l'industrie agroalimentaire (Ascherio et al., 1999 ; pour la critique contre Ascherio, voir Hunter, 2006).

estime que les preuves scientifiques sont "suffisantes" pour conclure que les gras trans contribuent aux maladies cardiovasculaires. Le fait que les gras trans font monter le cholestérol LDL est l'élément de preuve principal à leur encontre. Il constitue à l'époque le facteur de risque de référence pour les spécialistes conventionnels de l'alimentation et des maladies. Les autres éléments de preuve, comme les observations épidémiologiques de Willett et les travaux de Kummerow sur les interférences au niveau de la membrane cellulaire, sont jugés secondaires.[*][†]

Il ne fait aucun doute que la règle d'étiquetage de la FDA a été un grand événement pour cette institution car bien que la FDA représente la principale ligne de défense américaine contre les aliments dangereux ou contaminés, elle a longtemps manqué d'argent et de scientifiques qualifiés pour mener à bien sa mission. Et maintenant, l'organisation impose une réglementation historique qui n'est rien de moins qu'une révolution pour l'industrie. Il n'est pas exagéré de dire que peu de choses sont davantage susceptibles de provoquer des changements au sein de l'industrie agroalimentaire que celle de répertorier un ingrédient sur une étiquette alimentaire. J'ai

---

[*]La réglementation indique que les études sur l'effet de réduction du cholestérol HDL par les gras trans ont été exclues de sa sélection de preuves car les Instituts américains de la santé privilégient le cholestérol LDL par rapport au cholestérol HDL comme facteur de risque des maladies cardiovasculaires.

[†]L'un des problèmes persistants de cette réglementation est qu'elle permet à ce que "zéro gramme" soit affiché sur les étiquettes des produits alimentaires pour toute portion de référence qui contient moins de 0,5 gramme de gras trans. De nombreuses entreprises agroalimentaires ont ainsi réduit les portions de référence de leurs produits afin de passer juste en dessous de la limite de 0,5 gramme. "La portion de référence est cruciale" me dira Bob Wainright, vice-président chez Cargill, fabricant majeur d'huiles alimentaires. À sa décharge, la FDA défendra sa limite de 0,5 gramme en expliquant que celle-ci correspond à la façon dont les autres matières grasses sont étiquetées (FDA, 2003, 41463).

342

vraiment compris cela quand je me suis rendue un jour au bureau de Mark Matlock, vice-président principal chez Archer Daniels Midland (ADM). Il me décrira la manière dont sont conçus les nouveaux produits alimentaires. "Tout commence avec ce qu'une entreprise veut afficher dans le tableau des informations nutritionnelles" dira-t-il. "Souhaite-t-elle pouvoir faire une allégation de type "à faible teneur en matières grasses", par exemple ?"* Pour pouvoir effectuer une telle allégation, l'étiquette du produit alimentaire doit répertorier 1 gramme ou moins de graisses saturées. C'est donc à partir de ce chiffre que l'aliment est rétroconçu. Par exemple, lors de mon entretien avec Matlock, il était en pleine collaboration avec un fabricant alimentaire qui souhaitait obtenir une certaine teneur en matières grasses et une allégation de type "à teneur réduite en cholestérol" pour un nouveau dessert. Son équipe a donc élaboré un flan au chocolat sans lactose correspondant à ces critères.

Sans la réglementation de la FDA sur les gras trans, la grande majorité des entreprises n'aurait sûrement rien changé. Même après le chiffre des trente mille de Willett, les entreprises agroalimentaires ne voient pas l'intérêt de procéder à un remplacement onéreux des gras trans par un ingrédient inconnu pour l'ensemble de leurs produits si personne ne les y oblige. "Elles ne faisaient aucun sérieux effort pour se débarrasser des gras trans" dira Farr, le consultant de l'industrie qui a travaillé chez Kraft and Wesson Oil. "Elles ne savaient pas ce qui allait se passer. Alors elles pensaient juste attendre que cela leur soit imposé." À quelques exceptions près, tous les acteurs de l'industrie agroalimentaire m'ont raconté la même histoire. C'est peut-être Bruce Holub, chercheur en nutrition à l'université de Guelph au Canada qui s'est énormément consacré au sujet des gras trans, qui décrira la situation avec les termes les plus

---

*Ces allégations de santé sur les étiquettes des produits alimentaires sont réglementées par la FDA depuis 1990. En 2003, la FDA a réduit ses exigences en matière de preuves nécessaires à de telles allégations. Elles peuvent désormais se baser sur des "preuves non concluantes". Précédemment, il fallait démontrer un "consensus scientifique notable" avant qu'une allégation puisse être formulée.

éloquents. "Certaines entreprises ont commencé à éviter les gras trans dès lors qu'elles ont eu connaissance des informations scientifiques il y a des années déjà. D'autres entreprises ont attendu jusqu'à ce qu'elles soient obligées de les déclarer." Quoi qu'il en soit, face à la tâche imposée par la FDA, les entreprises agroalimentaires avaient du pain sur la planche.

Le jour de l'annonce de la réglementation de la FDA, les huiles hydrogénées sont présentes dans 42 720 produits alimentaires conditionnés, notamment 100 % des biscuits salés, 95 % des biscuits sucrés, 85 % des panures et croutons, 75 % des préparations pour pâtisseries, 70 % des produits de snacking de type chips, 65 % des margarines et 65 % des fonds de tartes, des glaçages et des pépites de chocolat. La transition sera une tâche herculéenne, la plus grande que l'industrie agroalimentaire américaine ait jamais eu à entreprendre.

La grande reformulation des matières grasses

Dès lors que les gras trans doivent être supprimés des produits alimentaires, le problème fondamental que l'industrie rencontre pour ses produits est le fait qu'aucune autre matière grasse solide n'est disponible comme ingrédient. Elle ne peut pas se remettre à utiliser des graisses saturées car, après des décennies de sensibilisation, de nombreux consommateurs ont pris l'habitude, dans les allées de supermarchés, de retourner les emballages pour y scruter la teneur en graisses saturées. Et les entreprises alimentaires savent que toute tendance à la hausse de ces graisses, même de seulement 0,5 gramme, pourrait faire fuir leurs clients. "Tout le monde est si sensible à la teneur en graisses saturées. Telle est notre réalité" expliquera Mark Matlock de chez ADM, reflétant les vues de l'industrie.

Or, comme nous l'avons vu, sans matière grasse solide, il est presque impossible de produire la plupart des produits alimentaires transformés. Par exemple, lorsque Marie Callender tente d'utiliser de l'huile de soja liquide dans ses repas surgelés, l'huile forme une flaque sous les pommes de terre rôties et entraîne le décollement de la sauce couvrant la viande, laissant cette dernière dégarnie et sèche. "Ce n'était pas très appétissant"

344

commentera Pat Verduin, vice-président principal en charge de la qualité des produits et du développement chez ConAgra. Les huiles solides sont nécessaires pour assurer la structure, la texture et la longévité. Pour les processus de cuisson et de pâtisserie, une matière grasse solide est essentielle.

Traditionnellement, dans les cuisines domestiques, on utilisait couramment du saindoux, du beurre, de la graisse de rognons et du suif pour la cuisson et la pâtisserie. Et ce sont ces matières grasses (ainsi que l'huile de palme et de noix de coco) que les entreprises agroalimentaires ont utilisées au départ. Mais l'industrie s'est alors convertie presque entièrement aux huiles partiellement hydrogénées. Et maintenant que l'on apprend que les gras trans de ces huiles posent un problème de santé, les entreprises agroalimentaires sont dépourvues d'option. Elles ne disposent d'aucune matière grasse solide adéquate pour produire une grande partie de leurs produits.

Les entreprises agroalimentaires en Europe font face au même dilemme. Mais elles peuvent au moins se tourner vers les huiles tropicales car les Européens, contrairement aux Américains, n'ont pas été exposés à une telle publicité négative concernant ces importations étrangères. Martijn Katan, le biochimiste hollandais, expliquera que "les entreprises aux États-Unis se sont tirées une balle dans le pied car elles auraient pu utiliser un peu d'huile de palme afin de rendre les matières grasses un peu plus solides. Mais aux États-Unis, l'huile de palme était considérée comme de l'arsenic."

Craignant l'huile de palme et incapable de revenir vers les matières grasses d'origine animale, l'industrie agroalimentaire est confrontée à un énorme défi. Les entreprises doivent trouver une manière de frire et de cuisiner sans matière grasse solide. Cet enjeu renvoie beaucoup d'entre elles aux mêmes laboratoires commerciaux qui ont à l'origine inventé les gras trans. Il faut trouver une matière grasse complètement nouvelle.

Pour les entreprises agroalimentaires, la complexité est énorme et le risque lié à la reformulation de chaque produit alimentaire est angoissante. "On voit la différence dès qu'on change d'huile !" s'exclamera Gill Leveille, ancien vice-président de la recherche et des services techniques chez Nabisco. Il avait encadré la transition de l'entreprise lorsque l'huile de palme avait été remplacée par les huiles hydrogénées dans les années 1980. Il se souvient de ce que c'était que de faire face au même défi de reformulation quinze ans plus tard. "L'idée d'avoir à refaire tout cela encore une fois pour se débarrasser des gras trans, avec moins d'options cette fois-ci, était un cauchemar pour nous et pour toutes les entreprises."

"Il ne suffit pas de supprimer les gras trans. Il faut savoir quels nouveaux ingrédients utiliser" expliquera Harold Midttun, maître boulanger chez Au Bon Pain. "Et il faut y arriver sans que le client ne s'en rende compte." Par exemple, dans la pâte de muffin nature de l'entreprise, Midttun remplace la graisse d'huile hydrogénée avec de l'huile de colza liquide mais celle-ci modifie la texture obtenue et réduit la durée habituelle de conservation de la pâte au congélateur (neuf semaines habituellement). Afin de rétablir la durée de conservation au congélateur, Midttun utilise alors un monoglycéride. Il ajoute aussi des protéines de soja, du son d'avoine et du lin moulu. Et il change la méthode de levain. Chaque étape s'effectue par tâtonnements. Comme le décrit Midttun : "on enlève un ingrédient, la graisse, et nous devons en ajouter six pour la remplacer." Ce genre de solutions complexes, impliquant des mélanges artificiels composés d'ingrédients multiples, sont nécessaires à la plupart des reformulations de produits alimentaires. Mais il convient de préciser qu'elles n'auraient pas été indispensables si l'industrie agroalimentaire avait simplement utilisé du beurre, du saindoux ou du suif depuis le début.

Le biscuit Oreo est un casse-tête particulier pour Kraft Nabisco.* Avec sa crème blanche en sandwich entre deux gaufres chocolatées croustillantes, le biscuit Oreo est connu dans le secteur comme une marque commerciale "phare" ou "patrimoniale". La modification d'un tel produit expose au risque de faire fuir les clients. Le changement peut s'avérer dangereux (New Coke en est un exemple). "Un Oreo doit avoir le goût d'un Oreo" dira Kris Charles, un des cadres de l'entreprise. La garniture crémeuse blanche était à l'origine

---

*Kraft Foods et Nabisco ont fusionné entre 2000 et 2011. L'entreprise appartient désormais à la multinationale Philip Morris Companies.

NINA TEICHOLZ

produite avec du saindoux mais, au milieu des années 1990, les campagnes de sensibilisation contre les matières grasses d'origine animale ont incité l'entreprise à utiliser des huiles partiellement hydrogénées à leur place. Maintenant, Kraft a du mal à éliminer cette huile sans pouvoir utiliser à nouveau du saindoux. Lors d'une de leurs tentatives de modification de la recette, la garniture crémeuse avait fondu lors du transport. Et les gaufres chocolatées avaient tendance à se briser.

Une autre raison rend la reformulation du biscuit Oreo particulièrement stressante : le 1er mai 2003, une plainte a été déposée par Stephen Joseph, avocat à San Francisco. Il décide de se lancer seul dans cette procédure audacieuse et d'attaquer Kraft Foods North America en justice. Tout comme Sokolof avant lui, ce n'est pas l'argent qui le motive. Il souhaite obtenir une injonction contre la vente et la commercialisation des biscuits Oreo aux enfants de la Californie car les biscuits contenaient des gras trans. C'est un fait qui n'est à l'époque pas largement connu du public (la loi relative à l'étiquetage imposée par la FDA ne prendra effet que trois ans plus tard). L'action en justice de Joseph attise la curiosité au niveau national et même international. Cent mille personnes se rendent sur le site Web de Joseph (bantransfats.com) et il reçoit des milliers d'e-mails, majoritairement de femmes qui, selon lui, sont "profondément inquiètes et en colère contre les gras trans et le manque d'étiquetage." Deux semaines plus tard, Joseph conclura qu'il ne peut plus affirmer devant un juge que l'existence et les risques liés aux gras trans ne sont pas de notoriété publique. Et, pour cette raison, il retirera sa plainte.

Toutefois, au cours de ces deux semaines, Joseph aura, à lui tout seul, fait passer les gras trans dans le langage courant. Et bien que Kraft ait déjà commencé à reformuler les biscuits Oreo avant la poursuite judiciaire, l'entreprise multipliera désormais ses efforts. Au final, l'entreprise utilisera un mélange de matières grasses pour produire la garniture crémeuse, notamment un peu d'huile de palme. Et au total, d'après certaines informations, Kraft consacrera plus de trente mille heures et mènera 125 essais en usine rien qu'à reformuler le biscuit Oreo afin d'obtenir un résultat correct.

Les huiles qui ont remplacé les gras trans

Étonnamment, malgré tous les efforts réalisés au cours de cette vaste transformation de l'industrie, rien ne dit que les Américains consomment aujourd'hui des huiles qui sont plus saines. Une bonne partie des alternatives aux gras trans sont tout simplement des huiles végétales, notamment les nouvelles variantes non testées qui pourraient très bien être plus délétères que celles partiellement hydrogénées qui étaient sur le point d'être éliminées.

La responsabilité de trouver des alternatives aux gras trans n'incombe pas aux fabricants de produits alimentaires, ni aux restaurants à service rapide qui ne fabriquent pas leurs propres ingrédients, mais plutôt aux grands fournisseurs d'huiles alimentaires : Cargill, Archer Daniels Midland, Dow Chemical Company, Loders Croklaan, Unilever et Bungee. Contrairement aux fabricants de produits alimentaires, qui ont opté pour une attitude attentiste à l'égard de la réglementation sur les gras trans, les grandes entreprises d'huiles alimentaires ont plutôt eu une démarche d'avant-garde, et ce des années avant la décision de la FDA.

L'industrie s'est retrouvée face au même problème qu'elle avait rencontré cent ans plus tôt : comment solidifier une huile de manière à ce qu'elle soit utilisable dans les processus de cuisson et de pâtisserie mais sans qu'elle soit trop susceptible de s'oxyder ? L'hydrogénation avait résolu ces problèmes pendant le XXe siècle. Mais, l'hydrogénation partielle étant désormais exclue, de nouvelles solutions s'imposent.

Une nouvelle matière grasse est inventée dans des laboratoires du secteur. Elle est produite par le biais d'un processus appelé interestérification, un terme qui si tant est qu'il épargne les artères, encrasse le palais. Cela fait des décennies que les spécialistes en oléochimie se concentrent sur ce nouveau type de matière grasse. Ils ont intensifié leurs efforts à la fin des années 1970, au moment où les travaux de Kummerow exposent pour la première fois les dangers potentiels des gras trans.[*]

---

[*]Plusieurs travaux de recherche sur les gras interestérifiés ont été réalisés par l'USDA, en anticipation du jour où un substitut

348

Pour comprendre l'interestérification, il y a un autre détail concernant la chimie des matières grasses qu'il faut connaître. Toutes les chaînes d'acides gras sont regroupées en groupes de trois, reliés par une molécule de "glycérol" à leur base, comme une fourche. Ces fourches sont les triglycérides dont on a déjà parlé : les corps gras flottant dans notre circulation sanguine qui, lorsqu'ils sont élevés, constituent un facteur de risque des maladies cardiovasculaires. L'interestérification se caractérise par la permutation de l'ordre des fourchons (les chaînes d'acides gras) sur la fourche. Mais, comme l'explique Gil Leveille, c'est une science inexacte. "L'interestérification s'apparente à un coup de massue. L'ensemble des acides gras sont répartis de manière aléatoire sur le glycérol. Cela produit beaucoup de nouveaux triglycérides", dont bon nombre nous sont inconnus. En date de 2013, le processus d'interestérification des matières grasses demeure toujours trop onéreux pour être l'option de choix pour la majorité des opérations agroalimentaires. Mais l'utilisation de ces triglycérides s'est aujourd'hui largement répandue. Leveille et d'autres sont par conséquent inquiets des répercussions sur la santé. "On est tout simplement dans le noir" remarque-t-il. "Ils pourraient tout aussi bien être comme les gras trans. Nous devons les étudier et les comprendre." Et, bien évidemment, de la même façon que les consommateurs ignoraient qu'ils mangeaient des gras trans, ils n'ont aujourd'hui aucune idée qu'ils consomment des matières grasses interestérifiées car ces dernières sont tout simplement répertoriées sur les étiquettes des produits alimentaires dans la catégorie "huile" (généralement "huile de soja").

Le rancissement des huiles végétales, que le processus d'hydrogénation avait permis de minimiser, est dû à un type d'acide gras appelé acide linoléique. Afin de réduire la teneur en acide linoléique, il a été suggéré de modifier l'huile à sa source en cultivant des graines de soja pouvant produire une huile *naturellement* faible en cet acide gras. Walter Fehr, obtenteur à l'université d'État de l'Iowa, travaille sur ce projet depuis les années 1960. Pourtant, même après que la réglementation de la

---

serait nécessaire (Gary List, interview avec l'auteure, 15 février 2008).

MANGER GRAS, LA GROSSE SURPRISE

FDA ait pris effet et que les entreprises ont désormais désespérément besoin de ces huiles nouvelles, seulement 1 % de la superficie consacrée à la culture du soja aux États-Unis est ensemencée avec des graines "pauvres en acide linoléique". Pour les cultivateurs, celles-ci ne sont pas particulièrement rentables et, afin d'éviter toute contamination croisée, les maintenir à l'écart des graines de soja standard nécessite des efforts supplémentaires. Donc, de manière générale, ces graines de soja pauvres en acide linoléique n'ont pas encore connu leur heure de gloire.

Plus récemment, certaines entreprises ont modifié génétiquement des graines de soja afin qu'elles soient non seulement à faible teneur en acide linoléique mais également riches en acide oléique (l'acide gras présent dans l'huile d'olive). Les huiles obtenues à partir de ces graines sont assez stables mais, en date de 2013, leur quantité est, elle aussi, limitée.

Par ailleurs, il existe des solutions chimiques complexes qui ne sont pas des matières grasses mais qui peuvent agir comme telles (les "substituts de graisse"). Ce sont, par exemple, les mélanges à base de lécithine et de tristéarate de sorbitane (qui forment des gels semblables à des émulsifiants), ainsi que les modificateurs de l'habitus cristallin. Et l'entreprise danoise **Danisco** a élaboré une graisse sans gras trans en associant des émulsifiants et une huile permettant de créer un "système de gel" qui imite la fonctionnalité d'une graisse. Celle-ci peut ensuite être utilisée dans les biscuits sucrés, les biscuits salés et les tortillas. Ces solutions ne sont évidemment pas naturelles et la meilleure chose qu'on puisse peut-être en dire, c'est qu'elle semble marcher.

Et comme dernière option, il y a l'huile de tournesol. Les graines de tournesol représentent une petite récolte aux États-Unis, cultivées principalement pour l'alimentation des oiseaux et les produits de snacking. Au début des années 1990, les entreprises d'huiles alimentaires commencent à travailler avec des cultivateurs. Ils plantent de nouvelles semences de tournesol sélectionnées pour leur teneur élevée en acide gras oléique, ce qui rend leur huile suffisamment stable pour la friture. En 2007, presque 90 % de la culture de tournesol américaine est destinée à la nouvelle variété de semence qui produit une huile appelée

350

NuSun. Cela représente une transformation extrêmement rapide de la culture de tournesol mais, selon les standards industriels, la quantité d'huile obtenue demeure dérisoire. Et Frito-Lay, le maître incontesté de l'industrie des produits de snacking, achète la plupart de la récolte. (Il faut reconnaître que Frito-Lay, fabricant de Lay's, Ruffles, Fritos, Rold Gold, Cheetos, Doritos et Tostitos est l'un des premiers à éliminer les gras trans de ses produits, et ce même avant que la réglementation de la' FDA prenne effet.)

Le problème principal de ces graisses et de ces substituts de graisse récemment élaborés par les laboratoires des entreprises agroalimentaires réside dans le fait que leurs répercussions sur la santé ont à peine été étudiées. Dans certains cas, des études ont été réalisées afin de confirmer que ces nouvelles huiles n'ont aucun effet indésirable sur les marqueurs du cholestérol LDL et HDL. Cependant, le cholestérol ne représente qu'un aspect minime d'un ensemble bien plus compliqué des effets physiologiques de la nourriture sur le corps humain.

En outre, du fait que ces nouvelles huiles, chacune à sa façon, ont été décevantes (trop onéreuses, trop rares ou trop difficiles à utiliser), les entreprises agroalimentaires ont recours à d'autres méthodes compensatoires. Certaines produisent des huiles *entièrement* hydrogénées (par rapport à la méthode habituelle d'hydrogénation *partielle*). Cela permet d'obtenir une graisse solide qui, ironiquement, supprime tous les gras trans. Elle peut être incorporée à de l'huile, produisant ainsi un produit plus malléable. Mais le résultat à un goût de cire, ce qui n'est évidemment pas appétissant. D'autres fabricants agro-alimentaires sont discrètement en train de réintroduire dans leurs produits le substitut familier : l'huile de palme. Au cours des vingt dernières années, la recherche a permis d'atténuer les préoccupations sanitaires autour de l'huile de palme (lors des "guerres sur les huiles tropicales"). Et même, à certains égards, l'huile pourrait être bénéfique pour la santé. Mais l'opinion publique demeure négative à leur encontre. Toutefois, en raison du fait que les fabricants ne disposent que de rares autres options viables, ils utilisent quand même l'huile de palme. Et les importations ont rapidement augmenté. En 2012, les entreprises américaines en ont importé 1,1 milliard de kilos (2,5 milliards de livres), soit environ cinq fois plus que ce qu'elles importaient dans les années 1980 au moment où les cultivateurs de soja américains ont lancé leur campagne contre les huiles tropicales.

Pour les entreprises agroalimentaires, les huiles liquides ordinaires représentent une troisième option de matière grasse sans gras trans. Comme nous le savons, ces huiles sont graisseuses et deviennent rances facilement. C'est la raison pour laquelle elles ne peuvent pas être utilisées dans la plupart des produits alimentaires conditionnés. Mais elles peuvent être utilisées pour la friture et la cuisson dans les restaurants, les cafétérias et les autres activités de services de restauration. Depuis le milieu des années 2000, au moment où les risques pour la santé liés aux gras trans se font connaître au niveau national, les huiles liquides ont commencé à être utilisées.

L'histoire tourmentée de ces huiles ordinaires n'a malheureusement jamais été résolue. Il ne faut pas oublier que le NIH avait organisé une série de séminaires dans les années 1980 afin d'aborder le fait que des taux anormalement élevés de décès liés au cancer avaient été détectés, lors d'essais cliniques précoces, chez des sujets soumis à un régime alimentaire riche en huile de soja. Des calculs biliaires avaient aussi été associés à une alimentation riche en huiles végétales. Et un important corpus de recherches ultérieures a démontré que ces huiles (dont la teneur en un type d'acide gras appelé oméga-6 est élevée) rivalisent dans chaque membrane cellulaire partout dans le corps (y compris dans le cerveau) avec les oméga-3 plus sains que l'on trouve dans les huiles de poisson. Le tsunami d'oméga-6, qui a inondé notre alimentation par le biais des huiles végétales, semble avoir littéralement noyé les oméga-3 (leur production est restée relativement constante depuis un siècle).

De nombreuses publications documentent désormais les résultats de la recherche : tandis que les oméga-3 luttent contre l'inflammation impliquée dans les maladies cardiovasculaires, les oméga-6 sont majoritairement pro-inflammatoires. À un niveau plus spéculatif, la recherche de ces dernières décennies a montré que les oméga-6 sont liés à la dépression et aux troubles de l'humeur. Comme on l'a vu, dans les premiers essais cliniques, les participants qui ont consommé beaucoup d'huile de soja ont également présenté des taux supérieurs de décès liés au suicide et à la violence. Aucune explication n'a jamais été trouvée. En raison du fait que le contrôle de ces essais n'a pas été rigoureux, l'ensemble de leurs résultats, à la fois positifs et négatifs, doivent être traités avec un certain scepticisme. Il n'en reste pas moins étonnant que les huiles végétales (qui représentent environ 8 % de toutes les calories consommées par les Américains) n'aient pas encore fait l'objet d'un essai clinique à grande échelle et bien contrôlé afin d'évaluer leur impact sur la santé (au-delà de leur simple effet sur le cholestérol).* Et l'analyse nutritionnelle la plus récente de l'AHA sur les huiles végétales, réalisée en 2009, encourage le public à en consommer davantage ("au moins" 5 à 10 % de toutes les calories). L'argument avancé : elles peuvent abaisser le cholestérol total et le cholestérol LDL.[†]

Comme nous l'avons vu au chapitre 3 (et nous y reviendrons au prochain chapitre), il n'a pas été démontré que ces marqueurs du cholestérol soient des bons indicateurs de crise cardiaque chez la plupart des gens. En outre, le cholestérol représente juste un aspect des effets sur la santé des oméga-6 ou de tout autre type de matière grasse. L'inflammation et le fonctionnement des membranes cellulaires pourraient s'avérer tout aussi importants pour notre santé. Et à ce jour, les preuves suggèrent que ceux-ci sont affectés de manière préjudiciable par les huiles végétales. Les constatations de l'essai clinique à l'égard de la violence qui reste inexpliquée sont un point de données supplémentaire inquiétant. Étant donné que les Américains en consomment énormément, un compte rendu complet sur l'influence des huiles végétales sur la santé est d'une importance cruciale. Les éventuelles répercussions des huiles végétales, qu'elles soient interestérifiées, hydrogénées ou même tout simplement ordinaires, sont bien évidemment colossales.

---

*Le premier essai de ce genre est aujourd'hui en cours au NIH sous la direction de Christopher E. Ramsden.
[†]William S. Harris, le président du comité de l'AHA qui a rédigé l'analyse, recevait à l'époque des fonds de recherche "importants" de la part de Monsanto, l'un des plus grands producteurs d'huile de soja au monde (Harris et al., 2009, 4).

353

La toxicité des huiles chauffées

À la fin 2012, alors que je m'intéressais aux dernières nouvelles sur les substituts des gras trans, Gerald McNeill, vice-président de Loders Croklaan (l'un des plus gros fournisseurs d'huiles alimentaires) me dit une chose effrayante. Il m'explique que les chaînes de restauration rapide, notamment McDonald's, Burger King et Wendy's ont remplacé les huiles hydrogénées par des huiles végétales ordinaires. "Lorsque ces huiles sont chauffées, des produits toxiques liés à la dégradation oxydative sont créés" dit-il. "L'un de ces produits est l'aldéhyde, un composé qui interfère avec l'ADN. L'autre est le formaldéhyde qui est extrêmement toxique."

Aldéhyde ! Formaldéhyde ? Ces substances ne sont-elles pas ce qu'on utilise pour conserver les cadavres ?

Il me raconte ensuite comment ces huiles chauffées et oxydées forment des polymères qui créent "une crasse épaisse" au fond de la friteuse et bouchent les canalisations. "C'est collant, horrible ! Comme une concoction de sorcière !" s'exclame-t-il. Les huiles partiellement hydrogénées, quant à elles, se conservent longtemps et sont stables dans les friteuses. C'est d'ailleurs la raison pour laquelle on les préférait. Et le suif de bœuf, la première huile de friture utilisée par McDonald's, est encore plus stable.

Comme l'entreprise de McNeill est une filiale d'une grande société malaisienne qui vend de l'huile de palme, je me demandais au début s'il n'était tout simplement pas en train de dénigrer la concurrence. J'appelle alors Robert Ryther, scientifique principal chez Ecolab, l'énorme entreprise de nettoyage industriel qui offre des prestations dans presque tous les principaux restaurants à service rapide du pays. Il confirme le problème de la "crasse". "Elle s'accumule dans tout. Elle ressemble à de la peinture laquée [...] à l'aspect allant d'un enduit très dur et transparent à une masse épaisse et gluante, comme un lubrifiant siliconé blanc que l'on utilise dans les moteurs de voiture. Son aspect ressemble à celui de Crisco." Il explique que la crasse est le résultat de vapeurs d'huile chaude se détachant de la friteuse et s'accumulant ensuite sur les surfaces froides partout dans le restaurant : dans les mélangeurs, les fours,

354

les orifices de ventilation, ainsi que sur les sols et les murs. Elle commence à s'accumuler dès le premier jour. "Sans blague" dit Ryther, "on arrivait dans les [restaurants] et les employés nous disaient que cela faisait trois semaines qu'ils essayaient de se débarrasser de cette substance à l'aide de sableuses ou de racloirs manuels."

Ryther m'explique que ces produits instables graisseux s'accumulent aussi sur les tenues de travail des employés du restaurant. Il est arrivé qu'elles s'enflamment spontanément lors du séchage au sèche-linge. Et parfois, dans les camions transportant les tenues de travail à être nettoyées, des feux se produisent. Ryther précise que même lorsque le linge est propre et plié, il prend feu occasionnellement "car les produits d'oxydation continuent à réagir à de très faibles concentrations. On n'arrive jamais à les éliminer et ils continuent à générer de la chaleur." C'est en 2007 que Ryther commence à constater ce problème, peu de temps après que les restaurants aient abandonné les gras trans et aient converti leurs activités de friture aux huiles végétales ordinaires.

Ryther développe alors un produit appelé Exelerate ZTF qui reconvertit la substance laqueuse en une huile afin qu'elle puisse être éliminée. Cependant, le processus est plus onéreux que les solutions antérieures et les produits chimiques employés sont également plus corrosifs. Cette tâche ne peut donc pas être accomplie par des employés non formés. D'après Ryther, quasiment tous les restaurants, petits et grands, sont confrontés à ce problème. "McDonald's a ce problème. **Quiconque a une friteuse rencontre ce problème.**"[*]

Une question de santé évidente est de savoir si ces substances sont susceptibles d'endommager les poumons des clients et des employés des restaurants.[†] Et en réalité, le taux de cancer des

---

[*]McDonald's et Burger King répertorient ces huiles comme ingrédients sur leur site Web mais ils ne confirment pas ces problèmes liés au nettoyage.

[†]Selon une analyse, bien que les gens passent en moyenne seulement 1,8 % de leur temps au restaurant, 11 % de leur exposition à des minuscules particules transmises par voie aérienne et potentiellement nocives a lieu durant cette période de

voies respiratoires est supérieur chez les chefs de cuisine et les employés de restaurant en Angleterre et en Suisse (où les sujets ont été étudiés).* Cependant, ces études n'ont pas précisé le type de graisse de cuisson utilisé et elles contiennent des facteurs de confusion liés au fait que les cuisinières elles-mêmes émettent également des microparticules nocives. Quoi qu'il en soit, à ce jour, le rapport le plus important sur le cancer et les huiles chauffées (publié en 2010 par le Centre international de recherche sur le cancer (CIRC) qui fait partie de l'Organisation Mondiale de la Santé) a déterminé que les émissions provenant des huiles de friture chauffées à des températures équivalentes à celles couramment observées dans les restaurants, sont "probablement" cancérigènes pour l'être humain.

Comme nous le savons, le problème tient au fait que ces huiles végétales ordinaires s'oxydent facilement. Et la chaleur accélère la réaction, surtout lorsque ces huiles sont chauffées pendant des heures (comme cela est généralement le cas dans les friteuses de restaurant). L'acide linoléique de ces huiles amorce une réaction en chaîne à effet boule de neige. L'acide linoléique constitue 30 % de l'huile d'arachide, 52 % de l'huile de soja et 60 % de l'huile de maïs. Sa dégradation génère des produits d'oxydation comme des radicaux libres, des triglycérides dégradés, etc. Dans une analyse, un total de 130 composés volatils ont été isolés à partir d'un seul morceau de poulet frit.[†]

---

temps (Wallace et Ott, 2011).

[*]À Taïwan, une équipe (composée de biologistes, de toxicologues et de chimistes) a été constituée en raison des inquiétudes suscitées par les taux élevés de cancer du poumon chez les femmes vivant à Shanghai, Singapour, Hong Kong et Taïwan. L'équipe a commencé à enquêter sur la possibilité que les huiles de cuisson chauffées jouent un rôle car cuisiner dans des woks avec des huiles végétales dans des espaces non ventilés est une pratique courante à Taïwan. (Plusieurs analyses montrent qu'aux États-Unis aussi, le taux de cancer du poumon chez les femmes qui n'ont jamais fumé est supérieur à celui des hommes.) (Zhong et al., septembre 1999 ; Zhong et al., août 1999 ; Young et al., 2010).

[†]On continue de découvrir les produits d'oxydation artificiels des

Et alors que le rapport du CIRC n'a examiné que les effets des particules en suspension dans l'air, aucune mention n'est faite de celles absorbées par les aliments frits dans ces huiles. Il semble pourtant probable que les répercussions de ces produits d'oxydation soient bien plus importantes lorsqu'ils sont consommés et digérés.

C'est au milieu des années 1940, à l'époque où l'utilisation des huiles végétales se répand, que les spécialistes en oléochimie commencent à découvrir ces composés. Ils **publient un vaste corpus de travaux** avertissant que les huiles de graines de lin, de maïs et surtout de soja sont toxiques pour les rats. Elles entraînent des retards de croissance, leur donnent la diarrhée, provoquent une hypertrophie du foie, des ulcères gastriques et des lésions au cœur. Et elles les font mourir prématurément. Une autre étude décrit qu'une substance "semblable à du vernis" a été observée dans les matières fécales des rats. Et en conséquence, les rats se retrouvaient "**collés au sol grillagé**" des cages. Dans plusieurs de ces études, l'huile a été chauffée à des températures supérieures à celles habituellement atteintes dans les friteuses de restaurant. Mais il est probable que le "vernis" soit un produit d'oxydation de la même famille que ces substances laqueuses retrouvées ces derniers temps dans les restaurants à service rapide.

On pourrait penser que ces premiers résultats inquiétants auraient suscité beaucoup plus de recherches et de discussions, d'autant plus que l'AHA recommande la consommation de ces huiles polyinsaturées depuis 1961. Cependant, un des seuls chercheurs américains à avoir averti les autorités contre une adoption trop hâtive de ces huiles est **Denham Harman**. Chimiste, il formulera l'hypothèse que les radicaux libres sont à l'origine du vieillissement. Dans une lettre à *The Lancet* en 1957,

---

huiles chauffées. En plus des radicaux libres et des aldéhydes, ces composés comprennent des dérivés stéroliques, une multitude de produits formés à partir de triglycérides dégradés et d'autres composés de décomposition liés à l'oxydation. Il existe aussi d'autres composés chimiques artificiels, créés par des processus autres que l'oxydation, notamment l'hydrolyse, l'isomérisation et la polymérisation (Zhang et al., 2012).

Harman écrit que la littérature scientifique sur les répercussions négatives de ces produits d'oxydation est suffisamment convaincante pour que "l'enthousiasme actuel" à l'égard de ces huiles insaturées soit "réfréné" en attendant la réalisation d'études supplémentaires sur les effets délétères potentiels liés à ce changement des habitudes alimentaires.

Mais depuis, les publications et les réunions internationales sur le sujet ont été rares, alors même que la recherche a continué à mettre en lumière des résultats préoccupants. En 1972 par exemple, lors d'un colloque organisé sur le sujet et auquel participent des scientifiques de l'industrie, des équipes de spécialistes de la chimie alimentaire du Japon signalent que l'huile de soja chauffée produit des composés "hautement toxiques" pour les souris. Un pathologiste de l'université Columbia rapporte également que des rats nourris avec des huiles "modérément oxydées" ont présenté des lésions au foie et au cœur. Les rats à qui l'on a donné du suif, du saindoux, des matières grasses provenant de produits laitiers et de poulet n'ont, eux, développé aucune lésion. Cependant, la plupart de ces recherches sont publiées dans des revues obscures et très spécialisées que les experts en nutrition lisent à peine. Et de toute façon, à l'époque, les spécialistes américains de l'alimentation et des maladies portent leur attention presque exclusivement sur le cholestérol.

Ce n'est que dans les années 1990 que l'intérêt porté à ces produits d'oxydation grandit. Un groupe de chercheurs à l'université de Sienne en Italie identifie alors un produit d'oxydation particulièrement toxique appelé 4-hydroxynonénal (HNE). C'est l'un de ces aldéhydes dont Gerald McNeill m'avait parlé. La découverte en 1964 de la catégorie générale des aldéhydes comme produits de peroxydation est attribuée à Hermann Esterbauer, biochimiste autrichien. En 1991, il fait le point de la situation. Son rapport est considéré comme un document décisif et sa lecture est, honnêtement, un peu terrifiante. Esterbauer explique en détail les éléments de preuve soutenant que les aldéhydes sont extrêmement réactifs sur le plan chimique, provoquant "une mort cellulaire rapide", interférant avec l'ADN et l'ARN et perturbant le fonctionnement de base des cellules. Il répertorie méticuleusement tous les travaux de

358

recherche montrant que les aldéhydes engendrent un stress oxydatif extrême dans tous les différents types de tissus. Ils entraînent "de nombreux effets délétères", tous pouvant se manifester "assez vraisemblablement" aux quantités habituellement consommées par les humains.

Les aldéhydes sont des "composés très réactifs" dit A. Saari Csallany, biochimiste d'origine hongroise qui a étudié avec Esterbauer. Il est le chercheur principal de ces composés aux États-Unis. "Ils sont constamment en état de réactivité. D'une minute à une autre, ils ont décomposé et se sont transformés en autre chose." En fait, l'une des raisons pour laquelle les aldéhydes n'ont pas davantage fait l'objet d'étude jusqu'à récemment encore, c'est qu'il est difficile de les mesurer avec précision. Les chercheurs n'avaient donc pas conscience qu'ils se produisent en aussi grande quantité. Csallany a amélioré les capacités de détection des HNE et a montré qu'ils sont produits par diverses huiles végétales à des températures bien en-dessous de celles régulièrement utilisées pour la friture et bien avant que les huiles émettent des fumées ou commencent à sentir (ce sont généralement les signaux d'alarme pour signaler l'altération de ces huiles).* De nombreux produits d'oxydation, dont les HNE, ne sont pas détectés par les tests standard utilisés par les restaurants pour surveiller leurs huiles.

Dans l'un de ses récents projets, Csallany a acheté des frites dans six restaurants à service rapide de Minneapolis proches de son bureau à l'université du Minnesota. Elle a découvert que l'on peut facilement consommer "une assez grande quantité" de ces composés toxiques (13,52 pg de HNE par 100 grammes de frites). Elle souhaiterait réaliser davantage d'études mais elle dit que le NIH et l'USDA n'ont exprimé que peu d'intérêt à financer ce projet.

C'est en Europe que la prolifération de la recherche a principalement eu lieu ces dix dernières années. Selon Giuseppi Poli, biochimiste à l'université de Turin qui a cofondé le Club

---

*La température de friture recommandée est de 180 degrés Celsius mais une étude menée par un éminent biochimiste a constaté que la température de friture pratiquée dans les restaurants est presque toujours plus élevée (Firestone, 1993).

international des 4-HNE en 2002 (qui se réunit tous les deux ans), les éléments de preuves les plus probants soulignent désormais l'influence des HNE dans l'athérosclérose. Les HNE provoquent l'oxydation du cholestérol HDL, ce qui expliquerait la raison pour laquelle ce type de cholestérol est dangereux. Et d'après lui, les preuves impliquant les HNE dans le développement des maladies neurodégénératives comme l'Alzheimer sont également solides. En outre, les HNE créent un stress oxydatif dans le corps de manière si systématique qu'on les utilise comme **marqueurs formels du processus.**

Ce type de **stress a été observé** lors d'une étude sur des souris à qui l'on a donné un aldéhyde spécifique. Appelé acroléine, son nom est dérivé de l'odeur âcre qui est produite par les huiles surchauffées. On le trouve également dans la fumée de cigarette. Les répercussions sur les souris nourries à l'acroléine sont dramatiques. Elles ont développé des lésions des voies digestives ainsi qu'une réaction à travers tout le corps appelée "réponse de phase aiguë" qui se caractérise par une tentative désespérée du corps à éviter un choc septique.[*] Les marqueurs d'inflammation et d'autres signes d'infection aiguë ont également fortement augmenté, parfois par un facteur de cent. Le physiologiste qui a réalisé ces travaux, Daniel J. Conklin, **me dira qu'il a été** "stupéfait" **de constater** que la dose nécessaire pour engendrer un début de ce type de réaction se situe à des quantités d'acroléine consommées communément au quotidien, surtout parmi les individus mangeant des aliments frits.

Les aldéhydes n'ont pas encore été officiellement classifiés comme des toxines. Et très peu d'études sur l'être humain ont été réalisées à ce jour.[†] Une étude en Nouvelle-Zélande sur des

---

[*]Tandis que les symptômes visibles du choc sont peu nombreux, des changements considérables se produisent à l'intérieur du corps, entraînant une augmentation spectaculaire des marqueurs pro-inflammatoires, une élévation de certains types de cholestérol et une baisse des protéines totales sériques ainsi que de l'albumine.

[†]L'identification d'une toxine se fait généralement sur la base d'études réalisées sur les animaux. Les données humaines peuvent provenir d'études épidémiologiques mais, étant donné

NINA TEICHOLZ

patients diabétiques fait exception. Les marqueurs de stress oxydatif des participants à qui l'on a donné de l'huile de carthame "soumise à une sollicitation thermique" se sont révélés considérablement plus élevés que chez ceux consommant de l'huile d'olive. En fait, l'huile d'olive a démontré, de manière répétée, qu'elle produit moins de produits d'oxydation que les huiles polyinsaturées à base de soja et du maïs. L'huile d'olive, matière grasse mono-insaturée comme nous l'avons déjà vu, n'est constituée que d'une seule liaison double pouvant réagir avec l'oxygène. Les huiles végétales, quant à elles, sont polyinsaturées et sont composées de nombreuses liaisons doubles. Cependant, les matières grasses qui produisent le moins de produits d'oxydation sont celles qui ne contiennent aucune liaison double : les graisses saturées que l'on trouve dans le suif, la graisse de rognons, le saindoux, l'huile de noix de coco et le beurre.

En 2008, Csallany présente ses résultats à ses collègues, essentiellement des employés de l'industrie, lors d'une réunion organisée par la Société américaine des oléochimistes (American Oil Chemists' Society, AOCS) à Salt Lake City. "Au début ils étaient affolés. Mais après, plus rien" dira-t-elle. Et à Londres, une équipe de chercheurs tentera à maintes reprises de donner l'alerte au sujet de ce problème via les médias et lors de conférences professionnelles. En 1999, l'équipe écrit une lettre à la revue Food Chemistry, intitulée "Avertissement : les polyinsaturés soumis à une sollicitation thermique sont délétères" suivie d'un rapport visant à "alerter l'industrie de la restauration" des répercussions sur la santé. Pourtant, eux aussi, s'y intéresseront peu. Les autres chercheurs travaillant dans le domaine sont des biologistes et des biochimistes moléculaires, à des années-lumière de l'étude d'aliments réels ou de la formulation de politiques nutritionnelles. J'ai demandé à l'un d'entre eux, Rudolf Jörg Schaur, l'un des fondateurs du Club des HNE, si les scientifiques sont inquiets de l'utilisation croissante

---

que l'utilisation des huiles polyinsaturées ne s'est généralisée qu'après la réglementation de la FDA sur l'étiquetage des gras trans en 2006, les épidémiologistes n'ont pas encore étudié la question de ces huiles chauffées dans les friteuses de restaurants.

MANGER GRAS, LA GROSSE SURPRISE

des huiles liquides sans gras trans dans les restaurants. Sa réponse : "Étant donné que je ne suis pas un spécialiste de la chimie alimentaire, je ne saurais vous répondre."

En 2006, l'Union européenne crée un groupe de chercheurs internationaux dans l'objectif de mieux comprendre ces produits d'oxydation des lipides et leurs répercussions sur la santé. Cependant, Mark Matlock de chez ADM me dira que l'industrie ne peut rien faire contre la formation d'aldéhydes dans leurs huiles. Certains restaurants utilisent des huiles spéciales à faible teneur en acide linoléique ou à forte teneur en acide oléique. Mais les huiles ordinaires (généralement de soja ou de colza) demeurent l'option la moins chère. Kathleen Warner, spécialiste en oléochimie qui a travaillé pour l'USDA pendant plus de trois décennies (et qui a aussi présidé le comité sur les huiles chauffées pour l'AOCS pendant de nombreuses années), me dira que la meilleure solution consiste tout simplement à "espérer" que les restaurants filtrent et changent fréquemment leurs huiles de friture. Et que leurs systèmes de ventilation soient efficaces. Les grandes chaînes de restauration rapide emploient également des techniques sophistiquées comme le renouvellement de l'air au-dessus des friteuses à l'aide d'une "atmosphère d'azote" et l'utilisation de champs microélectriques permettant de minimiser les produits d'oxydation. Toutefois, Warner confirme que les aldéhydes sont "toxiques" et donc problématiques. Poli, co-fondateur du Club des HNE, dit qu'il ne comprend pas pourquoi les experts nutritionnels se préoccupent tant du cholestérol, une molécule essentielle à de nombreuses fonctions biologiques de base dans l'organisme, alors qu'ils ignorent le HNE, une molécule potentiellement "mortelle". Lars Wiedermann, autre spécialiste en oléochimie expérimenté qui a travaillé pour de nombreuses entreprises agroalimentaires différentes, y compris Kraft et Swift & Co. dès le début des années 1950, me confirmera que les aldéhydes et d'autres produits toxiques devraient davantage attirer l'attention du public. "Quelqu'un découvrira certainement combien ces huiles de friture usées sont nocives" dit-t-il.

Mark Matlock de l'ADM me dira que l'industrie attend de voir si la FDA va s'intéresser au sujet car la FDA est la seule organisation qui a l'autorité officielle de qualifier une substance

362

de "toxine". Alors, j'ai demandé à parler aux scientifiques de la FDA. Après des mois d'attente, le bureau de presse de la FDA me répondra finalement : bien que la FDA soit consciente que les produits d'oxydation tels que les "aldéhydes alpha-bêta insaturés" peuvent se former dans les huiles polyinsaturées chauffées, les informations relatives à leurs effets sur la santé restent insuffisantes. L'organisation s'efforce-t-elle donc d'obtenir davantage d'informations ? Pas encore. Pour l'instant, il semble que l'organisation ne soit pas intéressée à en savoir plus sur les huiles qui représentent l'alternative principale aux gras trans dans les produits alimentaires cuits et frits et dont des milliards de litres sont consommés par les Américains chaque année.[*]

Cependant, la FDA *a bien* initié des travaux de recherche sur d'autres composés étranges qui se forment dans les huiles végétales au cours de leur traitement. Ceux-ci sont les diols de monochloropropane (MCPD) et les esters de glycidol qui sont également produits sous l'effet de la chaleur. Ils sont la cible de l'Autorité européenne de sécurité des aliments qui souhaite les réglementer en raison de leur potentiel à provoquer le cancer et des maladies du rein, entre autres. Bien qu'ils ne soient présents qu'en quantités infimes, Matlock m'explique que des entreprises comme ADM s'efforcent à trouver un moyen de les éliminer. Cela semble familier ! Nous sommes à nouveau confrontés à l'inconnu des répercussions sur la santé des huiles végétales, et ce un siècle après qu'elles aient été commercialisées aux États-Unis.

---

[*]À la fin de l'année 2013, le jour où la FDA a proposé d'interdire tous les gras trans, en partie en réponse à une requête de Fred Kummerow, ce dernier me dit qu'il est au courant du problème lié aux produits d'oxydation formés par les huiles polyinsaturées chauffées. En fait, il avait lui-même mené une partie des premiers travaux de recherche sur ceux-ci dans les années 1950. Il explique qu'il est "dommage" que les entreprises utilisent désormais ces huiles ordinaires dans leurs activités de friture et il suggère que McDonald's et Burger King se mettent plutôt à griller leurs frites (Kummerow, interview avec l'auteure, 7 novembre 2013).

Dès les premiers essais cliniques dans les années 1940, au cours desquels on a constaté qu'une alimentation riche en matières grasses polyinsaturées augmente la mortalité liée au cancer, jusqu'à ces plus récentes "découvertes" qu'elles contiennent des produits d'oxydation extrêmement toxiques, les huiles polyinsaturées ont été problématiques pour la santé. Au cours du XXe siècle, leur utilisation s'est néanmoins multipliée plus que tout autre produit alimentaire, et ce en partie à cause des recommandations émises par les experts incitant à en consommer davantage.

Cela fait plus de soixante ans que l'on recommande aux Américains de consommer des huiles végétales polyinsaturées à la place des graisses saturées. Ce conseil est fondé sur la réalité fort simple que les huiles végétales réduisent le cholestérol total (ainsi que, comme découvert plus tard, le cholestérol LDL). De toute évidence, le fait que les huiles végétales génèrent aussi des produits d'oxydation toxiques lorsqu'elles sont chauffées et qu'elles sont source d'effets inflammatoires liés aux maladies cardiovasculaires n'a pas grande importance pour les experts nutritionnels conventionnels. Leur intérêt porté au cholestérol reste inébranlable. La plupart des Américains ne réalisent pas que les conseils nutritionnels qu'on leur donne se basent sur des considérations de santé très limitées. Ils n'ont pas non plus conscience que les grandes entreprises d'huiles alimentaires financent les autorités en qui ils ont confiance, telles que l'AHA ainsi que les écoles de médecine et de santé publique. Et bien que les scientifiques des grands fabricants de produits alimentaires soient à même de comprendre les problèmes liés aux huiles insaturées, ils ne disposent pas de solution alternative en raison de la stigmatisation ambiante contre les graisses saturées. Tout le monde s'est donc conformé à la recommandation d'utiliser les huiles végétales, à la fois dans les cuisines familiales et les cuisines industrielles.

Au début du XXe siècle, notre consommation est passée des graisses saturées aux huiles partiellement hydrogénées, puis aux huiles polyinsaturées. Nous avons donc subi, à notre insu, toute une série d'événements, commençant par l'élimination des matières grasses d'origine animale et aboutissant ultimement à la présence de formaldéhydes dans notre nourriture. En ce qui concerne l'avenir, c'est une maigre consolation de savoir que la FDA s'apprête à interdire totalement les gras trans. Cela n'entraînera que la généralisation des huiles liquides et de leurs produits d'oxydation. Les restaurants familiaux, les cafétérias locales et les boulangeries de quartier emboîteront le pas des grands restaurants à service rapide. Ils élimineront les gras trans mais seront moins à même de se conformer rigoureusement aux normes relatives au remplacement des huiles et à la ventilation dans le cadre de leurs activités. Malgré les bonnes intentions initiales qui ont motivé l'élimination des graisses saturées et les bonnes intentions consécutives qui ont mené à l'élimination des gras trans, tout porte à croire que notre niveau de santé est tombé, à maintes reprises, de Charybde en Scylla.

La solution consisterait peut-être à revenir aux matières grasses d'origine animale, stables et solides, comme le saindoux et le beurre. Ces derniers ne contiennent aucun isomère mystérieux, ils ne bouchent pas les membranes cellulaires (à l'instar des gras trans) et ils ne s'oxydent pas (comme les huiles liquides). De ce point de vue, les graisses saturées, qui permettent également d'augmenter le cholestérol HDL, commencent à ressembler à une bonne solution alternative. Si seulement les graisses saturées ne faisaient pas aussi monter le cholestérol LDL, ce "mauvais" cholestérol, qui demeure le principal élément de preuve contre elles. Mais comme tant de "vérités" scientifiques dont nous sommes convaincus qui, après examen minutieux, commencent à s'effriter, la conviction selon laquelle les graisses saturées font monter le cholestérol LDL n'est peut-être pas aussi irréfutable qu'il y paraît.

10

La raison pour laquelle les graisses saturées sont bonnes pour la santé

Le fait d'éviter les graisses saturées a eu deux conséquences imprévues. La première, comme nous l'avons vu, est l'utilisation massive des huiles végétales. La seconde conséquence, et celle qui est probablement plus délétère, est la grande modification des habitudes alimentaires qui s'est produite durant la deuxième moitié du XXe siècle : le remplacement des matières grasses de notre alimentation par des glucides. Au lieu de manger de la viande, du lait, des œufs et du fromage (longtemps au cœur des repas dans les pays occidentaux), les Américains mangent aujourd'hui bien plus de pâtes, de pain, de céréales, d'autres produits céréaliers ainsi que davantage de fruits et de légumes que jamais auparavant. Après tout, l'USDA a positionné les glucides à la base de sa pyramide alimentaire (tout comme le régime méditerranéen). Elle conseille au public de consommer six à onze portions de céréales par jour, ainsi que deux à quatre portions de fruits et trois à cinq portion de légumes. Le tout représente 45 à 65 % des calories totales sous forme de glucides. L'AHA recommande la même chose. Et les Américains se sont assidûment conformés à ces directives. **Selon les statistiques des Centres pour le contrôle et la prévention des maladies** (Centers for Disease Control and Prevention, CDC), entre 1971 et l'an 2000, les Américains ont augmenté leur consommation de glucides de presque 25 %. Et ils ont également réussi à atteindre l'objectif de l'USDA de réduire la consommation totale de matières grasses à un maximum de 35 % des calories totales.

Les autorités de santé considèrent ces accomplissements comme un pas dans la bonne direction et, au fil des ans, leur message officiel est resté le même. En 2010, la série de *recommandations alimentaires* la plus récente de l'USDA continue à souligner le fait que les Américains devraient modifier leurs habitudes alimentaires en adoptant une "**alimentation à base de plantes** qui met l'accent sur les légumes, les haricots secs, les pois cuits, les céréales complètes et les graines".

366

Ces dernières décennies, la voix la plus connue (on pourrait même dire méconnue) promouvant le point du vue opposé est, bien entendu, celle de Robert C. Atkins, cardiologue à New York. En 1972, le livre *La révolution diététique du Dr Atkins* est publié et il devient un best-seller du jour au lendemain. Il a depuis été réimprimé vingt-huis fois et plus de dix millions d'exemplaires se sont vendus dans le monde entier. Les experts nutritionnels conventionnels n'ont cesse de dénigrer Atkins et ses recommandations favorisant une alimentation riche en matières grasses. Ils le traitent de médecin nutritionniste prônant un régime "phénomène" et ils l'accusent de malversation, et même pire. Mais sa méthode gagne du terrain pour la simple raison que le "régime Atkins" semble donner des résultats.

Fort de son expérience auprès de ses patients, Atkins est convaincu que la viande, les œufs, la crème et le fromage, relégués à la pointe étroite de la pyramide alimentaire, sont les aliments les plus sains. Son programme alimentaire renverse plus ou moins la pyramide de l'USDA : il est riche en matières grasses et pauvre en glucides. Atkins est convaincu que ce régime alimentaire permet d'aider les gens à perdre du poids et à lutter aussi contre les maladies cardiovasculaires, le diabète et aussi potentiellement d'autres maladies chroniques.

Le régime d'Atkins s'est un peu modifié au fil du temps mais sa phase "d'induction" a toujours été stricte, n'autorisant que 5 à 20 grammes de glucides par jour, ce qui représente tout au plus une demi-tranche de pain. Toutefois, lorsque que le patient s'est stabilisé à son poids recherché, Atkins permet une augmentation de l'apport en glucides. Le reste du régime alimentaire est composé de protéines et de matières grasses, avec au moins deux fois plus de gras que de protéines. Ce programme alimentaire signifie que les patients d'Atkins mangent principalement des aliments d'origine animale (viande, fromage, œufs), simplement parce que ce sont les seules sources de nourriture (à l'exception des noix et des graines) qui présentent, en leur état naturel, cette répartition de protéines et de matières grasses.

C'est en tant que jeune cardiologue éprouvant des difficultés à lutter contre son propre surpoids qu'Atkins s'engage dans cette voie. Il se rend dans une bibliothèque médicale et tombe sur une expérimentation diététique impliquant une alimentation pauvre en glucides. Celle-ci a été conçue en 1963 par deux médecins de l'école de médecine de l'université du Wisconsin. Ce régime alimentaire est un énorme succès pour lui et, par la suite, pour ses patients. Atkins modifie quelques aspects du rapport de Wisconsin et rédige un article pour le magazine *Vogue* (son régime s'appellera le "régime Vogue" pendant un temps). Il en écrit ensuite un livre.

À mesure que ce régime alimentaire pauvre en glucides et riche en matières grasses devient populaire, les New Yorkais affluent dans son bureau du centre ville. Très rapidement, Atkins publie d'autres best-sellers s'inspirant de sa théorie sur ce qui constitue une alimentation saine. En 1989, il crée également une entreprise florissante qui vend des suppléments diététiques pauvres en glucides, notamment les barres Atkins, les pâtes à faible teneur en glucides, ainsi que des boissons à faible teneur en glucides et à forte teneur en matières grasses. Les ventes engrangent des millions de dollars par an. Pourtant, même après tant de gloire et de fortune (et à son grand désarroi), Atkins ne réussira jamais à acquérir le respect de la part de ses collègues ou des chercheurs universitaires influençant la politique de santé publique.

Cela s'explique principalement par le fait que lorsqu'Atkins entre en scène, l'hypothèse régime-cœur est déjà fermement ancrée au sein de la conscience collective depuis dix ans. La théorie d'Atkins se heurte à cette opinion antigras dominante. Son régime alimentaire riche en matières grasses et pauvre en glucides sonne grotesquement malsain pour les chercheurs et les cliniciens qui sont déjà convaincus que les graisses saturées et les matières grasses en général sont mortelles. Lors des audiences du comité McGovern en 1977, le célèbre professeur en nutrition de Harvard, Fredrick J. Stare, traite Atkins de nutritionniste en quête "d'argent facile" et colportant un régime "phénomène" extrémiste. Ce régime alimentaire est "dangereux" et "l'auteur qui le suggère [est] coupable de faute professionnelle" affirme Stare. L'Association américaine de diététique qualifie le régime d'Atkins de "cauchemar du nutritionniste."

NINA TEICHOLZ

Illustration 23. "Je ne comprends pas, existe-t-il autre chose que les protéines et le gras ?"

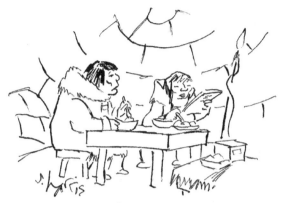

"I DON'T GET IT. WHAT IS THERE BESIDES PROTEIN AND FAT?"

Atkins se heurte également à l'enthousiasme croissant de l'Amérique pour l'antipode de son régime riche en matières grasses : le régime quasi-végétarien et très pauvre en gras dont le partisan le plus fervent de la fin du XXe siècle est un autre médecin nutritionniste : Dean Ornish. Les deux médecins affichent de nombreux points communs. Ils ont tous deux gagné des millions grâce à leurs best-sellers. Atkins a fait la une du *Time* et Ornish, celle de *Newsweek*. Atkins dirige un cabinet médical florissant au centre de Manhattan et il est propriétaire d'une résidence secondaire dans la ville branchée de South Hampton. Quant à Ornish, il a (aujourd'hui encore) des bureaux dans la ville prospère de Sausalito, au bord de l'eau de l'autre côté du pont du Golden Gate, près de San Francisco. Comment peuvent-ils avoir connu autant de succès tout en offrant des solutions si diamétralement opposées promettant une vie saine et sans maladie ?

En Amérique, à partir des années 1970, la réalité est que la santé de la nation commence déjà à empirer en raison de l'échec du régime à faible teneur en gras espérant prévenir les maladies cardiovasculaires ou l'obésité. Et les gens sont désespérés et cherchent une solution, quelle qu'elle soit. Atkins et Ornish s'accordent à penser que le régime alimentaire de l'AHA est malavisé. Atkins forge le néologisme "diabésité" pour décrire le double fléau croissant du diabète et de l'obésité à la fin du XXe siècle. L'aggravation des taux de maladies ouvre une voie pour d'autres idées sur la notion d'alimentation saine. Ornish et Atkins saisissent l'opportunité. Leurs solutions n'auraient pas pu être plus opposées. Tout comme Jack Sprat et sa femme, l'un appelle à consommer davantage de gras, l'autre à en consommer moins.

En 2000, les deux médecins rivaux se rencontrent à Washington, D.C., lors d'un débat télévisé dans une émission spéciale de CNN intitulée "Quel médecin nutritionniste veut gagner des millions ?" D'un côté, il y a Atkins avec son omelette à trois œufs et deux tranches de lard pour le petit-déjeuner. De l'autre, on retrouve Ornish avec ses fruits et légumes et ses critiques bien affutées à l'égard d'Atkins. "J'aimerais bien dire aux gens que manger des couennes de porc, du lard et des saucisses est une méthode saine pour perdre du poids, mais cela n'est pas le cas" dira-t-il. "Subir une chimiothérapie permet de perdre du poids, mais ce n'est pas le meilleur choix et je ne le recommande pas."

Ornish accuse également le régime alimentaire d'Atkins d'être à la source d'impuissance et de mauvaise haleine. Les invectives acérées d'Ornish blessent en plein cœur et paralysent Atkins. "J'ai traité cinquante mille patients avec une alimentation riche en protéines" balbutie-t-il, "et ils me disent tous que leur vie sexuelle est meilleure que jamais."

Le problème essentiel d'Atkins demeure néanmoins qu'il n'a jamais entrepris d'étude pour soutenir ses affirmations nutritionnelles. Ornish, comme nous l'avons vu au chapitre 6, a réussi à exploiter son unique petite étude à travers plusieurs rapports dans le *Journal of the American Medical Association*. Quant au régime alimentaire d'Atkins, il n'a fait l'objet que de quelques petites études n'ayant donné que des résultats décourageants. Pour défendre son régime alimentaire, il n'a guère plus que des preuves anecdotiques : ses dossiers médicaux contenant des dizaines de milliers de prétendues réussites. "Je ne pourrais jamais mener une étude car je suis un médecin de terrain. Tout ce que je fais, c'est traiter les gens" expliquera-t-il un jour à Larry King. Atkins implore presque les experts de venir

370

examiner ses dossiers mais, jusqu'à l'approche de sa retraite, personne ne répondra à son appel.

Et, dans un monde où la personnalité semble capable de diriger l'ensemble du navire scientifique, le fait qu'Atkins n'a guère le "sens du contact" nécessaire à la transmission de ses idées ne facilite pas les choses. Alors qu'Ornish sait cultiver adroitement le pouvoir, Atkins affiche une épaisse carapace répulsive. Et cette image de rouspéteur susceptible joue contre lui. "Lors des interviews, il disait que l'Association médicale américaine est diabolique ou que les diététiciens sont stupides !" raconte Abby Bloch, chercheur en nutrition à l'Hôpital du Memorial Sloan Kettering et ancienne directrice de la recherche à la Fondation de recherche Robert C. and Veronica Atkins. "Et bien évidemment, il se mettait tout le public à dos. Il s'attirait les foudres de tout le monde." Selon Bloch, sa tendance à exagérer exaspérait également ses collègues scientifiques. "Il disait : 'J'ai traité soixante mille patients et je n'ai jamais eu aucun problème.' Pour les médecins, c'est comme si des ongles grinçaient sur le tableau noir. Et il rajoutait : "Je peux guérir le diabète !" Et la tension artérielle des médecins flambait."

D'après Bloch, il est possible que si Atkins ait été plus patient et plus adroit politiquement, il aurait pu trouver meilleur écho. Cependant, même Pete Ahrens, qui était plus judicieux et mieux respecté, ne réussira pas à faire bouger ses collègues du courant nutritionnel dominant. La sagesse diététique conventionnelle est tout simplement trop profondément ancrée. En fin de compte, malgré la richesse d'expérience pratique qu'Atkins a accumulé en aidant les gens à perdre du poids et potentiellement à éviter les maladies cardiovasculaires, les chercheurs universitaires ne lui accorderont aucune attention sérieuse avant le XXIe siècle.

En avril 2003, à l'âge de soixante-douze ans, Atkins glisse sur de la glace en bas de son bureau de Manhattan, se heurte la tête sur le trottoir et tombe dans le coma. Il mourra une semaine plus tard. Des rumeurs sur la cause de son décès se propagent rapidement. On parle de "crise cardiaque" et on dit qu'il était obèse, bien que cela ne soit pas vrai.* Lorsque la société de

---

*Comme de son vivant, la mort d'Atkins prêtera à controverse. Une fuite du bureau du médecin légiste permet aux détracteurs

suppléments alimentaires d'Atkins fait faillite deux ans plus tard, apparemment à cause d'une mauvaise gestion et d'une perte d'intérêt pour l'alimentation à faible teneur en glucides après son décès, les experts qui ont abhorré ses opinions décrivent ces événements comme le coup de grâce final de son régime alimentaire. La banqueroute en particulier est interprétée comme la confirmation que le régime alimentaire à faible teneur en gras l'a finalement emporté sur le régime à faible teneur en glucides. Comme me le dira en 2007 Alice Lichtenstein, professeur en nutrition à l'université Tufts : "C'est fini. Atkins vient de faire faillite. La phase anti-glucides est déjà terminée et les gens sont maintenant passés à autre chose."

Mais ce ne sont que des vœux pieux car bien que la notoriété d'Atkins soit telle que son nom est devenu synonyme du régime à faible teneur en glucides, sa mort n'entachera en rien sa popularité. Le fait que ce régime alimentaire réussisse à faire perdre du poids lui permet de rester en vie, bien que de manière souterraine. Étonnamment, l'histoire de ce régime alimentaire remonte en réalité loin dans le temps. La conviction que les glucides font grossir, et qu'une alimentation riche en matières grasses est saine, précède Atkins. Elle trouvera rapidement d'autres partisans bien plus intégrés au courant dominant. "Atkins" est simplement le nom auquel les Américains associent aujourd'hui le plus facilement ce régime alimentaire. Mais il y en a eu d'autres bien avant lui qui ont développé et nourri cette idée. Et il y en aura également d'autres après lui.

---

d'Atkins de publier un document révélant qu'Atkins souffrait d'une maladie cardiovasculaire mais sans pour autant indiquer clairement si cette condition était liée à l'alimentation ou à une infection contractée lors d'un voyage en Extrême-Orient des années plus tôt, comme le revendiquera le cardiologue d'Atkins. Les détracteurs d'Atkins soulignent aussi que son certificat de décès révèle que son poids s'élevait à 117 kg (258 lb), signifiant qu'il était obèse. Pourtant, à son entrée à l'hôpital, son poids est consigné à 88 kg (195 lb) et sa veuve explique, de manière crédible, que la prise de poids rapide a eu lieu à cause de la rétention de liquide durant son coma (Anon., "Mort d'un médecin nutritionniste" [Death of a Diet Doctor], 2004).

NINA TEICHOLZ

L'avènement du régime alimentaire à faible teneur en glucides[*]

Parmi les premiers et les plus célèbres rapports sur le régime à faible teneur en glucides visant la perte de poids, on trouve une mince brochure publiée en 1863 par un entrepreneur londonien, William Banting. À son époque, sa *Lettre sur la corpulence, destinée au public* [Letter on Corpulence, Addressed to the Public] est un phénomène équivalent à *La révolution diététique du Dr. Atkins*. Rien qu'en Angleterre, ce livre se vend à 63 000 exemplaires et il connaît une "grande diffusion" en France, en Allemagne, ainsi qu'aux États-Unis. "De tous les parasites qui affligent l'humanité" commence ainsi le petit livre de Banting, "je n'en connais ni ne peux en imaginer de plus pénible que celui de l'obésité." Banting raconte comment, à l'âge de soixante six ans et mesurant 1,65 m (5 pieds 5 pouces), il pesait plus de 90 kg (200 lb). Sa vue et son ouïe baissaient, il souffrait d'une hernie ombilicale, d'une faiblesse des genoux et des chevilles, d'acidité, d'indigestion et de brûlures d'estomac. Pour perdre du poids, son médecin lui donne deux conseils identiques à ceux d'aujourd'hui : faire davantage d'exercice physique (ce que Banting fera en ramant deux heures tous les matins, entre autres) et réduire les calories. Cependant, Banting observe que l'activité physique ne fait qu'augmenter son appétit et que la diminution des calories l'exténue.

En 1862, lorsque Banting commence à perdre l'audition, il consulte William Harvey, oto-rhino-laryngologiste londonien, qui conclut que la graisse excessive dans ses oreilles fait pression contre les trompes d'Eustache. Il décide de mettre Banting sur un régime à faible teneur en glucides. Harvey a connaissance des pratiques employées par les éleveurs de bétail qui engraissent parfois leurs bêtes en leur donnant une alimentation riche en sucre et en féculents. Il suppute correctement aussi qu'il pourrait

---

[*]L'histoire des praticiens prônant le régime à faible teneur en glucides est compilée par Gary Taubes dans son livre *Bonnes calories, mauvaises calories* [Good Calories, Bad Calories] (2007).

y avoir un lien entre l'obésité et le diabète qui, à l'époque, en France, est communément traité par un régime alimentaire exempt de glucides. Ainsi, Banting se met à manger trois repas par jour composés de viande, de poisson ou de gibier et il évite la plupart des aliments pouvant contenir du sucre ou des féculents, notamment le pain, le lait (en raison de sa teneur en sucre sous forme de lactose), la bière, les bonbons et les légumes racines. En l'espace d'un an, Banting perd 21 kg (46 lb) et il affirme se sentir en pleine forme. Tous ses problèmes de santé ont disparu. En 1869, dans la quatrième édition de son livre, Banting indique qu'il a perdu 23 kg (50 lb). Il considère que son état de santé général est "extraordinaire". Selon ses dires : "En effet, je ne rencontre que peu d'hommes âgés de soixante-douze ans qui ont si peu de raisons de se plaindre." Banting vivra jusqu'à quatre-vingt-un ans, bien au-delà de l'espérance de vie moyenne des hommes anglais de l'époque.

Après sa mort, des versions du régime alimentaire de Banting sont reprises par des chercheurs européens ainsi que par des cliniciens pour traiter leurs patients. Aux États-Unis, Sir William Osler, autorité médicale de renommée mondiale à la fin du XIXe siècle et l'un des fondateurs de l'hôpital Johns Hopkins, promeut une variante du régime alimentaire dans son manuel de médecine de référence de 1892. Et, en 1905, Nathaniel Yorke-Davis, médecin à Londres, emploie une version du régime alimentaire à faible teneur en glucides pour traiter le président William Taft, souffrant d'obésité. Ce dernier perdra 32 kg (72 lb). Bien que de nombreux autres médecins du début du XXe siècle conseillent à leurs patients de limiter leurs calories totales au lieu de celles issues de glucides, le régime alimentaire à faible teneur en glucides a toujours perduré, "découvert" encore et encore tout au long des XXe et XXIe siècles.

En 1919, Blake Donaldson, interne dans un cabinet à New York, tombe sur le régime alimentaire par hasard. Comme il le relate dans son récit biographique, *Médecine forte* [Strong Medicine] (1961), il se sentait frustré par son incapacité à aider les patients obèses à perdre du poids en restreignant uniquement leur apport calorique. Selon ses dires, il découvre l'alimentation riche en matières grasses après avoir consulté des experts au Musée américain d'histoire naturelle de Manhattan. Ces derniers

374

lui racontent que les Inuits étaient pour la plupart exempts de maladie et qu'ils se nourrissaient presque exclusivement de "la viande la plus grasse qu'ils pouvaient chasser". Donaldson décide de tenter l'expérience. Éliminant tout sucre et farine, il prescrit principalement de la viande à ses patients : viande grasse trois fois par jour. Il existe peut-être une "limite supérieure de consommation de viande" au-delà de laquelle la perte de poids n'est plus possible, conclura-t-il, "mais je ne l'ai jamais trouvée."[*]

Donaldson insiste que ses patients, environ dix-sept mille d'entre eux sur une période de quarante ans, ont bien toléré ce régime alimentaire, perdant entre 0,9 et 1,4 kg (2 à 3 lb) par semaine, sans sensation de faim. Il insiste sur le point que, contrairement à d'autres "traitements anti-obésité" comme la restriction calorique, ses patients ne reprennent pas les kilos perdus.

En 1944, Donaldson fait un exposé sur son régime alimentaire dans un hôpital de New York. Un des médecins présents est Alfred Pennington, praticien chez l'entreprise E. I. du Pont de Nemours et compagnie. Comme de nombreuses entreprises dans les années 1940, la société DuPont est préoccupée par l'épidémie de maladies cardiovasculaires qui sévit à tous les niveaux hiérarchiques chez ses cadres masculins d'âge moyen. Constatant que la plupart des malades sont en surpoids ou obèses, Pennington et ses collègues présument qu'il conviendrait d'abord d'établir un programme pour leur faire

---

[*]Au milieu des années 1970, Elliot Danforth de l'université du Vermont mène une série d'expériences de suralimentation avec différents types d'aliments. Il conclut qu'il est presque impossible de se suralimenter sur un régime hyperprotéiné. Ses patients ont la permission de manger des grandes quantités de côtes de porc mais ils ne le peuvent tout simplement pas. "Il est très difficile de trop manger sur le régime d'Atkins en raison du fait qu'il est rassasiant" explique Danforth. En revanche, il constate que l'on peut facilement manger trop lorsque l'on consomme des glucides comme des biscuits sucrés, des chips et des céréales (Danforth, interview avec l'auteure, 12 janvier 2009).

perdre du poids. Les cadres sont mis sur divers régimes alimentaires de décompte de calories ainsi qu'un programme d'exercice physique. Lorsque ces méthodes échouent, Pennington décide d'employer la méthode qu'il a lui-même utilisée avec succès après la présentation de Donaldson.

Le régime alimentaire de Pennington ne limite pas les calories totales. Lors de chacun de leurs trois repas quotidiens, les vingt cadres masculins qu'il sélectionne consomment en moyenne 3 000 calories par jour, dont 170 g (6 oz) de viande, 57 g (2 oz) de matières grasses et pas plus de 80 calories de glucides. Comme le décrit Pennington, les cadres mis sur ce régime témoignent d'une "absence de faim entre les repas [...], une plus grande énergie et un sentiment de bien-être." Et malgré le fait qu'ils mangent tant, ils perdent entre 3,2 et 4,5 kg (7 à 10 lb) par mois.

Pennington écrit abondamment sur le sujet de l'obésité. Mais au lieu de se contenter de voir ses patients perdre du poids, il essaie de comprendre *pourquoi* un régime alimentaire à faible teneur en glucides fonctionne. Comme les patients de Pennington ne semblent pas consommer moins de calories que d'habitude (pour certains, leur apport est même supérieur), toute théorie éventuelle se devait de tenir compte que la réponse n'est pas une réduction des calories. "L'explication, quelle qu'elle soit" écrit Pennington, "semble se nicher bien plus profondément." Il déterre des travaux réalisés par des chercheurs allemands et autrichiens au cours des années 1920 et 1930 qui pointent du doigt les hormones comme cause de l'obésité. Ils avaient élaboré une toute nouvelle hypothèse sur la raison pour laquelle les gens grossissent. Et celle-ci n'a rien à voir avec une suralimentation ou un manque d'activité physique, comme on a tendance à le croire. Ces chercheurs concluent que l'obésité est un trouble du métabolisme au cours duquel le tissu adipeux se met à stocker des corps gras, entravant le processus selon lequel ils sont normalement relâchés et utilisés pour produire de l'énergie.

La première étape pour comprendre ce trouble métabolique consiste à réaliser que notre tissu adipeux n'est pas une zone morte inerte mais plutôt une ruche d'activité métabolique et hormonale. Jour et nuit, l'organisme stocke et déstocke

376

continuellement les lipides, comme des dépôts et des retraits incessants au distributeur automatique. Lorsque nous mangeons, nous effectuons un dépôt qui peut ensuite être mis à notre disposition quand nous ne mangeons pas, c'est-à-dire entre les repas ou pendant la nuit pendant notre sommeil. De ce point de vue, les lipides représentent simplement un filet énergétique de sécurité pour l'organisme qui peut s'en servir lorsque la nourriture n'est pas accessible à court terme. C'est comme si on avait des barres d'énergie accrochées au corps. Cependant, chez les individus atteints de ce trouble métabolique, le stockage continue mais la fonction de déstockage cesse de fonctionner : le corps empêche littéralement le déblocage de ses lipides. Au lieu de cela, le tissu adipeux devient comme Godzilla, amassant de l'énergie et la convertissant en davantage de gras aux dépens des muscles, du cerveau, du cœur et de tous les autres besoins de l'organisme.

Les chercheurs allemands et autrichiens tirent la conclusion que les hormones sont ultimement responsables pour cette accumulation de gras. Après tout, les hormones expliquent pourquoi les femmes enceintes et ménopausées prennent du poids et aussi pourquoi, à la puberté, les adolescentes accumulent de la graisse et les adolescents gagnent en muscle. Et à partir de la fin des années 1930, la recherche sur les animaux a confirmé maintes fois cette théorie. Les scientifiques, en altérant les niveaux hormonaux chez des rats via des lésions infligées à l'hypothalamus (le centre de contrôle hormonal du cerveau), peuvent ainsi provoquer une prise de poids fulgurante, et ce presque du jour au lendemain. Ces rats ne se contentent pas de manger leur nourriture, ils "se jettent dessus" et "la dévorent" avec un "appétit vorace et agressif". On retrouve des résultats similaires chez les chiens, les chats et les singes. Et chez les *individus* atteints de tumeurs de l'hypothalamus, on peut parfois observer une prise de poids rapide et importante, comme le témoigne le cas en 1946 d'une "femme de jardinier" de cinquante-sept ans qui est devenue obèse en moins d'un an.

L'étude des hormones, appelée endocrinologie, révèle en 1921 que l'insuline, une hormone produite par le pancréas, éclipse toutes les autres en ce qui concerne le processus d'accumulation de graisse. En 1923, les médecins font prendre du poids à des enfants présentant une insuffisance pondérale en leur injectant de l'insuline. Les cliniciens arrivent à faire grossir leurs patients d'au moins 2,7 kg (6 lb) en une semaine en leur disant de manger un repas riche en glucides après une injection d'insuline. Les résultats sont les mêmes dans les études menées sur des animaux.* Revers de la médaille : il est impossible de faire grossir un animal que l'on prive d'insuline en lui enlevant son pancréas, quelle que soit la quantité de nourriture consommée. À tel point que cela entraîne la mort par émaciation.

Dès lors que l'on consomme des glucides, le corps sécrète de l'insuline. Si on ne mange des glucides que de temps en temps, le corps a le temps de récupérer entre les pics d'insuline. Les cellules adipeuses ont le temps de libérer les lipides stockés et les muscles peuvent utiliser ces gras comme source d'énergie. En revanche, si l'on consomme des glucides à longueur de journée, aux repas, aux goûters et sous forme de boissons sucrées, alors l'insuline reste élevée dans la circulation sanguine. Et les lipides restent en état de confinement prolongé. Les cellules adipeuses s'accumulent ; le gras est stocké, il n'est pas converti en énergie. Pennington décrit ce qui se passe en théorie lorsque l'on suit un régime alimentaire à faible teneur en glucides : l'absence de glucides permet aux lipides de sortir des tissus adipeux. Ils n'y sont plus tenus en otage à cause de l'insuline en circulation et ils peuvent désormais servir à produire de l'énergie. Théoriquement,

---

*Les données recueillies au cours d'études menées chez l'animal et qui soutiennent cette hypothèse comprennent des expériences sur des rats à qui l'on a fait subir des lésions chirurgicales au niveau de l'hypothalamus ventromédian. Ces rats présentent une augmentation flagrante de l'insuline dans les secondes qui suivent l'intervention chirurgicale. Et leur prise de poids est directement proportionnelle à la quantité d'insuline en circulation. Comment les chercheurs savent-ils que c'est l'insuline qui rend les rats obèses ? Après avoir sectionné le nerf vague (qui relie l'hypothalamus au pancréas), aucune insuline n'est alors être sécrétée et les rats ne grossissent pas (Han et Frohman, 1970 ; Hustvedt et Low, 1972 ; la théorie selon laquelle l'hypothalamus joue un rôle important dans la sensation de faim est accessible dans Powley, 1977).

NINA TEICHOLZ

un individu peut perdre du poids, non pas parce qu'il mange moins mais parce que l'absence d'insuline permet aux cellules adipeuses de relâcher les lipides et aux muscles de les brûler.

Toutes ces théories font partie du trésor des travaux de recherche d'avant-guerre sur les hormones et l'obésité. Pennington sera le premier à les déterrer. La Seconde Guerre mondiale dispersera les scientifiques allemands et autrichiens ainsi que leurs théories. Et en raison du fait qu'après la guerre, la lingua franca de la science est passée de l'allemand à l'anglais, ces travaux initiaux formulant une "hypothèse alternative" sur l'obésité seront oubliés.

En 1953, **Pennington** examine cet important corpus de recherches pour le *New England Journal of Medicine* dans un article intitulé "Une réorientation sur l'obésité" [A Reorientation on Obesity].* C'est au cours de cette même année qu'Ancel Keys propose pour la première fois sa théorie selon laquelle ce sont les matières grasses et non les glucides qui sont responsables des maladies chroniques. Et, en raison de la plus grande renommée de Keys dans le domaine, c'est cette théorie qui s'est évidemment imposée tandis que celle de Pennington est tombée aux oubliettes jusqu'à récemment. La différence entre la théorie de Keys et celle de Pennington est à l'évidence la désignation du fléau alimentaire. Mais les deux hypothèses contrastent aussi de manière frappante en ce qui concerne la qualité de la recherche scientifique. Tandis que l'analyse de Pennington est fondée sur une connaissance approfondie des systèmes biologiques du corps humain (notamment les éléments de preuve issus de l'endocrinologie et de la biochimie), l'analyse de Keys, quant à elle, se base presque entièrement sur des statistiques internationales rudimentaires associant les matières grasses aux maladies cardiovasculaires. Il tire ses conclusions sur la base d'une corrélation statistique. Et contrairement aux conclusions

---

*Dans les années 1950, Herman Taller, obstétricien d'origine hongroise et pratiquant à Brooklyn, lira les articles de Pennington et commencera à traiter ses patients à l'aide du régime alimentaire à faible teneur en glucides. Il en écrira un best-seller : *Les calories ne comptent pas* (New York : Simon & Schuster, 1961).

MANGER GRAS, LA GROSSE SURPRISE

de Pennington, elles ne se fondent ni sur une expérience clinique avec des patients, ni sur une compréhension approfondie de la physiologie et de la biologie du corps humain.

En outre, l'hypothèse selon laquelle les matières grasses sont source d'obésité se base sur une autre généralité qui n'a aucun fondement dans la biologie humaine. Keys, comme d'autres, pensaient qu'en raison du fait que les matières grasses alimentaires contiennent davantage de calories par gramme que les protéines ou les glucides, les matières grasses font grossir. Selon ce point de vue, les gens qui mangent trop de matières grasses ingèrent par inadvertance trop de calories, semblable à une erreur mathématique qui se produit lorsque le cerveau et l'estomac n'arrivent pas à communiquer entre eux. Pourtant, au moment où Keys écrit sur ce sujet, aucune étude expérimentale n'existe pour appuyer cette présomption. Et depuis, presque aucune n'a été réalisée. Le principal avantage intellectuel de cette théorie a toujours été sa simplicité. Par conséquent, en plus de toutes les autres raisons que nous avons abordées expliquant pourquoi l'hypothèse de Keys s'est répandue de par le monde de la nutrition, il est vraisemblable que les nutritionnistes et les cardiologues, qui cherchaient une solution simple, ont trouvé la démarche mathématique de Keys plus facile à imaginer que la théorie complexe de Pennington au sujet d'un trouble hormonal. Pourtant, comme nous l'avons vu, de nombreuses preuves contredisent la notion selon laquelle les matières grasses alimentaires sont la cause de l'obésité. Tout comme, en fin de compte, il n'existe que peu de preuves quant au rôle des matières grasses dans les maladies cardiovasculaires. Les glucides, identifiés par Pennington comme explication alternative, pourraient-ils également jouer un rôle biologique sur le front des maladies cardiovasculaires ?

Les glucides et les maladies chroniques

L'une des révélations les plus surprenantes de Blake Donaldson est son observation que les patients mis sur un régime alimentaire à faible teneur en glucides perdent non seulement du poids mais voient également leurs symptômes liés à d'*autres* problèmes de santé disparaître. Ceux-ci incluent les maladies

NINA TEICHOLZ

cardiovasculaires, l'artériosclérose, l'hypertension artérielle, l'ostéoarthrite, les calculs biliaires et le diabète. Au début des années 1900, ces six problèmes sont communément appelés le "sextet de l'obésité" car ils se produisent plus fréquemment chez les individus obèses que chez ceux de constitution maigre. (Par la suite, la plupart de ces symptômes seront regroupés sous le nom de "syndrome X" ou syndrome métabolique ; voir la note correspondante dans ce chapitre.) Donaldson remarque que chez ses patients qui suivent son régime "viande à tous les repas", il a "de moins en moins besoin de prescrire des médicaments" pour lutter contre ces maladies. Tout semble s'améliorer lorsque les glucides sont remplacés par des matières grasses. Certes, c'est exactement le genre d'allégation que les charlatans prétendent à propos de leurs remèdes miracles et qui donnent donc à ces régimes alimentaires un air malencontreux de charlatanisme. Pourtant, les témoignages de guérison d'un nombre étonnant de maladies grâce au régime riche en matières grasses et pauvre en glucides sont nombreux. Et c'est le cas depuis que Banting l'a observé sur lui-même au début des années 1860.

Le fait que les maladies cardiovasculaires, le diabète et même le cancer puissent être provoqués par le genre de glucides consommés dans notre alimentation moderne est aussi la conclusion de nombreux médecins et chercheurs ayant observé les populations primitives qui intègrent ces aliments à leur alimentation. Par exemple, en 1951, le médecin allemand Otto Schaefer se rend auprès des célèbres Inuits carnivores de l'Arctique canadien. La population qu'il observe sur l'île Baffin n'importe aucun produit alimentaire occidental. Leur alimentation est toujours composée entièrement de viande et de matières grasses, y compris des délicatesses appétissantes comme l'intestin de phoque, des yeux de poisson et l'omble-chevalier "cousu cru dans des peaux de phoque et exposé au soleil pendant deux à trois jours".

Dans certaines régions arctiques, la Compagnie de la Baie d'Hudson avait déjà commencé à faire venir des bateaux entiers de nourriture, principalement de la farine, des biscuits, du thé et de la mélasse. Mais, seules quelques communautés s'étaient fait livrer ces marchandises, ce qui permit à Schaefer de comparer les communautés recevant de la nourriture occidentale à celles n'en recevant pas.

Schaefer constate que partout où les Inuits mangent "de l'ancienne manière traditionnelle", un bon état de santé semble régner. Après avoir examiné quatre mille Inuits canadiens, Schaefer rapporte qu'il n'a constaté aucun signe de carence en vitamines ou en minéraux, malgré l'absence totale de fruits et de légumes de leur alimentation. Le manque de lumière pendant les hivers n'entraîne pas non plus de carence en vitamine D. On n'y observe également aucune anémie liée à une carence en fer, "tant qu'une grande partie de leur alimentation est **composée de viande et de poisson frais**, mangés principalement crus et congelés".

D'après ses observations, ainsi qu'à partir des données qu'il a recueillies à l'hôpital d'Edmonton et dans un sanatorium proche, Schaefer conclut que l'asthme, les ulcères, la goutte, le cancer, les maladies cardiovasculaires, le diabète et la rectocolite hémorragique sont quasiment inexistantes parmi les Inuits qui se contentent de leur nourriture traditionnelle. Idem pour l'hypertension et les troubles psychosomatiques. Il n'observe que deux cas de tension artérielle supérieure à 100 mmHg et il constate que le taux d'artériosclérose est inférieur chez les Inuits âgés que chez les Canadiens blancs âgés. Les maladies cardiovasculaires, écrit-il, "**ne semblent pas exister** chez les Esquimaux de moins de 60 ans."

En revanche, dès que les Inuits se mettent à manger des glucides à la place de leur nourriture traditionnelle, leur santé se détériore. De nombreuses femmes et enfants sont atteints d'anémie et le premier cas de diabète est détecté chez un Inuit consommant ces produits alimentaires "civilisés". Cela n'avait jamais été signalé auparavant dans l'Arctique canadien. Il constate également des otites chroniques et des dents cariées. Dans certains cas, les caries dentaires sont si graves que certains Inuits fabriquent leurs propres prothèses dentaires à partir de défenses de morse.* Pour Schaefer, il lui paraît probable que les

---

*Selon le dentiste Weston A. Price, les caries dentaires et le rétrécissement de la structure faciale qui entraîne le chevauchement des dents dans la bouche font partie des nombreux problèmes que l'on observe dans les sociétés qui

NINA TEICHOLZ

Inuits, accoutumés depuis longtemps à une alimentation riche en matières grasses et en protéines, sont incapables de faire face aux féculents et aux sucres auxquels ils sont exposés.

Dans un village appelé Iqaluit, où Schaefer constate que la consommation d'aliments traditionnels est la plus basse, la santé des Inuits est la pire qu'il ait jamais observée. Il constate que l'augmentation de la consommation de grandes quantités de sucre, qui a pris des siècles dans les pays occidentaux, "s'est produite comme un choc brutal dans les vingt dernières années pour les Esquimaux canadiens". Schaefer observe une génération entière perdre à jamais son mode de vie et sa santé. Dès que les Inuits ne mangent plus de viande, ils la remplacent par des glucides. À Iqaluit, où les habitants mangent des chips et boivent des boissons gazeuses, il raconte à un journal local que les changements de régime alimentaire est comparable à un "génocide auto-infligé".

Schaefer n'est pas le seul à constater cette transition alimentaire et son lien avec les maladies chroniques. Le médecin capitaine Thomas L. Cleave de la Marine royale britannique remarque le même phénomène dans de nombreux territoires isolés dans lesquels il se rend au début des années 1900. À tel point qu'il surnomme les maladies chroniques des "maladies de la saccharine" car tant de ces maladies se produisent de concert avec l'introduction des glucides raffinés, notamment le sucre et la farine blanche. Des bateaux remplis de sucre raffiné ont déjà accosté les rivages de Cleave lorsque l'Angleterre commence à annexer les îles des Antilles dans les années 1670. La consommation de sucre des Anglais passe de 1,8 kg (4 lb) de sucre par habitant en 1710 à plus de 9 kg (20 lb) par habitant dans les années 1790, ce qui représente une multiplication par cinq.[*]

---

adoptent les glucides raffinés. Il a parcouru le monde au début des années 1900 et a observé de nombreuses populations effectuant de telles "transitions nutritionnelles" (Price [1939], 2004).

[*]L'explosion de la consommation de sucre en Angleterre coïncide exactement avec la croissance de la popularité du thé, ce qui suggère que la tradition de boire du thé a servi comme

C'est aussi au cours de la seconde moitié du XVIIIe siècle que les premiers cas de maladies cardiovasculaires du pays apparaissent. Comme c'est aussi l'époque où les animaux d'élevage, tels que les bovins et les ovins, sont gavés jusqu'à en devenir extrêmement gras (sur les photos, ils paraissent presque sphériques), l'une des explications les plus communes de l'émergence des maladies cardiovasculaires durant cette période met en cause la viande grasse et non le sucre.* Pourtant, au cours du prochain siècle, la consommation moyenne de viande restera constante, ou diminuera même, alors que les taux de maladies cardiovasculaires augmenteront. Le seul élément de l'alimentation qui augmentera à la même allure que les maladies cardiovasculaires est le sucre. À la fin du XIXe siècle, le britannique moyen en consomme environ 36 kg (80 lb) par an. (À titre comparatif, à la fin du XXe siècle, l'industrie agro-alimentaire américaine produit plus de 68 kg (150 lb) de sucres par habitant, comprenant désormais du sirop de maïs à haute teneur en fructose.)

L'autre maladie chronique majeure dont l'émergence semble coïncider avec l'avènement des glucides raffinés est le cancer. Le cancer, qui était une rareté parmi les populations isolées telles que les Inuits, s'est transformé en une maladie meurtrière courante. Et ce changement s'est produit dès que ces populations ont commencé à consommer du sucre et de la farine blanche. La documentation relatant cette hausse vertigineuse des cancers est riche et "ne se limite pas à une ou deux opinions d'un médecin du fin fond de l'Afrique ou de l'Asie", comme l'explique J. Ellis Barker, journaliste et historien britannique. Dans son livre *Le*

---

vecteur du sucre (Walvin, 1997, 119-120 et 129-131).
*En plus du sucre, les autres glucides raffinés qui s'immiscent dans l'alimentation en quantités croissantes à cette époque sont la farine blanche qui, grâce à l'amélioration des techniques de meunerie, remplacera la farine complète et les produits céréaliers (pas tous raffinés). Un autre changement des habitudes alimentaires ayant pu contribuer aux maladies cardiovasculaires est la modification de la nourriture donnée aux animaux. L'herbe a été remplacée par des céréales, ce qui a altéré la composition en acides gras de la viande (Michaels, 2001, 50-53).

NINA TEICHOLZ

cancer : sa cause et sa prévention [Cancer: How It Is Caused; How It Can Be Prevented] (1924), il entreprend de démontrer que les éléments de preuve incluent une abondante littérature de rapports et d'études à travers le monde, dont nombre d'entre eux ont été publiés dans le *British Journal of Medicine* ou le *Lancet* (deux revues très réputées), ou encore dans des publications locales comme l'*East African Medical Journal.* Quasiment tous les documents qu'il examine soutiennent l'affirmation selon laquelle le cancer, ainsi que les autres maladies chroniques, n'existaient pas en effet chez les populations isolées. Ils ne se sont développés qu'avec l'arrivée des glucides occidentaux.

George Prentice, médecin qui a vécu parmi des populations isolées en Afrique centrale méridionale au début du XXe siècle, dresse une longue liste de maladies qui ont tendance à se manifester presque simultanément dans ces populations isolées (Donaldson inclura par la suite certaines d'entre elles dans son "sextet de l'obésité") : maladie cardiovasculaire, hypertension artérielle et accident vasculaire, cancer, obésité, diabète sucré, caries dentaires, maladie parodontale, appendicite, ulcères gastroduodénaux, diverticulite, calculs biliaires, hémorroïdes, constipation et varices.

Ces maladies se regroupent entre elles. Lorsqu'elles se manifestent, c'est plusieurs en même temps. Et elles apparaissent inévitablement dès le premier contact prolongé des populations isolées avec les produits alimentaires occidentaux. Et à quoi ces populations isolées ont-elles été exposées par le monde occidental ? La version historique relatée par les experts nutritionnels nous assure que le monde industrialisé a apporté un "régime alimentaire riche en matières grasses et à forte teneur énergétique composés d'une forte proportion d'aliments d'origine animale". Cette citation est tirée d'un rapport de l'Organisation Mondiale de la Santé publié en 2002 et qui reflète l'opinion prédominante. Pourtant, d'après les comptes-rendus historiques de chercheurs comme Schaefer, il semble clair que dès les tout débuts, les produits alimentaires que les occidentaux ont exportés vers les pays plus pauvres se sont limités à ce qui pouvait être facilement emballé et conservé. Ce qui exclut toute viande et tous les produits laitiers car ces aliments se détériorent trop facilement (le saindoux restant l'exception occasionnelle).

Donc, ce qui est acheminé à ces populations dans chaque recoin accessible à un marchand sont quatre produits alimentaires très transportables et populaires : le sucre, la mélasse, la farine blanche et le riz blanc. En d'autres termes : des glucides raffinés. Accompagnant ces aliments occidentaux, les maladies font leur apparition et c'est la raison pour laquelle on les surnommera les "maladies occidentales" ou "maladies de la civilisation".

Le régime d'Atkins fait enfin l'objet d'une étude scientifique

À la lumière de ces observations, il semble logique qu'une alimentation *exempte* de ces glucides fasse disparaître ces maladies. C'est essentiellement ce sur quoi repose la théorie d'Atkins. Celle-ci a été dénigrée par les autorités en charge de la nutrition qui ont se sont habituées à penser que le problème est lié aux matières grasses alimentaires, et non aux glucides. Mais certains médecins, de Banting à Atkins, ont constaté une grande amélioration de l'état de santé dès lors que la farine, le sucre et autres glucides sont éliminés de l'alimentation. Le problème, c'est que lorsqu'on supprime les glucides, on obtient un régime riche en gras. Et c'est le coupable présumé des maladies cardiovasculaires. Tout au long de ce livre, nous avons exploré les preuves historiques suggérant qu'une alimentation riche en matières grasses est synonyme de bonne santé. Mais pour les chercheurs médicaux, la seule façon d'en avoir le cœur net passe par la réalisation d'essais cliniques. Ces études pourraient déterminer si une alimentation à forte teneur en matières grasses et en graisses saturées permet de prolonger la vie, comme le pensaient Atkins et ses prédécesseurs, ou de la mutiler prématurément, comme l'affirmaient Keys et ses collègues.

Ce n'est qu'à la fin des années 1990 que le régime alimentaire rendu populaire par Robert Atkins attire l'attention d'un petit groupe de chercheurs. Ils décident de mener précisément le genre d'études pouvant dissiper toute confusion à ce sujet. Ces chercheurs sont déjà plus ou moins familiers avec le régime à faible teneur en glucides, soit dans le cadre de leur pratique médicale, soit par le biais de la littérature scientifique. Par exemple, Eric Westman, médecin et chercheur à l'université

386

Duke, raconte comment un patient est venu lui dire, en se vantant de l'amélioration de ses marqueurs de cholestérol : "Docteur, tout ce que je mange, c'est du steak et des œufs !" Westman est le premier médecin-chercheur à accepter l'offre d'Atkins d'examiner tous ses dossiers médicaux. À la fin des années 1990, il se rend au bureau d'Atkins à New York et est impressionné par son succès à aider ses patients à perdre du poids et à améliorer leur santé. Mais il reconnaît que les dossiers ne suffiront pas. "Il me faut de la science" dit-il à Atkins. Westman sait que pour donner du sens aux différentes données anecdotiques, il est nécessaire de réaliser des essais randomisés et contrôlés, la référence en matière de preuve médicale. C'est ainsi que lui et plusieurs collègues à travers le pays se lancent dans ces études.

Ce nouveau groupe de chercheurs, novices dans le domaine, sont jeunes et relativement naïfs quant au panier de crabes dans lequel ils vont se retrouver. Par exemple, Gary Foster, professeur de psychologie à l'université Temple, qui participera à une étude de grande ampleur comparant différents régimes alimentaires en 2003, raconte qu'il n'avait aucune idée que le fait d'inclure le régime d'Atkins dans cette étude susciterait autant de controverses. Il me dira : "Je me souviens d'un scientifique éminent qui, lors d'une réunion publique, s'est levé et a dit : "Je suis absolument dégoûté que le NIH gaspille mon argent sur une étude du régime d'Atkins"." D'autres dans la salle renchérissent en applaudissant. Comme l'explique Foster, étant donné que le NIH était si hostile aux régimes alimentaires riches en matières grasses, il est étonnant que lui et ses collègues aient pu obtenir des fonds de recherche. En réalité, ils ont soumis leur application via une "porte latérale" de l'organisation, celle de la section de la médecine parallèle, la même que celle qui s'occupe de l'acuponcture.*

En revanche, le NIH n'a jamais entrouvert quelque porte latérale que ce soit à Stephen Phinney, médecin et biochimiste nutritionnel. Phinney commence à étudier les régimes riches en

---

*Foster prendra plus tard davantage de précautions professionnelles et sera plus circonspect à l'égard des résultats de santé positifs qu'il a constatés dans le groupe Atkins de son étude.

MANGER GRAS, LA GROSSE SURPRISE

matières grasses et pauvres en glucides au début des années 1980. Il devient obsédé par le sujet. Contrairement à Foster, Phinney s'immerge complètement dans ce champ de recherche, bien que cela lui vaille d'être **qualifié de** "hérétique". Phinney dira que pendant plus de vingt ans, il a soumis au NIH de nombreuses propositions d'étude et qu'elles ont été chaque fois rejetées pour des "raisons qui n'étaient pas sérieuses".

Le collègue de recherche le plus proche de Phinney s'appelle Jeff Volek de l'université du Connecticut. Comme Phinney, il est féru de sport. Volek, kinésithérapeute de formation, a été le champion de force athlétique de l'État de l'Indiana à l'âge de trente-deux ans. Et Phinney a toujours aimé le ski, la randonnée et le vélo. Ensemble, ils insuffleront un vent nouveau à l'étude de la nutrition. Au lieu de percevoir le régime à forte teneur en matières grasses comme un moyen de perdre du poids ou de prévenir éventuellement une maladie cardiovasculaire, ils s'intéressent à la façon dont l'alimentation peut être utilisée comme outil pour atteindre des performances physiques optimales. Aussi, le fait qu'ils ne soient pas passés par les rangs des facultés de nutrition universitaires est à leur avantage car cela implique qu'ils ne sont pas rompus à l'hypothèse régime-cœur. Cela leur a peut-être permis de considérer plus facilement des idées alternatives.

Volek sait que les athlètes et les haltérophiles optent couramment pour une alimentation riche en matières grasses et en protéines (et pauvre en glucides) afin de maximiser le développement musculaire et de réduire la masse adipeuse. Mais en ce qui concerne les performances optimales au cours d'épreuves d'endurance comme un marathon, la croyance populaire suppose que les athlètes doivent manger une grande quantité de glucides le soir d'avant. C'est la première théorie que Phinney souhaite mettre à l'épreuve. "**Nous étions plutôt convaincus d'apporter la preuve que le concept de régime hyperglucidique était bon**" me dira Phinney. À sa surprise, il découvrira exactement le contraire : au cours de ses études, les athlètes sont au meilleur de leurs capacités lorsqu'ils ne consomment que très peu de glucides. En l'absence de glycogène (la forme du glucose qui est stockée dans les muscles et le foie), l'organisme change simplement de source d'énergie et se met à

NINA TEICHOLZ

utiliser des molécules dérivées des acides gras circulant dans le sang. On les appelle les corps cétoniques.

Comme le constateront Phinney et Volek, notre corps est comparable à l'équivalent physiologique d'une voiture hybride, passant d'une source d'énergie à une autre. Lorsque nous ne pouvons plus puiser dans nos glucides, alors nous brûlons nos réserves de graisse.[*] Phinney peut ainsi réfuter l'une des principales critiques du régime alimentaire d'Atkins (à savoir la théorie selon laquelle, pour assurer les fonctions de base de l'organisme, on devrait consommer au moins 100 grammes de glucose par jour).[†] En effet, bien que cela soit oublié ou ignoré, cela fait plus d'un demi-siècle que l'on sait que le corps humain n'a besoin d'aucun glucide et qu'il fonctionne **parfaitement bien, si ce n'est mieux, sur les corps cétoniques.** La petite quantité de glucose nécessaire à certains tissus de l'organisme, comme le cristallin de l'œil et les globules rouges par exemple, **est produite par le foie** à partir des acides aminés présents dans les protéines que nous consommons.

Phinney réfute également d'autres inquiétudes liées au régime d'Atkins et issues de quelques petites études menées dans les années 1970 et 1980 sur ce régime alimentaire. Ces études

---

[*] Lorsque l'organisme se met à utiliser des acides gras sous la forme de corps cétoniques comme source d'énergie, on appelle cet état la "cétose nutritionnelle". Ce qui a plombé le régime d'Atkins est la crainte que ces corps cétoniques soient toxiques. Cela est dû au fait que leur taux chez les individus présentant un diabète non contrôlé peut être dangereusement élevé (une affection appelée "acidocétose diabétique"). Cependant, le taux des corps cétoniques mesuré chez les individus consommant un régime à faible teneur en glucides est cinq à dix fois inférieur à celui des diabétiques. À cette concentration, les corps cétoniques ne présentent aucun danger.

[†] En 1999, un groupe international a fixé la quantité de glucose minimum requise à 150 grammes par jour. Ce chiffre est calculé à partir de la présomption ancienne de 100 grammes minimum par jour auquel vient s'ajouter, de manière arbitraire, une marge de sécurité de 50 grammes supplémentaires (Bier et al., 1999, 5177-5178).

avaient constaté que le régime s'accompagne de maux de tête, comme l'avait mentionné Ornish, ainsi que d'étourdissements, d'une perte d'eau, d'une constipation et d'un manque d'énergie. Le tout est communément surnommé la "grippe d'Atkins". Phinney parvient à démontrer que tous ces symptômes sont liés à la période de transition qui a lieu lorsque l'on modifie le régime alimentaire habituel et que l'on adopte une alimentation à faible teneur en glucides. Durant cette période d'adaptation, qui peut durer entre deux et trois semaines, d'importantes modifications métaboliques se produisent au cours desquelles les tissus apprennent à se servir des corps cétoniques comme nouvelle source d'énergie. Entre autres choses, les reins évacuent de l'eau et du sel. Et Phinney explique que c'est ce phénomène qui provoque des étourdissements et une constipation chez certains adeptes du régime d'Atkins.* Comme solution à ces difficultés éprouvées durant la période de transition, Phinney suggère de boire plusieurs tasses de bouillon tous les jours.

La perte hydrique initiale amène aussi les détracteurs à la conclusion erronée que sur ce régime alimentaire, toute perte de poids est liée uniquement à la perte d'eau et non à la perte de graisse.† Pourtant, les travaux de Phinney, Volek et d'autres

---

*La perte de sel et de potassium était le tendon d'Achille de plusieurs premières études du régime d'Atkins. C'est cette constatation qui paraissait le condamner. En 1980, des chercheurs de l'université Yale avaient donné de la dinde à leurs sujets. Malheureusement, comme la viande avait été bouillie, elle avait perdu la plupart de sa teneur en sel et en potassium. À cause de l'absence de ces nutriments essentiels, les participants ont présenté divers symptômes désagréables, ce qui a amené les auteurs de l'étude à conclure que le régime d'Atkins en lui-même est fondamentalement mauvais pour la santé. Or, dans cette version du régime alimentaire, le fait que la dinde avait été bouillie est une explication plus vraisemblable du déficit en nutriments essentiels (DeHaven et al., 1980).

†L'étude la plus couramment citée comme "preuve" n'a en réalité été menée que sur dix jours. D'où la fausse présomption que la perte hydrique observée lors de cette période initiale est la seule perte de poids attribuable au régime d'Atkins (Yang et Van

NINA TEICHOLZ

démontrent que sur ce régime alimentaire, les kilos perdus à plus long terme sont attribuables aux réserves de graisse et non à l'eau. Au début des années 2000, ces chercheurs sont donc en mesure de discréditer les nombreuses fausses impressions issues des quelques essais scientifiques initiaux sur ce régime alimentaire, qui avaient tout simplement été trop courts pour aller au-delà des problèmes liés à l'adaptation de l'organisme. Ces chercheurs confirment également que la promesse initiale du régime alléguant une perte de poids est vraie. Lors d'essais comparant le régime d'Atkins au régime hypocalorique standard recommandé par l'AHA, on constate que les participants perdent bien plus de poids sur le régime à faible teneur en glucides. Et davantage de cette perte de poids est liée à une perte de la masse graisseuse que de la masse musculaire.

En outre, ils parviennent enfin à démontrer que la santé cardiovasculaire n'est pas affectée par le régime d'Atkins. C'est en fait plutôt le contraire. Étude après étude, et en mesurant le plus grand nombre imaginable de facteurs, ils démontrent que par rapport au régime à faible teneur en matières grasses (que l'AHA a recommandé aux Américains pendant si longtemps), le régime riche en matières grasses réduit les risques liés aux maladies cardiovasculaires et au diabète. Dans plus de quinze essais rigoureusement contrôlés que Volek a menés depuis l'année 2000, il constate que le régime d'Atkins fait monter le cholestérol HDL mais fait baisser les triglycérides, la tension artérielle et les marqueurs d'inflammation. Et il a également démontré que la capacité des vaisseaux sanguins à se dilater (connue sous le nom de "fonction endothéliale" et considérée par de nombreux experts comme un facteur de risque de crise cardiaque) s'améliore chez ceux qui adoptent le régime à faible teneur en glucides (par rapport à ceux qui suivent le régime à faible teneur en matières grasses). Surpris et dubitatif, Volek se demande si tous ces résultats positifs sont imputables uniquement à la perte de poids (en raison du fait que ses sujets perdent inévitablement du poids lorsqu'ils suivent le régime d'Atkins). Il mène donc des études supplémentaires en maintenant constant le poids de ses sujets. Il découvre que

Itallie, 1976).

MANGER GRAS, LA GROSSE SURPRISE

malgré cela, le régime à faible teneur en glucides donne les mêmes résultats.

Au même moment, Westman, le médecin de l'université Duke qui a examiné les dossiers d'Atkins, réalise une dizaine d'autres études. Westman s'intéresse particulièrement aux effets de ce régime alimentaire sur le diabète de type 2 (celui qui est associé au surpoids et à l'obésité). Dès la fin du XIXe siècle, des médecins rapportent que la restriction des glucides est un "remède" au diabète. Mais les études menées par Westman sont parmi les premières à étayer scientifiquement ce traitement.[*] Westman découvre que réduire les glucides et les remplacer par des matières grasses alimentaires s'avère très efficace dans la gestion du diabète. Certains sujets peuvent connaître une rémission complète de la maladie, leurs taux de glucose sanguin et de variation d'insuline se stabilisant à tel point qu'ils peuvent même arrêter leurs médicaments antidiabétiques. Sur la base de ces travaux, Westman et ses collègues argumentent vigoureusement contre le régime officiel à faible teneur en matières grasses (qui nécessite généralement l'adjonction de médicaments pour "être efficace"). Ils demandent son abandon en faveur du régime à faible teneur en glucides comme traitement recommandé pour cette maladie. Cependant,

---

[*]Harvey, le médecin de Banting, a en partie puisé son inspiration pour un régime à faible teneur en glucides à partir d'informations que des médecins français utilisaient cette méthode pour traiter le diabète. Aux États-Unis, la première mention de ce traitement est faite par Elliott Proctor Joslin, médecin ayant étudié à Harvard et à Yale. De 1893 à 1916, il mettra ses patients diabétiques sur un régime limitant les glucides à 10 %. Plus récemment, cette démarche sera redécouverte et développée par Mary Vernon, médecin traitant à Lawrence, au Kansas et par Richard K. Bernstein, médecin à Mamaroneck, dans l'État de New York. Ce dernier est également l'auteur du livre *L'alimentation du diabétique : la solution à faible teneur en glucides du Dr Bernstein* [The Diabetes Diet: Dr. Bernstein's Low-Carbohydrate Solution] (New York : Little, Brown, 2005) (Joslin, 1919 ; les travaux de Joslin sont également décrits dans Westman, Yancy et Humphreys, 2006, 80-81).

392

l'Association américaine du diabète (American Diabetes Association, ADA) maintient son conseil en faveur du régime à faible teneur en matières grasses. En raison du fait que les diabétiques ont un risque très élevé de maladie cardiovasculaire, et étant donné que les autorités recommandent un régime à faible teneur en matières grasses pour lutter contre cette maladie, c'est donc ce régime alimentaire que l'ADA recommande pour prévenir le diabète. Ce n'est seulement qu'à partir du moment que quelqu'un est atteint de cette maladie que l'ADA conseille de "surveiller" l'apport en glucides et de remplacer le sucre par "d'autres glucides".

Ces chercheurs pionniers œuvrant sur le régime d'Atkins continuent à développer leurs travaux tout au long des années 2000. Ils réalisent des études sur différentes populations : hommes et femmes, athlètes et individus atteints d'obésité, de diabète et de syndrome métabolique.[*] [†] Et tandis que les résultats

---

[*]Une partie de cette recherche sera financée par la Fondation Robert C. et Veronica Atkins qui a été créée en 2003 à l'aide de 40 millions de dollars en subvention de la part d'Atkins en vue de financer la recherche après sa mort. Bien que ces chercheurs travaillant sur le régime à faible teneur en glucides aient été réticents à accepter des fonds provenant d'une fondation affichant un programme clairement défini, il n'y avait aucune autre alternative. En effet, cela fait longtemps que le NHLBI et l'AHA considèrent qu'une alimentation riche en matières grasses est trop malsaine pour valoir la peine d'être étudiée. Ils n'ont ainsi financé aucune étude sur le sujet. ("À propos de la fondation," Fondation Robert C. et Veronica Atkins, consulté le 11 octobre 2013, http://www.atkinsfoundation.org/about.asp.)

[†]Le syndrome métabolique est le nom attribué à un ensemble de problèmes de santé qui se produisent simultanément chez un individu. Ceux-ci incluent : obésité "centrale" (autour de l'abdomen), augmentation des triglycérides, réduction du cholestérol HDL, taux élevé de glucose sanguin à jeun et hypertension artérielle. L'association de plusieurs ou de tous ces problèmes suggère une forte augmentation du risque de maladie coronarienne, d'accident vasculaire et de diabète de type 2. Le syndrome est décrit pour la première fois par l'endocrinologue

positifs fluctuent, ils pointent invariablement dans la bonne direction. L'une des études les plus incroyables a été réalisée auprès de 146 hommes atteints d'hypertension artérielle et qui ont adopté le régime d'Atkins pendant près d'un an. La tension artérielle du groupe a diminué bien plus que celle d'un groupe de participants consommant une alimentation à faible teneur en matières grasses et sous traitement antihypertensif.

Dans la plupart de ces études, le régime alimentaire affichant les meilleurs résultats est celui composé de plus de 60 % des calories sous forme de matières grasses.[*] Cette proportion de matières grasses est semblable à celle de l'alimentation des Inuits et des Massaï mais elle est étonnamment élevée par rapport aux recommandations officielles de 30 % maximum. Pourtant, aucune des autres études rigoureusement contrôlées portant sur l'ensemble des autres régimes alimentaires n'a jamais démontré de tels avantages manifestes dans la lutte contre l'obésité, le diabète et les maladies cardiovasculaires. Et ce dans autant de populations diverses.

Malgré la cohérence de ces résultats, Westman et ses collègues sont restés des marginaux dans le monde de la nutrition. Comme il fallait peut-être s'y attendre, leurs travaux n'ont suscité que silence ou dédain, ou les deux en même temps. Réussir à faire publier leurs recherches dans des revues prestigieuses n'est pas sans difficulté. Et les invitations à des grandes conférences se font rares. Volek raconte que même

---

Gerald Reaven et est parfois connu sous le nom de "syndrome de Reaven". On l'appelle aussi "syndrome cardiométabolique", "syndrome X" ou "syndrome de résistance à l'insuline". En outre, selon les autorités, les symptômes qui le définissent varient un peu (NIH, OMS, etc.).

[*]À ce jour, en raison du fait qu'une alimentation à forte teneur en graisses saturées est jugée trop dangereuse pour être assujettie à une étude, seules quelques rares études sur le régime riche en matières grasses chez les humains ont tenté d'identifier les effets des graisses saturées. Parmi la poignée de petites études qui ont été réalisées jusqu'à présent, aucun effet indésirable de ce régime alimentaire n'a pu être démontré (Rivellese et al., 2008 ; Hays et al., 2003 ; Forsythe, 2010 ; Cassady, 2007).

NINA TEICHOLZ

lorsqu'il est invité à partager ses résultats au cours de réunions, le fait de présenter des résultats de recherche qui s'opposent aux fondements même de la connaissance classique sur l'alimentation est prise comme une injure : "les gens restent muets". Et malgré un grand nombre d'éléments de preuve étayant désormais le régime riche en matières grasses et pauvre en glucides comme l'option la plus saine, ses collègues qualifient encore régulièrement ce régime alimentaire de "charlatanisme" et de "phénomène de mode". Volek me dira combien il peut être décourageant de persévérer dans ce domaine. "On est confronté aux idées reçues. C'est très difficile d'obtenir des subventions ou de trouver des revues qui veulent bien publier nos études."

Westman décrit de manière poignante le désarroi éprouvé lorsque les efforts de changement de paradigme se heurtent à des préjugés si fortement ancrés : "Lorsque la peur non scientifique vis-à-vis des matières grasses alimentaires est si répandue dans la société que les chercheurs responsables des secteurs d'études et qui octroient les subventions n'autorisent aucune recherche sur l'alimentation riche en matières grasses par crainte que cela puisse "nuire à autrui" (comme nous l'avons observé avec le NIH et l'AHA), cette situation ne permet pas à la science de "s'auto-corriger". Un tabou scientifique est ainsi créé en raison du fait qu'il est si peu probable d'obtenir des subventions. Et les organismes de financement se dégagent de toute responsabilité car ils disent que les chercheurs ne soumettent aucune demande de subvention."

Bien que Volek et ses collègues exhortent depuis longtemps l'establishment nutritionnel à adopter un regard "plus impartial et équilibré" à l'égard du régime à faible teneur en glucides, ils hésitent à recommander ce régime alimentaire à l'ensemble de la population américaine en raison du fait qu'il n'a pas encore fait l'objet d'un essai clinique à long terme.* Seule une étude réalisée

---

*À la fin des années 2000, l'étude la plus longue réalisée n'a duré qu'un an. C'est l'étude "A à Z", menée à l'université de Stanford, qui a démontré que les effets métaboliques chez des femmes préménopausées qui adoptent le régime d'Atkins sont comparables ou plus favorables que ceux chez des femmes sur le régime Zone (modérément pauvre en glucides), le régime

sur une période d'au moins deux ans pourrait répondre aux préoccupations de santé relatives à une alimentation contenant tant de matières grasses. Elle permettrait ainsi de couper court aux spéculations généralisées des chercheurs et des cliniciens selon lesquelles il est possible que les effets délétères liés à la consommation de tant de gras et de protéines ne se manifestent qu'après une période prolongée sur ce régime alimentaire.[*]

En 2008, les résultats issus d'une étude réalisée sur deux ans sont finalement publiés. C'est l'étude menée en Israël, décrite dans le chapitre sur le régime méditerranéen, portant sur 322 hommes et femmes en surcharge pondérale. Selon les normes applicables à la recherche nutritionnelle, l'étude est exceptionnellement bien contrôlée. Le déjeuner, repas principal de la journée en Israël, a été assuré à la cafétéria de l'entreprise.

L'étude sépare les participants en trois groupes : l'un est mis sur le régime alimentaire à faible teneur en matières grasses de

---

LEARN (modérément pauvre en matières grasses et modérément riche en glucides) ainsi que le régime d'Ornish (très pauvre en matières grasses et très riche en glucides) (Gardner et al., 2007).

[*]Les effets liés à une quantité excessive de protéines est l'une des inquiétudes qui est justifiée. Mais ils ne sont problématiques que dans le contexte d'une alimentation pauvre en matières grasses ou en glucides. Lorsque l'on consomme des protéines, les reins et le foie éliminent l'azote et l'excrètent à travers l'urine. Les matières grasses alimentaires sont essentielles à ce processus. Lorsque l'on mange de la viande trop maigre, l'azote ne peut pas être éliminé correctement et il s'accumule jusqu'à atteindre des concentrations potentiellement toxiques. Cette affection constitue de nos jours un danger courant pour les individus qui suivent un régime alimentaire et qui souhaitent limiter leur apport glucidique mais sans vouloir consommer davantage de matières grasses (compte tenu des idées reçues qui perdurent). Les Inuits considéraient que la viande trop maigre ne fait pas partie d'une alimentation adéquate. Stefansson surnomme le problème de "jeûne du lapin", ayant lui-même souffert de ce phénomène en 1928 lors de son expérimentation au cours de laquelle il n'a mangé que de la viande maigre et pas assez de matières grasses pendant un an (Stefansson, 1956, 31).

l'AHA, le deuxième sur le régime méditerranéen et le troisième sur un régime alimentaire semblable à celui d'Atkins à forte teneur en matières grasses ("semblable à celui d'Atkins" car les participants ont été encouragés à consommer des graisses d'origine végétale et non animale). Iris Shai, le spécialiste israélien en essai clinique qui dirige l'étude conjointement avec le professeur en nutrition de Harvard, Meir Stampfer, expliquera qu'elle n'avait initialement prévu d'inclure que les deux premiers bras de l'étude. Après avoir entendu Eric Westman faire une présentation à Harvard en 2004 et après avoir consulté quelques études récentes sur le régime pauvre en glucides, elle décide de rajouter l'alimentation riche en matières grasses à son étude.[*]

Pour presque chacun des indicateurs de maladie cardiovasculaire pouvant être mesuré au cours des deux années de l'étude, Shai constate que les sujets ayant suivi le régime riche en matières grasses sont en meilleure santé et ont perdu le plus de poids. En ce qui concerne le plus petit sous-ensemble de diabétiques de l'étude, les résultats des régimes d'Atkins et méditerranéen sont coude à coude. Sous tous les aspects, le régime à faible teneur en matières grasses donnent les pires résultats.

En tenant compte des résultats de cette étude, et de deux autres études récentes sur le régime d'Atkins qui ont duré deux ans chacune,[†] tout porte à croire que les inquiétudes relatives aux

---

[*]C'est la raison pour laquelle l'étude a été en partie financée par la Fondation Atkins.

[†]Les deux autres études n'ont pas montré d'effet bénéfique si net en faveur du régime d'Atkins. Elles ne sont pas développées dans ce livre car elles n'ont pas fait l'objet d'un contrôle aussi rigoureux que celle menée en Israël. L'équipe de Shai s'est efforcée à fournir le déjeuner (repas principal de la journée) aux participants, ce qui a également servi d'opportunité pédagogique puissante sur la façon de suivre le régime alimentaire assigné. Des séances de conseils supplémentaires ont aussi été organisées. Les deux autres études, quant à elles, ont simplement fourni aux participants un livre sur la nutrition, des fascicules d'information et des séances de conseils hebdomadaires. Les

effets délétères potentiels à long terme de cette alimentation peuvent enfin être apaisées. La fonction rénale et la densité osseuse, deux inquiétudes majeures, se sont révélées tout à fait adéquates, si ce n'est améliorées, chez les individus mis sur le régime riche en matières grasses. Pourtant, de manière générale, ces résultats à long terme d'importance cruciale n'ont pas fait l'objet de discussion par les experts nutritionnels conventionnels. Ils n'ont pas non plus suscité un plus grand soutien en faveur d'une alimentation plus riche en matières grasses. Néanmoins, pour le groupe de chercheurs en alimentation à faible teneur en glucides, ces études constituent le dernier élément de preuve qu'ils attendaient impatiemment. Westman, Volek et Phinney tirent la conclusion raisonnable que le régime alimentaire riche en matières grasses et pauvre en glucides peut désormais être recommandé plus largement au public.*

---

résultats de l'étude de Shai sont donc considérés comme plus fiables. L'une des deux autres études a été réalisée par l'équipe qui a invité Gary Foster de l'université Temple. Cette étude, menée sur 307 adultes, compare une alimentation à faible teneur en matières grasses et contrôlée au niveau calorique au régime d'Atkins non limité en calories. En ce qui concerne l'état de santé et la perte de poids, les chercheurs ont montré qu'il n'existe presque aucune différence entre les sujets qui suivent les deux régimes alimentaires. Sauf, notablement, que le cholestérol HDL s'est amélioré de 23 % chez les individus sur le régime d'Atkins (et qu'aucun effet bénéfique de la sorte n'a été observé dans le groupe mis sur le régime à faible teneur en matières grasses (Foster et al., 2010). La seconde étude, menée par le professeur de Harvard, Frank M. Sacks, a comparé quatre régimes alimentaires composés de différentes proportions de glucides, protéines et matières grasses. Sacks a démarré son étude avec 811 adultes en surpoids et, après deux ans, n'a constaté guère de différence dans les résultats (Sacks et al., 2009).

*En 2010, Phinney, conjointement avec Volek et Westman, publie un livre sur une nouvelle version du régime d'Atkins, intitulé *Le Nouveau régime Atkins* (New York : Touchstone, 2010). Plus d'un demi-million d'exemplaires se vendront en

Gary Taubes et "Le gros mensonge sur les gras"

Tandis que ces chercheurs ont été ignorés par la majorité de la communauté médicale et nutritionnelle classique, un individu réussira, au cours de cette dernière décennie, à réorienter la conversation sur le sujet de la nutrition vers la théorie que ce sont les glucides, et non les matières grasses, qui sont à l'origine de l'obésité et d'autres maladies chroniques. C'est le journaliste scientifique Gary Taubes. En 2001, il retrace d'un œil critique l'histoire de l'hypothèse régime-cœur pour le magazine *Science*. C'est la première fois qu'une grande revue scientifique publie une analyse approfondie des faiblesses scientifiques du dogme du régime alimentaire à faible teneur en matières grasses (du moins, depuis que Pete Ahrens a perdu la bataille contre Ancel Keys au milieu des années 1980). Taubes dissèque également toute les travaux scientifiques, des chercheurs allemands et autrichiens travaillant sur l'obésité avant la guerre jusqu'à Pennington. Il conclut que l'obésité est en effet un trouble hormonal et non pas la conséquence de la gourmandise ou de la paresse. Dans son article publié dans *Science*, Taubes explique comment l'hormone responsable de l'obésité est vraisemblablement l'insuline qui est sécrétée en grande quantité lorsque l'on mange des glucides. En fait, l'une de ses principales conclusions est que, du fait que les matières grasses alimentaires sont le seul macronutriment qui ne stimule par la production d'insuline, elles constituent le nutriment le *moins* susceptible de faire grossir.

---

deux ans. En outre, Phinney et Volek publieront indépendamment deux livres sur le régime à faible teneur en glucides.

399

Illustration 24. La couverture du *New York Times Magazine*, 7 juillet 2002

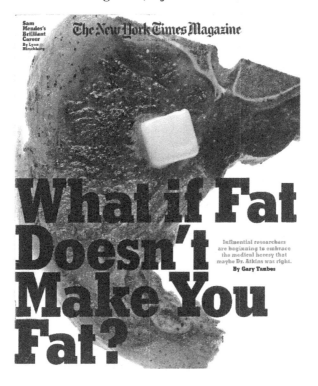

Extrait du *New York Times*, 7 juillet 2002 © 2002 The New York Times. Utilisé avec autorisation et protégé par les lois américaines relatives au droit d'auteur. L'impression, la copie, la redistribution ou la retransmission de ce contenu sans autorisation écrite préalable est interdite.

Gary Taubes, journaliste scientifique, a écrit un article notable remettant ouvertement en cause la théorie selon laquelle les matières grasses alimentaires, quelles qu'elles soient, provoquent des maladies cardiovasculaires ou l'obésité.

D'autres chercheurs et scientifiques avaient déjà publié des critiques sur l'hypothèse régime-cœur mais Taubes est le premier à rassembler toutes les diverses théories sur le sujet en un seul exposé exhaustif. Et Taubes réussit à toucher un public national.

400

Il intervient une seconde fois dans le *New York Times Magazine* avec un article intitulé : "Et si la diabolisation des gras n'était qu'un gros mensonge ?" [What if It's All Been a Big Fat Lie?]. En 2007, il publie un livre sur le sujet sous le titre *Bonnes calories, mauvaises calories*. C'est un travail de recherche méticuleux et densément annoté qui, de manière exhaustive et originale, plaide en faveur d'une hypothèse "alternative" sur l'obésité et les maladies chroniques. Il argumente que ce sont les glucides raffinés et les sucres présents dans l'alimentation qui engendrent l'obésité, le diabète et les maladies connexes (et non pas les matières grasses alimentaires ou les "calories en trop" que l'on associe à un excès de nourriture).

Taubes est le contestataire contemporain le plus influent de l'hypothèse régime-cœur. Même Michael Pollan, le journaliste gastronomique populaire qui affirme que nous devrions manger "principalement des végétaux", fait l'éloge de Taubes pour avoir révélé la pseudoscience du dogme antigras. Il le surnomme l'Alexandre Soljénitsyne du monde de la nutrition.

Les travaux de Taubes brisent le dogme à tel point que la plupart des experts nutritionnels se trouvent dans l'incapacité de réagir, à l'exception de certains qui se contentent de les dénigrer, comme l'ont déjà fait maintes fois les experts anticontestataires de ce domaine. Lors de la publication du livre de Taubes, Gina Kolata, rédactrice médicale au *New York Times*, qualifie Taubes de "journaliste scientifique courageux et téméraire" mais elle termine son compte-rendu par cette conclusion légère : "Désolée, mais je ne suis pas convaincue."* Au milieu des années 2000, l'attitude glaciale de la communauté nutritionnelle envers Taubes

---

*Kolata n'aborde aucune des milliers d'études scientifiques décrites par Taubes. Au lieu de cela, son coup de grâce apparent met l'accent sur quelques "études définitives" qu'elle déniche, menées par des chercheurs à New York City, au cours desquelles des patients hospitalisés ont été mis sur des régimes alimentaires dont la teneur en glucides et matières grasses variaient entre 0 et 85 %. Aucune différence en matière de santé ou de poids n'a pu être constatée. En réponse, Taubes précisera qu'il n'existe en réalité qu'une seule étude de la sorte et qu'elle n'a été menée que sur 16 individus (Taubes, 28 octobre 2007).

est si palpable (au début de mes propres recherches pour ce livre) que malgré le fait que de nombreux spécialistes de l'hypothèse régime-cœur aient apparemment lu le livre de Taubes, je ne parviens pas à trouver qui que ce soit qui veuille bien parler de lui. En tant que journaliste scientifique, les travaux de Taubes lui ont valu de nombreuses récompenses, notamment trois prix Science et Société attribués par l'Association nationale des rédacteurs scientifiques. C'est le plus grand nombre de prix que le groupe puisse attribuer à un journaliste scientifique. Pourtant, environ deux tiers de mes interviews avec les experts nutritionnels commencent à peu près comme ceci : "Si vous prenez le parti pris de Gary Taubes, alors je préfère ne pas vous parler."

Réciproquement, Taubes est provocateur dans sa critique de la science nutritionnelle et de ses spécialistes. À la suite d'une présentation dans un institut de recherche, un doyen de la faculté pose la question suivante : "M. Taubes, est-il juste de dire que le message implicite qui se dégage de votre présentation est que vous pensez que nous sommes tous des idiots ?" "C'est une question étonnamment pertinente" écrira plus tard Taubes sur son blog. Il explique que cela ne tient pas au fait que des générations de chercheurs manquent d'intelligence. Ces derniers sont tout simplement conditionnés par une idéologie biaisée. Toutefois, poursuit Taubes, si le progrès scientifique implique la découverte de la bonne réponse, alors "obtenir une mauvaise réponse sur une si grande et tragique échelle est à la limite de l'inexcusable." À la dernière ligne de son article pour le *New York Times Magazine* publié en 2002, il cite un chercheur qui pose la question rhétorique suivante : "Pourrait-on obtenir des excuses de la part des partisans du régime antigras ?"

Malgré le fait que ce ne soit pas le grand amour entre Taubes et les experts nutritionnels conventionnels, la majeure partie de ce qu'il écrit paraît si brillamment crédible que son acceptation a été quasiment instantanée. Bien sûr que le sucre et la farine blanche sont mauvais ! Les experts nutritionnels parlent comme si c'est un fait connu depuis toujours. En 2010, la une du *Los Angeles Times* annonce : "On a longtemps diabolisé le gras. Mais les nutritionnistes pointent aujourd'hui du doigt le sucre et les céréales raffinées." Dans tout le pays, les chercheurs qui ont

NINA TEICHOLZ

lu et digéré les travaux de Taubes se mettent tout d'un coup à étudier le sucrose, le fructose et le glucose en les comparant et en observant leurs effets sur l'insuline. Récemment, certains chercheurs ont démontré que le fructose contenu dans les fruits, le miel, le sucre de table et le sirop de maïs à haute teneur en fructose pourraient davantage empirer les marqueurs d'inflammation liés aux maladies cardiovasculaires que le glucose.* Cependant, le glucose présent dans le sucre et les légumes riches en féculents semble agir davantage sur l'insuline et l'obésité. La science sur ces différents types de glucides raffinés n'en est qu'à ses débuts. Nous ne savons donc pas avec certitude si tous les glucides jouent un rôle dans l'obésité, le diabète et les maladies cardiovasculaires ou si certains glucides sont pires que d'autres.

On peut cependant affirmer, sans risquer de se tromper, que les glucides raffinés et les sucres que l'AHA nous a recommandé de consommer dans le cadre d'une alimentation saine qui limite les matières grasses, ne constituent pas simplement, comme on nous l'a assuré, des "calories vides" neutres. Ils sont résolument mauvais pour la santé, et ce de plusieurs façons.† En outre, les essais cliniques menés récemment montrent que la consommation de grandes quantités de glucides, y compris ceux présents dans les céréales complètes, les fruits et les légumes riches en féculents, sont également délétères. Comme on l'a vu, l'étude de Shai en Israël a constaté que le groupe ayant adopté un régime méditerranéen, consommant une forte proportion de calories sous forme de glucides "complexes", s'est révélé en moins bonne santé et en plus grande surcharge pondérale que le groupe ayant suivi le régime alimentaire semblable à celui d'Atkins (à noter néanmoins que leur état de santé était meilleur

---

*Le sucre de table (sucrose) et le sirop de maïs à haute teneur en fructose présentent tous les deux environ la même proportion égale de fructose et de glucose.

†En 2011, un groupe de grands experts nutritionnels publie le premier document exhaustif de consensus formel qui affirme qu'aucun effet bénéfique lié à la consommation de glucides à la place des graisses saturées ne peut être démontré (Astrup et al., 2011).

que ceux mis sur le régime à faible teneur en matières grasses). L'Initiative sur la santé des femmes, au cours de laquelle 49 000 femmes consommant un régime alimentaire riche en glucides complexes ont été suivies pendant près d'une décennie, n'a elle aussi montré qu'une réduction négligeable du risque lié aux maladies ou au poids. Cependant, ce message général sur l'effet délétère lié à la consommation excessive de glucides *non raffinés* est contrariant pour les Américains qui sont aujourd'hui convaincus que ces aliments sont sains. Et il ne fait aucun doute qu'il est difficile pour les experts en nutrition de contredire leurs propres conseils qui, depuis un demi-siècle, recommandent une alimentation riche en glucides.

En tout cas, c'est clairement grâce aux travaux de Taubes de ces dernières années que nos connaissances générales sur les glucides se sont approfondies. "Cela a été sa plus grande contribution au domaine" dira Ronald M. Krauss, influent expert en nutrition et directeur de la recherche de l'Institut de recherche de l'hôpital pédiatrique d'Oakland. Pour un journaliste, c'est un tour de force stupéfiant dans le monde de la science. En 2013, Taubes est l'un des rares journalistes à rédiger un article soumis à un comité de lecture pour le *British Medical Journal*, revue scientifique très respectée. Après tout, étant donné l'emprise que les idées de Keys ont eue sur les chercheurs nutritionnels pendant de si nombreuses décennies, il est peut-être inévitable qu'une hypothèse alternative n'ait pu être formulée que par un profane.[*]

---

[*]En 2012, Taubes et le médecin Peter Attia fondent un groupe à but non lucratif appelé Initiative pour la science nutritionnelle (Nutrition Science Initiative, NuSI) et financé par 40 millions de dollars en subventions de la Fondation Laura and John Arnold. Cette initiative a pour objectif de mener des recherches scientifiques de haute qualité sur des sujets que le NIH et l'AHA sont réticents à financer. En 2013, NuSI lance une étude pilote pour tester l'hypothèse selon laquelle les glucides constituent un type de calorie particulièrement susceptible d'entraîner une prise de poids (par rapport aux protéines et aux matières grasses). Cinq centres, y compris plusieurs à l'université Columbia et au NIH, participent à l'étude et le conseil de surveillance comprend

Changement de paradigme sur le cholestérol

Tandis que les travaux de Taubes permettent de modifier le discours accusant les matières grasses de fléau nutritionnel, et tandis que les chercheurs en nutrition à faible teneur en glucides réalisent des essais cliniques démontrant qu'une alimentation ne contenant pas de glucide raffiné semble favorable, un troisième facteur crucial établi ces quinze dernières années vient renforcer la théorie selon laquelle une alimentation à plus forte teneur en matières grasses est plus saine. Ce facteur est issu de la nouvelle science de prédiction des maladies cardiovasculaires qui bouleverse tout ce que nous croyions savoir sur le cholestérol, les maladies cardiovasculaires et l'alimentation.

Ronald Krauss est parmi les chercheurs les plus influents de ce domaine. Il est indiscutablement l'un des aristocrates du monde de la nutrition, sollicité fréquemment par l'AHA et le NIH pour siéger à des groupes d'experts. Il a réalisé de nombreux travaux de recherche financés par le NIH. Krauss est également une rareté parmi ses collègues universitaires d'élite dans le fait qu'il reçoit régulièrement des patients. Alors que les épidémiologistes nutritionnels passent leurs journées à examiner des données issues de questionnaires, et que les biochimistes nutritionnels mènent des expérimentations dans des conditions optimales dans leur laboratoire, Krauss est l'un des rares chercheurs en nutrition qui, tout comme Donaldson et Pennington avant lui, interagit avec des individus aux prises avec leur poids et leur santé.

Krauss a apporté plusieurs importantes contributions à l'encontre des accusations contre les matières grasses. Mais celle qui est la plus importante au niveau scientifique est sa découverte d'un nouveau biomarqueur des maladies cardiovasculaires. Dans les années 1990, Krauss découvre un indicateur de prédiction des maladies cardiovasculaires qui

---

d'éminents experts nutritionnels. Une description du protocole de l'étude est consultable dans un article du *Scientific American* (Taubes, 2013).

dépasse et ébranle les méthodes sur lesquelles s'est fondée l'hypothèse régime-cœur. La possibilité de mesurer un marqueur dans le sang afin de signaler de manière fiable un risque de crise cardiaque est, de toute évidence, le Saint Graal de la recherche cardiovasculaire. Il y a soixante ans, Keys était le premier à suggérer le cholestérol sérique total comme marqueur, condamnant les graisses saturées exclusivement sur la base de leur propension à l'augmenter. Puis, dans les années 1970 et 1980, quand les scientifiques ont commencé à appréhender les complexités de ce "cholestérol total" (à savoir qu'il n'est pas en fait un bon indicateur du risque de crise cardiaque et qu'il dissimule la mesure plus subtile du cholestérol HDL et LDL), on aurait pu croire que les graisses saturées allaient reconquérir leur réputation. Après tout, les graisses saturées d'origine animale *augmentent* en effet le cholestérol HDL, ce qui est une de leurs vertus souvent ignorée. Néanmoins, les graisses saturées augmentent aussi le "mauvais" cholestérol LDL. Ces effets contradictoires s'avèrent fatals pour les graisses saturées car l'opinion scientifique officielle, pour des raisons politiques et autres, a privilégié le cholestérol LDL au détriment du cholestérol HDL. Il est devenu le biomarqueur préféré de ces dernières décennies.

Krauss demeure l'un des rares chercheurs à ne pas être convaincu que le cholestérol LDL est forcément le meilleur biomarqueur, ou le plus fiable qui soit en ce qui concerne les maladies cardiovasculaires.* Dans son cabinet, il a déjà rencontré

---

*L'un des problèmes avec ce biomarqueur est fondamental : le test permettant de mesurer le cholestérol LDL a toujours manqué de fiabilité. La méthodologie standard quantifie le cholestérol total, puis déduit le cholestérol HDL, ainsi que l'autre fraction du cholestérol total que l'on appelle les lipoprotéines de très basse densité (VLDL). Mais les VLDL ne sont pas elles-mêmes directement mesurées, elles sont calculées à partir de la mesure des triglycérides. Cela peut fausser les résultats, surtout lorsque les triglycérides sont élevés. "La marge d'erreur est considérable" me dira Allan Sniderman, expert en biomarqueurs de l'université McGill. Il explique que "si votre cholestérol LDL affiche 130 mg/dl, il pourrait très bien se situer entre 115 et 165

des patients qui ont réussi à faire baisser leur cholestérol LDL ou qui présentaient un niveau "sain" de cholestérol LDL et qui pourtant ont subi une crise cardiaque. Krauss explique que la capacité du cholestérol LDL à prévoir les maladies cardiovasculaires se limite principalement aux individus affichant un taux de cholestérol LDL très élevé (égal ou supérieur à 160 mg/dl). Pour le patient cardiaque commun dont le cholestérol LDL n'est que proche de la limite supérieure, le cholestérol LDL est relativement insignifiant. En effet, plusieurs grandes études ont démontré que le taux de cholestérol LDL est complètement dissocié du fait que l'on soit atteint d'une crise cardiaque, ou non.*

En d'autres termes, malgré tout le tintouin, le cholestérol LDL est un indicateur essentiellement aléatoire du risque lié aux maladies cardiovasculaires. En effet, de nombreux chercheurs soutiennent aujourd'hui qu'un "cholestérol LDL élevé" n'a plus beaucoup de sens. "Il n'y a aucune justification scientifique à traiter les patients LDL" écrivent un cardiologue de Yale et son collègue en 2012 dans une lettre ouverte au NIH et publiée dans la revue *Circulation* de l'AHA. Ou, comme me le décrira Allan Sniderman, professeur de médecine et de cardiologie à l'université McGill : "le LDL est un vestige historique."

Krauss parcourt la littérature scientifique à la recherche d'indices sur de meilleurs indicateurs. Il découvre une longue suite de travaux de recherche remontant à d'autres biomarqueurs qui ont pendant longtemps été ignorés. L'un deux a même ses origines dans sa propre université. Au cours des années 1950, le physicien médical John W. Gofman découvre que de la même manière que le cholestérol total peut être divisé en LDL et HDL, il est possible de calculer les particules LDL comme la somme

---

ou plus encore" (interview avec Sniderman).
*En outre, lors d'une étude portant sur 304 femmes en bonne santé, au cours de laquelle la calcification des artères a été directement mesurée à l'aide de l'ionographie, aucune corrélation quelle qu'elle soit n'a pu être établie entre le degré de plaques calcifiées et le taux de cholestérol LDL total (Hecht et Superko, 2001).

de plusieurs "sous-fractions de LDL". Au milieu des années 1980, Krauss confirme lui-même leur existence à l'aide d'une technologie similaire à celle de Gofman. Il observe que certaines particules LDL sont volumineuses, légères et capables de flotter tandis que d'autres particules sont petites et denses. Celles qui sont petites et denses s'avèrent être très étroitement liées au risque de maladie cardiovasculaire alors que les particules volumineuses, légères et capables de flotter ne sont associées à aucun risque élevé. Krauss en conclut que le "LDL total" dissimule une réalité plus complexe : un individu peut présenter un "LDL total élevé" (qui est un mauvais présage d'après les normes conventionnelles établies) sans pour autant que cela soit problématique si le LDL est principalement du type léger et capable de flotter. À l'inverse, un individu peut afficher un LDL relativement bas, qui semble être un bon signe, mais un cholestérol LDL petit et dense signale un risque élevé.

Grâce à cette seule découverte, Krauss révèle la raison pour laquelle un "cholestérol LDL élevé", bien que choyé par les experts conventionnels et cautionné par l'AHA, le NIH et des scientifiques lauréats du prix Nobel, ne tient pas sa promesse de prédire les crises cardiaques. Tout comme le cholestérol total dans les années 1980, un biomarqueur de confiance s'avère être bien plus complexe et contenir davantage de fractions qu'on ne le croyait initialement. Bien que les recommandations de santé publique aient été publiées et les statines prescrites à des millions d'Américains en se basant sur la théorie selon laquelle ces médicaments permettent de diminuer la quantité de cholestérol LDL dans le sang, la science de la prévision des maladies cardiovasculaires est encore imprécise.

Krauss analyse également ce que deviennent les sous-fractions de LDL lorsque des individus adoptent différents types de régime alimentaire. Il constate que lorsque l'on mange davantage de matières grasses totales et saturées à la place de glucides, une augmentation du "bon" LDL volumineux et une diminution du petit LDL dense (celui associé aux maladies cardiovasculaires) se produisent. Si ce que Krauss observe est juste, il n'est alors plus possible d'accuser les graisses saturées de coupable alimentaire principal. Si les graisses saturées ne font qu'augmenter ce LDL relativement inoffensif, leurs

408

répercussions sur le corps humain sont donc plutôt bénignes. Et associées à leur propension d'augmenter le cholestérol HDL, les graisses saturées paraissent ainsi non seulement bénignes mais peut-être même bonnes pour la santé (et certainement bien plus saines que les glucides par lesquels on nous a dit de les remplacer).*

Cependant, Krauss ne se vante pas de sa découverte des sous-fractions de LDL auprès de ses collègues. Il est conscient du fait que même une fois que sa découverte est reproduite avec succès, cette information sera à diffuser habilement auprès de ses collègues experts en nutrition car toute insinuation qu'ils se sont trompés depuis le début sur le cholestérol LDL pourrait les braquer. En effet, la plupart de ses homologues préfèrent simplement ignorer les conclusions de Krauss. En 2006 par exemple, lorsque j'en parle à Robert Eckel, alors président de l'AHA, il m'explique que bien qu'il respecte les travaux de Krauss, il ne comprend pas pourquoi on devrait y accorder une attention particulière (et c'est un point de vue qu'il affirmera à nouveau en 2013 lors d'une interview ultérieure). Comme me le dira en 2007 Penny Kris-Etherton de l'université d'État de Pennsylvanie (l'une des personnes les plus puissantes dans le domaine) : "Les scientifiques universitaires sont convaincus que les graisses saturées sont mauvaises pour la santé et il y a beaucoup de réticence à accepter les éléments de preuve étayant le contraire."

Malgré tout, conforté par son propre examen des preuves, Krauss tente de remettre en question les recommandations alimentaires de l'AHA au sujet des matières grasses. Krauss a longtemps fait partie de l'AHA aux plus hauts niveaux et il

---

*D'autres nouveaux biomarqueurs prometteurs ont été découverts et promus ces dernières années, tels que l'apolipoprotéine B (ApoB) et le cholestérol non HDL. Mais seules les sous-fractions de LDL de Krauss permettent d'expliquer les résultats problématiques issus de plusieurs grandes études et indiquant que le cholestérol LDL ne peut pas être lié de manière fiable aux maladies cardiovasculaires. C'est la raison pour laquelle les sous-fractions de Krauss sont particulièrement significatives et importantes.

espérait que s'il pouvait inciter le groupe à nuancer ses recommandations en matière de réduction des graisses totales et saturées, il pourrait contribuer de manière significative à la santé des Américains. Et l'occasion se présente en 1995 quand Krauss est invité à présider le comité. En définitive, il chapeautera, en 1996 et en 2000, deux mises à jour des recommandations alimentaires de l'AHA. Dans le comité, la personne la plus opposée aux graisses saturées est Alice Lichtenstein, de l'université Tufts, autre membre influent de l'élite nutritionnelle. Tandis que Krauss argumente que la quantité admissible de graisses saturées devrait demeurer telle quelle, **Lichtenstein soutient** que la limite devrait être encore davantage rabaissée et passer de 8 % à 6 ou 7 %. Krauss tente de la contrer en mettant l'accent sur le manque de preuves scientifiques en faveur d'une recommandation si extrême. Même les Crétois de Keys, dont la consommation de graisses saturées avait été sous-estimée en raison du "problème du carême", ont de toute évidence mangé plus de matières grasses d'origine animale que cela.

Krauss a néanmoins réussi à introduire des modifications importantes dans les recommandations de l'AHA. Dans la version de 1996, **Krauss fait valoir**, et ce pour la première fois dans un rapport de l'AHA sur l'alimentation, que les acides gras saturés présents dans les produits laitiers, la viande et l'huile de palme sont de types différents et qu'ils n'ont pas tous le même effet sur les lipides sanguins. En fait, certains de ces gras saturés n'ont jamais montré quelque effet négatif que ce soit sur le cholestérol.* Mais, comme me le dira Krauss, il sera impossible

---

*Il faudra attendre encore dix ans pour que d'autres recommandations intègrent ces nuances sur les différents types de graisses saturées, et ce seulement en France. En 2010, les recommandations alimentaires officielles du gouvernement français de l'époque précisent, pour la première fois, que seules les graisses saturées présentes en majorité dans l'huile de palme et de noix de coco (et en moindre proportion dans la viande et le saumon, sous forme d'acides laurique, myristique et palmitique) pourraient éventuellement avoir un lien avec les maladies cardiovasculaires en raison de leur effet sur le cholestérol LDL. Un autre type de graisse saturée (acide stéarique), présent

410

de mettre en œuvre ce degré de spécificité dans les recommandations diffusées au public car "c'était trop compliqué". Malgré cela, Krauss se félicite d'avoir réussi, dans la prochaine série de recommandations quatre ans plus tard, à déplacer le conseil de limiter la consommation des graisses saturées en bas de la liste des priorités, enfoui sous plusieurs sous-titres.

Cependant, face à la contre-attaque des traditionalistes, Krauss perdra ultimement la bataille. Lorsque Lichtenstein assume la présidence du comité nutritionnel en 2006, elle infléchit les recommandations de l'AHA dans l'autre direction, abaissant la quantité admissible de graisses saturées des 10 % fixés par Krauss, en-deçà des 8 % précédents jusqu'à 7 % maximum. Cela correspond à la même infime quantité de graisses saturées autorisée par le régime alimentaire le plus strict du NIH, l'étape 2, conçu pour les patients ayant déjà subi une crise cardiaque et présentant le plus grand risque. Désormais, c'est ce qui sera recommandé à l'ensemble des hommes, des femmes et des enfants. Lorsque je poserai la question à Lichtenstein, à savoir si son comité a tenu compte des recherches de Krauss sur les sous-fractions de LDL (et de leur implication pour les graisses saturées), elle me répondra que ses travaux étaient "compliqués" et qu'elle n'avait "pas eu le temps" de les passer en revue.

En 2013, Lichtenstein fait équipe avec Bob Eckel dans un groupe de travail conjoint de l'AHA et du Collège américain de cardiologie (American College of Cardiology, ACC). Son objectif est de mettre à jour les recommandations thérapeutiques relatives aux maladies cardiovasculaires et qui sont destinées aux médecins dans tout le pays. Leurs recommandations deviennent alors encore plus draconiennes : tous les adultes "à risque" (y compris environ 45 millions d'individus en bonne santé) doivent, à titre préventif, limiter davantage leur consommation de graisses saturées entre 5 et 6 % des calories.[*] Cette limite, sans précédent,

---

majoritairement dans la viande, les produits laitiers et les œufs, est totalement disculpé. (En réalité, on sait depuis les années 1950 que l'acide stéarique n'a aucune répercussion négative sur le cholestérol.)

MANGER GRAS, LA GROSSE SURPRISE

est terriblement basse. Pour respecter cet objectif, un individu doit adopter un régime alimentaire quasi-végan. Le groupe de travail d'Eckel justifie cette recommandation en citant seulement deux essais cliniques : les études **DASH et OmniHeart**. Au cours de ces études, les sujets ont suivi un régime alimentaire contenant 5 à 6 % de graisses saturées. Une baisse considérable de leur taux de cholestérol LDL a été constatée. Cela peut s'interpréter comme un résultat positif mais seulement si l'on ignore les travaux de Krauss ainsi que les grandes études qui invalident le rôle du cholestérol LDL comme indicateur pertinent du risque dans la plupart des cas. Le comité doit aussi alors ignorer le fait que dans ces deux études, les participants ont vu leur cholestérol HDL chuter considérablement, ce qui est un indicateur important d'une aggravation de la santé cardiaque. Et ces participants n'ont présenté ni amélioration de leurs marqueurs du diabète, ni perte de poids.

En formulant cette recommandation en faveur d'une limite extrêmement basse des graisses saturées, le groupe d'experts de

---

*Ce groupe de travail de l'AHA-ACC est distinct du célèbre comité nutritionnel de l'AHA, responsable des recommandations alimentaires depuis 1961. Le groupe de travail de l'AHA-ACC, quant à lui, a été créé en 2013 pour établir des recommandations thérapeutiques en matière d'alimentation et de médicaments, pour servir aux médecins dans le suivi de leurs patients adultes. Ces recommandations professionnelles avaient par le passé été élaborées par le Programme national d'éducation sur le cholestérol (National Cholesterol Education Program, NCEP) du NIH dès la création de cette branche en 1986. Le NCEP a formulé trois séries de recommandations, chacune intitulée "ATP" et numérotée de 1 à 3. Toutefois, le groupe ayant pour mission de rédiger la dernière série de recommandations (ATP 4) s'est tellement enlisé dans des règles relatives à l'examen de données que les administrateurs du NHLBI, après près d'une décennie d'attente, ont annoncé qu'ils confiaient cette tâche à l'AHA et l'ACC en juin 2013. Ce qui signifie, dans les faits, que le gouvernement a cédé le contrôle de ses très importantes recommandations en matière d'alimentation et de maladies à des groupes privés (Gibbons et al., 2013).

NINA TEICHOLZ

l'AHA-ACC affirme qu'ils n'ont pas tenu compte de l'impact de leur recommandation sur le diabète ou le syndrome métabolique. Mais pourquoi pas ? Étant donné que le lien entre toutes ces affections a été établi depuis fort longtemps, cette décision est véritablement ahurissante. Le néologisme même de "syndrome métabolique" a été forgé pour décrire un groupe de facteurs de risque qui se produisent simultanément et qui, ensemble, augmentent le risque de maladie coronarienne, d'accident vasculaire et de diabète de type 2. Il paraît donc évident que l'impact de tout traitement, y compris alimentaire, devrait être évalué en tenant compte de toutes ces maladies dans leur ensemble.

Cependant, pour la plupart des experts nutritionnels conventionnels d'aujourd'hui, la réalité est que leur loyauté de longue date envers le cholestérol LDL les met dans une situation inconfortable. Afin de soutenir leur point de vue, ces experts doivent ignorer un grand nombre d'éléments de preuves scientifiques. En effet, les recommandations thérapeutiques de l'AHA-ACC ne citent aucune des grandes études du NIH menées ces dernières décennies (dont les études MRFIT et l'Initiative sur la santé des femmes qui, ensemble, ont testé plus de 61 000 hommes et femmes pendant plus de sept ans et qui, en fin de compte, n'ont réussi à démontrer aucun effet bénéfique d'une alimentation pauvre en graisses saturées). À l'inverse, les deux études citées par le groupe de travail d'Eckel ont testé seulement 590 individus en tout pendant à peine huit semaines.[*]

En outre, Eckel, Lichtenstein et leurs collègues continuent leur plongeon logique, à l'instar des responsables de l'étude LRC au NHLBI en 1984, selon lequel la réduction du cholestérol LDL à l'aide d'un régime alimentaire entraîne les mêmes répercussions biologiques que la réduction du cholestérol LDL à

---

[*]On pourrait soutenir que ces deux études ont fait l'objet d'un contrôle plus rigoureux et qu'elles sont donc susceptibles de donner des résultats plus fiables que l'étude MRFIT ou l'Initiative sur la santé des femmes. Cependant, l'étude israélienne, dont les résultats se sont prononcés en faveur du régime d'Atkins, menée sur 322 individus et sur une période de deux *ans*, a également été soumise à un très bon contrôle.

l'aide de statines. Il n'existe encore à ce jour aucune donnée étayant cette présomption. En fait, les preuves n'ont fait que s'affaiblir ces dernières années. Plusieurs études ont désormais étudié le régime alimentaire visant à réduire le cholestérol LDL et ont montré que ce biomarqueur n'est que faiblement associé au risque de crise cardiaque. Pourtant, malgré tout cela, la recommandation du groupe de travail de l'AHA-ACC selon laquelle il faut limiter sa consommation de graisses saturées à 5 ou 6 % est aujourd'hui la nouvelle norme pour les individus qui doivent faire baisser leur cholestérol LDL (un groupe qui n'a pas été défini). Et il est fort probable que ce conseil s'applique largement à la plupart des adultes américains. Étant donné qu'Alice Lichtenstein est également la présidente du comité rédigeant les *Recommandations alimentaires* à paraître en 2015, il est possible que cette recommandation soit aussi entérinée par l'USDA.

En ignorant toutes les preuves relatives à l'alimentation et au cholestérol LDL (notamment les travaux de Krauss et d'autres sur les sous-fractions de LDL), le NIH et l'AHA ont ainsi réussi à faire en sorte que le cholestérol LDL reste leur biomarqueur favori. Et ce en prétendant que les vingt dernières années de recherche scientifique n'ont jamais existé. Tout comme la majorité des recommandations que l'on nous a données en matière de prévention des maladies cardiovasculaires, la logique derrière ces variations est davantage politique et financière que scientifique : le cholestérol LDL a ses partisans et est connu depuis longtemps ; tous les médecins le comprennent ; le gouvernement a créé toute une bureaucratie (le Programme national d'éducation sur le cholestérol) engagée à le faire réduire ; les universitaires y ont dévoué leur carrière ; les entreprises pharmaceutiques, avec leurs médicaments anticholestérol LDL lucratifs, l'ont promu. Le cholestérol LDL est depuis longtemps le biomarqueur le plus couramment utilisé pour condamner les graisses saturées, ce qui le rend particulièrement attrayant dans une communauté où les spécialistes de l'alimentation et des maladies dédaignent ce lipide.

En 2013, adoptant une position très controversée, le groupe de travail de l'AHA-ACC semble *quelque peu* rétrograder sur ses recommandations relatives au cholestérol LDL. Il supprime les objectifs thérapeutiques chiffrés spécifiques à leur égard (ceux-ci avaient existé depuis 1986). Le groupe de travail promeut également le "cholestérol non HDL" comme biomarqueur supplémentaire relativement nouveau car on le considère être un indicateur plus précis du risque cardiovasculaire.[*] Ces changements semblent être un pas dans la bonne direction en matière de compréhension des maladies cardiovasculaires. Pourtant, ici aussi, des forces autres que celles de la science sont probablement à l'œuvre. Tout observateur cynique pourrait faire la remarque qu'en 2013, les brevets sur les statines arrivent à expiration et que les entreprises pharmaceutiques sont ainsi moins motivées à continuer à favoriser le cholestérol LDL.

De nombreux experts en alimentation et en pathologies, y compris Krauss, sont déçus de l'attention qui continue à être portée sur le cholestérol LDL. Déjà en 2006, après que les recommandations de l'AHA chapeautées par Lichtenstein défont tout le travail de Krauss sur les graisses saturées, il "**perd confiance** dans le processus lié aux recommandations alimentaires", me racontera-t-il. Il deviendra beaucoup moins actif dans l'AHA. En 2011, il abandonnera également sa place convoitée du groupe d'experts du NCEP, dirigé par Eckel et Lichtenstein, expliquant qu'il ne partageait plus les objectifs du groupe.

Toutefois, Krauss n'a pas fait sa dernière contribution intellectuelle. Elle sapera davantage le fondement même de l'hypothèse régime-cœur et de ses allégations de santé à l'encontre des graisses saturées Cette contribution aura un impact plus large et plus durable sur la communauté de chercheurs en nutrition.

---

[*]Le "cholestérol non HDL" se calcule en soustrayant le cholestérol HDL du cholestérol total. Cependant, comme le cholestérol LDL, son exactitude diminue considérablement lorsque les triglycérides sont élevés (van Deventer et al., 2011).

Krauss gracie les graisses saturées, 2ème partie

Krauss continue à poursuivre ses recherches sur le cholestérol LDL et, en 2000, il décide d'analyser tous les éléments de preuve scientifiques contre les graisses saturées. Ces essais cliniques et ces résultats épidémiologiques initiaux que ses homologues citaient si fréquemment afin de soutenir l'hypothèse régime-cœur étaient-ils aussi infaillibles que ce qu'en avait bien voulu faire croire l'opinion experte ? Krauss n'est pas le premier à tenter de réaliser une telle analyse. Taubes lui-même les avait récemment examinés pour son livre publié en 2007, **tout comme de nombreux autres avant lui**. Mais Krauss est le chercheur le plus influent au sein de l'establishment nutritionnel à entreprendre un tel travail.

En 2009, Krauss me dira qu'il savait que "c'était **une tâche de très longue haleine**" mais il n'avait aucune idée des difficultés qu'il allait rencontrer. Les essais cliniques comme celui des vétérans de Los Angeles, l'étude d'Oslo et celle de l'hôpital psychiatrique finlandais (voir **chapitre 3**) sont des terres sacrées. Au fil des ans, en formulant ses arguments avec soin et en adoptant le langage de ses opposants, Krauss a réussi à insérer beaucoup de ses idées dans le dialogue. Pourtant, cette fois-ci, même lui se heurte à une résistance farouche. **Krauss me dira qu'il n'a jamais connu autant de frustration et de délai à faire publier un rapport** que celui qu'il rédige sur les graisses saturées. Selon ses dires, celui-ci est confronté à "toute une série agonisante d'examens", d'abord par le *Journal of the American Medical Association*, qui refusera en fin de compte son article, puis par l'*American Journal of Clinical Nutrition* (AJCN). Son document de recherche subit cinq "modifications majeures" sur une période de trois ans. Il est enfin publié en 2010.

Krauss publiera deux rapports sur ce que lui et ses collègues ont découvert : l'un examinant *toutes* les données issues d'études épidémiologiques associant l'alimentation aux maladies et l'autre analysant tous les autres éléments de preuve, y compris les essais cliniques. **Pour le premier rapport**, Krauss et ses collègues concluent que "les graisses saturées ne sont pas associées à une augmentation du risque" de maladie cardiaque ou

NINA TEICHOLZ

d'accident vasculaire. C'est la première fois qu'un chercheur analyse toutes les études épidémiologiques ensemble et Krauss observe qu'elles révèlent une absence de preuves à charge.

Dans le second rapport, Krauss présente ses conclusions en les accompagnant d'un ensemble plus judicieux de mises en garde. L'une des conclusions du rapport est que les graisses saturées, jugées en fonction du biomarqueur LDL classique, ne semblent pas aussi saines que les graisses polyinsaturées. Mais ici, Krauss ne fait que se ranger à l'avis de l'entreprise. Il ne mettra pas sur papier ce qu'il affirmera à haute voix : que le cholestérol LDL n'est pas un biomarqueur significatif des maladies cardiovasculaires, sauf chez les individus dont le taux est anormalement élevé. Se fiant aux biomarqueurs qu'il considère fiables (les triglycérides et le cholestérol LDL petit et dense), il tire une conclusion en laquelle il croit *sans équivoque* : la consommation de graisses saturées est plus saine que la consommation de glucides. En d'autres mots, manger du fromage est vraisemblablement meilleur pour la santé que le pain. Et les œufs et le lard, meilleurs que l'avoine.

Les éditeurs de l'AJCN, percevant que le rapport de Krauss consternerait la majorité de leurs lecteurs, le publient à côté d'un éditorial écrit pas le défenseur de l'hypothèse régime-cœur Jeremiah Stamler qui, à quatre-vingt-onze ans, est toujours un fervent partisan de cette hypothèse. Dans son long éditorial, intitulé "Régime-cœur : un réexamen problématique" [Diet Heart: A Problematic Revisit], Stamler présente de nombreux arguments. Parmi ceux-ci, il souligne le fait que les conclusions de Krauss s'opposent à pratiquement toutes les recommandations alimentaires nationales et internationales de la planète et que, par conséquent, elles doivent être erronées. Ce raisonnement amène à poser la question suivante : comment la science peut-elle se corriger elle-même si on estime que les chercheurs qui contestent la sagesse traditionnelle ont tort car, bah !, la sagesse traditionnelle n'est pas d'accord avec eux ?

Cependant, la publication des deux rapports rédigés par Krauss marque un tournant dans la discussion sur la nutrition. Grâce à la renommée de Krauss, les rapports font émerger des conversations souterraines et permettent à ce qui était autrefois proscrit d'être discuté ouvertement.

En 2010 par exemple, l'Académie de nutrition et de diététique (autrefois connue sous le nom d'Association américaine de diététique) organise une conférence intitulée "Le grand débat sur les gras", événement sans précédent par le simple fait de bien vouloir débattre des bienfaits des graisses saturées. L'un des quatre conférenciers, Dariush Mozaffarian, élément prometteur des épidémiologistes de Harvard, annonce devant plusieurs milliers de nutritionnistes que, selon les éléments de preuve disponibles en matière de maladie cardiovasculaire et d'obésité, les experts devraient porter leur attention sur les glucides. "Il n'est plus vraiment utile de se concentrer sur les graisses saturées" dit-il.

De manière plus générale, aux États-Unis et à travers le monde, un nombre croissant de chercheurs ces dernières années sont désormais prêts à critiquer la science soutenant l'hypothèse régime-cœur. Et davantage de scientifiques mènent des études sur l'hypothèse alternative de Taubes. Pourtant, semblable à une ironie tragique, les recommandations alimentaires officielles, sous l'égide d'Eckel et de Lichtenstein, s'orientent simultanément dans la direction opposée vers une version limitant encore plus les graisses saturées.

Depuis un demi-siècle, la somme d'éléments de preuve contre les graisses saturées se résume à ceci : les études initiales condamnant les graisses saturées sont peu solides ; les données épidémiologiques ne montrent aucune association négative ; l'effet des graisses saturées sur le cholestérol LDL (lorsqu'il est correctement mesuré en sous-fractions) est neutre ; et, au cours de la dernière décennie, un grand nombre d'essais cliniques ont démontré l'absence de toute répercussion négative des graisses saturées sur les maladies cardiovasculaires, l'obésité et le diabète. En d'autres termes, après examen rigoureux, chaque élément invoqué contre les graisses saturées s'est effrité. De toute évidence, le cas contre les matières grasses perdure non tant en raison d'arguments scientifiques mais à cause de générations de préjugés et d'habitudes. Et ces dernières, comme le montrent les dernières recommandations de 2013 émises par l'AHA-ACC, les préjugés et les habitudes représentent de formidables, voire même d'infranchissables obstacles au changement.

418

La situation aujourd'hui

Depuis plus de soixante ans, les Américains respectent assidûment les conseils alimentaires officiels relatifs à la restriction des matières grasses et des produits d'origine animale. Et ce dès 1961, lorsque l'AHA émet ses premières recommandations privilégiant cette alimentation comme meilleure méthode pour prévenir les maladies cardiovasculaires et l'obésité. Dix-neuf ans plus tard, en 1980, les recommandations de l'USDA s'y joignent. Depuis, les données du gouvernement lui-même montrent que les Américaines ont réduit leur consommation de graisses saturées de 11 % et de graisses totales de 5 %.* La consommation de viande rouge n'a cessé de reculer, remplacée par la volaille. Selon un rapport de l'USDA, les Américains adhèrent également au conseil officiel de limiter leur consommation de cholestérol présent en abondance dans les jaunes d'œufs et les fruits de mer. Et ce malgré le fait que cela fait longtemps que l'on sait que le cholestérol des aliments a peu d'impact sur le cholestérol sérique (comme nous l'avons vu au chapitre 2).† Le raisonnement à l'origine de la réduction de la consommation des matières grasses a pour but de diminuer le cholestérol sérique. Les Américains ont également réussi à adopter cette habitude alimentaire. Depuis 1978, le taux de cholestérol total des adultes américains a chuté de 213 mg/dl en moyenne à 203 mg/dl. La proportion d'Américains affichant un cholestérol "élevé" (supérieur à 24 mg/dl) a diminué de 26 % à 19 %. En outre, la plus grande partie de cette baisse est due à la réduction du cholestérol LDL, la cible sur laquelle les autorités ont insisté le plus ces trente dernières années. En 1952, lorsqu'Ancel Keys commence à plaider en faveur d'une alimentation pauvre en matières grasses, il prédit que si "l'humanité arrête de manger des œufs, des produits laitiers, de la viande et toutes les matières grasses visibles", les maladies cardiovasculaires "deviendraient très rares". Cela n'est certainement pas le cas.

En effet, pendant toutes ces années, et malgré ou peut-être

---

*Ce sont les femmes qui adhèrent le plus à ces recommandations.

bien en raison de tous ces efforts, les Américains connaissent une flambée épidémique d'obésité et de diabète. D'après les Centres pour le contrôle et la prévention des maladies (CDC), 75 millions d'Américains souffrent aujourd'hui du syndrome métabolique (un trouble du métabolisme des acides gras qui, à vrai dire, s'améliore lorsque l'on consomme davantage de graisses saturées afin d'augmenter le cholestérol HDL). Et bien que les décès liés aux maladies cardiovasculaires aient baissé depuis les années 1960 (sans aucun doute grâce à une meilleure prise en charge médicale), il n'est pas certain que l'occurrence réelle des maladies cardiovasculaires ait beaucoup baissé pendant cette période.

Naturellement, les autorités sont réticentes à assumer la responsabilité de ces résultats. Le même rapport récent de l'USDA, qui décrit combien le public adhère à ces recommandations alimentaires, incrimine sévèrement les enfants et les adultes américains de l'obésité et des maladies, insistant que "très peu" d'entre eux "respectent aujourd'hui les recommandations alimentaires américaines". Cette accusation, non corroborée, est réitérée tout au long du rapport.

Les recommandations alimentaires émises actuellement par l'USDA et l'AHA, qui ont pour objectif de résoudre les problèmes de santé de la nation, se résument essentiellement au message suivant : maintenir le cap. Les deux groupes ont néanmoins quelque peu nuancé leurs limites sur les matières grasses. La plus récente série de recommandations alimentaires publiées par l'AHA nuance sa limite de 30 % des calories sous forme de matières grasses à une fourchette comprise entre 25 et 35 %. C'est une recommandation qui, pourrait-on dire, est

---

Leur consommation est à la limite inférieure de la fourchette calorique recommandée et malgré cela, ce sont elles qui souffrent le plus de surpoids et d'obésité (Comité consultatif sur les recommandations alimentaires, 2010, 67 et 69).

†Ce n'est qu'en 2013, que le groupe de travail d'Eckel travaillant sur les habitudes de vie reconnaît discrètement (et c'est la première autorité américaine à le faire) que les preuves justifiant la recommandation de limiter le cholestérol d'origine alimentaire sont "insuffisantes" (Eckel, 2013, 18).

420

dénuée de sens pour la plupart des gens. Et les dernières *Recommandations alimentaires* de l'USDA, publiées en 2010, abandonnent carrément tout objectif centile spécifique pour les trois principaux groupes de macronutriments (protéines, matières grasses et glucides).* Pourtant, les interdictions contre les graisses saturées ne faiblissent pas et le rapport de l'USDA continue à affirmer que "les régimes alimentaires sains sont ceux qui sont riches en glucides".

---

*L'USDA a également abandonné sa célèbre pyramide alimentaire, la remplaçant par une illustration simple intitulée "Mon assiette", divisée en quatre sections et affichant un cercle blanc à proximité (vraisemblablement un verre de lait, identifié comme "produit laitier"). La catégorie des "matières et des huiles", qui constituait la pointe de la pyramide, n'apparaît nulle part.

Illustration 25. Taux d'obésité aux États-Unis, de 1971 à 2006

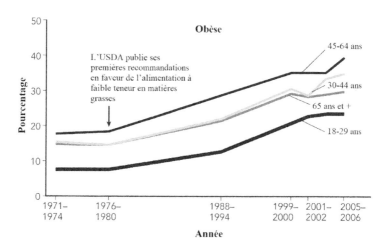

Source : CDC/NCHS, Enquête nationale par examen de la santé et de la nutrition ; adapté de données issues de "Santé, États-Unis, 2008 : avec mention spéciale sur la santé des jeunes adultes", Centre national de statistiques sur la santé.

Aux États-Unis, l'obésité a commencé à augmenter après que l'USDA a publié ses premières recommandations en faveur de l'alimentation à faible teneur en matières grasses et à forte teneur en glucides.

Entre temps, les mêmes préjugés qui ont soutenu l'hypothèse régime-cœur pendant de si nombreuses décennies perdurent. Et ces mêmes préjugés continuent sans relâche à influencer la conversation sur le sujet de la nutrition. Alors, en 2006, lorsque l'Initiative sur la santé des femmes (Women's Health Initiative, WHI) rapporte qu'une alimentation à faible teneur en matières grasses ne fait aucune différence en matière de maladie et d'obésité, les chercheurs de cette étude WHI, ainsi que des responsables de l'AHA et du NHLBI, publient des communiqués de presse affirmant que cette étude d'un-demi milliard de dollars n'a pas été suffisamment bien menée pour en tirer des conclusions sur la modification de notre alimentation. En 2010,

422

lorsque la méta-analyse de Krauss donne de bonnes nouvelles à l'égard des graisses saturées, l'*American Journal of Clinical Nutrition* minimise son impact en publiant l'éditorial critique rédigé par Jerry Stamler en guise d'"introduction" aux travaux de Krauss. Et tous les résultats gênants, comme ceux obtenus par Volek et Westman, continuent à être ignorés, rejetés ou mal interprétés par la grande majorité des experts nutritionnels.

En outre, l'alliance entre les médias et le courant nutritionnel dominant perdure. Mark Bittman, chroniqueur gastronomique au *New York Times*, représente probablement l'exemple le plus frappant d'une voix médiatique encourageant une alimentation à base de fruits et de légumes et limitée en viande. C'est une casquette qu'il a héritée de Jane Brody. Les journalistes et les autorités nutritionnelles continuent aussi à amplifier en unisson tout résultat d'étude qui semble condamner soit la viande rouge, soit les graisses saturées.* Et le public est sensible au message.

---

*Un exemple récent de cette emphase sur les études anti-viande est la profusion de grands titres sur la conclusion, en 2013, qu'une molécule chimique appelée choline (et présente dans les aliments d'origine animale) pourrait être convertie dans le foie en un composé organique connu sous le nom d'oxyde de triméthylamine (TMAO). Ce dernier semble provoquer l'athérosclérose chez les souris. Ce sont des petites études et l'attention médiatique qu'on leur a accordé paraît disproportionné. *Nature Medicine*, la revue qui a publié les études, en a elle-même fait du battage médiatique. Sur la couverture du numéro dans lequel elles sont parues figure une illustration affreuse de deux clients de restaurant, à la peau sombre et ressemblant à des extraterrestres, se gorgeant de biftecks. Plus tard, un détracteur fera la remarque que les aliments d'origine animale riches en TMAO ne sont pas la viande et les œufs mais plutôt le poisson et les fruits de mer. Et de toute façon, les éléments de preuve associant le TMAO à l'athérosclérose chez les humains sont à l'époque encore préliminaires. (Pour les études sur le TMAO, voir Koeth et al., 2013 ; Wilson Tang et al., 2013. Pour les couvertures de presse, voir Kolata, 25 avril 2013 ; Kolata, 8 avril 2013. Pour "un détracteur", voir Masterjohn, 10 avril 2013.)

Les Américains continuent à éviter toutes les matières grasses : en 2012, le marché des "substituts de graisse", ces substances ressemblant à un produit alimentaire et remplaçant les matières grasses dans les produits transformés connaît toujours une croissance de près de 6 % par an (les substituts de graisse les plus courants étant à base de glucides).*

S'il s'avère que les experts nutritionnels se sont trompés en recommandant aux Américains d'éviter la viande, le fromage, le lait, la crème, le beurre, les œufs et le reste, cette erreur aura été monumentale. Si l'on tient compte simplement des taux de mortalité et de maladies (sans compter les millions de vies affectées par le surpoids et l'obésité), il est très possible que les conseils nutritionnels de ces soixante dernières années ont eu des répercussions délétères inégalées dans l'histoire de l'être humain. En effet, depuis 1961, la population américaine entière a semble-t-il fait l'objet d'une expérience à grande échelle. Et les résultats dressent clairement un constat d'échec. Chaque indicateur fiable de bonne santé s'aggrave lorsque l'on adopte une alimentation pauvre en matières grasses. Mais une alimentation riche en matières grasses démontre encore et encore, dans de nombreux essais cliniques, son aptitude à améliorer les facteurs liés aux maladies cardiovasculaires, hypertension artérielle, diabète, ainsi que la perte de poids. En outre, il est clair que les arguments initiaux contre les graisses saturées sont fondés sur des éléments de preuve erronés. Et, au cours de cette dernière décennie, ils se sont effondrés. Malgré plus de deux milliards de dollars de fonds publics dépensés pour tenter de prouver que la réduction des graisses saturées permet de prévenir les crises cardiaques, l'hypothèse régime-cœur ne tient plus.

En fin de compte, ce que nous considérons comme vrai, c'est-

---

*Par exemple, la mayonnaise zéro matière grasse que l'on peut acheter contient un substitut de graisse visant à reproduire l'onctuosité et la riche sensation en bouche perdue lorsque les matières grasses sont enlevées. Les substituts de graisse les plus couramment utilisés sont des produits à base de glucides comme la cellulose, les maltodextrines, les gommes, les amidons, les fibres et le polydextrose.

424

à-dire notre sagesse populaire, n'est en réalité rien de plus que soixante ans de mauvaise recherche nutritionnelle. Avant 1961, il y avait nos aïeux et leurs recettes. Et avant eux, il y avait leurs ancêtres avec leurs arcs de chasse, leurs pièges ou leur bétail. Mais tout comme les langues disparues, les savoir-faire perdus et les chansons oubliées, seules quelques générations suffisent pour tout effacer.

Conclusion

"Sans le vouloir, vous pourriez être en train de vous
rendre misérable trois fois par jour."
Edward Pinckney, *La controverse du cholestérol*
[The Cholesterol Controversy], 1973

Le conseil qui émane de ce livre est qu'une alimentation plus
riche en matières grasses est presque certainement plus saine
qu'une alimentation pauvre en matières grasses et riche en
glucides. La science la plus rigoureuse étaie désormais cette
affirmation et mène, de bon sens, à l'autre conclusion importante
de ce livre : à moins de manger comme un paysan italien, avalant
des bols d'huile d'olive au petit déjeuner, la seule option
possible de consommer suffisamment de matières grasses pour
jouir d'une bonne santé est de manger les graisses saturées
présentes dans les aliments d'origine animale. Concrètement,
cela implique la consommation de produits laitiers entiers,
d'œufs et de viande, et surtout de la viande grasse. Bref, il faut
manger tous ces aliments riches et interdits dont nous nous
sommes privés pendant si longtemps. Ces aliments sont
nécessaires à une alimentation saine.

Au cours de la dernière décennie, de nombreuses études
scientifiques de pointe confirmant l'importance des matières
grasses ont offert un tel corpus de preuves qu'elles sont
quasiment irréfutables. Il est désormais prouvé qu'un régime
alimentaire riche en matières grasses et pauvre en glucides
permet de lutter contre les maladies cardiovasculaires, l'obésité
et le diabète. Comme le montrent des tests comparatifs, il
contribue à un meilleur état de santé que le régime
méditerranéen. Et il donne de bien meilleurs résultats que la
démarche standard antigras, recommandée officiellement dans
les pays occidentaux depuis un-demi siècle.

Il s'avère que le régime pauvre en matières grasses est
désastreux pour la santé à tous les égards, comme le prouve la
flambée des taux d'obésité et de diabète, ainsi que l'échec de la
conquête des maladies cardiovasculaires. Prescrit au public par
l'AHA depuis 1961 afin de lutter contre les maladies
cardiovasculaires, puis adopté par l'USDA en 1980 comme

programme alimentaire officiel applicable à l'ensemble des hommes, des femmes et des enfants, ce régime alimentaire a échoué. Après la diffusion de ces conseils antigras auprès de la population américaine, il a fallu attendre longtemps pour que des essais cliniques rigoureux, les seuls qui puissent démontrer une véritable "preuve" scientifique, soient réalisés. Mais au cours de la dernière décennie, un certain nombre de ces études ont permis d'établir qu'une alimentation pauvre en matières grasses ne prévient ni obésité, ni maladie cardiovasculaire, ni diabète, ni aucun type de cancer. Et l'alimentation pauvre en matières grasses testée lors de ces études n'est pas la pire des versions, regorgeant de biscuits Snackwell et de boissons gazeuses sucrées. Celle étudiée est dans l'ensemble la version de ce que l'on nous incite aujourd'hui incessamment d'adopter : beaucoup de fruits et de légumes, des céréales complètes et de la viande maigre.

Comment est-il possible qu'autant d'autorités de santé réputées aient pu commettre une telle erreur ? L'histoire est longue et complexe mais les facteurs qui la déterminent, comme dans tant d'autres histoires humaines tragiques, sont ceux liés à l'ambition personnelle et à l'argent. Ce livre présente de nombreux témoignages attestant ces défauts humains. Pourtant, le récit malencontreux de la nutrition est défini par un autre élément plus noble : l'ardent désir, parmi les grands chercheurs, de guérir l'Amérique des maladies cardiovasculaires. Ils souhaitaient sauver la nation. Malheureusement, ils ont grosso modo agi prématurément en formulant des recommandations officielles avant que des essais appropriés aient été réalisés[*] et en

---

[*]La recommandation antigras se base plutôt sur des éléments de preuve à caractère davantage impressionniste qui sont obtenus à partir d'études épidémiologiques. Ces études sont à l'origine de la plupart des virevoltes de nos conseils de santé de ces cinquante dernières années, notamment les recommandations relatives aux suppléments de vitamine E, le traitement hormonal de substitution et, en effet, le régime alimentaire à faible teneur en matières grasses. L'une des conclusions pratiques de ce livre est par conséquent que l'on doit tous appréhender les résultats provenant d'études épidémiologiques avec un certain degré de

MANGER GRAS, LA GROSSE SURPRISE

dénigrant ceux qui avertissaient de l'importance des interventions médicales qui, conformément au serment d'Hippocrate, doivent "d'abord, ne pas nuire".

Cette erreur initiale de la part des partisans du régime à faible teneur en matières grasses s'est amplifiée au fil des ans de plusieurs façons : par des milliards de dollars dépensés pour essayer de prouver l'hypothèse, par le soutien de ceux qui en défendaient les intérêts et par le fait que des carrières de chercheurs en sont devenues dépendantes. Des préjugés se sont développés et solidifiés. Les chercheurs se sont renvoyés des citations d'études inadéquates, confirmant ainsi leurs partis pris, comme dans une galerie des Glaces. Les détracteurs ont été mis sur la touche et réduits au silence. Et à la fin, un univers entier d'experts nutritionnels viendra à croire que la viande, les produits laitiers et les œufs sont des aliments dangereusement malsains. Ils en viendront à oublier que leurs ancêtres trayaient des vaches.

En 2006, la déconvenue ahurissante du plus grand essai jamais entrepris, échouant à montrer quelque effet bénéfique que ce soit du régime alimentaire à faible teneur en matières grasses, a plongé la communauté de chercheurs en nutrition dans un état de confusion quasi-complète. Alors que les autorités s'accordent désormais à dire, que de manière générale, les matières grasses ne devraient pas être soumises à une limite stricte (l'AHA et l'USDA renonçant discrètement à leurs plafonds de consommation), les groupes d'experts les plus puissants du pays ont néanmoins récemment recommandé de réduire la consommation de graisses saturées à un niveau si radicalement bas qu'il est comparable à celui des événements de pauvreté la plus extrême de l'histoire humaine.

Selon ces recommandations, une alimentation idéale (à faible teneur en viande, produits laitiers et œufs ; en réalité quasi-végane) implique de facto que l'apport en matières grasses

---

scepticisme. Le terme "association" (souvent formulé avec les mots "lié(e) à" dans les dépêches d'actualité) est révélateur de ce genre d'étude. Il faut privilégier les articles comportant les termes "essai", "expérience" ou "dont la cause est" qui reflètent le langage des essais cliniques.

428

provienne uniquement des seules alternatives suivantes : les huiles végétales et l'huile d'olive. L'huile d'olive semble être bonne pour la santé bien qu'il n'ait jamais été démontré que celle-ci permette de lutter contre les maladies et bien que sa consommation ne soit pas aussi ancienne qu'on le pense communément. Cependant, l'une des révélations de ce livre concerne les huiles végétales polyinsaturées qui, lorsqu'elles sont chauffées à la température nécessaire pour la friture des aliments, génèrent des produits d'oxydation qui pourraient s'avérer désastreux pour la santé. Ces huiles très instables sont aujourd'hui utilisées à la fois par les restaurants à service rapide et les restaurants familiaux, et ce à la place des gras trans. Dans l'histoire des aliments transformés, cette évolution sera peut-être un jour identifiée comme l'une des plus grandes erreurs indésirables de santé publique. Il est pourtant difficile d'imaginer pire ensemble de conséquences imprévues que celles résultant d'une vaste expérience non contrôlée menée aux États-Unis (et dans le monde occidental) depuis un demi-siècle, liées à l'adoption d'un régime alimentaire pauvre en matières grasses et riche en glucides.

En nous précipitant à bannir les matières grasses d'origine animale de notre alimentation, nous nous sommes exposés aux risques liés aux gras trans et à l'oxydation des huiles végétales. Si nous n'avions pas abandonné la viande et les produits laitiers, nous serions toujours en train d'utiliser le saindoux, la graisse de rognons, le suif et le beurre comme principales matières grasses dans nos cuisines et nos assiettes. Ces matières grasses sont stables, elles ne s'oxydent pas et elles sont consommées depuis le début de l'histoire de l'humanité.

La condamnation des matières grasses d'origine animale s'est initialement fondée sur leur tendance à faire augmenter le cholestérol total, puis le cholestérol LDL. Ces deux biomarqueurs se révèleront par la suite être des mauvais indicateurs du risque de crise cardiaque chez la plupart des gens. Les autres éléments incriminant les graisses saturées se basent sur une poignée d'essais cliniques initiaux mais influents et qui seront a posteriori discrédités. Au final, l'accusation contre les graisses saturées s'est effondrée.

En outre, on sait aujourd'hui qu'il existe de nombreuses

bonnes raisons de consommer des aliments d'origine animale comme la viande rouge, les œufs et le lait entier. Ils sont particulièrement riches en nutriments, bien plus que les fruits et les légumes. Ils contiennent des matières grasses et des protéines dans des proportions appropriées aux êtres humains. Il a été démontré qu'ils fournissent la meilleure nutrition possible pour une croissance et une reproduction optimale. Les graisses saturées sont également les seuls aliments qui ont pour effet d'augmenter le cholestérol HDL. Celui-ci s'avère être un indicateur plus fiable de crise cardiaque que le cholestérol LDL. Et les graisses saturées, comme toutes les matières grasses, ne font pas grossir.

Notre peur des graisses saturées est par conséquent infondée. Cette peur a pu paraître autrefois raisonnable mais elle ne persiste aujourd'hui que parce qu'elle est conforme aux idées préconçues des chercheurs, des cliniciens et des autorités de santé publique. Elle correspond à leurs préjugés. Les chercheurs partiaux qui rédigent des articles allant à l'encontre de la viande peuvent aisément les faire publier dans des revues soumises à un comité de lecture. Ils peuvent compter sur le fait que ces résultats sont promus par des médias tout autant biaisés. Nous vivons tous avec ces préjugés depuis si longtemps qu'il nous est presque impossible de penser autrement. (À dire vrai, je pense que la seule raison pour laquelle j'ai réussi à écrire ce livre, c'est que j'ai abordé le domaine de la nutrition en tant que profane, avec une partialité semblable à celle de l'Américain moyen. Et contrairement aux experts médicaux ou universitaires, je ne suis pas assujettie à toutes sortes de pressions auxquelles ils sont régulièrement confrontés dans leur démarche de se faire publier, d'obtenir des fonds de recherche et d'être promus.)

Il existe de bonnes raisons d'essayer de surmonter nos préjugés actuels contre les graisses saturées. La science en matière d'alimentation et de maladies n'est plus en mesure de fournir des arguments convaincants à leur encontre. Et après tout, la viande rouge, le fromage et la crème sont délicieux ! Sans parler des œufs frits dans du beurre, des sauces à la crème et du jus de cuisson au fond d'une poêle de viandes grillées. La délectation liée à ces aliments est oubliée depuis longtemps mais ils permettent de réaliser des plats savoureux et profondément satisfaisants. Il faut manger non seulement la viande maigre mais également la succulente graisse. Celle-ci fournit à l'organisme des matières grasses indispensables et elle permet aussi de limiter les dangers que pose la consommation excessive de protéines (qui peut entraîner un empoisonnement à l'azote en cas de consommation insuffisante de matières grasses).

Mangeons du beurre ; buvons du lait entier et donnons-en à toute la famille. Achetons des fromages crémeux, des abats, des saucisses et, oui, du lard. Il n'a jamais été démontré que ces aliments sont source d'obésité, de diabète ou de maladie cardiovasculaire. Un vaste corpus croissant de recherches récentes convergent désormais fortement vers l'idée que ces affections sont provoquées plutôt par les glucides. Le sucre, la farine blanche et les autres glucides raffinés sont presque certainement les facteurs principaux de ces maladies. La recherche scientifique récente et les données historiques mènent toutes à la conclusion que la consommation de glucides raffinés augmente les risques d'obésité, de maladies cardiovasculaires et de diabète.

Ces maladies ne peuvent être imputées à la génétique car le nombre de gènes associé à ces maladies est bien trop large pour être significatif. En 2009, le directeur du Projet génome humain écrit que tant de gènes sont impliqués dans le développement de ces maladies chroniques qu'en "pointant tout du doigt, la génétique ne pointe vers rien". Il n'a pas non plus été démontré, lors d'essais cliniques, que ces maladies sont provoquées par d'autres facteurs environnementaux. Seuls les glucides, au cours d'études cliniques, se sont montrés être vraisemblablement la principale cause de l'obésité, des maladies cardiovasculaires et du diabète.

Je reconnais que ces conclusions paraissent contre-intuitives. Elles l'étaient pour moi lorsque j'ai entamé mes recherches pour ce livre. Et, bien que la meilleure science disponible les étaie, leurs implications semblent presque impossibles à croire. Un déjeuner composé d'une salade de betteraves et d'un smoothie aux fruits est en fin de compte moins bon pour la ligne et le cœur qu'un plat d'œufs frits dans du beurre. Une salade au bifteck est préférable à une assiette d'houmous accompagnée de biscuits salés. Et un goûter de fromage gras est meilleur que des fruits.

Au-delà des en-cas, nous avons aussi grand besoin de consommer, à chacun de nos repas principaux, davantage d'aliments appartenant à la catégorie "saine". Sommes-nous conscients qu'une vie entière de repas consistant uniquement de légumes, de poisson et de pâtes est une alimentation très peu nutritive ? Et le poisson, depuis qu'il est devenu notre seul "repas sans risque" est menacé de plus en plus de surpêche dans nos océans. Un menu plus diversifié constitué de côtelettes d'agneau, de ragoût de bœuf et de cassoulet serait le bienvenu. Pour résumer, le chemin menant à des repas plus riches en matières grasses issues d'aliments entiers et non transformés comprend inévitablement des aliments d'origine animale. Et c'est la raison pour laquelle les êtres humains ont parcouru ce chemin depuis la nuit des temps.

La perte de perspective historique à l'égard de nos traditions alimentaires représente peut-être la raison prépondérante de la dérive de notre politique nutritionnelle. Les autorités nous disent qu'il n'existe "aucune trace" de "données" à long terme relatives aux êtres humains consommant une alimentation riche en matières grasses. Par cela, elles entendent qu'aucun essai clinique de plus de deux ans n'a été réalisé sur un régime alimentaire à forte teneur en aliments d'origine animale. Mais quatre millénaires de l'histoire humaine auraient pu être examinés par ces experts. Les livres de recettes, récits historiques, journaux personnels, mémoires, romans, journaux alimentaires ou témoignages de la part de missionnaires, médecins, explorateurs et anthropologues (représentant un nombre de livres pratiquement infini, de la Bible aux pièces de Shakespeare) décrivent clairement la prépondérance des aliments d'origine animale dans l'alimentation humaine depuis des milliers d'années. Il est vrai qu'à cette époque, l'espérance de vie des gens était moins longue, mais ils mouraient jeunes de maladies infectieuses. À l'âge adulte, leur vie et leur mort étaient exempts de maladie chronique comme l'obésité, le diabète et les maladies cardiovasculaires dont nous mourons aujourd'hui. S'ils étaient atteints de ces maladies, ce n'était pas dans des proportions quasi-épidémiques comme de nos jours. Nos récits historiques peuvent nous en dire long. D'Athéna, qui prépare "une chèvre grasse et l'échine d'un pourceau tendre engraissé"

432

pour Ulysse ; en passant par Isaïe qui prophétise dans l'Ancien Testament que Dieu préparera "un festin de viandes grasses [...], de mets succulents, pleins de moelle" ; puis par Pip qui vole un pâté de porc dans *Les grandes espérances* ; puis enfin les analyses historiques relatant la façon dont les Américains, au XVIIIe siècle, mangeaient trois à quatre fois plus de viande rouge qu'aujourd'hui. À travers toute l'histoire humaine, comme le témoignent les êtres humains eux-mêmes, la viande représente l'aliment primordial. À nos risques et périls, nous avons oublié notre passé.

L'Histoire nous montre que les maladies cardiovasculaires sont interconnectées à l'obésité, au diabète et aux autres affections chroniques. Connue aujourd'hui sous le nom de syndrome métabolique, cette myriade de problèmes médicaux chroniques s'appelait "sextet de l'obésité", "maladies occidentales", "maladies de la civilisation" ou encore, au début des années 1900 lorsque le sucre ravageait les colonies britanniques : "maladies de la saccharine". Comme nous l'avons vu, les conclusions tirées de ce passé coïncident parfaitement avec les résultats issus des meilleures et plus rigoureuses études sur l'alimentation de cette dernière décennie. Les observations sont concordantes. Il n'existe aucun paradoxe à expliquer. Et si nous réussissions à conjuguer les leçons de la science et de l'Histoire, nous pourrions vraisemblablement prendre des décisions éclairées sur la façon de nous mettre sur la voie de la guérison des maladies chroniques.

Remarque sur la viande et l'éthique

Dans ce livre, je n'ai pas abordé les répercussions éthiques et environnementales profondes des conclusions que j'ai tirées de ma recherche. La consommation d'aliments d'origine animale donne à réfléchir, comme il se doit. Les sociétés humaines suivaient autrefois des rituels élaborés autour de cet acte en demandant pardon aux animaux avant leur abattage. De nos jours, nous ne nous soumettons plus à ces actes sacrés nous permettant de nous réconcilier avec nos besoins alimentaires biologiques. Et cela est déconcertant. Les questions environnementales sont, elles aussi, compliquées : les bovins émettent du méthane, qui contribue aux gaz à effet de serre. Et leur élevage nécessite une quantité relativement importante de ressources par rapport à la culture de fruits et de légumes. Mais, par unité de ressource consommée, la viande rouge est plus riche en nutriments et elle fournit aussi des nutriments essentiels que l'on ne trouve pas dans les aliments d'origine végétale. Il est donc possible que la meilleure santé d'une nation consommant davantage de viande puisse permettre de réduire les dépenses de santé, égalisant ainsi le registre comptable général. Imaginons ceci un instant : et si nous nous remettions à manger à nouveau du suif et du saindoux, allégeant ainsi la contrainte que nous faisons peser sur nos terres pour produire du soja, du colza, du coton, du carthame et du maïs que nous transformons en huiles végétales ? Ce sont des questions complexes et elles ne rentrent pas dans le cadre de ce livre. Tout ce que j'ai tenté de réaliser ici, c'est d'explorer les différents types de matières grasses qui sont bonnes pour la santé. En raison du fait que les États-Unis souffrent tant de maladies chroniques, étudier la science qui se rapporte à cette question m'a semblé être un bon point de départ.

Remerciements

Ce livre s'est emparé de ma vie pendant presque dix ans. Il m'a nourri intellectuellement et a fondamentalement changé les contours de ma pensée. Il a néanmoins aussi exigé un effort absolu qui n'aurait pu se faire sans l'énorme soutien de la part de ma famille pendant toutes ces années. C'est donc, par-dessus tout, mon mari Gregory et mes enfants, Alexander et Theo, que je tiens à remercier. À mesure que mon livre s'est imposé dans leurs vies, mes fils l'ont pris à bras le corps, soutenant même les vertus du lard auprès de leurs professeurs. Ils m'ont donné le temps dont j'avais besoin ("Combien de pages en plus, maman ?") et toute la force nécessaire pour faire mon travail. Et Gregory, en plus de me donner un son de cloche sur mes idées, a été le soutien de notre famille, mon éditeur, mon supporter, mon conseiller et mon pilier. Je lui en suis éternellement reconnaissante. Bien qu'il ramène des chewing-gums en douce, ce livre lui est bien évidemment dédicacé.

À part ma famille, il y a plusieurs personnes sans lesquelles ce livre n'aurait jamais pu être possible. L'une d'entre elles est Tina Bennett, mon amie et agent littéraire qui, au fil des ans, a donné forme, a promu et a maintenu ce livre en vie presque à elle toute seule. Son enthousiasme dévoué et sa généreuse bienveillance s'accompagnent d'un œil aiguisé et d'une maîtrise impressionnante de chaque aspect de l'édition. Elle a contribué sagesse, tact et parfait humour à chaque situation. Je n'aurai jamais pu entreprendre un tel effort sans elle. Son assistante, Svetlana Katz, a fait preuve de présence chaleureuse, ingénieuse et judicieuse tout du long.

Emily Loose a également joué un rôle essentiel. Elle est la première à avoir ressenti le potentiel de ce livre et à me convaincre que cet effort en valait la peine. Puis, j'ai eu la très grande chance de collaborer avec Millicent Bennett, mon éditrice qui a œuvré sans relâche pour transformer mon manuscrit en un argumentaire cohérent. Tout au long de l'édition de cet ouvrage, elle a fait preuve d'une générosité, d'une attention et d'une ténacité inépuisables. Elle fait figure de proue en matière d'exigence irréprochable et de raisonnement logique. Tous mes remerciements, chère Millicent.

Ce livre s'est basé sur un article que j'ai rédigé sur les gras trans. Il avait été commissionné par Jocelyn Zuckerman, ma brillante éditrice au *Gourmet* et ensuite courageusement publié par Ruth Reichl. Je les remercie toutes les deux de m'avoir lancé dans cette aventure que nous n'aurions jamais pu imaginer. Dès le début, les personnes qui m'ont le plus ouvert les yeux sur le fait que la politique nutritionnelle américaine a profondément fait fausse route sont Mary Enig, Fred Kummerow et Gary Taubes. C'est en échangeant avec eux et en découvrant la science nutritionnelle que j'ai commencé à appréhender l'énormité de ce sujet, ce qui a bien évidemment fortement résonné avec mon instinct de journaliste. J'ai alors plongé dans l'étape de recherche que l'on pourrait qualifier "d'obsession totale" au cours de laquelle j'ai ressenti le besoin de déterrer la moindre étude nutritionnelle réalisée ces soixante dernières années et de mener une enquête approfondie sur chaque indice. C'est à mes parents, Susan et Paul Teicholz, que je dois cet élan naturel envers une extrême méticulosité, ainsi qu'un esprit indépendant et un goût pour l'analyse. Je les en remercie. L'ampleur de cette obsession n'incombe cependant qu'à moi-même et elle s'explique le mieux par mon souhait d'aller au fond des choses.

Je suis profondément reconnaissante envers les nombreux responsables et chercheurs, à la fois de l'industrie agro-alimentaire et du monde académique, qui m'ont courtoisement accordé leur temps et leur savoir afin de m'aider tout au long de ce parcours. Parmi ceux qui ont été particulièrement infatigables dans leurs réponses ou qui m'ont offert une aide extraordinaire d'une façon ou d'une autre sont Tom Applewhite, Christos et Eleni Aravanis, Henry Blackburn, Tanya Blasbalg, Bob Collette, Greg Drescher, Jørn Dyerberg, Ed Emken, Sally Fallon, Anna Ferro-Luzzi, Joe Hibbeln, Stephen Joseph, Ron Krauss, Gil Leveille, Mark Matlock, Gerald McNeill, Michael Mudd, Marion Nestle, Steve Phinney, Uffe Ravnskov, Robert Reeves, Lluís Serra-Majem, Bill Shurtleff, Sara Baer-Sinnott, Allan Sniderman, Jerry Stamler, Steen Stender, Kalyana Sundram, Antonia Trichopoulou, Jeff Volek, Bob Wainright, Catherine Watkins, Eric Westman, Lars Wiedermann, George Wilhite et Walter Willett. Certains d'entre eux ne seront pas d'accord avec

438

plusieurs aspects de ce livre mais j'espère qu'ils reconnaîtront mon effort honnête de présenter la science de manière impartiale. Je vous remercie tous sincèrement.

Plusieurs individus ont lu tout ou partie de ce livre à l'état d'ébauche et ont proposé des corrections : Michael Eades, Ron Krauss, George Maniatis, Lydia Maniatis, Stephen Phinney, Chris Ramsden, Jeremy Rosner, David Segal, Christopher Silwood, Gary Taubes, Leslie A. Teicholz, Eric Westman et Lars Wiedermann. Je leur suis très reconnaissante pour leur temps et leur souci du détail, ainsi que pour les efforts exceptionnels que certains ont réalisés pour respecter les délais.

Je me considère extrêmement chanceuse d'avoir trouvé une place chez Simon & Schuster. Jon Karp a été un soutien chaleureux, Anne Tate est une douée de publicité et Dana Trocker est une merveille de marketing. Ma superbe équipe assidue chez S&S a aussi inclus Alicia Brancato, Mia Crowley-Hald, Gina DiMascia, Suzanne Donahue, Cary Goldstein, Irene Kheradi, Ruth Lee-Mui et Richard Rhorer. Je leur suis profondément reconnaissante, ainsi qu'à l'équipe extrêmement minutieuse et méticuleuse de Dix. Mes remerciements s'adressent également à Ed Winstead, toujours efficace et sympathique.

Ma propre équipe d'assistants était composée de Linda Sanders, qui a réussi à dénicher des centaines de rapports scientifiques tout en poursuivant ses études à l'école de médecine, ainsi que CJ Lotz, Malina Welman, Madeline Blount et Hannah Bruner. Merci également à Bill et Tia Shuyler pour leur travail sur mon site Web et les réseaux sociaux.

Pour leur amitié tout au long de ces années, surtout à mesure que ces années se sont prolongées en "éprouvant" nos amitiés, je suis reconnaissante à Ann Banchoff, Cleve Keller, Charlotte Morgan, Sarah Murray, Marge Neuwirth, Lauren Shaffer, David Segal, Jennifer Senior et Lisa Waltuch. Mettre mon ouvrage de côté pour passer du temps avec vous m'a permis de rester saine d'esprit.

En outre, comme le savent tous les parents d'enfants en bas âge, c'est un luxe de trouver le temps de réaliser ses propres projets. Je n'aurai jamais pu consacrer autant d'heures avec autant de conscience tranquille sans Iulianna Kopanyi et Éva

439

Kobli-Walter qui se sont occupées de mes fils avec dévouement et qui m'ont apaisée à tous les égards.

J'offre mes plus sincères remerciements à ma famille : à mes parents, pour leur éternel amour et tolérance, à Marc et Leslie pour des raisons qui sont trop profondes pour être mises en mots, et, à nouveau, à Theo, Alexander et Gregory qui sont de vrais champions.

REMERCIEMENTS

Notes

Introduction

2   *Mon article a été :* Nina Teicholz, "Heart Breaker", *Gourmet,* juin 2004, 100-105.

4   *"On nous a sauté dessus !" :* David Kritchevsky, interview avec l'auteure, 31 mai 2005.

5   *de fruits et de légumes de 17 %, de céréales de 29 % :* Calcul réalisé à partir de données issues du ministère de l'Agriculture des États-Unis "Profiling Food Consumption in America", Agricultural Fact Book 2001-2002 (Washington, DC : US Government Printing Office, 2003) 18-19.

5   *de 40 à 33 % des calories :* Comité consultatif sur les recommandations alimentaires, préparé pour le Service de recherche agricole, le ministère de l'Agriculture des États-Unis et le ministère de la Santé et des Services sociaux, *Report of the Dietary Guidelines Advisory Committee on the Dietary Guidelines for Americans, 2010. To the Secretary of Agriculture and the Secretary of Health and Human Services,* 7e édition, Washington, DC : US Government Printing Office, mai 2010), 219.

5   *un adulte sur sept était obèse :* Centres américains pour le contrôle et la prévention des maladies, Enquête nationale par examen de la santé, 1960-1962, consulté pour la dernière fois le 12 février 2014, http://www.cdc.gov/nchs/nhanes.htm.

5   *la proportion de ces matières grasses sous forme de graisses saturées a également diminué :* Centres pour le contrôle et la prévention des maladies, "Trends in Intake of Energy and Macronutrients in the United States, 1971-2000", *Morbidity and Mortality Weekly Report* 53, n° 4 (2004) : 80-82.

5   *un taux inférieur à 1 %... plus de 11 % :* Maureen I. Harris, "Prevalence of Noninsulin-Dependent Diabetes and Impaired Glucose Tolerance", *Diabetes in America* 6 (1985) : 1-31 ; G. L. Beckles, C. F. Chou, Centres pour le contrôle et la prévention des maladies, "Diabetes-United

States, 2006 and 2010", *Morbidity and Mortality Weekly Report* 62, suppl. 3 (2012) : 99-104.

6   *aucune perte de poids n'a été observée ... cancer (quel qu'il soit)* : Shirley Beresford et al., "Low-Fat Dietary Pattern and Risk of Colorectal Cancer : The Women's Health Initiative Randomized Controlled Dietary Modification Trial", *Journal of the American Medical Association* 295, n° 6 (2006) : 643-654. Barbara V. Howard et al., "Low-Fat Dietary Pattern and Weight Change Over 7 Years : The Women's Health Initiative Dietary Modification Trial", *Journal of the American Medical Association* 295, n° 1 (2006) : 39-49 ; Barbara V. Howard et al., "Low-Fat Dietary Pattern and Risk of Cardiovascular Disease : The Women's Health Initiative Randomized Controlled Dietary Modification Trial", *Journal of the American Medical Association* 295, n° 6 (2006) : 655-666 ; Ross L. Prentice et al., "Low-Fat Dietary Pattern and Risk of Invasive Breast Cancer : The Women's Health Initiative Randomized Controlled Dietary Modification Trial", *Journal of the American Medical Association* 295, n° 6 (2006) : 629-642 ; Ross L. Prentice et al., "Low-Fat Dietary Pattern and Cancer Incidence in the Women's Health Initiative Dietary Modification Randomized Controlled Trial", *Journal of the National Cancer Institute* 99, n° 20 (2007) : 1534-1543.

7   *En écrivant ce livre* : L'auteure déclare n'avoir aucun conflit d'intérêt ; elle n'a jamais reçu de soutien financier ou en nature, directement ou indirectement, d'aucune partie présentant un intérêt lié aux thèmes abordés dans ce livre.

Le paradoxe du gras : bonne santé et alimentation riche en matières grasses

10   *Selon des observateurs* : Vihjalmur Stefansson, *The Fat of the Land*, édition complétée de *Not by Bread Alone* (1946, repr., New York : Macmillan, 1956), 31 ; calculé par l'auteure en se basant sur Hugh M. Sinclair, "The Diet of

442

Canadian Indians and Eskimos", *Proceedings of the Nutrition Society 12*, n° 1 (1953) : 74.

10   *Les tissus adipeux ... et de l'épaule*. Vihjalmur Stefansson, *The Friendly Arctic : The Story of Five Years in Polar Regions* (New York : Greenwood Press, 1921) : 231-232.

10   *Les morceaux plus maigres :* Vihjalmur Stefansson, *The Fat of the Land*, 25.

10   *"ce n'était qu'en temps de famine [...] qu'ils avaient recours aux légumes"* :Ibid., 23.

10   *dépourvus de "vrai travail" :* Stefansson, *The Friendly Arctic*, 24.

10   *"Ils auraient dû être dans un état misérable" :* Stefansson, *Fat of the Land*, xvi.

11   *"une tempête de protestations" ... "manger de la viande crue" :* Ibid., 65.

11   *une mort certaine :* Ibid., 71.

11   *"Les symptômes survenus à Bellevue" :* Ibid., 69.

11   *Une demi-douzaine d'articles publiés :* Clarence W. Lieb, "The Effects on Human Beings of a Twelve Months' Exclusive Meat Diet Based on Intensive Clinical and Laboratory Studies on Two Arctic Explorers Living under Average Conditions in a New York Climate", *Journal of the American Medical Association* 93, n° 1 (6 juillet 1929) : 20-22 ; John C. Torrey, "Influence of an Exclusively Meat Diet on the Human Intestinal Flora", *Proceedings of the Society for Experimental Biology and Medicine* 28, n° 3 (1930) : 295-296 ; Walter S. McClellan, Virgil R. Rupp et Vincent Toscani, "Prolonged Meat Diets with a Study of the Metabolism of Nitrogen, Calcium et Phosphorus", *Journal of Biological Chemistry* 87 n° 3 (1930) : 669-680 ; Clarence W Lieb et Edward Tolstoi, "Effect of an Exclusive Meat Diet on Chemical Constituents of the Blood", *Proceedings of the Society for Experimental Biology and Medicine* 26, n° 4 (1929) : 324-325 ; Edward Tolstoi, "The Effect of an Exclusive Meat Diet Lasting One Year on the Carbohydrate Tolerance of Two Normal Men", *Journal of Biological Chemistry* 83 n° 3 (1929) : 747-752 ; Edward Tolstoi, "The Effect of an Exclusive Meat Diet on the Chemical Constituents of the

443

Blood", *Journal of Biological Chemistry* 83 n° 3 (1929) : 753-758.

12   *buvaient entre 2 et 7 litres de lait tous les jours :* A. Gerald Shaper, "Cardiovascular Studies in the Samburu Tribe of Northern Kenya", *American Heart Journal* 63, n° 4 (1962) : 437–442.

12   *Mann observe la même chose chez les Massaïs :* Kurt Biss et al., "Some Unique Biologic Characteristics of the Masai of East Africa", *New England Journal of Medicine* 284, n° 13 (1971) : 694-699.

13   *"qu'aucun produit d'origine végétale n'est consommé" :* George V. Mann et al., "Cardiovascular Disease in the Masai", *Journal of Atherosclerosis Research* 4, n° 4 (1964) : 289-312.

13   *"Ces constations m'ont vraiment ébranlé" :* A. Gerald Shaper, interview avec Henry Blackburn. Dans "Preventing Heart Attack and Stroke : A History of Cardiovascular Disease Epidemiology", consulté pour la dernière fois le 14 février 2014. http://www.epi.umn.edu/cvdepi/interview.asp?id=64.

13   *l'examen de vingt-six rapports ..."plus ou moins non perturbées" :* Frank W. Lowenstein, "Blood-Pressure in Relation to Age and Sex in the Tropics and Subtropics : A Review of the Literature and an Investigation in Two Tribes of Brazil Indians", *Lancet* 277, n° 7173 (1961) : 389-392. Une autre étude sur les aborigènes du Kalahari a conclu qu'une "augmentation de la pression artérielle n'est pas spécifique au processus normal du vieillissement" ; Benjamin Kaminer et W. P. W. Lutz, "Blood Pressure in Bushmen of the Kalahari Desert", *Circulation* 22, n° 2 (1960) : 289-295.

14   *subsistance est "simple" ... "peu laborieuse" ... "semblent sédentaires" :* Mann, "Cardiovascular Disease in the Masai", 309.

14   *ne trouve aucune trace de crise cardiaque :* Ibid.

14   *trouva des signes "possibles" de maladie cardiaque :* A. Gerald Shaper, "Cardiovascular Studies in the Samburu Tribe of Northern Kenya", *American Heart Journal* 63, n° 4 (1962) : 439.

444

NOTES

14   sur cinquante hommes massaïs et ne détecte qu'un seul cas : George V. Mann et al., "Atherosclerosis in the Masai", *American Journal of Epidemiology* 95, n° 1 (1972) : 26.

14   *les Massaïs ne souffrent d'aucune autre :* Mann, "Cardiovascular Disease in the Masai", 303-306.

15   *"Pour manger 'mieux', [...] tout le monde connaît la réponse fondamentale" :* Mark Bittman, "No Meat, No Dairy, No Problem", *New York Times,* 29 décembre 2011.

15   *La première recommandation nutritionnelle de l'USDA :* Ministère de l'Agriculture et ministère de la Santé et des Services sociaux des États-Unis, *Dietary Guidelines for Americans, 2010,* 7e éd. (Washington, DC : US Government Printing Office, décembre 2010), viii-ix.

16   *Ces Indiens du Nord... "parfaitement contraire" :* Robert McCarrison, *Nutrition and National Health : The Cantor Lectures* (Londres : Faber and Faber, 1936), 19.

16   *il découvre qu'il peut reproduire :* Ibid., 24-29.

17   *documente ses constatations dans un rapport de 460 pages :* Aleš Hrdlička, *Physiological and Medical Observations among the Indians of Southwestern United States and Northern Mexico,* Smithsonian Institution Bureau of American Ethnology Bulletin 34 (Washington, DC : US Government Printing Office, 1908).

17   *avaient vraisemblablement grandi :* W. W. Newcombe, Jr., *The Indians of Texas : From Prehistoric to Modern Times* (Austin : University of Texas Press, 1961) : 92, 98, 100, 138, 160, 163, 197 et 323.

17   *"aucune erreur ne pouvait mitiger" :* Hrdlička, *Physiological and Medical Observations,* 40-41.

17   *"aucun d'entre eux ne souffrait de démence ou était démuni" :* Ibid., 158.

18   *"certains semblent présumer que ça n'existe pas" :* George Prentice, "Cancer among Negroes", *British Medical Journal* 2, n° 3285 (1923) : 1181.

18   *"immunité relative ... Lorsqu'ils arrivent à se procurer de la viande, les nègres" :* Ibid.

19   *constate que la viande des animaux sauvages :* Michael A. Crawford, "Fatty-Acid Ratios in Free-Living and*

Domestic Animals", *Lancet* 291, n° 7556 (1968) : 1329-1333.

20   *la moitié des matières grasses d'un rein de cerf :* Sally Fallon Morell et Mary Enig, "Guts and Grease : The Diet of Native Americans", *Wise Traditions in Food, Farming, and the Healing Arts* 2, n° 1 (2001) : 43.

20   *des habitudes de chasse des êtres humains :* De nombreuses anecdotes sont compilées dans Speth, *Bison Kills and Bone Counts,* 146-159 ; d'autres anecdotes sont dans l'ouvrage de Michael A. Jochim, *Strategies for Survival : Cultural Behavior in an Ecological Context* (New York : Academic Press, 1981), 80-90, ainsi que dans celui de Stefansson, *The Fat of the Land,* 126-131 et 136.

20   *le gras était "le critère déterminant" de la pêche :* Philippe Max Rouja, Éric Dewailly et Carole Blanchet, "Fat, Fishing Patterns, and Health among the Bardi People of North Western Australia", *Lipids* 38, n° 4 (2003) : 399–405.

20   *était dénigrée ... pour être appréciée :* Ibid., 400.

20   *"s'ils ne mangeaient que du lapin [...]" :* John D. Speth, *Bison Kills and Bone Counts : Decision Making by Ancient Hunters* (Chicago : University of Chicago Press, 1983), 151.

21   *"ont mangé la viande de cheval" ... entre 2,5 et 3 kg ... "continuaient à s'affaiblir et à s'amaigrir" ... "avaient constamment envie de manger du gras" :* Randolph B. Marcy, *The Prairie Traveler : A Handbook for Overland Expeditions* (Londres : Trubner, 1863) : 16.

21   *la plupart du gibier "était trop maigre pour être consommé" :* Ibid., 152.

Pourquoi nous pensons que les matières grasses saturées sont mauvaises pour la santé

23   *Selon l'opinion qui prévaut à l'époque :* Daniel Steinberg, "An Interpretive History of the Cholesterol Controversy : Part 1", *Journal of Lipid Research* 45, n° 9 (2004) : 1587.

24   *"l'attitude défaitiste à l'égard des maladies cardiovasculaires" :* Ancel Keys, "Atherosclerosis : A

Problem in Newer Public Health", *Journal of the Mount Sinai Hospital, New York* 20, n° 2 (1953) : 119.

24   *"direct à en paraître brusque"* : Henry Blackburn, interview avec Ancel Keys, dans *Health Revolutionary : The Life and Work of Ancel Keys,* Public Health Leadership Film, Association des écoles de santé publique, consulté pour la dernière fois le 5 janvier 2014, http://www.asph.org/document.cfm?page=793.

24   *"à mort"* ... *"arrogant"* ... *"impitoyable"* : Anna Ferro-Luzzi, interview avec l'auteure, 18 septembre 2008 ; George V. Mann, interview avec l'auteure, 5 octobre 2005 ; Michael F. Oliver, interview avec l'auteure, 1er mai 2009.

25   *Keys se prend de passion* : Blackburn, interview avec Keys, *Health Revolutionary.*

25   *la lettre K représentant l'initiale de Keys* : Jane Brody, "Dr. Ancel Keys, 100, Promoter of the Mediterranean Diet, Dies", *New York Times,* 23 novembre 2004.

25   *"rouille biologique"* ... *"se propager et couper le flux"* : Alton Blakeslee et Jeremiah Stamler, *Your Heart Has Nine Lives : Nine Steps to Heart Health* (New York : Pocket Books, 1966), 24.

26   *une malheureuse fillette eut une crise cardiaque* : George Lehzen et Karl Knauss, "Uber Xanthoma Multiplex Planum, Tuberosum, Mollusciformis", *Archive A, Pathological Anatomy and Histology 1*16 (1889) : 85-104.

26   *a poussé les chercheurs à croire* : S. J. Thannhauser et Heinz Magendantz, "The Different Clinical Groups of Xanthomatous Diseases : A Clinical Physiological Study of 22 Cases", *Annals of Internal Medicine* 11, n° 9 (1938) : 1662-1746.

26   *Anitschkow, pathologiste russe, rapporte* : N. Anitschkow, S. Chalatov, C. Müller et J. B. Duguid, "Über experimentelle Cholesterinsteatose : Ihre Bedeutung für die Enstehung Einiger Pathologischer Prozessen", *Zentralblatt für Allgemeine Pathologie und Pathologische Anatomie* 24 (1913) : 1-9.

27   *reproduite de nombreuses fois chez tous genres d'animaux* : Abordé dans Edward H. Ahrens, Jr. et al.,

447

NOTES

"Dietary Control of Serum Lipids in Relation to Atherosclerosis", *Journal of the American Medical Association* 164, n° 17 (1957) : 1905-1911.

27   *reproduite de nombreuses fois chez tous genres d'animaux :* Concernant les modèles animaux, consulter Edward H. Ahrens Jr. et al., "The Influence of Dietary Fats on Serum-Lipid Levels in Man", *Lancet* 269, n° 6976 (1957) : 943-953.

27   *Certains contemporains font la remarque que les lapins :* Ancel Keys était l'un des chercheurs à formuler cette objection ; Ancel Keys, "Human Atherosclerosis and the Diet", *Circulation* 5, n° 1 (1952) : 115-118.

27   *En revanche, quand cette expérience :* R. Gordon Gould, "Lipid Metabolism and Atherosclerosis", *American Journal of Medicine* 11, n° 2 (1951) : 209 ; R. Gordon Gould et al., "Cholesterol Metabolism : I. Effect of Dietary Cholesterol on the Synthesis of Cholesterol in Dog Tissue in Vitro", *Journal of Biological Chemistry* 201, n° 2 (1953), 519.

27   *Proposé par deux biochimistes de l'université Columbia :* D. Rittenberg et Rudolf Schoenheimer, "Deuterium as an Indicator in the Study of Intermediary Metabolism XI. Further Studies on the Biological Uptake of Deuterium into Organic Substances, with Special Reference to Fat and Cholesterol Formation", *Journal of Biological Chemistry* 121, n° 1 (1937) : 235-253.

28   *l'existence de "preuves accablantes" :* Keys, "Human Atherosclerosis and the Diet", 116.

28   *n'avaient qu'un effet "insignifiant"... "ne mérite pas qu'on s'y attarde" :* Ancel Keys, "Diet and the Epidemiology of Coronary Heart Disease", *Journal of the American Medical Association* 164, n° 17 (1957) : 1912-1919. Citation dans Ancel Keys et al., "Effects of Diet on Blood Lipids in Man Particularly Cholesterol and Lipoproteins", *Clinical Chemistry* 1, n° 1 (1955) : 40.

28   *Il décrit cette expérience dans le chapitre du livre :* Uffe Ravnskov, *The Cholesterol Myths : Exposing the Fallacy that Saturated Fat and Cholesterol Cause Heart Disease* (Washington, DC : New Trends, 2000), 111-112.

28   *n'a jamais été démontré que l'impact :* Eder Qintão, Scott Grundy et Edward H. Ahrens, Jr., "Effects of Dietary Cholesterol on the Regulation of Total Body Cholesterol in Man", *Journal of Lipid Research* 12, n° 2 (1971) : 233-247 ; Paul J. Nestel et Andrea Poyser, "Changes in Cholesterol Synthesis and Excretion When Cholesterol Intake Is Increased", *Metabolism* 25, n° 12 (1976) : 1591-1599.

28   *une des analyses les plus exhaustives :* Paul N. Hopkins, "Effects of Dietary Cholesterol on Serum Cholesterol : A Meta-Analysis and Review", *American Journal of Clinical Nutrition* 55, n° 6 (1992) : 1060-1070.

29   *autorités de santé publique en Angleterre et dans la plupart des pays européens :* A. Stewart Truswell, "Evolution of Dietary Recommendations, Goals, and Guidelines", *American Journal of Clinical Nutrition* 45, n° 5, suppl. (1987) : 1068.

29   *Mais aux États-Unis, la recommandation :* Comité consultatif sur les recommandations alimentaires, préparé pour le Service de recherche agricole, le ministère de l'Agriculture des États-Unis et le ministère de la Santé et des Services sociaux, *Report of the Dietary Guidelines Advisory Committee on the Dietary Guidelines for Americans, 2010. To the Secretary of Agriculture and the Secretary of Health and Human Services,* 7e éd. (Washington, DC : US Government Printing Office, mai 2010), x.

29   *Keys suggèrera que les chercheurs :* Keys, "Diet and the Epidemiology of Coronary Heart Disease", 1914.

30   *"le vieux domaine somnolent de la recherche sur les lipides" ... fonds ... d'année en année ... "la recherche sur les lipides ... une nouvelle dimension" :* Edward H. Ahrens, Jr., "After 40 Years of Cholesterol-Watching", *Journal of Lipid Research* 25, n° 13 (1984) : 1442.

31   *les chercheurs ont d'abord découvert en 1952 :* Lawrence S. Kinsell et al., "Dietary Modification of Serum Cholesterol and Phospholipid Levels", *Journal of Clinical Endocrinology and Metabolism* 12, n° 7 (1952) : 909-913.

449

31   *à l'université de Harvard découvrira :* Mervyn G. Hardinge et Fredrick J. Stare, "Nutritional Studies of Vegetarians: 2. Dietary and Serum Levels of Cholesterol", *Journal of Clinical Nutrition* 2 n° 2 (1954) : 82-88.

31   *Une étude hollandaise chez des végétariens :* J. Groen, et al., "Influence of Nutrition, Individual, and Some Other Factors, Including Various Forms of Stress, on Serum Cholesterol ; Experiment of Nine Months' Duration in 60 Normal Human Volunteers", *Voeding* 13 (1952) : 556-587.

32   *découvert que les graisses saturées présentes dans le beurre :* Edward H. Ahrens, Jr., David H. Blankenhorn et Theodore T. Tsaltas, "Effect on Human Serum Lipids of Substituting Plant for Animal Fat in Diet", *Proceedings for the Society of Experimental Biology and Medicine* 86, n° 4 (1954) : 872-878 ; Ahrens et al., "The Influence of Dietary Fats on Serum-Lipid Levels in Man".

33   *il existe bien plus d'hétérogénéité :* Qintao, Grundy et Ahrens, "Effects of Dietary Cholesterol on the Regulation of Total Body Cholesterol in Man".

33   *l'une de ses "contributions les plus gratifiantes" :* Ahrens, "After 40 Years of Cholesterol- Watching", 1444.

33   *découvre que les régimes à plus faible teneur en gras :* Ancel Keys, Joseph T. Anderson et Francisco Grande, "Prediction of Serum-Cholesterol Responses of Man to Changes in Fats in the Diet", *Lancet* 273, n° 7003 (1957) : 959-966.

33   *"aucune autre variable dans le mode de vie" :* Ancel Keys et Joseph T. Anderson, "The Relationship of the Diet to the Development of Atherosclerosis in Man", *Symposium on Atherosclerosis* (Washington, DC : National Academy of Sciences-National Research Council, 1954), 189.

34   *Le graphique de Keys suggère que :* Keys, "Atherosclerosis : A Problem in Newer Public Health".

35   *Keys est convaincu que les matières grasses font grossir :* Keys, "Diet and the Epidemiology of Coronary Heart Disease", 1918.

36   *Jerry Seinfeld ... lorsqu'il décrit :* Jerry Seinfeld, *I'm Telling You for the Last Time,* Broadhurst Theatre, New York, 1998.

36   *La crainte que les matières grasses :* Peter N. Stearns, *Fat History : Beauty in the Modern West* (New York : New York University Press, 1997), 12 et 25–47.

37   *Ses premiers rapports étaient en grande partie :* Keys, "Diet and the Epidemiology of Coronary Heart Disease", 1913-1914 ; Ancel Keys et Francisco Grande, "Role of Dietary Fat in Human Nutrition : III. Diet and the Epidemiology of Coronary Heart Disease," *American Journal of Public Health and the Nations Health* 47, n° 12 (1957): 1528—1529.

37   *Lui et sa femme, Margaret ... le taux de cholestérol des habitants :* Keys et al., "Effects of Diet on Blood Lipids in Man", 34-52.

37   *se rend d'abord à Naples, puis à Madrid :* Ancel Keys et al., "Studies on Serum Cholesterol and Other Characteristics of Clinically Healthy Men in Naples", *A.M.A. Archives of Internal Medicine* 93, n° 3 (mars 1954) : 328-336 ; Ancel Keys et al., "Studies on the Diet, Body Fatness and Serum Cholesterol in Madrid, Spain", *Metabolism Clinical and Experimental* 3, n° 3 (mai 1954) : 195-212.

37   *l'explication doit au lieu se trouver dans l'alimentation :* Keys et Grande, "Role of Dietary Fat in Human Nutrition", 1520-1530.

38   *"le gras semble être le seul facteur" :* Keys et al., "Effects of Diet on Blood Lipids in Man", 42.

38   *"dominées par les effets à long terme" :* Keys, "Diet and the Epidemiology of Coronary Heart Disease", 1912.

38   *"un cas d'école en matière de maladies coronariennes" :* Ancel Keys, "The Inception and Pilot Surveys", dans *The Seven Countries Study : A Scientific Adventure in Cardiovascular Disease Epidemiology,* éd. Daan Kromhout, Alessandro Menotti et Henry W. Blackburn (Bilthoven, Holland : privately published, 1993) : 15-26.

38   *"clairement" un "facteur majeur" ... des maladies cardiovasculaires :* Keys, "Studies on the Diet, Body

Fatness and Serum Cholesterol in Madrid, Spain", 209 ; "major factor" Keys et al., "Studies on the Diet, Body Fatness and Serum Cholesterol in Madrid, Spain", 210.

38   *donne à Keys des arguments supplémentaires :* Haqvin Malmros, "The Relation of Nutrition to Health : A Statistical Study of the Effect of the War-Time on Arteriosclerosis, Cardiosclerosis, Tuberculosis and Diabetes", *Acta Medica Scandinavica Supplementum* 138, n° S246 (1950) : 137-153. Voir aussi Gotthard Schettler, "Atherosclerosis during Periods of Food Deprivation Following World Wars I and II", *Preventive Medicine* 12, n° 1 (1983) : 75-83.

39   *D'autres scientifiques soulignent :* George V. Mann, "Epidemiology of Coronary Heart Disease", *American Journal of Medicine* 23, n° 3 (1957) : 463–480.

39   *Keys les rejettent purement et simplement :* Ancel Keys, "The Diet and Development of Coronary Heart Disease", *Journal of Chronic Disease* 4, n° 4 (1956) : 364-380.

40   *Keys parvient à cette conclusion à la suite de :* Keys, Anderson et Grande, "Prediction of Serum-Cholesterol Responses of Man". Les études sont résumées et citées dans Ancel Keys, Joseph T. Anderson et Francisco Grande, "Serum Cholesterol in Man : Diet Fat and Intrinsic Responsiveness", *Circulation* 19, n° 2 (1959) : 201.

39   *dans une série d'articles ... Keys déclare :* Joseph T. Anderson, Ancel Keys et Francisco Grande, "The Effects of Different Food Fats on Serum Cholesterol Concentration in Man", *Journal of Nutrition* 62, n° 3 (1957) ; 421-424 ; Keys, Anderson et Grande, "Prediction of Serum Cholesterol Responses of Man" ; Keys, "Diet and the Epidemiology of Coronary Heart Disease" : Ancel Keys, Joseph T. Anderson et Francisco Grande, "Fats and Disease", *Lancet* 272, n° 6796 (1957) : 992-993.

39   *il publie une formule mathématique spécifique :* Keys, Anderson et Grande, "Serum Cholesterol in Man : Diet Fat and Intrinsic Responsiveness".

452

40   *"deviendraient très rares"* ... *"forte réduction"* : E. V. Allen et al., "Atherosclerosis : A Symposium", *Circulation* 5, n° 1 (1952) : 99.

40   *il avait réussi à occuper le poste* : Kromhout, Menotti et Blackburn, éds., *The Seven Countries Study, 196.*

41   *Keys est le seul chercheur dont le nom est mentionné* : Ibid., 76.

41   *Il se convertira à ... mangera des biscottes* : Paul Dudley White, "Heart Ills and Presidency : Dr. White's Views", *New York Times,* 30 octobre 1955, A1.

41   *"une alimentation riche en matières grasses"* ... *cause "probable"* ... *"majorité des cas"* : Keys, "Diet and the Epidemiology of Coronary Heart Disease", 1912.

43   *L'objection de Yerushalmy* : Jacob Yerushalmy et Herman E. Hilleboe, "Fat in the Diet and Mortality from Heart Disease: A Methodologic Note", *New York State Journal of Medicine* 57, 14 (1957) : 2343-2354.

44   *"Je me souviens de l'ambiance dans le laboratoire"* : Henry Blackburn, interview avec l'auteure, 9 novembre 2008.

44   *Mann écrira qu'il espérait* : George V. Mann, "Diet and Coronary Heart Disease", *Archives of Internal Medicine* 104 (1959) : 921-929.

44   *les statistiques nationales ne sont pas fiables* : Ancel Keys, "Epidemiologic Aspects of Coronary Artery Disease", *Journal of Chronic Diseases* 6, n° 4 (1957) : 552-559.

45   *une enquête de 1964* : D. D. Reid et G. A. Rose, "Preliminary Communications : Assessing the Comparability of Mortality Statistics", *British Medical Journal* 2, n° 5422 (1964) : 1437-1439.

45   *Keys est très conscient* : Keys, *Symposium on Atherosclerosis,* 119.

45   *"négatives et non positives"* : Ancel Keys, "Epidemiologic Aspects of Coronary Artery Disease", 552.

46   *se souvient Blackburn* : Henry W. Blackburn, interview avec l'auteure, 22 juillet 2008.

NOTES

46   *Keys lance l'étude ... une subvention annuelle :* "The Fat of the Land", *Time,* 13 janvier 1961, 48-52.

46   *Un certain nombre de détracteurs ont depuis précisé :* Ravnskov, *The Cholesterol Myths,* 18-19 ; Gary Taubes, *Good Calories, Bad Calories : Fats, Carbs and the Controversial Science of Diet and Health* (New York : Alfred A. Knopf, 2007), 32.

47   *comme il l'a écrit, il a choisi des sites qui, d'après lui :* Alessandro Menotti, e-mail envoyé à l'auteure, 10 septembre 2008.

47   *"où il bénéficiait d'une aide enthousiaste" :* Menotti, e-mail envoyé à l'auteure, 10 septembre 2008 ; Flaminio Fidanza, autre membre de la première équipe de l'Étude des sept pays, a confirmé cette analyse : Flaminio Fidanza, e-mail envoyé à l'auteure, 16 septembre 2008.

47   *"Keys avait tout simplement une aversion personnelle" :* Blackburn, interview.

47   *au moins 150 000 Grecs :* George S. Siampos, *Recent Population Change Calling for Policy Action : With Special Reference to Fertility and Migration* (Athens : National Statistical Service of Greece, 1980) : 234-257.

48   *monographie de 211 pages publiée par l'AHA :* Ancel Keys, éd., "Coronary Heart Disease in Seven Countries", *Circulation* 61 et 62, suppl. 1, American Heart Association Monograph n° 29 (1970) : I-1-I-211.

48   *un livre de Harvard University Press :* Ancel Keys, *Seven Countries : A Multivariate Analysis of Death and Coronary Heart Disease* (Cambridge, MA : Harvard University Press, 1980).

48   *selon un décompte :* Calcul par John Aravanis, M.D., sur la base de communication personnelle avec son père, Christos Aravanis, qui a dirigé la section grecque de l'Étude des sept pays.

48   *ce taux est ridiculement bas ... est de 290 :* Keys, *Seven Countries : A Multivariate Analysis,* 65.

49   *"possible de prévenir les crises cardiaques" :* Cité dans l'article de Jane E. Brody, "Dr. Ancel Keys, 100, Promoter of Mediterranean Diet, Dies", *New York Times,* 23 novembre 2004.

454

49   *Les graisses saturées ne composaient que :* Keys, "Coronary Heart Disease in Seven Countries".

49   *encore plus paradoxaux :* Ancel Keys et al., "The Seven Countries Study : 2,289 Deaths in 15 Years", *Preventive Medicine* 13, n° 2 (1984) : 141-154.

50   *"Le jeûne orthodoxe grec est strict ... les œufs et le beurre" :* Leland Girard Allbaugh, *Crete : A Case Study of an Underdeveloped Area* (Princeton, NJ : Princeton University Press, 1953), 103.

50   *l'expression "pari corajisima" :* Vito Teti, "Food and Fatness in Calabria", dans *Social Aspects of Obesity,* éd. Igor de Garine et Nancy J. Pollock, trad. Nicolette S. James (Amsterdam : Gordon and Breach, 1995), 13.

51   *Une étude menée en Crète :* Katerina Sarri et al., "Greek Orthodox Fasting Rituals : A Hidden Characteristic of the Mediterranean Diet of Crete", *British Journal of Nutrition* 92, n° 2 (2004) : 277-284.

51   *"[le carême] ne semble pas être strictement suivi" :* Keys, "Coronary Heart Disease in Seven Countries", I-166.

51   *n'a fait aucune allusion à ce problème :* Ancel Keys, Christos Aravanis et Helen Sdrin, "The Diets of Middle-Aged Men in Two Rural Areas of Greece", *Voeding* 27, n° 11 (1966) : 575-586.

51   *"Aucune tentative n'a été faite" ... "une omission étonnante et problématique" :* Katerina Sarri and Anthony Kafatos, lettre à l'éditeur, "The Seven Countries Study in Crete : Olive Oil, Mediterranean Diet or Fasting?" *Public Health Nutrition* 8, n° 6 (2005) : 666.

51   *"nous n'aurions pas dû" ... "une situation idéale tout le temps" :* Daan Kromhout, interview avec l'auteure, 4 octobre 2007.

52   *il savait qu'elles passeraient inaperçues :* Keys, Aravanis et Sdrin, "Diets of Middle-Aged Men in Two Rural Areas of Greece", 577.

53   *catégorie d'aliments ... qui affichent un coefficient de corrélation :* Alessandro Menotti et al., "Food Intake Patterns and 25-Year Mortality from Coronary Heart Disease : Cross-Cultural Correlations in the Seven

Countries Study", *European Journal of Epidemiology* 15, n° 6 (1999) : 507-515.

53   *"trop pénibles" à reclasser* : Alessandro Menotti, interview avec l'auteure, 24 juillet 2008.

53   *"Keys était très opposé à la théorie sur les sucres"* : Kromhout, interview.

54   *"Il était tellement convaincu que les acides gras" ... "son point de vue"* : Ibid.

54   *"montagne de balivernes"* : Ancel Keys, "Sucrose in the Diet and Coronary Heart Disease", *Atherosclerosis* 14, n° 2 (1971) : 200.

54   *"Yudkin et ses alliés financiers"* : Ancel Keys et Margaret Keys, *How to Eat Well and Stay Well the Mediterranean Way* (Garden City, NY : Doubleday, 1975), 58.

54   *Keys publie ses chiffres* : Ancel Keys, "Letter to the Editors", *Atherosclerosis* 18, n° 2 (1973) : 352.

54   *"le sucre n'a jamais été vraiment discuté"* : Menotti, interview.

56   *dans le magazine Time* : "Medicine : The Fat of the Land", *Time,* 13 janvier 1961.

L'introduction du régime alimentaire pauvre en matières grasses en Amérique

59   *de petite taille et insuffisamment financée ... quasiment aucun revenu* : William W. Moore, *Fighting for Life : A History of the American Heart Association 1911-1975* (Dallas : American Heart Association, 1983) : 43.

59   *Procter & Gamble (P&G) désigne* : H. M. Marvin, *1924-1964 : The 40 Year War on Heart Disease* (New York : American Heart Association, 1964), adapté d'une allocation ayant été originellement présentée devant des responsables de différentes associations de cardiologie affiliées en 1956.

59   *"les coffres étaient tout à coup pleins ... Tout ce dont on pouvait rêver !"* : Ibid., 51.

59   *"le gros lot" ... "lancer"* : Ibid.

59   *sept branches ... 2 650 000 $* : Ibid., 56.

456

60   *300 branches ... 30 millions de dollars chaque année :*
      Moore, *Fighting for Life,* 77 ; *$30 million :* Marvin, *1924-*
      1964 : The 40 Year War on Heart Disease.

60   *l'AHA recevra 40 % de donations supplémentaires :*
      Moore, *Fighting for Life,* 72.

61   *"Les gens veulent savoir" :* Irvine Page et al.,
      "Atherosclerosis and the Fat Content of the Diet",
      Circulation 16, n° 2 (1957) : 164.

61   *"prise de position de manière catégorique sur la base de*
      preuves" : Ibid.

62   *"les meilleures preuves scientifiques disponibles" :* Irvine
      Page et al., "Dietary Fat and Its Relation to Heart Attacks
      and Strokes", *Circulation* 23, n° 1 (1961) : 133-136.

63   *"quelques tergiversations injustifiées" :* "Medicine : The
      Fat of the Land", *Time,* 13 janvier 1961.

63   *se gorger d'œufs brouillés :* Hans H. Hecht, lettre à
      Jeremiah Stamler, 10 février 1969, en possession de
      l'auteure.

63   *"Les hommes d'âge moyen doivent se méfier du gras" :*
      Murray Illson, "Middle-Aged Men Cautioned on Fat :
      Heart Attacks Linked to Diet as well as Overweight and
      High Blood Pressure", *New York Times,* 24 octobre 1959,
      23.

64   *le New York Times rapporte :* "Heart Unit Backs
      Reduction in Fat", *New York Times,* 11 décembre 1960, 1.

65   *"alors que l'on associait auparavant" :* Jonathan Probber,
      "Is Nothing Sacred? Milk's American Appeal Fades",
      New York Times, 18 février 1987.

65   *"assassinat collectif" :* Cité dans William Borders, "New
      Diet Decried by Nutritionists : Dangers Are Seen in Low
      Carbohydrate Intake", *New York Times,* 7 juillet 1965.

65   *En 1985, elle écrit un article :* Jane E. Brody, "America
      Leans to a Healthier Diet", *New York Times Magazine,*
      13 octobre 1985.

67   *son équipe identifie ... Zukel ne trouve aucune différence :*
      William J. Zukel et al., "A Short-Term Community Study
      of the Epidemiology of Coronary Heart Disease : A
      Preliminary Report on the North Dakota Study", *American*

Journal of Public Health and the Nation's Health 49, n° 12 (1959) : 1630-1639.

68 *En Irlande, des chercheurs analysent :* Aileen Finegan et al., "Diet and Coronary Heart Disease : Dietary Analysis on 100 Male Patients", *American Journal of Clinical Nutrition* 21, n° 2 (1968) : 143-148.

68 *sur cinquante femmes d'âge moyen :* Aileen Finegan et al., "Diet and Coronary Heart Disease : Dietary Analysis on 50 Female Patients", *American Journal of Clinical Nutrition* 21, n° 1 (1969) : 8-9.

68 *Malhotra étudie la maladie :* S. L. Malhotra, "Epidemiology of Ischaemic Heart Disease in Southern India with Special Reference to Causation", *British Heart Journal* 29, n° 6 (1967) : 898 ; S. L. Malhotra, "Geographical Aspects of Acute Myocardial Infarction in India with Special Reference to Patterns of Diet and Eating", *British Heart Journal* 29, n° 3 (1967) : 337-344.

68 *"manger plus de produits laitiers fermentés" :* S. L. Malhotra, "Dietary Factors and Ischaemic Heart Disease", *American Journal of Clinical Nutrition* 24, n° 10 (1971) : 1197.

69 *"remarquablement peu" ... quantités de graisses d'origine animale :* Clarke Stout et al., "Unusually Low Incidence of Death from Myocardial Infarction : Study of Italian American Community in Pennsylvania", *Journal of the American Medical Association* 188, n° 10 (1964) : 845-849.

69 *La majorité des 179 hommes de Roseto ... les années durant lesquelles l'enquête a eu lieu :* Ibid.

69 *"attention mondiale extravagante" :* Ancel Keys, "Arteriosclerotic Heart Disease in Roseto, Pennsylvania", *Journal of the American Medical Association* 195 n° 2 (1966) : 137-139.

69 *Keys conclut que les données Roseto :* Ibid., 139.

70 *examine toutes les études :* Frank W. Lowenstein, "Epidemiologic Investigations in Relation to Diet in Groups Who Show Little Atherosclerosis and Are Almost Free of Coronary Ischemic Heart Disease", *American Journal of Clinical Nutrition* 15, n° 3 (1964) : 175-186.

458

70   *Le type de matière grasse est également très variable :* Ibid.

71   *les "idoles mentales" :* Francis Bacon, *Novum Organum Scientiarum,* England, 1620, Book 1 : XXXIV.

71   *comme le décrit Karl Popper :* Karl Popper, *Objective Knowledge : An Evolutionary Approach,* éd. rév. (Oxford : Clarendon Press, 1979), 81.

71   *Des dizaines d'études :* Essais cliniques initiaux qui ne soutiennent pas l'hypothèse régime-cœur : un comité de recherche, "Low-Fat Diet in Myocardial Infarction : A Controlled Trial", *Lancet* 2, n° 7411 (1965) : 501-504 ; Comité de recherche du Conseil de recherche médicale, "Controlled Trial of Soya-bean Oil in Myocardial Infarction", *Lancet* 2, n° 7570 (1968) : 693-699 ; J. M. Woodhill et al., "Low Fat, Low Cholesterol Diet in Secondary Prevention of Coronary Heart Disease", *Advances in Experimental Medicine and Biology* 109 (1978) : 317-330 ; Marvin L. Bierenbaum et al., "Modified-Fat Dietary Management of the Young Male with Coronary Disease", *Journal of the American Medical Association* 202, n° 13 (1967) : 59-63.

72   *Ahrens objectera :* Aherns et al., "Dietary Control of Serum Lipids in Relation to Atherosclerosis", 1906.

73   *"chromatographie par acide silicique" :* Jules Hirsch et Edward H. Ahrens, Jr., "The Separation of Complex Lipide Mixtures by Use of Silicic Acid Chromatography", *Journal of Biological Chemistry* 233, n° 2 (1958) : 311-320.

73   *révèlent de manière systématique que ces triglycérides :* Edward H. Ahrens, Jr. et al., "The Influence of Dietary Fats on Serum-Lipid Levels in Man," *Lancet* 272, n° 6976 (1957) : Edward H. Ahrens, Jr. et al., "The Influence of Dietary Fats on Serum-Lipid Levels in Man", *Lancet* 272, n° 6976 (1957) : 943-953 ; Edward H. Ahrens, Jr. et al., "Carbohydrate-Induced and Fat-Induced Lipemia", *Transactions of the Association of American Physicians* 74 (1961) : 134-146 ; J. L. Knittle et Edward H. Ahrens, Jr., "Carbohydrate Metabolism in Two Forms of Typerglyceridemia", *Journal of Clinical*

459

Investigation 43 (1964) : 485–495 ; Edward H. Aherns, Jr., "Carbohydrates, Plasma Triglycerides et Coronary Heart Disease", *Nutrition Reviews* 44, n° 2 (1986) : 60-64

73   *un taux de triglycérides élevé est bien plus fréquent :* Margaret J. Albrink, "The Significance of Serum Triglycerides", *Journal of the American Dietetic Association* 42 (1963) : 29-31.

73   *une poignée de chercheurs confirmera :* P. T. Kuo et al., "Dietary Carbohydrates in Hyperlipemia (Hyperglyceridemia) ; Hepatic and Adipose Tissue Lipogenic Activities", *American Journal of Clinical Nutrition* 20, n° 2 (1967) : 116-125 ; L. E. Bottiger et L. A. Carlson, "Serum Glucoproteins in Men with Myocardial Infarction", *Journal of Atherosclerosis Research* 1 (1961) : 184-188.

73   *Ahrens observe que les triglycérides :* Edward H. Ahrens, Jr. et al., "Carbohydrate-Induced and Fat-Induced Lipemia", *Transactions of the Association of American Physicians* 74 (1961) : 136.

73   *alors qu'un autre tube à essai :* Ibid.

73   *"processus chimique normal qui a lieu" :* Ibid., 134.

73   *la population défavorisée rurale japonaise ... présente de faibles taux de triglycérides :* Ancel Keys et Noboru Kimora, "Diets of Middle-Aged Farmers in Japan", *American Journal of Clinical Nutrition* 23, n° 2 (1970) : 219.

74   *Albrink émet l'hypothèse :* Margaret J. Albrink, "Triglycerides, Lipoproteins et Coronary Artery Disease", *Archives of Internal Medicine* 109, n° 3 (1962) : 345-359.

75   *"Mais parlons de ... Non, nous effectuons des recherches à ce sujet" ... "Il s'opposait toujours à toute affirmation" :* Jeremiah Stamler, interview avec l'auteure, 22 avril 2009.

76   *"Et Yudkin !" ... "vaurien" :* Ibid.

76   *Raymond Reiser ... rédige :* Raymond Reiser, "Saturated Fat in the Diet and Serum Cholesterol Concentration : A Critical Examination of the Literature", *American Journal of Clinical Nutrition* 26, n° 5 (1973) : 524-555.

460

76   *réplique longue de vingt-quatre pages :* Ancel Keys, Francisco Grande et Joseph T. Anderson, "Bias and Misrepresentation Revisited : 'Perspective' on Saturated Fat", *American Journal of Clinical Nutrition* 27, n° 2 (1974) : "miroirs déformant", 188 ; "déformation typique", 191 ; "phrase longue de 16 mots", 189 ; "affirme pompeusement", 209 ; "ignore complètement", 209 ; "ne comprend rien", 209.

77   *il met en avant les ... courte lettre :* Raymond Reiser, "Saturated Fat : A Rebuttal", *American Journal of Clinical Nutrition* 27, n° 3 (1974) : 229.

78   *se retrouvent plutôt à confirmer ses observations :* Kurt Biss et al., "Some Unique Biologic Characteristics of the Masai of East Africa", *New England Journal of Medicine* 284, n° 13 (1971) : 694–699.

78   *taux de cholestérol s'est révélé être un bon quart supérieur :* José Day et al., "Anthropometric, Physiological and Biochemical Differences between Urban and Rural Maasai", *Atherosclerosis* 23, n° 2 (1976) : 357-361.

78   *"nomades primitifs n'ont aucune pertinence" :* Ancel Keys, "Coronary Heart Disease-The Global Picture", *Atherosclerosis* 22, n° 2 (1975) : 153.

78   *d'après lui, constituaient un meilleur point de comparaison :* Ancel Keys et Margaret Keys, *How to Eat Well and Stay Well the Mediterranean Way* (Garden City, NY : Doubleday, 1975), xi.

78   *"une allée de guirlandes"... "Et quelle chute !" :* Vihjalmur Stefansson, *The Fat of the Land,* éd. complétée de *Not by Bread Alone* (1946, repr., New York : Macmillan, 1956), xxx.

79   *"étranges habitudes de vie" ... "sur de la graisse"... "en aucun cas" ... "ne constitue certainement pas une exception" :* Ancel Keys, "Diet and the Epidemiology of Coronary Heart Disease", *Journal of the American Medical Association* 164, n° 17 (1957) : 1913.

79   *"bonne ou mauvaise pour nous ?" ... "morceaux 'de choix' " :* Fredrick J. Stare, commentaire dans *The Fat of the Land*, xxxi.

79   *conclut en recommandant :* Ibid., xii.

80   *annoncent leur première grande découverte :* William B. Kannel et al., "Factors of Risk in Development of Coronary Heart Disease-Six-Year Follow-up Experience. The Framingham Study", *Annals of Internal Medicine* 55, n° 1 (1961) : 33-50.

81   *d'une manière ou d'une autre étroitement lié :* "Findings of Framingham Diet Study Clarified", *The News,* Framingham-Natick, Friday, 30 octobre 1970, 36.

81   *la puissance de prédiction du cholestérol total n'est pas aussi solide :* Keaven M. Anderson, William P. Castelli, Daniel Levy, "Cholesterol and Mortality : 30 Years of Follow-up from the Framingham Study", *Journal of the American Medical Association* 257 n° 16 (1987) : 2176-2180.

81   *on ne peut trouver :* Carl C. Seltzer, "The Framingham Heart Study Shows No Increases in Coronary Heart Disease Rates from Cholesterol Values of 205-264 mg/dL", *Giornale Italiano di Cardiologia* (Padua) 21, n° 6 (1991) : 683.

81   *En réalité, la moitié des individus ... :* Anderson, Castelli et Levy, "Cholesterol and Mortality". *"augmente de 11 %" :* Ibid., 2176.

82   *de nombreuses grandes études aboutissent à des conclusions similaires :* Parmi celles-ci, M. M. Gertler et al., "Long-Term Follow-up Study of Young Coronary Patients", *American Journal of Medical Sciences* 247, n° 2 (1964) : 153 ; Charles W. Frank, Eve Weinblatt et Sam Shapiro, "Angina Pectoris in Men", *Circulation* 47, n° 3 (1973) : 509-517 ; Risteard Mulcahy et al., "Factors Influencing Long-Term Prognosis in Male Patients Surviving a First Coronary Attack", *British Heart Journal* 37, n° 2 (1975) : 158-165.

82   *l'étude menée par Mann :* George V. Mann et al., "Diet and Cardiovascular Disease in the Framingham Study I. Measurement of Dietary Intake", *American Journal of Clinical Nutrition* 11, n° 3 (1962) : 200-225.

82   *"Aucun lien n'a été mis en évidence" :* William B. Kannel et Tavia Gordon, "The Framingham Study : an

462

Epidemiological Investigation of Cardiovascular Disease",
Section 24, unpublished paper (Washington, DC :
National Heart, Lung, and Blood Institute, 1987).

82   *"ont eu du mal à accepter ce constat ... ce qu'ils voulaient
      que l'on trouve"* : George V. Mann, interview avec
      l'auteure, 5 octobre 2005.

83   *"est une forme de tricherie"* : George V. Mann, "A Short
      History of the Diet/Heart Hypothesis", dans *Coronary
      Heart Disease : The Dietary Sense and Nonsense. An
      Evaluation by Scientists,* édité par George V. Mann pour
      la société Veritas (Londres : Janus, 1993), 9.

83   *"plus on mange de graisses saturées"* : William P.
      Castelli, "Concerning the Possibility of a Nut ..." *Archives
      of Internal Medicine* 152, n° 7 (1992) : 1371-1372
      (emphase ajoutée).

84   *le problème doit être lié à une mauvaise collecte des
      données* : William P. Castelli, interview avec l'auteure,
      16 mars 2007.

84   *un article qu'il rédige* : George V. Mann, "Diet-Heart :
      End of an Era", *New England Journal of Medicine* 297,
      n° 12 (1977) : 644-650.

84   *"assez dévastateur... elle avait raison... forte et
      persuasive"* : Mann, interview.

85   *elles publient conjointement "pour la nation"* : "National
      Heart, Lung, & Blood Institute : Important Events in
      NHLBI History", NIH Almanac 1999,
      http://www.nih.gov/about/almanac/archive/1999/organizat
      ion/nhlbi/history.html.

86   *le président de l'AHA collabore étroitement* : Moore,
      Fighting for Life, 99 et 271.

87   *on retrouve constamment les mêmes noms* : "National
      Heart, Lung, & Blood Institute : Important Events in
      NHLBI History", *NIH Almanac* 1999, consulté pour la
      dernière   fois   le   15 février 2014,
      http://www.nih.gov/about/almanac/archived1999/organiza
      tion/nhlbi/history.html.

87   *les présidents de l'AHA prennent "presque
      systématiquement" la direction* : Moore, *Fighting for Life,*
      98. Voir aussi, 271-276.

87   *White participe à la création de :* "The International
       Society of Cardiology (ISC) and CVD Epidemiology",
       Division of Epidemiology & Community Health of the
       School of Public Health, University of Minnesota,
       http://www.epi.umn.edu/cvdepi/essay.asp?id=186.

88   *1,5 milliard de dollars ... recherche sur les maladies
       cardiovasculaires :* Henry Blackburn, "Ancel Keys
       Lecture : The Three Beauties, Bench, Clinical, and
       Population Research", *Circulation* 86, n° 4 (1992), 1323.

88   *100 millions de dollars à la recherche de base :* Jan L.
       Breslow, "Why You Should Support the American Heart
       Association!" *Circulation* 94, n° 11 (1996) : 3016-3022.

88   *"C'est un défi colossal" :* George V. Mann, "A Short
       History of the Diet/Heart Hypothesis", 12.

88   *"grand nombre presque embarrassant" :* "Coronary Heart
       Disease and Carbohydrate Metabolism", editorial, *Journal
       of the American Medical Association* 201, n° 13 (1967) :
       164-165.

89   *"soutenu le dogme" ... "plus politique que scientifique" :*
       George V. Mann, "Coronary Heart Disease-The Doctor's
       Dilemma", *American Heart Journal* 96, n° 5 (1978), 569.

Les lacunes de la science des graisses saturées vs graisses polyinsaturées

90   *"aucune relation causale n'est revendiquée" :* Ancel Keys
       et al., "The Diet and 15-Year Death Rate in the Seven
       Countries Study", *American Journal of Epidemiology* 124,
       n° 6 (1986) : 903-915.

91   *Club anti-coronarien :* Norman Jolliffe, S. H. Rinzler et
       M. Archer, "The Anti-Coronary Club : Including a
       Discussion of the Effects of a Prudent Diet on the Serum
       Cholesterol Level of Middle-aged Men", *American
       Journal of Clinical Nutrition* 7, n° 4 (1959) : 451–462.

91   *et leur ordonne de limiter leur consommation :* George
       Christakis et al., "Summary of the Research Activities of
       the Anti-Coronary Club", *Public Health Reports* 81, n° 1
       (1966) : 64-70.

92   *rapporte le New York Times :* Robert K. Plumb, "Diet Linked to Cut in Heart Attacks", *New York Times,* 17 mai 1962, 39.

92   *"assez étranges" ... facteurs de risque ... résultat sera enfoui :* George Christakis et al., "Effect of the Anti-Coronary Club Program on Coronary Heart Disease Risk-Factor Status", *Journal of the American Medical Association* 198, n° 6 (1966) : 597-604.

93   *l'Étude des vétérans de Los Angeles :* Seymour Dayton et al., "A Controlled Clinical Trial of a Diet High in Unsaturated Fat in Preventing Complications of Atherosclerosis", *Circulation* 40, n° 1, suppl. 2 (1969) : II-1.

94   *morts de cancer :* Morton Lee Pearce et Seymour Dayton, "Incidence of Cancer in Men on a Diet High in Polyunsaturated Fat", *Lancet* 297, n° 7697 (1971) : 464–467.

94   *"Serait-il possible" ... "qu'une alimentation" :* Dayton et al., "A Controlled Clinical Trial of a Diet High in Unsaturated Fat", II-2.

94   *Dans les faits, la courbe ascendante de la consommation d'huiles végétales :* Tanya Blasbalg et al., "Changes in Consumption of Omega-3 and Omega-6 Fatty Acids in the United States during the 20th Century", *American Journal of Clinical Nutrition* 93, n° 5 (2011) : 950-962.

95   *The Lancet, écrivent une critique méprisante :* "Diet and Atherosclerosis", éditorial, *Lancet* 294, n° 7627 (1969) : 939-940.

95   *défend son étude dans une lettre :* Pearce et Dayton, "Incidence of Cancer in Men on a Diet High in Polyunsaturated Fat", 464–467.

95   *l'un des plus grands experts en nutrition :* Barbara V. Howard, interview avec l'auteure, 13 juin 2005. *"exerce un effet préventif conséquent" :* Osmo Turpeinen et al., "Dietary Prevention of Coronary Heart Disease : The Finnish Mental Hospital Study", *International Journal of Epidemiology* 8, n° 2 (1979) : 99-118.

96   *Mais un examen plus approfondi révèle :* Matti Miettinen et al., "Effect of Cholesterol-Lowering Diet on Mortality

465

from Coronary Heart-Disease and Other Causes : A Twelve-Year Clinical Trial in Men and Women", *Lancet* 300, n° 7782 (1972) : 835-838.

97 *une critique de l'étude dans une lettre :* M. Halperin, Jerome Cornfield et S. C. Mitchell, "Letters to the Editor : Effect of Diet on Coronary-Heart-Disease Mortality", *Lancet* 302, n° 7826 (1973) : 438–439.

97 *"pas idéale"* ... *"ne serait peut-être même pas réalisable"* ... *"Nous ne voyons"* : Matti Miettinen et al., "Effect of Diet on Coronary-Heart-Disease Mortality", *Lancet* 302, n° 7840 (1973) : 1266-1267.

97 *répartit les participants en deux groupes :* Paul Leren, "The Effect of Plasma Cholesterol Lowering Diet in Male Survivors of Myocardial Infarction : A Controlled Clinical Trial", *Acta Medica Scandinavica Supplementum* 466 (1966) : 1-92.

97 *un régime alimentaire norvégien classique* ... *40 % de matières grasses :* Ibid., 35.

97 *une alimentation "anti-cholestérol" :* Ibid., 27.

97 *les deux régimes alimentaires sont composés d'environ la même quantité de matières grasses :*Ibid., 82.

97 *"avec peu d'enthousiasme" :* Ibid., 30.

98 *Leren publie ses conclusions :* Ibid.

98 *a consommé une grande quantité de margarine dure, d'huiles de poisson hydrogénées :* Ibid., 35.

101 *Stamler se souvient :* Jeremiah Stamler, interview avec l'auteure, 22 avril 2009.

101 *Swift & Co. produira des margarines personnalisées :* National Diet-Heart Study Research Group, "The National Diet Heart Study Final Report", *American Heart Association Monograph* 18 dans *Circulation* 37 et 38, suppl. 1 (1968) : Appendix 1b : I-7.

101 *Les hamburgers et les hot-dogs* ... *deux œufs normaux :* National Diet-Heart Study Research Group, "The National Diet Heart Study Final Report", I-100-I-116.

101 *différents tests de confirmation :* Ibid., I-10-I-11.

101 *"les femmes au foyer passent commande ... si bien fait" :* Stamler, interview, 22 avril2009.

102 *des chercheurs ont étudié la population israélienne :* S. H. Blondheim et al., "Unsaturated Fatty Acids in Adipose Tissue of Israeli Jews", *Israel Journal of Medical Sciences* 12, n° 7 (1976) : 658.

102 *de promouvoir un régime "prudent" :* Stamler, interview, 22 avril 2009.

103 *selon deux estimations académiques :* Blasbalg et al., "Changes in Consumption of Omega-3 and Omega-6 Fatty Acids", 950-962 ; Penny M. Kris-Etherton et al., "Polyunsaturated Fatty Acids in the Food Chain in the United States", *American Journal of Clinical Nutrition* 71, n° 1, suppl. (2000) : 179S-186S.

103 *l'AHA recommande actuellement :* William S. Harris et al., "Omega-6 Fatty Acids and Risk for Cardiovascular Disease : A Science Advisory from the American Heart Association Nutrition Subcommittee of the Council on Nutrition, Physical Activity, and Metabolism ; Council on Cardiovascular Nursing ; and Council on Epidemiology and Prevention", *Circulation* 199, n° 6 (2009) : 902-907.

103 *plus d'une expérience :* Plusieurs études sont répertoriées dans Hans Kaunitz et Ruth E. Johnson, "Exacerbation of the Heart and Liver Lesions in Rats by Feeding Various Mildly Oxidized Fats, *Lipids* 8, n° 6 (1973) : 329-336. L'expérience la plus connue est celle de G. A. Rose, W. B. Thompson et R. T. Williams, "Corn Oil in Treatment of Ischaemic Heart Disease", *British Medical Journal* 1, n° 5449 (1965) : 1531-1533.

104 *Quelques huiles de coton et de sésame ... bien que Thomas Jefferson ait lui-même essayé :* David S. Shields, "Prospecting for Oil", *Gastronomica* 10, n° 4 (2010) : 25-34.

106 *est devenue une bousculade :* Karl Robe, "Focus Gets Clearer on Confused Food Oil Picture", *Food Processing* (décembre 1961) : 62.

106 *"des huiles polyinsaturées en quantité de plus en plus élevées" :* Ibid.

106 *en 1963 Jerry Stamler réédite son livre ... soutien "important" à la recherche :* Alton Blakeslee et Jeremiah

Stamler, *Your Heart Has Nine Lives : Nine Steps to Heart Health* (New York : Pocket Books, 1966).

107　*"sont obligés de nouer des alliances avec"* : Stamler, interview, 22 avril 2009.

109　*grande campagne de publicité* : Gary R. List et M. A. Jackson, "Giants of the Past : The Battle over Hydrogenation (1903-1920)", *Inform* 18, n° 6 (2007) : 404.

109　*"nouvelle"* ... *"meilleure"* ... *"choc* ... *moins progressive"* ... *femme moderne* ... *"grand-mère"* ... *"rouet fatigant"* : Procter & Gamble Company, "The Story of Crisco", dans *The Story of Crisco : 250 Tested Recipes* by Marion Harris Neil (Cincinnati, OH : Procter & Gamble, 1914), 6 (italiques dans le texte original).

110　*plus facile à digérer* : Ibid., 5.

110　*"salles lumineuses et éclatantes"* ... *"surfaces métalliques"* : Ibid., 10.

110　*"Les odeurs de cuisine"* : Ibid., 12.

110　*En à peine quatre ans, les ventes de Crisco se sont multipliées par quarante* : F. J. Massiello, "Changing Trends in Consumer Margarines", *Journal of the American Oil Chemists Society* 55, n° 2 (1978) : 262-265.

110　*680 millions de kilogrammes* ... *soixante-cinq sites de fabrication* ... *à la huitième place* ... *toujours en tête* : "Focus", *Journal of the American Oil Chemists Society* 61, n° 9 (1984) : 1434.

111　*"remplacés par le mot 'Crisco' "* : Procter & Gamble, dans *The Story of Crisco*, 6.

111　*"l'ingéniosité de l'esprit humain dépravé"* : Cité dans Richard A. Ball et J. Robert Lilly, "The Menace of Margarine : The Rise and Fall of a Social Problem", *Social Problems* 29, n° 5 (1982) : 492.

111　*de traiter les fabricants de margarine de "filous"* : Eugene O. Porter, "Oleomargarine : Pattern for State Trade Barriers", *Southwestern Social Science Quarterly* 29 (1948) : 38-48.

112　*"Conformément au titre 6"* : Dans S. F. Riepma, *The Story of Margarine* (Washington, DC : Public Affairs Press, 1970) : 51.

468

112 *la margarine Mazola se présente comme :* "Mazola Corn Oil (1960)-Classic TV Commercial", YouTube, consulté le 4 janvier 2014, http://www.youtube.com/watch?v=Y7PW0jUqWeA.

113 *Les gras trans constituaient jusqu'à 50 % de la teneur totale en matières grasses des margarines initiales :* Walter H. Meyer, lettre à Fred A. Kummerow, 22 mai 1967, en possession de l'auteure.

113 *presque tous les grands groupes alimentaires :* National Diet-Heart Study Research Group, "National Diet Heart Study Final Report", I-312-I-314.

115 *"tout et n'importe quoi" :* Jeremiah Stamler, interview avec l'auteure, 1er mai 2009.

116 *Les résultats, annoncés en septembre 1982 :* Groupe de recherche sur l'Essai d'intervention sur les facteurs de risques multiples, "Multiple Risk Factor Intervention Trial : Risk Factor Changes and Mortality Results", *Journal of the American Medical Association* 248, n° 12 (1982) : 1465-1477.

116 *émettent plusieurs explications possibles :* Ibid., 1476.

116 *L'Étude MRFIT a suscité de multiples débats :* Par exemple, George D. Lundberg, "MRFIT and the Goals of the Journal", *Journal of the American Medical Association* 248, n° 12 (1982) : 1501.

116 *le groupe d'intervention a présenté :* Barbara J. Shaten et al., "Lung Cancer Mortality after 16 Years in MRFIT Participants in Intervention and Usual-Care Groups : Multiple Risk Factor Intervention Trial", *Annals of Epidemiology* 7, n° 2 (1997) : 125-136.

117 *"Je ne sais pas !" ... "Aucune explication !".* Stamler, interview, 1er mai 2009.

117 *"fragile mais fougueux" :* Ronald M. Krauss, interview avec l'auteure, 2 juillet 2012.

117 *Au début de ma rencontre avec Stamler, il me dira :* Stamler, interview, 22 avril 2009.

117 *détecte un lien entre la réduction du cholestérol :* ceux-ci incluent Pearce et Dayton, "Incidence of Cancer in Men on a Diet High in Polyunsaturated Fat", 464–467 ; Uris E. Nydegger et René E. Butler, "Serum Lipoprotein Levels in

469

Patients with Cancer", *Cancer Research* 32, n° 8 (1972) : 1756-1760 ; Michael Francis Oliver et al., "A Co-operative Trial in the Primary Prevention of Ischaemic Heart Disease Using Clofibrate. Report from the Committee of Principal Investigators", *Heart* 40, n° 10 (1978), 1069-1118 ; Robert Beaglehole et al., "Cholesterol and Mortality in New Zealand Maoris", *British Medical Journal* 280, n° 6210 (1980) : 285-287 ; J. D. Kark, A. H. Smith et C. G. Hames, "The Relationship of Serum Cholesterol to the Incidence of Cancer in Evans County, Georgia", *Journal of Chronic Diseases* 33, n° 5 (1980) : 311-322 ; M. R. Garcia-Palmieri et al., "An Apparent Inverse Relationship between Serum Cholesterol and Cancer Mortality in Puerto Rico", *American Journal of Epidemiology* 114, n° 1 (1981) : 29-40 ; Grant N. Stemmerman et al., "Serum Cholesterol and Colon Cancer Incidence in Hawaiian Japanese Men", *Journal of the National Cancer Institute* 67, n° 6 (1981) : 1179-1182 ; Seth R. Miller et al., "Serum Cholesterol and Human Colon Cancer", *Journal of the National Cancer Institute* 67, n° 2 (1981) : 297-300 ; Djordje Kozarevic et al., "Serum Cholesterol and Mortality : The Yugoslavia Cardiovascular Disease Study", *American Journal of Epidemiology* 114, n° 1 (1981) : 21-28.

117 *surtout le cancer du côlon :* Geoffrey Rose et al., "Colon Cancer and Blood-Cholesterol", *Lancet* 303, n° 7850 (1974) : 181–183.

117 *trois fois plus susceptibles de développer un cancer du côlon :* Roger R. Williams et al., "Cancer Incidence by Levels of Cholesterol", *Journal of the American Medical Association* 245, n° 3 (1981) : 247-252.

117 *une certaine inquiétude :* Elias B. Gammal, Kenneth K. Carroll et Earl R. Plunkett, "Effects of Dietary Fat on the Uptake and Clearance of 7,12-Dimethylbenz(α)anthacene by Rat Mammary Tissue", *Cancer Research* 28, n° 2 (1968) : 384-385.

118 *les chercheurs du NIH découvrent :* Hirotsuga Ueshima, Minoru Iida et Yoshio Komachi, "Letter to the Editor : Is It Desirable to Reduce Total Serum Cholesterol Level as

Low as Possible?", *Preventive Medicine* 8, n° 1 (1979) : 104-105.

118 *Les preuves sur le sujet :* Manning Feinleib, "On a Possible Inverse Relationship Between Serum Cholesterol and Cancer Mortality", *American Journal of Epidemiology* 114, n° 1 (1981) : 5-10 ; Manning Feinleib, "Summary of a Workshop on Cholesterol and Noncardiovascular Disease Mortality", *Preventive Medicine* 11, n° 3 (1982) : 360-367.

118 *clairement consterné... "encore plus troublant" :* Manning Feinleib, interview avec l'auteure, 20 avril 2009.

119 *les nouvelles sont particulièrement mauvaises pour les hommes en bonne santé :* Stephen B. Hulley, Judith M. B. Walsh et Thomas B. Newman, "Health Policy on Blood Cholesterol. Time to Change Directions", *Circulation* 86, n° 3 (1992) : 1026-1029.

119 *Lorsque j'en ai parlé à Stamler :* Stamler, interview, 1er mai 2009.

119 *le biochimiste Ivan Frantz entreprend :* Ivan D. Frantz et al., "Test of Effect of Lipid Lowering by Diet on Cardiovascular Risk", *Arteriosclerosis, Thrombosis, and Vascular Biology* 9, n° 1 (1989) : 129-135.

120 *les chercheurs n'ont réussi à constater aucune :* Ibid.

120 *déçus par ce qui en est ressorti :* Cité dans Gary Taubes, *Good Calories, Bad Calories : Fats, Carbs, and the Controversial Science of Diet and Health* (New York : Alfred A. Knopf, 2007), 38.

121 *les résultats ... "au risque de mortalité" :* Richard B. Shekelle et al., "Diet, Serum Cholesterol, and Death from Coronary Heart Disease : The Western Electric Study", *New England Journal of Medicine* 304, n° 2 (1981) : 68.

122 *"Elles n'ont aucun effet INDÉPENDANT" :* Stamler, interview, 22 avril 2009.

122 *c'est de prier Dieu :* Jack H. Medalie et al., "Five-Year Myocardial Infarction Incidence-II. Association of Single Variables to Age and Birthplace", *Journal of Chronic Disease* 26, n° 6 (1973) : 325-349.

122 *autre grande étude épidémiologique ... alimentation en apparence quasi-végétarienne :* Noboru Kimura,

471

"Changing Patterns of Coronary Heart Disease, Stroke, and Nutrient Intake in Japan", *Preventive Medicine* 12, n° 1 (1983) : 222-227 ; Hirotsugu Ueshima, Kozo Tatara et Shintaro Asakura, "Declining Mortality from Ischemic Heart Disease and Changes in Coronary Risk Factors in Japan, 1956-1980", *American Journal of Epidemiology* 125, n° 1 (1987) : 62-72. Tous mes remerciements à Uffe Ravnskov, *The Cholesterol Myths : Exposing the Fallacy that Saturated Fat and Cholesterol Cause Heart Disease* (Washington, DC : New Trends Publishing, 2000), pour avoir déniché ces études au Japon.

123   *des taux de maladies cardiovasculaires inférieurs à ceux de leurs concitoyens :* Hiroo Kato et al., "Epidemiologic Studies of Coronary Heart Disease and Stroke in Japanese Men Living in Japan, Hawaii and California", *American Journal of Epidemiology* 97, n° 6 (1973) : 372-385 ; M. G. Marmot et al., "Epidemiologic Studies of Coronary Heart Disease and Stroke in Japanese Men Living in Japan, Hawaii and California : Prevalence of Coronary and Hypertensive Heart Disease and Associated Risk Factors", *American Journal of Epidemiology* 102, n° 6 (1975) : 514-525.

123   *"sous-échantillon de la cohorte de San Francisco" :* Kato et al., "Epidemiologic Studies of Coronary Heart Disease and Stroke in Japanese Men", 373.

124   *De toute évidence, ce n'est pas la "même méthode" :* Jeanne L. Tillotson et al., "Epidemiology of Coronary Heart Disease and Stroke in Japanese Men Living in Japan, Hawaii, and California : Methodology for Comparison of Diet", *American Journal of Clinical Nutrition* 26, n° 2 (1973) : 117-184.

124   *taux d'accidents vasculaires cérébraux étaient bien plus élevés :* Robert M. Worth et al., "Epidemiologic Studies of Coronary Heart Disease and Stroke in Japanese Men Living in Japan, Hawaii and California : Mortality", *American Journal of Epidemiology* 102, n° 6 (1975) : 481-490 ; Abraham Kagan et al., "Trends in Stroke Incidence and Mortality in Hawaiian Japanese Men", *Stroke* 25, n° 6 (1994) : 1170-1175 ; concernant le lien avec les matières

472

grasses d'origine animale, voir Y. Takeya, J. S. Popper, Y. Shimizu, H. Kato, G. G. Rhoads et Abraham Kagan, "Epidemiologic Studies of Coronary Heart Disease and Stroke in Japanese Men Living in Japan, Hawaii and California : Incidence of Stroke in Japan and Hawaii", *Stroke* 15, n° 1 (1994) : 15-23.

125   *des taux supérieurs d'hémorragies cérébrales mortelles :* Heizo Tanaka et al., "Risk Factors for Cerebral Hemorrhage and Cerebral Infarction in a Japanese Rural Community", *Stroke* 13, n° 1 (1982) : 62-73.

125   *tentent de les réfuter :* Hirotsugu Ueshima, Minoru Iida et Yoshio Komachi, "Letter to the Editor : Is It Desirable to Reduce Total Serum Cholesterol Level as Low as Possible?" *Preventive Medicine* 8, n° 1 (1979) : 104-111 ; pour consulter les réponses, voir Henry Blackburn, Ancel Keys et David R. Jacobs, *Preventive Medicine* 8, n° 1 (1979) : 109 ; William Kannel, *Preventive Medicine* 8, n° 1 (1979) : 106-107.

125   *perdurent jusqu'à aujourd'hui au Japon :* T. Tanaka et T. Okamura, "Blood Cholesterol Level and Risk of Stroke in Community-Based or Worksite Cohort Studies : A Review of Japanese Cohort Studies in the Past 20 Years", *Keio Journal of Medicine* (Tokyo) 61, n° 3 (2012) : 79-88.

125   *The Lancet fait le point :* "Can I Avoid a Heart Attack?", editorial, *Lancet* 303, n° 7858 (1974) : 605.

126   *"très forte composante émotionnelle"... "réduction du cholestérol" :* Michael Oliver, interview avec l'auteure, 1er mai 2009.

126   *"ce n'était ni rationnel, ni scientifique" :* A. Gerald Shaper, interview avec Henry Blackburn, dans "Preventing Heart Attack and Stroke : A History of Cardiovascular Disease Epidemiology", consulté pour la dernière fois le 14 février 2014, http://www.epi.umn.edu/cvdepi/interview.asp?id=64.

126   *"aucune preuve qu'une telle activité physique fait contrepoids aux" :* "Can I Avoid a Heart Attack?", 605. *"Le remède ne doit pas s'avérer pire" :* Ibid., 607.

473

126   *En réalité, Seymour Dayton est préoccupé* : Dayton et al., "A Controlled Clinical Trial of a Diet High in Unsaturated Fat", II-57.

127   *Les experts se lamentent aujourd'hui* : Martijn B. Katan, Scott M. Grundy et Walter C. Willett, "Should a Low-Fat, High-Carbohydrate Diet Be Recommended for Everyone? Beyond Low-Fat Diets", *New England Journal of Medicine* 337, n° 8 (1997) : 563-566.

127   *"Je crois sincèrement"* : Edward H. Ahrens, Jr., "Drugs Spotlight Program : The Management of Hyperlipidemia : Whether, Rather than How", *Annals of Internal Medicine* 85, n° 1 (1976) : 92.

127   *des "proportions impossibles à gérer"* : Hans Kaunitz, "Importance of Lipids in Arteriosclerosis : An Outdated Theory", dans le Comité spécial sur la nutrition et les besoins humains du Sénat des États-Unis, *Dietary Goals for the United States-Supplemental Views* (Washington, DC : US Government Printing Office, 1977) : 42-54.

127   *Selon Daniel Steinberg, expert en cholestérol* : Daniel Steinberg, "An Interpretive History of the Cholesterol Controversy. Part II. The Early Evidence Linking Hypercholesterolemia to Coronary Disease in Humans", *Journal of Lipid Research* 46, n° 2 (2005) : 189.

Le régime pauvre en matières grasses débarque à Washington

129   *avait déjà tenté de résoudre les problèmes liés à la faim* : William J. Broad, "NIH Deals Gingerly with Diet-Disease Link", *Science* 204, n° 4398 (1979) : 1175-1178.

131   *Mottern les désapprouve* : Nick Mottern, interview avec l'auteure, 25 mars 2009.

131   *Il est, de plus, persuadé que l'industrie de la viande est complètement corrompue* : Mottern, interview.

131   *À ses yeux, la controverse oppose* : Mottern, interview.

131   *"Bon contre le Méchant"* : Marshall Matz, interview avec l'auteure, 29 mars 2009.

132   *"Je les admirais"* : Mottern, interview.

135 *les chercheurs rapportent que (...) les hommes adventistes :* Roland L. Phillips et al., "Coronary Heart Disease Mortality among Seventh-Day Adventists with Differing Dietary Habits : A Preliminary Report", *American Journal of Clinical Nutrition* 31, n° 10 (1978) : S191-S198.

135 *Les femmes, quant à elles, n'affichent aucun avantage :* Paul K. Mills et al., "Cancer Incidence among California Seventh-Day Adventists, 1976-1982", *American Journal of Clinical Nutrition* 59, n° 5 (1994) : 1136S-1142S.

135 *cet écart en lui-même peut expliquer :* Rekha Garg, Jennifer H. Madans et Joel C. Kleinman, "Regional Variation in Ischemic Heart Disease Incidence", *Journal of Clinical Epidemiology* 45, n° 2 (1992) : 149-156.

136 *Même le dirigeant de l'étude reconnaîtra :* Gary E. Fraser, Joan Sabaté et W. Lawrence Beeson, "The Application of the Results of Some Studies of California Seventh-Day Adventists to the General Population", *Archives of Internal Medicine* 115, n° 4 (1993) : 533.

136 *"Risques : plus de viande rouge, davantage de mortalité" :* Nicholas Bakalar, "Risks : More Red Meat, More Mortality", *New York Times,* 12 mars 2012.

136 *un résultat de recherche qui constate que :* An Pan et al., "Red Meat Consumption and Mortality : Results from 2 Prospective Cohort Studies", *Archives of Internal Medicine* 172, n° 7 (2012) : 555-563.

137 *l'augmentation du risque de mortalité :* Calculé par Zoë Harcombe, "Red Meat & Mortality & the Usual Bad Science", Because Everything You Think About Obesity Is Wrong (blog), 13 mars 2012, consulté pour la dernière fois le 13 février 2014, http://www.zoeharcombe.com/2012/03/red-meat-mortality-the-usual-bad-science/#_ednref2.

138 *les plus gros consommateurs de viande sont aussi ceux qui :* Pan et al., "Red Meat Consumption and Mortality", 557.

139 *les statisticiens s'accordent généralement à dire :* Décrit dans Gary Taubes, "Do We Really Know What Makes Us Healthy? *New York Times Magazine,* 16 septembre 2007.

475

NOTES

139   *la différence observée :* Fonds mondial de recherche contre le cancer et l'Institut américain de recherche contre le cancer, *Food, Nutrition, Physical Activity, and the Prevention of Cancer : A Global Perspective* (Washington, DC : American Institute for Cancer Research, 2007), 116-128.

139   *"preuves convaincantes" ... Institut national du cancer lui-même :* Nancy Nelson, "Epidemiology in a Nutshell", *Benchmarks,* publication en ligne de l'Institut national du cancer, 8 juillet 2002, consulté pour la dernière fois le 13 février 2014, http://benchmarks.cancer.gov/2002/07/epidemiology-in-a-nutshell ; concernant "preuves convaincantes", voir le Fonds mondial de recherche contre le cancer et l'Institut américain de recherche contre le cancer, *Food, Nutrition, Physical Activity, and the Prevention of Cancer,* 116.

139   *les experts ont fustigé :* A. Stewart Truswell, "Problems with Red Meat in the WCRF2", *American Journal of Clinical Nutrition* 89, n° 4 (2009) : 1274–1275 ; Hans Konrad Biesalski, "Meat and Cancer : Meat as a Component of a Healthy Diet", *European Journal of Clinical Nutrition* 56, n° 1, suppl. (2002) : S2-S11.

140   *"Notre alimentation s'est radicalement transformée" :* Comité spécial sur la nutrition et les besoins humains du Sénat des États-Unis, *Dietary Goals for the United States* (Washington, DC : US Government Printing Ofhce, 1977) : 1.

140   *"riche en viande" ... "un lien avec les maladies cardiovasculaires" :* Ibid., 2.

140   *"maladies meurtrières" :* Ibid., 1.

140   *"durant ce siècle" :* Jane E. Brody, *Jane Brody's Good Food Book : Living the High Carbohydrate Way* (New York : W. W. Norton, 1985), 2.

141   *qui trouve un écho :* Geoffrey Cannon, *Food and Health : The Experts Agree* (Londres : Consumers' Association, 1992).

142   *fermiers "indifférents" :* Cité dans Waverley Root et Richard De Rochemont, *Eating in America : A History* (New York : Morrow, 1976), 56.

476

142 *"avec la même insouciance"* : Ibid., 81.

142 *apparemment si gras ... cette espèce, aujourd'hui disparue* : Ibid., 72.

143 *la nourriture comprenait du bœuf ... ne mentionne aucun* : Ibid., 87.

143 *On nourrit les bébés de bœuf* : Ibid., 132.

143 *les Américains mangeaient deux fois plus de bœuf* : Ibid., 192.

143 *exactement la raison pour laquelle les observateurs considéraient que* : Thomas Cooper, *Some Information Respecting America* (Londres : J. Johnson, 1794).

143 *"le fond du baril de porc"* : James Fenimore Cooper, *The Chainbearer* (Oxford : Oxford University, 1845), 82-83.

143 *se régalaient des viscères ... "fortement appréciée"* : Root et De Rochemont, *Eating in America,* 40. *Une étude réalisée sur huit mille citadins américains* : Roger Horowitz, *Putting Meat on the American Table : Taste, Technology, Transformation* (Baltimore, MD : Johns Hopkins University Press, 2000), 12.

144 *un budget alimentaire publié* : Cité dans Richard Osborn Cummings, *The American and His Food : A History of Food Habits in the United States* (Chicago : University of Chicago Press, 1940) : 264.

144 *même les esclaves ... "ces sources nous permettent de suggérer"* : Horowitz, *Putting Meat on the American Table,* 12.

144 *le poulet était ... pour leurs œufs* : Ibid., 103.

144 *selon différentes sources de données publiques* : Daniel et al., "Trends in Meat Consumption in the USA".

146 *Un rapport récent de l'USDA affirme* : ministère de l'Agriculture des États-Unis, *Agricultural Fact Book 2001-2002* (Washington, DC : US Government Printing Office, 2003) : 15.

146 *les médias reprennent* : Par exemple, Dan Charles, "The Making of Meat Eating America", Morning Edition, National Public Radio, 26 juin 2012.

147 *Un observateur du XVIIIe siècle* : Isaac Weld, *Travels through the States of North America, and the Provinces of Upper and Lower Canada, During the Years 1795, 1796,*

and *1797* (Londres : imprimé pour John Stockdale, Piccadilly, 1799), 91.

147   *"éviter les légumes-feuilles"* : Cummings, *The American and His Food,* 128.

147   *les fruits et les salades étaient peu consommés* : Root et De Rochemont, *Eating in America,* 130.

147   *"erroné de dire des Américains"* : Ibid., 232.

148   *l'expert américain le plus influent dans le domaine des maladies cardiaques* : Austin Flint, *A Practical Treatise on the Diagnosis, Pathology, and Treatment of Diseases of the Heart* (Philadelphie : Blanchard and Lea, 1859).

148   *Quant à William Osler* : William Osler, *The Principles and Practice of Medicine* (1892 ; repr. RareBooksClub.com, 2012).

148   *première description clinique* : William G. Rothstein, *Public Health and the Risk Factor : A History of an Uneven Medical Revolution.* Rochester Studies in Medical History 3 (Rochester, NY : University of Rochester Press, 2003).

148   *"nombre d'entre eux ont alors plus de 60 ans"* : Paul D. White, "Coronary Heart Disease : Then and Now", *Journal of the American Medical Association* 203, n° 9 (1968) : 282.

148   *un cinquième de la population américaine* : US Census Office, *Census Reports II : Twelfth Census of the United States, Taken in the Year 1900. Population, Part II* (Washington, DC : US Census Office, 1902), 4-5.

149   *a comparé les cas de douleurs thoraciques* : Leon Michaels, "Aetiology of Coronary Artery Disease : An Historical Approach", *British Heart Journal* 28, n° 2 (1966) : 258-264.

150   *fait chuter de moitié les ventes de viande aux États-Unis* : James Harvey Young, "The Long Struggle for the Law", Agence américaine des produits alimentaires et médicamenteux, consulté pour la dernière fois le 13 février 2014, http://www.fda.gov/AboutFDA/WhatWeDo/History/Cente nnialofFDA/TheLongStrugglefortheLaw.

478

150   *Elles mettront vingt ans à se rétablir :* Root et De Rochemont, *Eating in America,* 211.

150   *La consommation de lipides augmente aussi au cours de ces années-là :* Mohamed A. Antar, Margaret A. Ohlson et Robert E. Hodges, "Perspectives in Nutrition : Changes in Retail Market Food Supplies in the United States in the Last Seventy Years in Relation to the Incidence of Coronary Heart Disease, with Special Reference to Dietary Carbohydrates and Essential Fatty Acids", *American Journal of Clinical Nutrition* 14 (1964) : 169-178.

151   *façonne une exception :* "Panel Stands by Its Dietary Goals but Eases a View on Eating Meat", *New York Times,* 24 janvier 1978, A22.

151   *le rapport final déconseille :* Comité spécial sur la nutrition et les besoins humains, *Dietary Goals for the United States,* 6.

152   *"a survécu à l'épreuve du temps" :* Marshall Matz, interview avec l'auteure, 30 mars 2009.

152   *ont longtemps été ignorées :* Janet M. Levine, "Hearts and Minds : The Politics of Diet and Heart Disease", dans *Consuming Fears : The Politics of Product Risks,* éd. Henry M. Sapolsky (New York : Basic Books, 1986), 40-79.

153   *treize tranches de pain :* Marian Burros, "In the Soda Pop Society-Can the American Diet Change for the Better?" *Washington Post,* 28 septembre 1978, E1.

153   *"prend un gros risque" :* Mark Hegsted, "Washington-Dietary Guidelines", Preventing Heart Attack and Stroke : A History of Cardiovascular Disease Epidemiology, éd. Henry Blackburn, consulté pour la dernière fois le 29 janvier 2014, http://www.epi.umn.edu/cvdepi/pdfs/Hegsted guidelines.pdf.

154   *le groupe d'experts s'accorde :* Edward H. Ahrens, Jr., "Introduction", *American Journal of Clinical Nutrition* 32, n° 12 (1979) : 2627-2631.

154   *"La question [...] n'est pas" :* Broad, "NIH Deals Gingerly with Diet-Disease Link", 1176.

479

154 *"se prémunir"* : Robert Levy, director of NHLBI, cité dans William J. Broad, "Academy Says Curb on Cholesterol Not Needed", *Science* 208, n° 4450 (1980) : 1355.

154 *"s'attendre à d'importants avantages"* : Broad, "NIH Deals Gingerly with Diet-Disease Link", 1176.

155 *Recommandations alimentaires pour les Américains :* ministère de l'Agriculture des États-Unis et ministère de la Santé et des Services sociaux, *Nutrition and Your Health : Dietary Guidelines for Americans,* Home and Garden Bulletin n° 228 (Washington, DC : Science and Education Administration, 1980).

156 *Le comité avait en réalité été sollicité par l'USDA :* Broad, "NIH Deals Gingerly with Diet-Disease Link", 1175.

156 *"résultats globalement non probants"* : Conseil national de recherches, Comité sur les aliments et la nutrition, Académie nationale des sciences, *Toward Healthful Diets* (Washington, DC : National Academy Press, 1980).

156 *"l'une des meilleures alimentations au monde, si ce n'est la meilleure"* : Broad, "NIH Deals Gingerly with Diet-Disease Link", 1175.

157 *l'Administrateur de la santé publique des États-Unis qui avait réagi :* Service de santé publique des États-Unis, Bureau de l'Administrateur de la santé publique, *Healthy People : The Surgeon General's Report on Health Promotion and Disease Prevention,* US Public Health Service (1979).

157 *"et l'académie sont en porte-à-faux !"* : Hegsted, "Washington-Dietary Guidelines".

157 *publient des articles importants :* Jane E. Brody, "Panel Reports Healthy Americans Need Not Cut Intake of Cholesterol : Nutrition Board Challenges Notion That Such Dietary Change Could Prevent Coronary Heart Disease", *New York Times,* 28 mai 1980, A1 ; Susan Okie, "Farmers Are Gleeful, Heart Experts Quiver at Fat-Diet Findings", *Washington Post,* 29 mai 1980, A2.

157 *le mentionnent dans leur éditorial :* "A Confusing Diet of Fact", editorial, *New York Times,* 3 juin 1980, A18 ;

"Cholesterol Does Count", editorial, *Washington Post,* 2 juin 1980, A18.

157   *le programme MacNeil/Lehrer Report :* "The Cholesterol Question", *The MacNeil/Lehrer Report,* 28 mai 1980.

157   *magazine People :* Barbara K. Mills, "The Nutritionist Who Prepared the Pro-Cholesterol Report Defends It Against Critics", *People,* 16 juin 1980, 58-64.

157   *Le New York Times accuse :* "Confusing Diet of Fact", A18.

158   *Le Times conclut :* Ibid.

158   *New York Times publie, en première page :* Jane E. Brody, "Experts Assail Report Declaring Curb on Cholesterol Isn't Needed", *New York Times,* 1er juin 1980, A1.

159   *décrit sans complexe le président Harper lors d'une interview :* Alfred E. Harper, interview avec l'auteure, 2 avril 2009.

159   *Les critiques traitent :* Cité dans "A Few Kind Words for Cholesterol", *Time,* 9 juin 1980.

159   *des audiences sur le rapport ... réputation de l'académie est durement mise à mal :* Karen De Witt, "Scientists Clash on Academy's Cholesterol Advice", *New York Times,* 20 juin 1980, A15 ; *National Academy of Sciences Report on Healthful Diets : Hearings before the House Subcommittee on Domestic Marketing, Consumer Relations, and Nutrition of the Committee on Agriculture, House of Representatives,* 96e Congrès, 2e session, 1980 ; *Dietary Guidelines for Americans : Hearings before the House Subcommittee on Agriculture, Rural Development and Related Agencies, Committee on Appropriations,* 96e Congrès, 2e session, 1980.

159   *observe le magazine Science :* Nicholas Wade, "Food Board's Fat Report Hits Fire", *Science* 209, n° 4453 (1980) : 248.

159   *comité de rédaction du Washington Post :* "Cholesterol Does Count", *Washington Post,* 2 juin 1980, 1.

160   *les résultats de la LRC :* Groupe d'étude LRC, "The Lipid Research Clinics Coronary Primary Prevention Trial Results. I : Reduction in Incidence of Coronary Heart Disease", *Journal of the American Medical*

Association 251, n° 3 (1984) : 351-364 ; Groupe d'étude LRC, "The Lipid Research Clinics Coronary Primary Prevention Trial Results. II : The Relationship of Reduction in Incidence of Coronary Heart Disease to Cholesterol Lowering", *Journal of the American Medical Association* 251, n° 3 (1984) : 365-374.

163 *les hommes dont le cholestérol baisse :* Groupe d'étude LRC, "The Lipid Research Clinics Coronary Primary Prevention Trial Results. I", 356.

163 *méta-analyse de six études hypocholestérolémiantes :* Matthew F. Muldoon, Stephen B. Manuck et Karen A. Matthews, "Lowering Cholesterol Concentrations and Mortality : A Quantitative Review of Primary Prevention Trials", *British Medical Journal* 301, n° 6747 (1990) : 309 ; concernant la faible teneur en cholestérol et la dépression : Ju Young Shin, Jerry Suls et Rene Martin, "Are Cholesterol and Depression Inversely Related? A Meta-Analysis of the Association between Two Cardiac Risk Factors", *Annals of Behavioral Medicine* 36, n° 1 (2008) : 33-43 ; James M. Greenblatt, "Low Cholesterol and Its Psychological Effects : Low Cholesterol Is Linked to Depression, Suicide, and Violence", *Psychology Today,* 10 juin 2011.

163 *Les chercheurs ont par la suite suggéré :* Jess G. Fiedorowicz et William G. Haynes, "Cholesterol, Mood, and Vascular Health : Untangling the Relationship. Does Low Cholesterol Predispose to Depression and Suicide, or Vice Versa?" *Current Psychiatry* 9, n° 7 (2010).

163 *D'autres études hypocholestérolémiantes :* Manning Feinleib, "On a Possible Inverse Relationship between Serum Cholesterol and Cancer Mortality", *American Journal of Epidemiology* 114, n° 1 (1981) : 5-10 ; Manning Feinleib, "Summary of a Workshop on Cholesterol and Noncardiovascular Disease Mortality", *Preventive Medicine* 11, n° 3 (1982) : 360-367.

163 *En outre, les populations qui présentent un taux de cholestérol très bas :* Tanaka et al., "Risk Factors for Cerebral Hemorrhage and Cerebral Infarction in a Japanese Rural Community" ; Kagan et al.,

"Epidemiologic Studies of Coronary Heart Disease and Stroke in Japanese Men Living in Japan, Hawaii and California : Incidence of Stroke in Japan and Hawaii".

163 *"Tout statisticien rendrait son badge"* : Cité dans Gina Kolata, "Heart Panel's Conclusions Questioned", *Science* 227, n° 4682 (1985) : 41.

163 *"Je suis incapable de l'expliquer et cela m'inquiète"* : Ibid.

164 *un acte de foi* : Edward H. Ahrens, Jr., "The Diet-Heart Question in 1985: Has It Really Been Settled?" *Lancet* 1, n° 8437 (1985) : 1086.

164 *Richard A. Kronmal à écrire* : Richard A. Kronmal, "Commentary on the Published Results of the Lipid Research Clinics Coronary Primary Prevention Trial", *Journal of the American Medical Association* 253, n° 14 (1985) : 2091.

164 *aient influencé les données ... relèvent davantage de la "défense d'intérêts"* : Ibid., 2091 et 2093.

164 *Paul Meier estime* : Cité dans Thomas J. Moore, *Heart Failure : A Critical Inquiry into American Medicine and the Revolution in Heart Care* (New York : Simon & Schuster, 1989), 61.

164 *Rifkind dit au magazine Time* : "Sorry, It's True : Cholesterol Really Is a Killer", *Time,* 23 janvier 1984.

164 *"clé de voûte"* : Kolata, "Heart Panel's Conclusions Questioned", 40.

166 *La déclaration de "consensus" de la conférence* : National Institutes of Health, "Lowering Blood Cholesterol to Prevent Heart Disease", NIH Consensus Statement 5, n° 7 (1984) : 1-11.

166 *En mars 1984, suite à cette conférence, le magazine Time publie* : "Sorry It's True : Cholesterol Really Is a Killer".

168 *rédige un article sceptique* : Kolata, "Heart Panel's Conclusions Questioned", 40-41.

168 *"la contestation [qui] est toujours plus médiatique"* : Daniel Steinberg, "The Pathogenesis of Atherosclerosis : An Interpretive History of the Cholesterol Controversy, Part IV : The 1984 Coronary Primary Prevention Trial

Ends It-Almost", *Journal of Lipid Research* 47, n° 1 (2006) : 11

169   *un prix à payer :* Donald J. McNamara, interview avec l'auteure, 26 septembre 2005.

169   *"le grand public se fait flouer" :* Cité dans Moore, *Heart Failure,* 63.

Conséquences d'une alimentation pauvre en matières grasses chez les femmes et les enfants

170   *L'organisation a longtemps été fortement influencée :* Marion Nestle, *Food Politics* (Berkeley, CA : University of California Press, 2002).

170   *les Américains remettent en question les normes acceptées :* William G. Rothstein, *Public Health and the Risk Factor : A History of an Uneven Medical Revolution,* Rochester Studies in Medical History 3 (Rochester, NY : University of Rochester Press, 2003), 316.

171   *explique Jerry Stamler en 1972 :* Jeremiah Stamler et Frederick H. Epstein, "Coronary Heart Disease : Risk Factors as Guides to Preventive Action", *Preventive Medicine* 1, n° 1 (1972) : 46.

172   *"des biscuits sucrés et salés à faible teneur en gras" :* American Heart Association, *An Eating Plan for Healthy Americans : Our American Heart Association Diet* (Dallas, TX : American Heart Association, 1995).

172   *un point de vue qui a souvent été repris :* Consulter par ex., Baum et al. "Fatty Acids in Cardiovascular Health and Disease : A Comprehensive Update", *Journal of Clinical Lipidology* 6, n° 3 (2012) : 216-234, 221.

172   *une forte commission ... finira ultimement par :* Rothstein, *Public Health and the Risk Factor,* 331-332.

173   *"En savons-nous assez ..." :* Donald S. Fredrickson, "Mutants, Hyperlipoproteinaemia, and Coronary Artery Disease", *British Medical Journal* 2, n° 5755 (1971) : 187-192.

173   *deux études affichent des résultats contradictoires :* A. Koranyi, "Prophylaxis and Treatment of the Coronary Syndrome", *Therapia Hungarcia* 12 (1963) : 17 ;

Research Committee, "Low-Fat Diet in Myocardial Infarction : A Controlled Trial", *Lancet* 2, n° 7411 (1965) : 501-504.

174   *"pour lequel les dés sont pipés"* : Jane E. Brody, "Personal Health, Hidden Fats : The Hazards", *New York Times,* 18 juin 1980, C1.

174   *Le livre d'une alimentation saine* : Jane E. Brody, *Jane Brody's Good Food Book : Living the High Carbohydrate Way* (New York : Norton, 1985).

177   *Groupe quatre* : "The Proven Lifestyle", Preventive Medicine Research Institute, consulté pour la dernière fois en avril 2009, http://www.pmri.org/lifestyle_program.html.

177   *"fatigue, dépression, léthargie et impuissance"* : Dean Ornish, "Healing through Diet", TED Talks, Monterey, CA, octobre 2008, consulté pour la dernière fois le 13 février 2014, http://www.ted.com/talks/dean_ornish_on_healing.html.

177   *d'après Frank Sacks* : Cité dans Gina Kolata, "Dean Ornish : A Promoter of Programs to Foster Heart Health", *New York Times,* 29 décembre 1998, F6.

177   *"sont difficiles à réaliser"* : Cité dans George Epaminondas, "The Battle of the Diet Gurus", *The Sun Herald* (Sydney, Australia), 23 février 2003.

178   *groupe témoin ... ont vu leurs artères se rétrécir* : Dean Ornish et al., "Can Lifestyle Changes Reverse Coronary Heart Disease? The Lifestyle Heart Trial", *Lancet* 336, n° 8708 (1990) : 129-133.

178   *la couverture de Newsweek* : Geoffrey Cowley, "Healer of Hearts : Dean Ornish's Low-Tech Methods Could Transform American Medicine. But the Doctor Is Still Striving to Transform Himself", *Newsweek,* 16 mars 1998.

179   *n'a jamais été reproduite avec succès* : Steven G. Aldana et al., "The Effect of an Intensive Lifestyle Modification Program on Carotid Artery Intima-Media Thickness : A Randomized Trial", *American Journal of Health Promotion* 21, n° 6 (2007) : 510-516.

179   *l'incrédulité de Gould* : Kay Lance Gould, interview avec l'auteure, 22 avril 2009.

180 *n'a pas été démontré que (...) augmente la longévité :* Demosthenes G. Katritsis et John P. A. Ioannidis, "Percutaneous Coronary Intervention versus Conservative Therapy in Nonacute Coronary Artery Disease : A Meta-Analysis", *Circulation* 111, n° 22 (2005) : 2906-2912.

180 *"Pourquoi voulez-vous savoir ? ... ce n'est pas le meilleur élément de preuve" :* Dean Ornish, interview avec l'auteure, 12 mai 2009.

180 *la régression des maladies cardiovasculaires ... "je suis d'accord" :* Dean Ornish, interview avec l'auteure, 14 mai 2009.

180 *une tribune publiée récemment dans le New York Times :* Dean Ornish, "Eating for Health, Not Weight", *New York Times,* 22 septembre 2012.

181 *"nous avons aussi constaté une amélioration ... chicaner sur ça" :* Ornish, interview, 14 mai 2009. *"ne sont, en aucun cas, convaincantes" :* Fonds mondial de recherche contre le cancer et l'Institut américain de recherche contre le cancer : A Global Perspective (Washington, DC : American Institute for Cancer Research, 2007), 114.

181 *mortalité globale des végétariens et des non végétariens :* Timothy J. Key et al., "Mortality in British Vegetarians : Results from the European Prospective Investigation into Cancer and Nutrition (EPIC-Oxford)", *American Journal of Clinical Nutrition* 89, n° 5 (2009) : 1613S–1619S.

182 *comparer les Massaï à une tribu voisine :* John B. Orr et John L. Gilks, *Studies of Nutrition : The Physique and Health of Two African Tribes,* Conseil de recherche médicale pour le Comité alimentaire du Conseil consultatif sur l'économie. Série de rapports spéciaux, n° 155 (Londres : H. M. Stationery Office, 1931).

182 *"majeure partie" de leur nourriture ... "légumineuses et feuilles vertes" :* Ibid., 21.

183 *susceptibles de souffrir de ... plus sujets à l'arthrite rhumatoïde :* Ibid., 9.

183 *mesuraient 13 cm de plus ... pesaient 10,4 kg de plus ... puissance musculaire ... travail manuel :* Ibid.

486

183   *analyse a été réalisée ... par Alice Lichtenstein ... et un collègue :* Alice H. Lichtenstein et Linda Van Horn, "Very Low Fat Diets", *Circulation* 98, n° 9 (1998) : 935-939.

184   *"délétère" pour certaines populations :* Ibid., 937.

184   *"risque élevé" ... "surveillance étroite" :* Ibid., 938.

185   *argument en faveur de l'application des recommandations nutritionnelles aux enfants :* Henry C. McGill et al., "Origin of Atherosclerosis in Childhood and Adolescence", *American Journal of Clinical Nutrition* 72, n° 5, suppl. (2000) : 1307S-1315S.

185   *sang de cordon ombilical ... sérieusement envisagé :* "Questions Surround Treatment of Children with High Cholesterol", *Journal of American Medical Association* 214, n° 10 (1970) : 1783-1785.

186   *Donald S. Fredrickson, haut responsable du NHLBI, demande :* Fredrickson, "Mutants, Hyperlipoproteinaemia, and Coronary Artery Disease", 187-192.

186   *"dénué de fondement scientifique" ... "besoins nutritionnels des jeunes enfants" :* Comité sur les aliments et la nutrition, Division des sciences médicales, Assemblée des sciences de la vie, Conseil national de recherches, Académie nationale des sciences, *Toward Healthful Diets* (Washington, DC : National Academy Press, 1980), 4.

186   *"Les besoins nutritionnels ... octogénaire inactif" :* Ibid.

186   *"absolument aucune preuve démontrant l'innocuité" :* Cité dans Gina Kolata, "Heart Panel's Conclusion Questioned", *Science* 227, n° 4682 (1985) : 41.

186   *"ont outrancièrement exagéré" :* Ibid., 40.

187   *un éditorial publié dans la revue Pediatrics de l'AAP :* American Academy of Pediatrics, Committee on Nutrition, "Prudent Life-Style for Children : Dietary Fat and Cholesterol", *Pediatrics* 78, n° 3 (1986) : 524.

187   *"Les modifications proposées auraient un impact" :* Ibid., 521-525.

187   *"fournissent 60 % du calcium alimentaire" :* Ibid., 523.

187   *L'AAP craint la résurgence de cas de carences en fer :* Ibid.

188 *McCollum décrit la vie d'un rat :* Elmer Verner McCollum, *The Newer Knowledge of Nutrition* (New York : MacMillan, 1921), 58.

188 *"aucun aspect de l'alimentation végétarienne en tant que telle" :* Ibid., 62.

189 *le calcium forme des "savons" insolubles :* J. Bruce German et al., "A Reappraisal of the Impact of Dairy Foods and Milk Fat on Cardiovascular Disease Risk", *European Journal of Nutrition* 48, n° 4 (2009) : 194.

190 *consommation de lait entier ... augmentent tous deux :* Rothstein, *Public Health and the Risk Factor,* 330.

190 *Lloyd Filer, professeur ... déclare :* Marian Burros, "Eating Well", *New York Times,* 18 mai 1988.

190 *une enquête portant sur environ mille mères de famille :* Jane B. Morgan et al., "Healthy Eating for Infants-Mothers' Attitudes", *Acta Pediatrica* 84, n° 5 (1995) : 512-515.

192 *Dans un article de 1989, Fima Lifshitz :* Fima Lifshitz et Nancy Moses, "Growth Failure. A Complication of Dietary Treatment of Hypercholesterolemia", *American Journal of Diseases of Children* 143, n° 5 (1989) : 537-542.

192 *"trop zélée" :* Ibid., 537.

192 *"nanisme nutritionnel" :* Ibid., 540.

192 *en 1980, le NHLBI décide finalement :* Groupe de recherche collaborative DISC, "Dietary Intervention Study in Children (DISC) with Elevated Low Density Lipoprotein Cholesterol : Design and Baseline Characteristics", *Annals of Epidemiology* 3, n° 4 (1993) : 399.

192 *Étude sur les interventions alimentaires chez les enfants :* Le groupe de rédaction du Groupe de recherche collaborative DISC, "Efficacy and Safety of Lowering Dietary Intake of Fat and Cholesterol in Children with Elevated Low-Density Lipoprotein Cholesterol", *Journal of the American Medical Association* 273, n° 18 (1995) : 1429.

193 *de l'ordre du 80ème au 98ème centile :* Ibid., 1429.

193　*complètement différent de celui où le cholestérol est altéré :* consulter par ex., William E. Stehbens et Elli Wierzbicki, "The Relationship of Hypercholesterolemia to Atherosclerosis with Particular Emphasis on Familial Hypercholesterolemia, Diabetes Mellitus, Obstructive Jaundice, Myxedema, and the Nephrotic Syndrome", *Progress in Cardiovascular Diseases* 30, n° 4 (1988) : 289-306.

193　*ne peuvent pas être généralisés :* consulter par ex., Alvin M. Mauer, "Should There Be Intervention to Alter Serum Lipids in Children?" *Annual Review of Nutrition* 11 (1991) : 383.

193　*L'apport en magnésium, phosphore ... était également inférieur :* Eva Obarzanek et al., "Safety of a Fat-Reduced Diet : The Dietary Intervention Study in Children (DISC)", *Pediatrics* 100, n° 1 (1997) : 51-59.

193　*plusieurs autres petites études chez les enfants :* Robert M. Kaplan et Michelle T. Toshima, "Does a Reduced Fat Diet Cause Retardation in Child Growth?" *Preventive Medicine* 21, n° 1 (1992) : 33-52 ; Mauer, "Should There Be Intervention to Alter Serum Lipids in Children?" 375-391.

194　*La conclusion ... Que "les apports à plus faible teneur en matières grasses" :* Obarzanek et al., "Safety of a Fat-Reduced Diet", 58.

195　*Étude Bogalusa :* Theresa A. Nicklas et al., "Nutrient Adequacy of Low Fat Intakes for Children : The Bogalusa Heart Study", *Pediatrics* 89, n° 2 (1992) : 221-228.

195　*STRIP est une étude peu ou prou contrôlée :* Helena Lapinleimu et al., "Prospective Randomized Trial in 1062 Infants of Diet Low in Saturated Fat and Cholesterol", *Lancet* 345, n° 8948 (1995) : 473.

195　*chercheurs n'ont observé aucune différence :* Lapinleimu et al., "Prospective Randomised Trial in 1062 Infants" ; Harri Niinikoski et al., "Regulation of Growth of 7- to 36-Month-Old Children by Energy and Fat Intake in the Prospective, Randomized STRIP Baby Trial", *Pediatrics* 100, n° 5 (1997) : 810-816 ; Harri Niinikoski et al., "Impact of Repeated Dietary Counseling Between

Infancy and 14 Years of Age on Dietary Intakes and Serum Lipids and Lipoproteins : the STRIP Study", *Circulation* 116, n° 9 (2007) : 1032-1040, 1034.

195 *des taux de cholestérol HDL considérablement plus bas :* Olli Simell et al., "Special Turku Coronary Risk Factor Intervention Project for Babies (STRIP)", *American Journal of Clinical Nutrition* 72, n° 5, suppl. (2000) : 1316S-1331S.

195 *les chercheurs n'aient détecté aucune carence en vitamines :* Ibid., 1317S.

196 *provenant essentiellement d'une poignée de :* Lars Werkö, "Risk Factors and Coronary Heart Disease-Facts or Fancy?" *American Heart Journal* 91, n° 1 (1976) : 87-98 ; Gunnar Biörck, *Contrasting Concepts of Ischaemic Heart Disease* (Stockholm, Sweden : Almqvist & Wiksell International, 1975) ; John McMichael, "Prevention of Coronary Heart Disease", *Lancet* 308, n° 7985 (1976) : 569 ; Michael Oliver, "Dietary Cholesterol, Plasma Cholesterol and Coronary Heart Disease", *British Heart Journal* 38, n° 3 (1976) : 214. A. Stewart Truswell, "Diet and Plasma Lipids-A Reappraisal", *American Journal of Clinical Nutrition* 31, n° 6 (1978) : 977-989.

196 *l'AAP adopte officiellement :* Academy of Pediatrics, Committee on Nutrition, "Cholesterol in Childhood", *Pediatrics* 101, n° 1 (1998) : 141-147.

197 *ne se transforment pas en plaques fibreuses dangereuses :* Russell Ross, "The Pathogenesis of Atherosclerosis-An Update", *New England Journal of Medicine* 295 (1986) : 488-500.

197 *l'alimentation d'un enfant est, avant toute chose, complètement indépendante :* Société canadienne de pédiatrie et Santé Canada, groupe de travail conjoint, *Nutrition Recommendations Update : Dietary Fat and Children* (Ottawa, Ontario : Health Canada, 1993).

197 *le profil lipidique de la mère :* Claudio Napoli et al., "Influence of Maternal Hypercholesterolaemia during Pregnancy on Progression of Early Atherosclerotic Lesions in Childhood : Fat of Early Lesions in Children (FELIC) Study", *Lancet* 354, n° 9186 (1999) : 1234-1241.

490

197 *la moitié des enfants ayant un taux de cholestérol total élevé :* William R. Clarke et al., "Tracking of Blood Lipids and Blood Pressure in School Age Children : the Muscatine Study", *Circulation* 58, n° 4 (1978) : 626-634 ; Peter Laskarzewski et al., "Lipid and Lipoprotein Tracking in 108 Children over a Four-Year Period", *Pediatrics* 64, n° 5 (1979) : 584–591 ; Trevor J. Orchard et al., "Cholesterol Screening in Childhood : Does It Predict Adult Hypercholesterolemia? The Beaver County Experience", *Journal of Pediatrics* 103, n° 5 (1983) : 687-691 ; David S. Freedman et al., "Tracking of Serum Lipids and Lipoproteins in Children over an 8-Year Period : The Bogalusa Heart Study", *Preventive Medicine* 14, n° 2 (1985) : 203-216.

198 *Cochrane conclut :* Vanessa J. Poustie et Patricia Rutherford, "Dietary Treatment for Familial Hypercholesterolaemia", Cochrane Database of Systematic Reviews 2 (2001) : CD001918-CD001918.

198 *étude rigoureuse sur cette hypothèse :* Benjamin Caballero et al., "Pathways : A School-Based, Randomized Controlled Trial for the Prevention of Obesity in American Indian Schoolchildren", *American Journal of Clinical Nutrition* 78, n° 5 (2003) : 1030-1038.

199 *"facteur principal du retard de croissance"... on n'observe pas de "croissance de rattrapage rapide" :* Andrew M. Prentice et Alison A. Paul, "Fat and Energy Needs of Children in Developing Countries", *American Journal of Clinical Nutrition* 72, suppl. (2000) : 1253S.

199 *Il a comparé environ 140 bébés gambiens ... 3,6 kg (8 livres) de plus que les Gambiens ... :* Ibid., 1259S-1260S.

200 *5 % d'énergie sous forme de matières grasses :* Ibid., 1261S.

200 *contient zéro gramme de matières grasses :* "Whole Grain Rice", Earth's Best Organic, consulté le 15 novembre 2013.
http://www.earthsbest.com/products/product/2392390001.

200 *18 % de gras :* Prentice, "Fat and Energy Needs of Children", 1256S.

491

200 *Repas à la dinde et aux légumes de Earth's Best :* "Vegetable Turkey Dinner", Earth's Best Organic, consulté le 15 novembre 2013. http://www.earthsbest.com/products/product/2392350048.

200 *les enfants américains ont réduit leur apport en matières grasses :* Meghan M. Slining, Kevin C. Mathias et Barry M. Popkin, "Trends in Food and Beverage Sources among US Children and Adolescents : 1989-2010", *Journal of the Academy of Nutrition and Dietetics* 113, n° 12 (2013) : 1683-1694 ; Richard P. Troiano, Ronette R. Briefel, Margaret D. Carroll et Karil Bialostosky, "Energy and Fat Intakes of Children and Adolescents in the United States : Data from the National Health and Nutrition Examination Surveys", *American Journal of Clinical Nutrition* 72, n° 5, suppl. (2000) : 1343S-1353S.

200 *réserve alarmante :* Prentice et Paul, "Fat and Energy Needs of Children", 1262S.

200 *la consommation de matières grasses chez les enfants a augmenté :* Luis A Moreno, Antonio Sarría, Aurora Lázaro et Manuel Bueno, "Dietary Fat Intake and Body Mass Índex in Spanish Children", *American Journal of Clinical Nutrition* 72, suppl. (2000) : 1399S-1403S ; Mitsunori Murata, "Secular Trends in Growth and Changes in Eating Patterns of Japanese Children", *American Journal of Clinical Nutrition* 72, n° 5, suppl. (2000) : 1379S-1383S.

200 *les résultats provenant de pays plus pauvres :* Ricardo Uauy, Charles E. Mize et Carlos Castillo-Duran, "Fat Intake during Childhood : Metabolic Responses and Effects on Growth", *American Journal of Clinical Nutrition* 72, n° 5, suppl. (2000) : 1345S-1360S.

201 *dans les pays plus riches :* Espagne : Moreno, Lázaro et Bueno, "Dietary Fat Intake and Body Mass Índex in Spanish Children" ; Allemagne : Berthold Koletzko et al., "Dietary Fat Intakes of Infants and Primary School Children in Germany", *American Journal of Clinical Nutrition* 72, n° 5, suppl. (2000) : 1329S-1398S.

201 *l'énoncé récapitulatif du colloque :* Dennis M. Bier, Ronald M. Lauer et Olli Simell, "Summary", *American*

492

Journal of Clinical Nutrition 72, n° 5, suppl. (2000) : 1410S-1413S.

202 *ont à peine fait l'objet d'études :* Jacques E. Rossouw et al., "The Evolution of the Women's Health Initiative : Perspectives from the NIH", *Journal of the American Medical Women's Association* 50, n° 2 (1995) : 50-55.

202 *a initialement affecté davantage d'hommes que de femmes :* Rothstein, *Public Health and the Risk Factor,* 202-206.

202 *représentaient seulement 20 % ... 25 % ensuite :* Patrick Y. Lee et al., "Representation of Elderly Persons and Women in Published Randomized Trials of Acute Coronary Syndromes", *Journal of the American Medical Association* 286, n° 6 (2001) : 708-713.

202 *les chercheurs avertissaient :* abordé dans Robert H. Knopp et al., "Sex Differences in Lipoprotein Metabolism and Dietary Response : Basis in Hormonal Differences and Implications for Cardiovascular Disease", *Current Cardiology Reports* 8, n° 6 (2006) : 452-459.

202 *dix à vingt ans après... après la ménopause :* C. M. Flavell, "Women and Coronary Heart Disease", *Progress in Cardiovascular Nursing* 9, n° 4 (automne 1994) : 18-27.

202 *dans l'une des études initiales de l'étude de Framingham :* William B. Kannel et al., "Serum Cholesterol, Lipoproteins, and the Risk of Coronary Heart Disease : The Framingham Study", *Annals of Internal Medicine* 74, n° 1 (1971) : 1-12.

203 *un groupe d'experts du NHLBI examine :* David Jacobs et al., "Report of the Conference on Low Blood Cholesterol : Mortality Associations", *Circulation* 86, n° 3 (1992) : 1046-1060.

203 *Les résultats ... sont préoccupants :* Robert H. Knopp, "The Dietary Alternatives Study", *Journal of the American Medical Association* 278, n° 18 (1997) : 1509-1515.

204 *constatations seront confirmées :* consulter, par ex., Martijn B. Katan, "High-Oil Compared with Low-Fat, High-Carbohydrate Diets in the Prevention of Ischemic

Heart Disease", *American Journal of Clinical Nutrition* 66, n° 4, suppl. (1997) : 974S-979S.

205   *"parmi toutes les lipoprotéines"* : Tavia Gordon et al., "High Density Lipoprotein as a Protective Factor Against Coronary Heart Disease : The Framingham Study", *American Journal of Medicine* 62, n° 5 (1977) : 707.

206   *La corrélation est "frappante"* : Ibid., 707.

206   *"conclusion la plus importante"* : William P. Castelli et al., "HDL Cholesterol and Other Lipids in Coronary Heart Disease : The Cooperative Lipoprotein Phenotyping Study", *Circulation* 55, n° 5 (1977) : 771.

206   *En 2002, le programme national d'éducation sur le cholestérol annonce* : Programme national d'éducation sur le cholestérol, *Third Report of the National Cholesterol Education Program (NCEP). Expert Panel on Detection, Evaluation, and Treatment of High Blood Cholesterol in Adults : (Adult Treatment Panel III) Final Report.* NIH Publication n° 02-5215 (Washington, DC : NIH, 2002), II-1.

206   *certaines études épidémiologiques* : Castelli et al., "HDL Cholesterol and Other Lipids", 769-770.

206   *Michael Brown et Joseph Goldstein* : Michael S. Brown et Joseph L. Goldstein, "How LDL Receptors Influence Cholesterol and Atherosclerosis", *Scientific American* 251, n° 5 (1984) : 58.

207   *ont rapporté 956 milliards de dollars* : Ryan Fuhrmann, "5 Best-Selling Prescription Meds of All Time", Investopedia, 24 septembre 2012, consulté pour la dernière fois le 12 février 2014, http://www.investopedia.com/financial-edge/0912/5-best-selling-prescription-meds-of-all-time.aspx.

207   *secrets de polichinelle concernant les statines* : LaRosa et al., "Intensive Lipid Lowering Atorvastin" ; Ray et al., "Statins and All Cause Mortality in High Risk Primary Prevention".

208   *Les rédacteurs de revues avaient la réputation* : Robert H. Knopp, interview avec l'auteure, 5 février 2009.

208   *m'expliquera un spécialiste en oléochimie* : Gerald McNeill, interview avec l'auteure, 10 décembre 2012.

494

208 *Meir Stampfer :* Meir Stampfer, e-mail à Mark Weyland, 20 novembre 2004.

209 *sept cents employés de Boeing ... Les résultats indiqueront :* Robert H. Knopp et al., "One-year Effects of Increasingly Fat-Restricted Carbohydrate-Enriched Diets on Lipoprotein Levels in Free-living Subjects", *Proceedings for the Society of Experimental Biology and Medicine* 225, n° 3 (2000) : 191-199 ; Carolyn E. Walden et al., "Differential Effect of National Cholesterol Education Program (NCEP) Step II Diet on HDL Cholesterol, Its Subfractions, and Apoprotein A-1 Levels in Hypercholesterolemic Women and Men after 1 Year : The BeFIT Study", *Arteriosclerosis, Thrombosis, and Vascular Biology* 20, n° 6 (2000) : 1580-1587.

209 *les employées de Boeing verront également leur taux de cholestérol HDL diminuer :* En fait, ces chiffres reflètent la baisse d'une sous-fraction de cholestérol HDL appelée HDL2. La baisse moyenne a été de 16,7 % chez les femmes du groupe "hypercholestérolémique" (qui présentaient initialement un taux élevé de cholestérol) et de 7,1 % chez celles du groupe "hyperlipidémique" qui affichaient initialement un taux élevé de triglycérides. Leurs taux de cholestérol HDL total a également diminué : de 7,6 % et 3,5 % respectivement.

209 *réponse "muette" ... "ne sait que faire de ces résultats" :* Robert H. Knopp, interview avec l'auteure, 5 février 2009.

209 *D'autres études constatent également ... ceux-ci s'observent moins souvent chez les femmes :* Henry N. Ginsberg et al., "Effects of Reducing Saturated Fatty Acids on Plasma Lipids and Lipoproteins in Healthy Subjects : The Delta Study, Protocol 1", *Arteriosclerosis, Thrombosis, and Vascular Biology* 18, n° 3 (1998) : 441-449 ; Zhengling Li et al., "Men and Women Differ in Lipoprotein Response to Dietary Fat and Cholesterol Restriction", *Journal of Nutrition* 133, n° 11 (2003) : 3428-3433.

210 *Knopp résume :* Robert H. Knopp et al., "Gender Differences in Lipoprotein Metabolism and Dietary Response : Basis in Hormonal Differences and

Implications for Cardiovascular Disease", *Current Atherosclerosis Reports* 7, n° 6 (2005) : 472-479. *"interventions diététiques alternatives"* : Ibid., 477.

210 *la diminution des calories* : Comité consultatif sur les recommandations alimentaires, préparé pour le Service de recherche agricole, le ministère de l'Agriculture des États-Unis et le ministère de la Santé et des Services sociaux, *Report of the Dietary Guidelines Advisory Committee on the Dietary Guidelines for Americans, 2010. To the Secretary of Agriculture and the Secretary of Health and Human Services,* 7e éd. (Washington, DC : US Government Printing Office, mai 2010), Table D1.1, 67.

210 *réduit leur consommation de gras et de graisses saturées* : Nancy D. Ernst et al., "Consistency Between US Dietary Intake and Serum Total Cholesterol Concentrations : The National Health and Nutrition Examination Surveys", *American Journal of Clinical Nutrition 66,* n° 4, suppl. (1997) : 969S.

211 *déclare qu'au Japon, les hommes et les femmes* : Gio Gori, déclaration au Comité spécial du Sénat sur la nutrition, Comité spécial sur la nutrition et les besoins humains, Sénat des États-Unis, Volume n° II, Le lien entre l'alimentation et les maladies mortelles (28 juillet 1976) : 176-182.

211 *"Ceci dit, je souhaite souligner ... que la nourriture provoque le cancer"* : Ibid., 180.

211 *laisse entendre dans son rapport qu'une alimentation pauvre en matières grasses* : Comité spécial sur la nutrition et les besoins humains du Sénat des États-Unis, quatre-vingt-quinzième Congrès, 1re session, *Dietary Goals for the United States* (Washington, DC : US Government Printing Office, 1977).

212 *données portant sur des rats* : Albert Tannenbaum, "The Genesis and Growth of Tumors. III. Effects of a High-Fat Diet", *Cancer Research* 2, n° 7 (1942) : 468-475.

212 *aucun lien n'existe entre la consommation de matières grasses et le cancer du sein* : Walter C. Willett et al., "Dietary Fat and the Risk of Breast Cancer", *New England Journal of Medicine* 316, n° 1 (1987) : 22-28.

496

212 *"aucune preuve" qu'une réduction :* Michelle D. Holmes, et al., "Association of Dietary Intake of Fat and Fatty Acids with Risk of Breast Cancer", *Journal of the American Medical Association* 281, n° 10 (1999) : 914-920.

213 *un document dans le Journal of the American Medical Association :* Arthur Schatzkin et al., "The Dietary Fat-Breast Cancer Hypothesis is Alive", *Journal of the American Medical Association* 261, n° 22 (1989) : 328–427.

213 *n'ont eu presque aucun effet, sauf lorsque l'on y a ajouté :* Adrienne E. Rogers et Matthew P. Longnecker, "Biology of Disease : Dietary and Nutritional Influences on Cancer-A Review of Epidemiological and Experimental Data", *Laboratory Investigation* 59, n° 6 (1988) : 729-759.

213 *les chercheurs n'ont pas réussi à identifier :* D. Mazhar et J. Waxman, "Dietary Fat and Breast Cancer", *QJM* 99, n° 7 (2006) : 469–473 ; Walter C. Willett et David J. Hunter, "Prospective Studies of Diet and Breast Cancer", *Cancer 74,* n° S3 (1994) : 1085-1089 ; Sabina Sieri et al., "Dietary Fat and Breast Cancer Risk in the European Prospective Investigation into Cancer and Nutrition", *American Journal of Clinical Nutrition* 88, n° 5 (2008) : 1304-1312.

213 *le NCI n'arrivera toujours pas à établir :* Rowan T. Chlebowski et al., "Dietary Fat Reduction and Breast Cancer Outcome : Interim Efficacy Results from the Women's Intervention Nutrition Study", *Journal of the National Cancer Institute* 98, n° 24 (2006) : 1767-1776.

214 *preuve... "probable"...* une alimentation riche en matières grasses ... *écrivent les auteurs :* Fonds mondial de recherche contre le cancer et l'Institut américain de recherche contre le cancer, *Food, Nutrition, Physical Activity, and the Prevention of Cancer,* 139.

214 *"Mon point de vue personnel, c'est que" :* Arthur Schatzkin, interview avec l'auteure, 1er mai 2009.

214 *"recommençons à zéro" ... "devenons plus agnostiques" :* Robert N. Hoover, interview avec l'auteure, 2 octobre 2012.

215 *déclare au magazine People :* Bob Meadows, M. Morehouse et M. Simmons, "The Problem with Low-Fat Diets", *People,* 27 février 2006, 89-90.

216 *les résultats ... une série d'articles du JAMA :* Shirley Beresford, et al., "Low-Fat Dietary Pattern and Risk of Colorectal Cancer", *Journal of the American Medical Association* 295, n° 6 (2006) : 643-654 ; Barbara V. Howard et al., "Low-Fat Dietary Pattern and Weight Change over 7 Years", *Journal of the American Medical Association* 295, n° 1 (2006) : 39-49 ; Barbara V. Howard et al., "Low-Fat Dietary Pattern and Risk of Cardiovascular Disease", *Journal of the American Medical Association* 295, n° 6 (2006) : 655-666 ; Ross L. Prentice et al., "Low-Fat Dietary Pattern and Risk of Invasive Breast Cancer", *Journal of the American Medical Association* 295, n° 6 (2006) : 629-642 ; Ross L. Prentice et al., "Low-Fat Dietary Pattern and Cancer Incidence in the Women's Health Initiative Dietary Modification Randomized Controlled Trial", *Journal of the National Cancer Institute* 99, n° 20 (2007) : 1534-1543.

216 *"une complète absence d'effet" :* Cité dans Gina Kolata, "Low-Fat Diet Does Not Cut Health Risks, Study Finds", *New York Times,* 8 février 2006, A1.

216 *"Rolls Royce" ... "définitive" :* Ibid.

216 *me dira Robert Knopp :* Knopp, interview.

216 *dit Tim Byers :* Cité dans Rob Stein, "New Data on Health : Studies in Confusion", *Washington Post,* 19 février 2006, A1.

217 *Jacques Rossouw :* Ibid.

217 *Les journaux se sont fait un plaisir :* Cité dans Agneta Yngve et al., "Invited Commentary : The Women's Health Initiative. What Is on Trial : Nutrition and Chronic Disease? Or Misinterpreted Science, Media Havoc and the Sound of Silence from Peers?" *Public Health Nutrition* 9, n° 2 (2006) : 269.

217 *remarque Marcia Stefanick :* Cité dans Tara Parker-Pope, "In Study of Women's Health, Design Flaws Raise Questions", *Wall Street Journal,* 28 février 2006.

498

218 *"la cible autour d'un impact de balle"* : Robert L. Wears, Richelle J. Cooper et David L. Magid, "Subgroups, Reanalyses, and Other Dangerous Things", *Annals of Emergency Medicine* 46, n° 3 (2005) : 254.

218 *En 2008, une évaluation de toutes les études :* Organisation des Nations Unies pour l'alimentation et l'agriculture, "Fats and Fatty Acids in Human Nutrition : Report of an Expert Consultation 10-14 novembre 2008", *FAO Food and Nutrition Paper* 91 (Rome : Food and Agriculture Organization of the United Nations, 2010), 13.

219 *en Suède en 2013 :* Anders Hansen, "Swedish Health Advisory Body Says Too Much Carbohydrate, Not Fat, Leads to Obesity", *British Medical Journal,* 347 (15 novembre 2013), doi :10.1136/bmj.f6873.

220 *Frank Hu ... écrit :* Frank B. Hu, JoAnn E. Manson et Walter C. Willett, "Types of Dietary Fat and Risk of Coronary Heart Disease : A Critical Review", *Journal of American College of Nutrition* 20, n° 1 (2001) : 5.

220 *L'USDA et l'AHA ont toutes deux discrètement éliminé :* USDA/USDHHS, *Dietary Guidelines,* 2010, x ; Alice H. Lichtenstein et al., "Diet and Lifestyle Recommendations, Revision 2006", *Circulation* 114, n° 1 (2006) : 82-96.

Glorification du régime méditerranéen : qu'en dit la science ?

222 *Ce régime alimentaire prône ... l'huile d'olive ... et le lait est interdit :* Walter Willett et al., "Mediterranean Diet Pyramid : A Cultural Model for Healthy Eating", *American Journal of Clinical Nutrition* 61, n° 6, suppl. (1995) : 1403S.

223 *L'origine de l'hypothèse est simple, explique-t-elle ... Trichopoulou savait :* Antonia Trichopoulou, interview avec l'auteure, 1er octobre 2008.

224 *"Nous étions en train d'abattre des oliviers" ... Elle a l'intuition que :* Ibid.

224 *"des hommes de 80 à 100 ans" :* Ancel Keys et al., *Seven Countries : A Multivariate Analysis of Death and*

Coronary Heart Disease (Cambridge, MA : Harvard University Press, 1980), 76.

225 *"Nous avions froid dans notre maison sans chauffage"* : Ancel Keys, "Mediterranean Diet and Public Health", *American Journal of Clinical Nutrition* 61, n° 6, suppl. (1995) : 1322S.

225 *"Jusqu'en Suisse" ... "du baume au cœur"* : Ancel Keys et Margaret Keys, *Eat Well and Stay Well the Mediterranean Way* (Garden City, NY : Doubleday, 1975), 2.

225 *Keys décrira leur régal* : Ibid., 4.

225 *"voilà ce que représente la Méditerranée pour nous"* : Ibid., 28.

227 *il réédite, avec quelques modifications, son livre de recettes* : Ancel Keys et Margaret Keys, *Eat Well and Stay Well* (New York : Doubleday, 1959) ; Keys and Keys, *Eat Well and Stay Well the Mediterranean Way*. Toutes les citations suivantes se réfèrent à cette édition ultérieure.

227 *"Nous voulions juste aborder le sujet"* : Trichopoulou, interview.

227 *ces conférences initiales conduiront à* : Elisabet Helsing et Antonia Trichopoulou, éds., "The Mediterranean Diet and Food Culture-a Symposium", *European Journal of Clinical Nutrition 43,* suppl. 2 (1989) : 1-92

228 *Le chemin a été semé d'embûches* : Anna Ferro-Luzzi, interview avec l'auteure, 22 juillet 2008.

228 *l'Organisation mondiale de la Santé (OMS) et celle-ci favorise une approche régionale* : Elisabet Helsing, interview avec l'auteure, 30 juillet 2008.

229 *affichent des "différences notoires" ... "plus de beurre"* : Keys et Keys, *Eat Well and Stay Well,* 38-39.

230 *En 1989, dans un document méticuleux et qui est devenu une référence dans le domaine* : Anna Ferro-Luzzi et Stefania Sette, "The Mediterranean Diet : An Attempt to Define Its Present and Past Composition", *European Journal of Clinical Nutrition* 43, suppl. 2 (1989) : 13-29.

230 *"initiative impossible"* : Ibid., 25.

230 *"bien qu'il soit attrayant, ne doit pas être employé"* : Ibid., 26.

NOTES

231 *ne se considèrent pas ... adeptes d'un "régime" particulier :* Ferro-Luzzi, interview avec l'auteure, 22 juillet 2008.

231 *"Et les bureaucrates n'apprécient pas l'idée" :* Ibid.

231 *l'alimentation crétoise "saine" regorge de gras :* Ancel Keys, Christos Aravanis et Helen Sdrin, "The Diets of Middle-Aged Men in Two Rural Areas of Greece", *Voeding* 27, n° 11 (1966) : 575-586 ; Keys et Keys, *Eat Well and Stay Well,* 31.

231 *"baignent dans le l'huile" :* Keys et Keys, *Eat Well and Stay Well,* 31.

232 *"Vous ne pouvez pas recommander un régime riche en matières grasses" :* Bonnie Liebman, "Just the Mediterranean Diet Facts", *Nutrition Action Healthletter* 21, n° 10 (1994).

232 *des efforts considérables pour confirmer :* Antonia Trichopoulou et Pagona Lagiou, "Healthy Traditional Mediterranean Diet : An Expression of Culture, History, and Lifestyle", *Nutrition Reviews* 55, n° 11, pt. 1 (1997) : 383.

232 *"On ne pouvait pas conseiller de manger moins de gras !" :* Trichopoulou, interview.

232 *passe ... à la loupe :* Anna Ferro-Luzzi, W. Philip. T. James et Anthony Kafatos, "The High-Fat Greek Diet : A Recipe for All?" *European Journal of Clinical Nutrition* 56, n° 9 (2002) : 796–809.

233 *"peu d'éléments scientifiques" permettant d'affirmer que :* Ibid., 806. L'article de Ferro-Luzzi provoque une réponse cinglante, non pas de la part d'Antonia Trichopoulou, mais de son mari, Dimitrios (lui aussi professeur d'épidémiologie et qui exerçait des fonctions conjointes à l'École de médecine d'Athènes et l'École de santé publique de Harvard). Dimitrios défend les travaux de recherche de sa femme sur l'huile d'olive en général mais il n'aborde pas les problèmes de méthodologie que Ferro-Luzzi avait signalés dans les données relatives à la consommation de matières grasses en Grèce. Et à titre d'exemple du ton désobligeant qui est parfois employé entre chercheurs nutritionnels pour vaincre leurs

adversaires, Dimitrios conclut sa lettre en suggérant que l'article de Ferro-Luzzi "aurait été bien plus utile s'il avait été rédigé plus soigneusement, avec plus d'attention aux preuves scientifiques et moins d'arrogance." Dimitrios Trichopoulos, "Letter to the Editor : In Defense of the Mediterranean Diet", *European Journal of Clinical Nutrition* 56 (2002) : 928-929 ; La réponse de Ferro-Luzzi se trouve ici : Anna Ferro-Luzzi, W. Philip T. James et Anthony Kafatos, "Response to the Letter Submitted by D. Trichopoulos Entitled, 'In Defense of the Mediterranean Diet,' " *European Journal of Clinical Nutrition* 56 (2002) : 930-931.

233   *W. Philip T. James :* W. Philip T. James, interview avec l'auteure, 26 octobre 2008.

234   *l'invitent à la brasserie locale :* Trichopoulou, interview et Walter C. Willett, interview avec l'auteure, 8 février 2006.

234   *ayant grandi au Michigan en ne mangeant que... "stupéfaction" :* Willett, interview avec l'auteure, 8 janvier 2007.

234   *Comme le décrira Trichopoulou :* Trichopoulou, interview.

234   *"bouche bée" :* Greg Drescher, interview avec l'auteure, 14 août 2008.

235   *"nous de la communauté culinaire"... "Ça nous déprimait" :* Ibid.

235   *"Walter Willett est la figure de proue" :* Drescher, interview avec l'auteure, 14 août 2008. *se laisse convaincre par le chiffre de 40 % avancé par Antonia Trichopoulou :* Walter C. Willett, e-mail envoyé à l'auteure, 29 novembre 2008.

236   *la "pyramide du régime méditerranéen" :* L'argument en faveur de la pyramide est consultable dans trois articles : Walter C. Willett et al., "Mediterranean Diet Pyramid : A Cultural Model for Healthy Eating", *American Journal of Clinical Nutrition* 61, n° 6, suppl. (1995) : 1402S ; Lawrence H. Kushi, Elizabeth B. Lenart et Walter C. Willett, "Health Implications of Mediterranean Diets in Light of Contemporary Knowledge. 1. Plant Foods and Dairy Products", *American Journal of Clinical*

502

Nutrition 61, n° 6, suppl. (1995) : 1407S ; Lawrence H. Kushi, Elizabeth B. Lenart et Walter C. Willett, "Health Implications of Mediterranean Diets in Light of Contemporary Knowledge. 2. Meat, Wine, Fats and Oils", *American Journal of Clinical Nutrition* 61, n° 6, suppl. (1995) : 1416S.

237   *"regorge d'huile d'olive"* : Cité dans Sheryl Julian, "Mediterranean Diet : A Healthy Alternative? Against a Backdrop of Promotion, Experts Debate the Benefits of Olive Oil", *Boston Globe,* 27 janvier 1993.

240   *"La science me paraissait simplement trop impressionniste"* : Marion Nestle, interview avec l'auteure, 30 juillet 2008.

240   *"raison de dire que les preuves"* : Lawrence H. Kushi, interview avec l'auteure, 6 septembre 2008.

240   *Ils ne sont examinés que par un seul relecteur* : Marion Nestle, e-mail envoyé à l'auteure, 5 août 2008.

240   *un supplément spécial* : Marion Nestle, éd., "Mediterranean Diets", *American Journal of Clinical Nutrition* 61, n° 6, suppl. (1995) : ixS-1427S.

240   *financé par l'industrie de l'huile d'olive* : Marion Nestle, "Mediterranean Diets: Science and Policy Implications", *American Journal of Clinical Nutrition* 61, n° 6 (1995) : ixS.

241   *Ferro-Luzzi m'expliquera* : Ferro-Luzzi, interview.

243   *American Journal of Cardiology* : Henry Blackburn, "The Low Risk Coronary Male", *American Journal of Cardiology* 58, n° 1 (1986) : 161.

244   *"la Crète lui paraissait si romantique"* : Henry Blackburn, interview avec l'auteure, 22 juillet 2008.

244   *En avril 1997* : Oldways Preservation & Exchange Trust, "Crete, Greece, and Healthy Mediterranean Diets : Celebrating the 50th Anniversary of the Scientific Studies of Healthy Traditional Mediterranean Diets Originating on Crete in 1947 : An International Symposium", Apollonia Beach Hotel, Heraklion, Crete, 5-11 avril 1997.

245   *tout en admirant la spectaculaire comète Hale-Bopp* : Narsai David, e-mail envoyé à l'auteure, 17 août 2008.

245 *"arrivée aux portes du paradis"* ... *"absolument incroyable"* : Marion Nestle, interview avec l'auteure, 30 juillet 2008.

245 *Laura Shapiro ... évoque* : Laura Shapiro, interview avec l'auteure, 5 août 2008.

245 *"non une flopée de diapositives"* : Drescher, interview.

246 *raconte Shapiro* : Shapiro, interview.

246 *le COI a essayé d'obtenir* : Fausto Luchetti, interview avec l'auteure, 16 novembre 2008.

247 *Le COI sera donc ravi* : Ibid.

247 *glissés à l'intérieur de compositions florales ... sacs à provisions* : Julian, "Mediterranean Diet : A Healthy Alternative?"

247 *"On commençait avec l'argent du COI"* : Drescher, interview.

247 *"aligner les intérêts"* : Ibid.

248 *des subventions de la part de l'entreprise grecque oléicole Elais* : Christos Aravanis et Anastasios S. Dontas, "Studies in the Greek Islands", dans *The Seven Countries Study : A Scientific Adventure in Cardiovascular Disease Epidemiology* éd. Daan Kromhout, Alessandro Menotti et Henry Blackburn (Utrecht, Holland : Brouwer, 1994), 112.

248 *Henry Blackburn racontera* : Blackburn, interview.

248 *Keys, lui aussi, "a contribué énormément"* : Aravanis et Dontas, "Studies in the Greek Islands", 112.

248 *Lorsqu'il publie son étude* : Ancel Keys, éd., "Coronary Heart Disease in Seven Countries", *Circulation* 61 et 62, suppl. 1, American Heart Association Monograph n° 29 (1970) : I-88.

248 *dans une publication ultérieure, seulement une* : Den C. Hartog et al., *Dietary Studies and Epidemiology of Heart Disease* (La Haye, Pays-Bas : Stichting wetenschappelijke Voorlichting op Voedingsgebied, 1968), 57.

248 *"ce qui est bon pour les produits de base"* : Ferro-Luzzi, interview avec l'auteure, 22 juillet 2008. *L'Espagne et la Grèce font ... Union européenne ... 215 millions de dollars* : Arne Astrup, Peter Mardkmann et John Blundell,

"Oiling of Health Messages in Marketing of Food", *Lancet* 356, n° 9244 (2000) : 1786.

249 *visent également les médecins européens ... chercheurs se plaignent* : Ibid. *Nestle m'expliquera* : Nestle, interview avec l'auteure, 30 juillet 2008. *"le fait qu'il était blanchi"* : Kushi, interview.

250 *"je n'arrivais pas à me mettre au diapason" ... "ils ne pouvaient plus justifier ma présence"* : Shapiro, interview.

250 *"ambassadeurs de l'huile d'olive"* : Ibid.

251 *"Le monde gastronomique est particulièrement prône à la corruption"* : Nancy Harmon Jenkins, interview avec l'auteure, 6 août 2008.

251 *presque cinquante articles sur le régime méditerranéen* : Le chiffre de cinquante a été calculé en comptant les études publiées dans PubMed, www.ncbi.nih.gov.

252 *Un journaliste gastronomique extatique* : Molly O'Neill, "A Dietary Debate : Is the Mediterranean a Nutritional Eden?" *New York Times,* 3 février 1993.

252 *le prochain "éden nutritionnel"* : Ibid.

252 *"simple gant de velours autour de la réalité acérée"* : Ibid.

253 *les statistiques portant sur la consommation nationale ... trois fois supérieure à ce qu'elle était en 1990* : Calcul d'IndexMundi sur les statistiques de l'USDA, consulté le 4 janvier 2014. http://www.indexmundi.com/agriculture/?country=us&co mmodity=olive-oil&graph=domestic-consumption.

254 *Hippocrate prescrivait les feuilles de l'olivier* : Hippocrate, *The Genuine Works of Hippocrates,* trad. Charles Darwin Adams (New York : Dover, 1868), partie IV.

254 *"sommes devenus de bons amis" ... "scientifiques opiniâtres" ... "jusqu'à la mort"* : Anna Ferro-Luzzi et al., "Changing the Mediterranean Diet : Effects on Blood Lipids", *American Journal of Clinical Nutrition* 40, n° 5 (1984) : 1027-1037.

254 *Ferro-Luzzi consigne* : Ibid.

256 *permet de prévenir ... jusqu'à présent, les preuves sont très minces* : Lawrence Kushi et Edward Giovannucci,

"Dietary Fat and Cancer", *American Journal of Medicine* 113, n° 9, suppl. 2 (2002) : 63S-70S.

256 *plusieurs études à ce sujet :* Álvaro Alonso, Valentina Ruiz-Gutierrez et Miguel Angel Martinez-Gonzalez, "Monounsaturated Fatty Acids, Olive Oil and Blood Pressure : Epidemiological, Clinical and Experimental Evidence", *Public Health Nutrition* 9, n° 2 (2005) : 251-257 ; Álvaro Alonso et Miguel Angel Martinez-Gonzalez, "Olive Oil Consumption and Reduced Incidence of Hypertension : The SUN Study", *Lipids* 39, n° 12 (2004) : 1233-1238.

256 *flavonoïdes... ont échoué :* Lee Hooper et al., "Flavonoids, Flavonoid-Rich Foods, and Cardiovascular Risk : A Meta-Analysis of Randomized Controlled Trials", *American Journal of Clinical Nutrition* 88, n° 1 (2008) : 38-50.

256 *publie un article marquant :* Antonia Trichopoulou et al., "Adherence to a Mediterranean Diet and Survival in a Greek Population", *New England Journal of Medicine* 348, n° 26 (2003) : 2600.

256 *"un apport élevé en huile d'olive"... "significative et importante" :* Ibid., 2607.

256 *n'a jamais mesuré la consommation d'huile d'olive :* Antonia Trichopoulou, e-mail envoyé à l'auteure, 13 décembre 2013.

256 *Dans son questionnaire sur la fréquence de consommation des aliments, Trichopoulou n'y a pas répertorié :* Le questionnaire alimentaire grec est une annexe de cette description du protocole de l'étude : Klea Katsouyanni et al., "Reproducibility and Relative Validity of an Extensive Semi-Quantitative Food Frequency Questionnaire Using Dietary Records and Biochemical Markers among Greek Schoolteachers", *International Journal of Epidemiology* 26, suppl. 1 (1997) : S119.

257 *"calculera" sa consommation :* Katsouyanni, ibid.

257 *répertoriée dans le rapport :* Trichopoulou et al., "Adherence to a Mediterranean Diet", 2602.

257 *regroupe tous les éléments de preuve disponibles :* Bob Bauer, lettre en réponse à la pétition d'allégation de santé

506

NOTES

(recours n° 2003Q-0559), Bureau des produits nutritionnels, d'étiquetage et des compléments alimentaires, Agence américaine des produits alimentaires et médicamenteux, 1er novembre 2004.

257 *la FDA n'est pas convaincue :* Bureau des produits nutritionnels, d'étiquetage et des compléments alimentaires, Agence américaine des produits alimentaires et médicamenteux, lettre en réponse à la pétition d'allégation de santé du 28 août 2003 : Acide gras mono-insaturés dans l'huile d'olive et maladies coronariennes (recours n° 2003Q-0559), 1er novembre 2004.

258 *"ne sont pas suffisamment à l'aise" :* Ibid.

258 *Plusieurs essais cliniques ont été réalisés sur l'huile d'olive :* N. R. Damasceno et al., "Crossover Study of Diets Enriched with Virgin Olive Oil, Walnuts or Almonds. Effects on Lipids and Other Cardiovascular Risk Markers", *Nutrition Metabolism Cardiovascular Disease* 21, suppl. 1 (2011) : 14S-20S ; Paola Bogani et al., "Postprandial Anti-Inflammatory and Antioxidant Effects of Extra Virgin Olive Oil", *Atherosclerosis* 190, n° 1 (2007) : 181-186 ; M. Fitó et al., "Anti-Inflammatory Effect of Virgin Olive Oil in Stable Coronary Disease Patients : A Randomized, Crossover, Controlled Trial", *European Journal of Clinical Nutrition* 62, n° 4 (2004) : 570-574.

258 *En outre, quelques études récentes chez les animaux :* abordé dans Seth J. Baum et al., "Fatty Acids in Cardiovascular Health and Disease : A Comprehensive Update", *Journal of Clinical Lipidology 6,* n° 3 (2012) : 221-223.

258 *un article de la revue Nature :* Gary K. Beauchamp et al., "Phytochemistry : Ibuprofen-Like Activity in Extra-Virgin Olive Oil", *Nature* 437, n° 7055 (2005) : 45-46.

258 *"a été le seul effet eurêka" :* Gary Beauchamp, "Oleocanthal : A Pungent Anti-Inflammatory Agent in Extra-Virgin Olive Oil", présenté lors du 15e congrès sur le régime méditerranéen, Trust Oldways pour la préservation et l'échange ainsi que l'Alliance des aliments méditerranéens, Cambridge, Boston, 17 novembre 2008.

258 *comme le fait remarquer un détracteur :* Vincenzo Fogliano et Raffaele Sacchi, "Oleocanthal in Olive Oil : Between Myth and Reality", *Molecular Nutrition & Food Research* 50, n° 1 (2006) : 5-6.

259 *c'est le terme "étonnamment" ... en 2011 dans leurs travaux d'analyse :* Miguel Ruiz-Canela et Miguel A. Martínez-Gonzàlez, "Olive Oil in the Primary Prevention of Cardiovascular Disease", *Maturitas* 68, n° 3 (2011) : 245.

259 *l'extrait en question dans l'Odyssée :* Homer, *The Odyssey,* trad. A. T. Murray (Boston : Harvard University Press, 1919), bk. VI, ll. 211–222. (Emphasis added.)

259 *un historien français écrit :* Hamis Forbes, "Ethnoarchaeology and the Place of Olive in the Economy of the Southern Argolid, Greece", dans *La Production du Vin et L'huile en Mediterranee* (The Production of Wine and Oil in the Mediterranean), BCH suppl. 26, éds. M. C. Amouretti et J. P. Brun (Paris : École Française d'Athènes, 1993), 213-226.

260 *conclut Hamilakis ... "aucune preuve" ... "à des fins culinaires" :* Yannis Hamilakis, "Food Technologies/Technologies of the Today : The Social Context of Wine and Oil Production and Consumption in Bronze Age Crete", *World Archeology* 31, n° 1 ; réimprimé dans *Food Technology in Its Social Context* (Londres et New York : Routledge, 1999), 45–46.

260 *En Espagne aussi :* Grigg, "Olive Oil, the Mediterranean and the World", 168.

260 *"improbable" que l'huile d'olive ait "apporté sa contribution" :* Marion Nestle, "The Mediterranean Diet and Disease Prevention", dans *The Cambridge World History of Food* 2, éds. K. F. Kiple et K. C. Ornelias (Cambridge, UK : Cambridge University Press, 2000), 1196.

260 *saindoux :* pour l'Italie, consulter : Massimo Montanari, *The Culture of Food* (Oxford : Blackwell, 1994), 165 ; Alan Davidson, "saindoux", dans *The Penguin Companion on Food* (New York : Penguin Books, 2002), 530-531.

NOTES

260 *comme Keys l'a initialement proposé :* Keys, "Coronary Heart Disease in Seven Countries", I-88.

261 *"l'environnement psychosocial" :* Trichopoulou et Lagiou, "Healthy Traditional Mediterranean Diet", 383-389.

262 *Anna Ferro-Luzzi se rend en 2008 à une conférence internationale :* Ferro-Luzzi, interview avec l'auteure, 22 juillet 2008.

263 *en regroupant les données ... Trichopoulou ne peut que constater que :* Antonia Trichopoulou et al., "Modified Mediterranean Diet and Survival : EPIC-Elderly Prospective Cohort Study", *British Medical Journal* 330 (2005) : 991-998.

263 *elle développe le système à points du régime méditerranéen :* Antonia Trichopoulou et al., "Diet and Overall Survival in Elderly People", *British Medical Journal* 311, n° 7018 (1995) : 1457-1460.

264 *Lors d'un examen complet de ces indices :* Anna Bach et al., "The Use of Indexes Evaluating the Adherence to the Mediterranean Diet in Epidemiological Studies : A Review", *Public Health Nutrition* 9, n° 1A (2006) : 144.

264 *Andy R. Ness ... me dira qu'en plus des autres problèmes, ces indices ... "assez lamentable" :* Andy R. Ness, interview avec l'auteure, 13 octobre 2008.

264 *Trichopoulou répondra que ses efforts :* Antonia Trichopoulou, interview avec l'auteure, 1er octobre 2008.

265 *"C'est l'appel qu'on lance !" :* Ibid.

265 *sa motivation est autant nourrie par la "Grèce nourricière" :* James, interview ; Nestle, interview avec l'auteure, 30 juillet 2008 ; Serra-Majem, interview.

265 *"Antonia était peut-être coupable" :* Elisabet Helsing, interview avec l'auteure, 30 juillet 2008. *comme l'écrira en 2003 Frank B. Hu :* Frank B. Hu, "The Mediterranean Diet and Mortality-Olive Oil and Beyond", *New England Journal of Medicine* 348 (2003) : 2595-2596.

265 *L'Étude de Lyon :* Michel de Lorgeril et al., "Mediterranean Alpha-Linolenic Acid-Rich Diet".

509

266   *"complètement sous-alimentée" comme le dira un chercheur :* Andy R. Ness, interview avec l'auteure, 13 octobre 2008.

266   *modifient leur alimentation ... d'une infime fraction :* De Lorgeril et al., "Mediterranean Alpha-Linolenic Acid-Rich Diet", 1456.

268   *"girambelles, raisins" :* Ram B. Singh et al., "Randomised Controlled Trial of Cardioprotective Diet in Patients with Recent Acute Myocardinal Infraction : Results of One Year Follow Up", *British Medical Journal* 304, n° 6833 (1992) : 1015-1019 ; Ram B. Singh et al., "An Indian Experiment with Nutritional Modulation in Acute Myocardinal Infarction", *American Journal of Cardiology* 69, n° 9 (1992) : 879.

268   *semblent avoir été contrefaits :* Caroline White, "Suspected Research Fraud : Difficulties Getting at the Truth", *British Medical Journal* 331, n° 7511 (2005) : 285.

268   *les valeurs de cholestérol sérique :* C. R. Soman, "Correspondence : Indo-Mediterranean Diet and Progression of Coronary Artery Disease", *Lancet* 366, n° 9483 (30 juillet 2005) : 365-366.

269   *"Suspicion de fraude dans la recherche" :* White, "Suspected Research Fraud".

269   *"soit contrefaites, soit falsifiées" :* Sanaa Al-Marzouki et al., "Are These Data Real? Statistical Methods for the Detection of Data Fabrication in Clinical Trials", *British Medical Journal* 331, n° 7511 (30 juillet 2005) : 270.

269   *expriment de sérieuses réserves :* Jane Smith et Fiona Godlee, "Investigating Allegations of Scientific Misconduct", *British Medical Journal* 331, n° 7511 (30 juillet 2005) : 245-246 ; Fiona Godlee, e-mail envoyé à l'auteure, 27 janvier 2014. Le même jour où les éditeurs du *British Medical Journal* publient leurs réserves, un éditeur du *Lancet* exprime son inquiétude, en se basant sur les mêmes données d'étude, par rapport à la publication en 2002 par cette revue d'un article de Singh. Richard Horton, "Expression of Concern : Indo-Mediterranean

510

Diet Heart Study", *Lancet* 366, n° 9483 (30 juillet 2005) : 354-356.

269   *une analyse influente réalisée par Lluís Serra-Majem :* Lluís Serra-Majem, Blanca Roman et Ramón Estruch, "Scientific Evidence of Interventions Using the Mediterranean Diet: A Systematic Review", *Nutritional Review* 64, n° 2, pt. 2, suppl. (2006) : S27-S47.

269   *"nous devons faire attention" :* Lluís Serra-Majem, interview avec l'auteure, 1er octobre 2008.

269   *En effet, dans son analyse de la littérature :* Serra-Majem, Roman et Estruch, "Scientific Evidence of Interventions Using the Mediterranean Diet".

270   *"Je voulais laisser la porte entrouverte" :* Serra-Majem, interview.

270   *l'étude GISSI :* GISSI-Prevenzione Investigators (Gruppo Italiano per lo Studio della Sopravvivenza nell'Infarto micardico), "Dietary Supplementation with n-3 Polyunsaturated Fatty Acids and Vitamin E after Myocardial Infarction : Results of the GISSI-Prevenzione Trial", *Lancet* 354, n° 9177 (1999) : 447-455.

271   *lancée en 2008 en Israël :* Iris Shai et al., "Weight Loss with a Low-Carbohydrate, Mediterranean, or Low-Fat Diet", *New England Journal of Medicine* 359, n° 3 (2008) : 229-241.

272   *"Donc, ma conclusion prudente est" :* Stampfer, interview.

273   *une grande étude espagnole :* Ramón Estruch et al., "Primary Prevention of Cardiovascular Disease with a Mediterranean Diet", *New England Journal of Medicine* 368, n° 14 (2013) : 1279-1290.

273   *clame la une du New York Times :* Gina Kolata, "Mediterranean Diet Shown to Ward Off Heart Attack and Stroke", *New York Times,* 25 février 2013, A1.

274   *la plus grande différence entre le groupe mangeant peu de matières grasses et le groupe méditerranéen :* Estruch et al., "Primary Prevention of Cardiovascular Disease with a Mediterranean Diet", supplementary appendix, 26.

275   *l'annexe de l'étude PREDIMED :* Ibid.

275   *me dira Serra-Majem :* Serra-Majem, interview.

277 *"détruites lors de leur traitement"* : Keys, Aravanis et Sdrin, "Diets of Middle-Aged Men", 62.

277 *"absorbées par les récipients en argile"* : Ibid. et Christos Aravanis, lettre à l'auteure, 6 octobre 2008.

277 *"Si les trente-trois se sont alignés parfaitement"* : Sander Greenland, e-mail envoyé à l'auteure, 5 janvier 2008.

278 *"aussi instables que de la gelée dans un tremblement de terre crétois"* : Sander Greenland, e-mail envoyé à l'auteure, 7 octobre 2008.

278 *Bien longtemps ... dans les années 1980* : A. Ferro-Luzzi et al., "Changing the Mediterranean Diet : Effects on Blood Lipids", *American Journal of Clinical Nutrition* 40, n° 5 (1984) : 1027-1037.

278 *les responsables de l'Étude des sept pays reconnaîtront* : Daan Kromhout et al., "Food Consumption Patterns in the 1960s in Seven Countries", *American Journal of Clinical Nutrition* 49, n° 5 (1989) : 892.

278 *Keys avait publié un rapport* : Ibid.

278 *"tellement d'acides gras saturés"* : Kushi et al., "Health Implications of Mediterranean Diets in Light of Contemporary Knowledge. 1", 1410S.

279 *"En Crète, la viande est majoritairement de la viande de chèvre"* : Keys, Aravanis et Sdrin, "Diets of Middle-Aged Men", 575-586.

279 *Une enquête précédente sur l'alimentation crétoise* : Leland Girard Allbaugh, *Crete : A Case Study of an Underdeveloped Area* (Princeton, NJ : Princeton University Press, 1953), 100.

279 *"Patrocle étendit sur un grand billot, auprès du feu"* : Cité dans John C. Waterlow, "Diet of the Classical Period of Greece and Rome", *European Journal of Clinical Nutrition* 43, suppl. 2 (1989) : 6.

279 *la "principale caractéristique" de sa pyramide* : Kushi, "Health Implications of the Mediterranean Diets in Light of Contemporary Knowledge. 2", 1416S.

279 *Willett et ses collègues ne citent aucun* : Ibid. Willett, "Health Implications of Mediterranean Diets in Light of Contemporary Knowledge. 2".

512

279 *Willett me dira :* Walter Willett, e-mail envoyé à l'auteure, 29 novembre 2008.

281 *une analyse complète de l'alimentation crétoise :* Allbaugh, *Crete : A Case Study of an Underdeveloped Area.*

281 *"consiste principalement d'aliments d'origine végétale" :* Ibid., 100.

281 *"Nous avons presque tout le temps faim" ... "72 % des familles interrogées" :* Ibid., 105.

281 *"très peu nourrissants" :* Vito Teti, "Food and Fatness in Calabria", dans *Social Aspects of Obesity,* éds., Igor De Garine et Nancy J. Pollock, trad. Nicolette S. James (Amsterdam : Gordon and Breach, 1995).

281 *mènera Teti à conclure :* Ibid., 9.

282 *18 % des hommes ... 5 % d'entre eux dans le nord :* Instituto Nazionale di Statistica, "Analisi Statistica sui Giovani Iscritti nelle Liste di Leva" (Statistical Analysis of Young Conscripts), *ISTAT Notiziaro,* Serie 4, Foglio 41 (1993) ; 14 :1-10 (en italien).

282 *les plus petits de tout le pays :* Cité dans Teti, "Food and Fatness in Calabria", 9.

282 *"c'était de la viande ... qui avait mangé de la viande" :* Ibid., 15.

282 *ont multiplié leur consommation moyenne de viande par dix ... le plus grand changement :* Anna Ferro-Luzzi et Francesco Branca, "Mediterranean Diet, Italian-Style : Prototype of a Healthy Diet", *American Journal of Clinical Nutrition* 61, n° 6, suppl. (1995) : 1343S.

283 *d'au moins 7,6 cm :* Organisation Mondiale de la Santé, "Health for All : Statistical Database", Genève : Regional Office for Europe, 1993.

283 *Et c'est la même chose en Espagne :* Lluis Serra-Majem et al., "How Could Changes in Diet Explain Changes in Coronary Heart Disease Mortality in Spain? The Spanish Paradox", *American Journal of Clinical Nutrition* 61, n° 6 (1995) : 1353S.

283 *les Suisses consomment :* E. Guberan, "Surprising Decline of Cardiovascular Mortality in Switzerland : 1951-1976",

Journal of Epidemiology and Community Health 33, n° 2 (1979) : 114-120.

283 *il constate que les fermiers :* Christos Aravanis, "The Classic Risk Factors for Coronary Heart Disease : Experience in Europe", *Preventive Medicine* 12, n° 1 (1983) : 19.

283 *leur taux de crises cardiaques est resté :* Christos D. Lionis et al., "Mortality Rates in a Cardiovascular 'Low-risk' Population in Rural Crete", *Family Practice* 10, n° 3 (1993) : 300-304.

283 *Dans un article publié en 2004 :* Lluís Serra-Majem et al., "Does the Definition of the Mediterranean Diet Need to be Updated?" *Public Health Nutrition* 7, n° 7 (2004) : 928.

284 *"les tartes, presque jamais" :* Allbaugh, *Crete : A Case Study,* 103.

285 *"presque aucun produit pâtissier n'est consommé" :* Kromhout et al., "Food Consumption Patterns in the 1960s in Seven Countries", 892.

285 *la consommation de sucre et de glucides baisse :* Serra-Majem et al., "How Could Changes in Diet Explain Changes?", 1351S-1359S.

285 *En Italie, la consommation de sucre :* Paolo Rubba et al., "The Mediterranean Diet in Italy : An Update", *World Review of Nutrition and Dietetics* 97 (2007) : 86.

285 *Comme me le dira Serra-Majem :* Lluís Serra-Majem, interview avec l'auteure, 2 août 2008.

Exit les gras saturés, place aux gras trans

291 *font même un détour par son bureau pour obtenir son "OK" :* Mark Matlock, interview avec l'auteure, 7 novembre 2005.

291 *campagne médiatique intitulée "Attaque contre les graisses saturées" :* Centre pour la science dans l'intérêt public, "Building a Healthier America, 35th Anniversary Report" (Washington, DC : Center for Science in the Public Interest, 2006) ; Centre pour la science dans l'intérêt public, "Saturated Fat Attack", booklet

(Washington, DC : Center for Science in the Public Interest, 1988).

292   *Selon les conclusions du groupe, les huiles hydrogénées ne sont donc "pas si mauvaises"* : Michael F. Jacobson et Sarah Fritschner, *The Fast-Food Guide : What's Good, What's Bad, and How to Tell the Difference* (New York : Workman, 1986), 51.

292   *campagne du CSPI parviendra à convaincre* : Centre pour la science dans l'intérêt public, "Popcorn : Oil in Day's Work", *Nutrition Action Health Letter,* mai 1994, consulté pour la dernière fois le 12 février 2014, http://www.cspinet.org/nah/popcorn.html.

292   *"une bénédiction"* : Jacobson et Fritschner, *The Fast-Food Guide,* 132.

293   *est désormais considéré comme minime* : K. C. Hayes pour le groupe d'experts, "Fatty Acid Expert Roundtable : Key Statements about Fatty Acids", *Journal of the American College of Nutrition* 29, n° 3, suppl. (2010) : 285S-288S.

295   *financé par son propre argent* : Ronald J. Adams et Kenneth M. Jennings, "Media Advocacy : A Case Study of Philip Sokolof's Cholesterol Awareness Campaigns", *Journal of Consumer Affairs* 27, n° 1 (1993) : 145-165.

295   *"L'EMPOISONNEMENT DE L'AMÉRIQUE !"* : Phil Sokolof, "The Poisoning of America", *New York Times,* 1er novembre 1988, A29. Des annonces pleine page identiques ont aussi été publiées dans *Wall Street Journal, Washington Times, New York Post,* et *USA Today,* entre autres journaux.

295   *"milliers de lettres"... "peu de réponses"* : "Food Industry Gadfly Still Buzzing", Associated Press, 5 mars 2009.

295   *son "plus grand triomphe"* : Cité dans ibid.

298   *"Nous voulons maîtriser ce marché."* : D. G. Wing, témoignage au nom de l'Association américaine de soja auprès du Congrès américain, Comité de l'agriculture de la Chambre des représentants, audiences en mars 1948, imprimé dans *Soybean Digest* (avril 1948) : 22.

298   *"se souvient Steven Drake"* : Steven Drake, interview avec l'auteure, 8 novembre 2012.

298   *seulement 4 à 10 % des matières grasses* : Estimation d'*Oil World*, cité dans "Tropical Fats Labeling : Malaysians Counterattack ASA Drive", *Journal of the American Oil Chemists' Society* 64, n° 12 (1987) : 1596-1598 ; le chiffre de 4 % se réfère à la consommation de 1985 et provient de Youngmee K. Park et Elizabeth A. Yetley, "Trench Changes in Use and Current Intakes of Tropical Oils in the United States", *American Journal of Clinical Nutrition* 51, n° 5 (1990) : 738-748.

299   *surnommée 'saindoux des arbres' "* : Drake, interview.

299   *Parmi les kits appelés "Chasseurs de graisses"* : Susan J. Duthie, "Soybean Growers Move to Label Palm Oil as Unhealthy, Bringing Rivalry to a Boil", *Wall Street Journal,* 31 août 1987.

299   *selon la description du Wall Street Journal* : Ibid.

299   *des manifestants se rassemblent* : Barbara Crossette, "International Report : Malaysia Opposes Labels on Palm Oil", *New York Times,* 19 octobre 1987.

299   *"une illustration raciste ... À vrai dire"* : Drake, interview.

300   *"seuls 5 à 10 %"* : Kalyana Sundram, interview avec l'auteure, 8 janvier 2008.

300   *aurait un effet paralysant* : Sundram, interview.

300   *dira Tan Sri Augustine Ong* : Tan Sri Augustine Ong, interview avec l'auteure, 11 mars 2008.

300   *protectrice contre les caillots sanguins* : concernant la protection contre les caillots sanguins, consulter Gerard Hornstra et Anna Vendelmans-Starrenburg, "Induction of Experimental Arterial Occlusive Thrombi in Rats", *Atherosclerosis* 17, n° 3 (1973) : 369-382 ; Margaret L. Rand, Adje A. Hennissen et Gerard Hornstra, "Effects of Dietary Palm Oil on Arterial Thrombosis, Platelet Responses and Platelet Membrane Fluidity in Rats", *Lipids* 23, n° 11 (1988) : 1019-1023.

300   *Nutrition Reviews écrivent* :"New Findings on Palm Oil", editorial, *Nutrition Reviews* 45, n° 9 (1987) : 205-207.

301   *découvrent en 1981* : Ian A. Prior et al., "Cholesterol, Coconuts, and Diet on Polynesian Atolls : A Natural

516

Experiment : The Pukapuka and Tokelau Island Studies",
American Journal of Clinical Nutrition 34, n° 8 (1981) :
1552-1561.

301   *En Malaisie et aux Philippines :* Pramod Khosla, "Palm
Oil : A Nutritional Overview", *Journal of Agricultural
and Food Industrial Organization* 17 (2000) : 21-23.

301   *"qu'un enjeu commercial sous couvert" :* Ong, interview.

301   *C'est en grande partie grâce au témoignage de Ronk :*
Crossette, "International Report : Malaysia Opposes
Labels on Palm Oil".

302   *expliquera ... au New York Times :* Douglas C. McGill,
"Tropical-Oil Exporters Seek Reprieve in U.S." *New York
Times,* 3 février 1989, D1.

302   *une porte-parole de Nabisco :* Ibid. *Mais il s'avérera
difficile de modifier certains produits :* Ibid.

302   *près de 0,9 milliard de kilos :* "Tropical Fats Labeling :
Malaysians Counterattack ASA Drive", *Journal of the
American Oil Chemists' Society* 64, n° 12 (1987) : 1596.

302   *a été remplacé, kilo pour kilo :* sur la base de nombreuses
interviews, y compris Walter Farr, 22 février 2008, Frank
Orthofer, 15 janvier 2008, Gil Leveille, 21 février 2008 et
Lars Wiedermann, 16 janvier 2004.

303   *son option "nucléaire" :* Ong, interview.

303   *a recours à des annonces pleine page :* Conseil des
producteurs de l'huile de palme de Malaisie, "To the
American People-The Facts about Palm Oil", des
annonces pleine page dans *New York Times, Wall Street
Journal, USA Today* et autres journaux, janvier-
février 1989 ; McGill, "Tropical Oils Exporters".

303   *l'ASA en a parfaitement conscience :* Drake, interview.

303   *"assez effrayantes", "nous a vraiment ébranlé" ..."nous
attaquions une seule huile" :* Ibid.

303   *"incorrecte sur le plan technique et impolie" :* Lars
Wiedermann, lettre à l'auteure, 3 mars 2008. *rapporté
dans le Wall Street Journal :* Cité dans "US Soybean
Group to Stop Depicting Palm Oil as Risk", *Wall Street
Journal,* 10 août 1989, 1.

304   *une "âpre querelle de deux ans" qui se termine enfin :*
Ibid.

304 *explique Ron Harris :* Ron Harris, interview avec l'auteure, 20 août 2007.

304 *un expert en gras trans de l'USDA :* Gary List, interview avec l'auteure, 15 février 2008.

304 *Walter Farr ... "Nous avons intentionnellement augmenté la proportion de gras trans" :* Farr, interview avec l'auteure, 22 février 2008.

305 *"Pendant ma carrière ... à pas de géant !" :* Ibid.

305 *8,87 milliards de litres ... plus de 80 % :* Robert Reeves, e-mail envoyé à l'auteure, 2 février 2004.

305 *Dans les années 1920 et 1930 :* Thomas Percy Hilditch et N. L. Vidyarthi, "The Products of Partial Hydrogenation of Higher Monoethylenic Esters", *Proceedings of the Royal Society of Londres. Series A, Containing Papers of a Mathematical and Physical Character* 122, n° 790 (1929) : 552-563.

305 *"ne sont en aucune façon inappropriés" :* A. D. Barbour, "The Deposition and Utilization of Hydrogenation Isoleic Acid in the Animal Body", *Journal of Biological Chemistry* 10, n° 1 (1933) : 71.

305 *grandissent plus lentement :* A. K. Pickat, "The Nutritive Value of Margarine and Soy Bean-Oil", *Voprosy Pitaniia* 2, n° 5 (1933) : 34-60.

305 *effet yin et yang de résultats divergents :* Kenneth P. McConnel et Robert Gordon Sinclair, "Passage of Elaidic Acid through the Placenta and Also into the Milk of the Rat", *Journal of Biological Chemistry* 118, n° 1 (1937) : 118-129 ; E. Aaes-Jørgensen et al., "The Role of Fat in the Diet of Rats", *British Journal of Nutrition* 10, n° 4 (1956) : 292-304.

306 *En 1944, une étude :* H. J. Deuel et al., "Studies of the Comparative Nutritive Value of Fats : I. Growth Rate and Efficiency of Conversion of Various Diets to Tissue", *Journal of Nutrition* 27 (1944) : 107-121 ; H. J. Deuel, E. Movitt et L. F. Hallman, "Studies of the Comparative Nutritive Value of Fats : The Negative Effect of Different Fats on Fertility and Lactation in the Rat", *Journal of Nutrition,* 27, n° 6 (1944) : 509-513.

518

306 *une tribune :* Harry J. Deuel, "The Butter-Margarine Controversy", *Science* 103, n° 2668 (1946) : 183-187.

306 *la seule analyse ... "presque désespérément complexe" ... "Nous consommons" ... "Heureusement" :* Ahmed Fahmy Mabrouk et J. B. Brown, "The Trans Fatty Acids of Margarines and Shortenings", *Journal of the American Oil Chemists Society* 33, n° 3 (1956) : 102.

306 *En 1961, Ancel Keys :* Joseph T. Anderson, Francisco Grande et Ancel Keys, "Hydrogenated Fats in the Diet and Lipids in the Serum of Man", *Journal of Nutrition* 75 (1961) : 368–394.

307 *Joseph T. Judd :* Joseph T. Judd, interview avec l'auteure, 27 octobre 2005.

307 *une étude dans son laboratoire :* Don E. McOsker et al., "The Influence of Partially Hydrogenated Dietary Fats on Serum Cholesterol Levels", *Journal of the American Medical Association* 180, n° 5 (1962) : 380-385.

308 *étude dans le magazine Science :* Patricia V. Johnston, Ogden C. Johnson et Fred A. Kummerow, "Occurrence of Trans Fatty Acids in Human Tissue", *Science* 126, n° 3276 (1957) : 698-699.

309 *"une huile" :* Fred A. Kummerow, interview avec l'auteure, 6 novembre 2005.

309 *pour avoir posé avec une bouteille d'huile Crisco :* Fred A. Kummerow, lettre à Campell Moses, 11 juillet 1968, en possession de l'auteure.

310 *est d'accord sur l'avertissement contre les gras trans :* Kummerow, interview avec l'auteure, 25 septembre 2003.

310 *fait imprimer 150 000 brochures de recommandations alimentaires :* Association américaine de cardiologie, comité sur la nutrition, "Diet and Heart Disease: This Statement was Developed by the Committee on Nutrition and Authorized for Release by the Central Committee for Medical and Community Program of the American Heart Association", American Heart Association, 1968.

310 *Celui-ci ne veut que rien soit communiqué :* lettre de Malcolm R. Stephens, président de l'Institut des graisses et des huiles alimentaires, à Campbell Moses, 2 juillet 1968, en possession de l'auteure.

310 *fait imprimer à leur place un nouveau lot de recommandations :* Association américaine de cardiologie, comité sur la nutrition, "Diet and Heart Disease : Revised Report of the Committee on Nutrition Authorized by the Central Committee for Medical and Community Program of the American Heart Association-1968", American Heart Association, 1968.

311 *"aucun comité des associations de cardiologie" ... lui octroyant des fonds :* Kummerow, interview, 25 septembre 2003.

311 *confirment l'étude originale de Kummerow :* Patricia V. Johnston, Ogden C. Johnson et Fred A. Kummerow, "Deposition in Tissues and Fecal Excretion of Trans Fatty Acids in the Rat", *Journal of Nutrition* 65, n° 1 (1958) : 13-23.

311 *se comportent comme des agents étrangers :* Walter J. Decker et Walter Mertz, "Effects of Dietary Elaidic Acid on Membrane Function in Rat Miochondria and Erythrocytes", *Journal of Nutrition* 91, n° 3 (1967) : 327 William E. M. Lands et al., "A Comparison of Acyltransferase Activities in Vitro with the Distribution of Fatty Acids in Lecithins and Triglycerides in Vivo", *Lipids* 1, n° 3 (1966) : 224 ; Mohamedain M. Mahfouz, T. L. Smith et Fred A. Kummerow, "Effect of Dietary Fats on Desaturase Activities and the Biosynthesis of Fatty Acids in Rat-Liver Microsomes", *Lipids* 19, n° 3 (1984) : 214-222.

312 *augmentent leur absorption de calcium :* Fred A. Kummerow, Sherry Q. Zhou et Mohamedain M. Mahfouz, "Effects of Trans Fatty Acids on Calcium Influx into Human Arterial Endothelial Cells", *American Journal of Clinical Nutrition* 70, n° 5 (1999) : 832-838.

312 *une cinquantaine d'acides gras artificiels :* Randall Wood, Fred Chumbler et Rex Wiegand, "Incorporation of Dietary *cis* and *trans* Isomers of Octadecenoate in Lipid Classes of Liver and Hepatoma", *Journal of Biological Chemistry* 252, n° 6 (1977) : 1965-1970.

312 *me dira Wood :* Randall Wood, interview avec l'auteure, 18 décembre 2003.

312 *rajoutera David Kritchevsky :* David Kritchevsky, interview avec l'auteure, 31 mai 2005.

313 *l'Association américaine des produits laitiers (American Dairy Association) n'accordera pas de fonds :* Thomas H. Applewhite, interview avec l'auteure, 11 décembre 2003.

314 *explique Lars H. Wiedermann :* Wiedermann, interview avec l'auteure, 16 janvier 2004.

314 *"le chef de bande des gras trans" :* Applewhite, interview.

314 *Wiedermann raconte comment il s'en est pris à Kummerow :* Wiedermann, interview avec l'auteure, 16 janvier 2004.

314 *Kummerow les trouvera intimidants :* Kummerow, interview avec l'auteure, 21 août 2007.

314 *"leur impact principal"... " ils nous prenaient au dépourvu" :* Wood, interview avec l'auteure, 18 décembre 2003.

315 *une étude qu'il a menée sur des porcs miniatures :* Fred A Kummerow et al., "The Influence of Three Sources of Dietary Fats and Cholesterol on Lipid Composition of Swine Serum Lipids and Aorta Tissue", *Artery* 4 (1978) : 360-384.

315 *comme me le décrira un chimiste de l'USDA :* Gary List, interview avec l'auteure, 15 février 2008.

315 *"Nous avons passé beaucoup de temps"... "rien de répréhensible ou d'immoral" :* Wiedermann, lettre à l'auteure, 19 mars 2008.

316 *tirer la "sonnette d'alarme" :* Wiedermann, interview avec l'auteure, 7 février 2008.

316 *un rapport signalant :* Mary Enig, R. Munn et M. Keeney, "Dietary Fat and Cancer Trends-A Critique", *Federation Proceedings,* Federation of American Societies for Experimental Biology, 37, n° 9 (1978) : 2215.

317 *trois courriers des lecteurs très critiques :* Thomas H. Applewhite, " 'Statistical Correlations' Relating Trans-Fats to Cancer: A Commentary", *Federation Proceedings,* Federation of American Societies for Experimental Biology 38, n° 11 (1979) : 2435 ; J. C. Bailar, "Dietary Fat and Cancer Trends-A Further Critique", *Federation Proceedings,* Federation of American Societies for

Experimental Biology 38, n° 11 (1979) : 2435 ; W. H. Meyer, "Dietary Fat and Cancer Trends-Further Comments", *Federation Proceedings,* Federation of American Societies for Experimental Biology 38, n° 11 (1979) : 2436.

317 *se souvient Enig... ces "bonhommes" incluent :* Applewhite, interview ; Mary G. Enig, interview avec l'auteure, 15 octobre 2003.

317 *Comme le décrit Enig :* Enig, interview avec l'auteure, 29 décembre 2004.

317 *"dingue" ... "parano" ... "Déjantée" ... "fanatique" :* "dingue", Edward A. Emken, interview avec l'auteure, 25 octobre 2007 ; "parano", Robert J. Nicolosi, interview avec l'auteure, 27 octobre 2005 ; "Déjantée", Rick Crystal, interview avec l'auteure, 27 octobre 2005 ; "fanatique", Steve Hill, interview avec l'auteure, 4 février 2008.

318 *racontera un participant :* List, interview avec l'auteure, 15 février 2008.

318 *décrira un autre :* Frank T. Orthoefer, interview avec l'auteure, 15 janvier 2008.

318 *évaluation ... ne trouve "aucune preuve" :* Centre de recherchedes sciences de la vie, Fédération des sociétés américaines de biologie expérimentale, *Evaluation of the Health Aspects of Hydrogenated Soybean Oil as a Food Ingredient,* préparé pour le Bureau des aliments, l'Agence américaine des produits alimentaires et médicamenteux, le département de la Santé, de l'éducation et des services sociaux (Bethesda, MD : Life Sciences Research Office, Federation of American Societies for Experimental Biology, 1976), 30.

319 *la constatation troublante de Kummerow :* Ibid., 29.

319 *Elle conclut que la présence de gras trans :* Frederic R. Senti, éd., *Health Aspects of Dietary Trans-Fatty Acids,* préparé pour le Centre pour la sécurité alimentaire et de la nutrition appliquée de l'Agence américaine des produits alimentaires et médicamenteux (Bethesda, MD : Life Sciences Research Office, Federation of American Societies for Experimental Biology, 1985).

320   *Enig informe l'assemblée d'experts :* "FASEB Nutrition Study Using 'Flawed Data,' Researcher Charges", *Food Chemical News,* 25 janvier 1988, 52-54.

320   *ne cesse de critiquer sévèrement les travaux d'Enig :* Thomas H. Applewhite, "Nutritional Effects of Isomeric Fats : Facts and Fallacies", dans *Dietary Fats and Health,* éds. Edward George Perkins et W. J. Visek (Chicago : American Oil Chemists' Society, 1983), 421-422.

321   *observe David Ozonoff :* David Ozonoff, "The Political Economy of Cancer Research", *Science and Nature* 2 (1979) : 15.

321   *présente un document :* J. Edward Hunter et Thomas H. Applewhite, "Isomeric Fatty Acids in the US Diet: Levels and Health Perspectives", *American Journal of Clinical Nutrition* 44, n° 6 (1986) : 707-717.

321   *Enig affirme que les calculs de Hunter :* "FASEB Nutrition Study Using 'Flawed Data,' " 52-54.

321   *en réalité, ces derniers représentent 22 % :* Mary G. Enig, *Trans Fatty Acids in the Food Supply: A Comprehensive Report Covering 60 Years of Research,* 2e éd. (Silver Spring, MD : Enig Associates, 1995), 152.

321   *Selon ses propres calculs :* Ibid., 108.

321   *dit Beverly B. Teter, collègue d'Enig :* Beverly B. Teter, interview avec l'auteure, 15 décembre 2003.

322   *D'après les meilleures estimations d'Enig :* Mary G. Enig et al., "Isomeric *Trans* Fatty Acids in the US Diet", *Journal of the American College of Nutrition* 9, n° 5 (1990) : 471–486.

322   *constitué par la FASEB en 1986 :* Sue Ann Anderson, "Guidelines for Use of Dietary Intake Data", *Journal of the American Dietetic Association* 88, n° 10 (1988) : 1258-1260.

322   *"Personne d'autre qu'Enig" :* "Trans Fatty Acids Dispute Rages in Letters to FASEB", éditorial, *Food Chemical News,* 30 mai 1988, 8.

322   *"des craintes injustifiées et infondées"... effets physiologiques :* Ibid., 6.

322   *"les acides gras trans ne posent aucun danger" :* Ibid.

322 *Dans une lettre publiée ... Enig s'étonne ouvertement :* Ibid.

323 *se plaindra Hunter :* J. Edward Hunter, interview avec l'auteure, 17 décembre 2003.

323 *lisent les travaux ... de se pencher sur le sujet :* Martijn B. Katan, interview avec l'auteure, 27 septembre 2005.

323 *Korver expliquera :* Onno Korver, interview avec l'auteure, 2 novembre 2007.

323 *il "a fallu un gros effort de persuasion" :* Ibid.

323 *Katan mène une étude alimentaire :* Ronald P. Mensink et Martijn B. Katan, "Effect of Dietary Trans Fatty Acids on High-Density and Low-Density Lipoprotein Cholesterol Levels in Healthy Subjects", *New England Journal of Medicine* 323, n° 7 (1990) : 439-445.

324 *"Je pensais que l'effet sur le HDL devait être erroné" :* Katan, interview.

324 *la une de l'Associated Press :* "Margarine's Fatty Acids Raise Concern", Associated Press, 16 août 1990.

324 *une lettre à l'éditeur :* Robert M. Reeves, "Letter to the Editor : Effect of Dietary Trans Fatty Acids on Cholesterol Levels", *New England Journal of Medicine* 324, n° 5 (1991) : 338-340.

324 *"ne suffit pas à convaincre" :* Hunter, interview.

325 *racontera Katan :* Katan, interview.

325 *un certain nombre d'études ultérieures :* Peter L. Zock et Martijn B. Katan, "Hydrogenation Alternatives : Effects of *Trans* Fatty Acids and Stearic Acid Versus Linoleic Acid on Serum Lipids and Lipoproteins in Humans", *Journal of Lipid Research* 33 (1992) : 399-410 ; Alice H. Lichtenstein et al., "Hydrogenation Impairs the Hypolipidemic Effect of Corn Oil in Humans", *Arteriosclerosis and Thrombosis* 13, n° 2 (1993) : 154-161 ; Randall Wood et al., "Effect of Butter, Mono- and Polyunsaturated Fatty Acid-Enriched Butter, *Trans* Fatty Acid Margarine, and Zero *Trans* Fatty Acid Margarine on Serum Lipids and Lipoproteins in Healthy Men", *Journal of Lipid Research* 34, n° 1 (1993) : 1-11 ; Randall Wood et al., "Effect of Palm Oil, Margarine, Butter and Sunflower Oil on Serum Lipids and Lipoproteins of

Normocholesterolemic Middle-Aged Men", *Journal Nutritional Biochemistry* 4, n° 5 (1993) : 286-297 ; Antti Aro et al., "Stearic Acid, *Trans* Fatty Acids, and Dairy Fat : Effects on Serum and Lipoprotein Lipids, Apolipoproteins, Lipoprotein(a), and Lipid Transfer Proteins in Healthy Subjects", *American Journal of Clinical Nutrition* 65, n° 5 (1997) : 1419-1426.

325   *comme le signaleront les experts de l'ISEO :* Thomas H. Applewhite, "Trans-Isomers, Serum Lipids and Cardiovascular Disease: Another Point of View", *Nutrition Reviews* 51, n° 11 (1993) : 344-345.

325   *"toutes les fermer" :* Korver, interview.

325   *observera Katan :* Katan, interview.

326   *"Nous sommes tous financés par l'industrie" :* Robert J. Nicolosi, interview avec l'auteure, 27 octobre 2005.

327   *Gerald McNeill ... m'explique la procédure :* Gerald McNeill, interview avec l'auteure, 10 décembre 2012 et 29 janvier 2014.

327   *plusieurs analyses montrent que ... les études financées par l'industrie :* voir, par exemple, Justin E. Bekelman, "Scope and Impact of Financial Conflicts of Interest in Biomedical Research : A Systematic Review", *Journal of the American Medical Association* 289, n° 4 (2003) : 454-465.

328   *"les neutralisent en conséquence" :* Joseph T. Judd, interview avec l'auteure, 27 octobre 2005.

328   *Judd les confirme :* Joseph T. Judd et al., "Dietary Trans Fatty Acids : Effects on Plasma Lipids and Lipoproteins of Healthy Men and Women", *American Journal of Clinical Nutrition* 59, n° 4 (1994) : 861-868.

328   *se rappellera Judd :* Judd, interview.

328   *savourera K. C. Hayes :* K. C. Hayes, interview avec l'auteure, 18 février 2008.

328   *reconnaîtra Hunter :* Hunter, interview.

328   *il se vit transférer :* George Wilhite, interview avec l'auteure, 26 février 2008.

329   *dira Michael Mudd :* Michael Mudd, interview avec l'auteure, 30 septembre 2005.

329   *décrit Mudd :* Ibid.

329   *une nouvelle analyse supplémentaire :* Penny M. Kris-Etherton et Robert J. Nicolosi, "Trans Fatty Acids and Coronary Heart Disease Risk", International Life Sciences Institute, Technical Committee on Fatty Acids, ILSI Press, 1995 ; réimprimé dans "Trans Fatty Acids and Coronary Heart Disease Risk", *American Journal of Clinical Nutrition* 62, n° 3, suppl. (1995) : 655S-708S.

329   *dira Penny Kris-Etherton :* Penny Kris-Etherton, interview avec l'auteure, 8 juin 2007.

330   *Quant à Katan, il considérera que le rapport :* Katan, interview.

Exit les gras trans, place à pire ?

332   *constate que la consommation de gras trans est corrélée à :* Walter C. Willett et al., "Intake of Trans Fatty Acids and Risk of Coronary Heart Disease among Women", *Lancet* 341, n° 8845 (1993) : 581-585.

332   *une tribune :* Walter C. Willett et Alberto Ascherio, "Trans Fatty Acids : Are the Effects Only Marginal?", *American Journal of Public Health* 84, n° 5 (1994) : 722-724.

332   *"Je m'en souviendrai toute ma vie" :* Michael Mudd, interview avec l'auteure, 30 septembre 2005.

332   *"Ce fut un mois marqué par l'infamie" :* Rick Cristol, interview avec l'auteure, 27 octobre 2005.

333   *"Cela a eu un effet de bombe nucléaire dans l'industrie" :* Martijn B. Katan, interview avec l'auteure, 27 septembre 2005.

334   *En juillet 1994, le groupe :* "Trans Fatty Acids and Risk of Myocardial Infarction", Toxicology Forum Annual Meeting, 11-15 juillet 1994.

334   *Mais dès la fin de son exposé :* Ibid. et Samuel Shapiro, interview avec l'auteure, 27 décembre 2005.

335   *personne ne sait véritablement :* Ibid.

335   *"faible" à "très faible" :* David J. Hunter et al., "Comparisons of Measures of Fatty Acid Intake by Subcutaneous Fat Aspirate, Food Frequency Questionnaire, and Diet Records in a Free-Living

Population of US Men", *American Journal of Epidemiology* 135, n° 4 (1992) : 418–427.

335 *l'Institut national du cancer conclut :* Ernst J. Schaefer et al., "Lack of Efficacy of a Food-Frequency Questionnaire in Assessing Dietary Macronutrient Intakes in Subjects Consuming Diets of Known Composition", *American Journal of Clinical Nutrition* 71, n° 3 (2000) : 746-751. D'autres problèmes avec le questionnaire sur la fréquence de consommation des aliments sont décrits dans les articles suivants : Somdat Mahabir et al., "Calorie Intake Misreporting by Diet Record and Food Frequency Questionnaire Compared to Doubly Labeled Water among Postmenopausal Women", *European Journal of Clinical Nutrition* 60, n° 4 (2005) : 561-565 ; Alan R. Kristal, Ulrike Peters et John D. Potter, "Is It Time to Abandon the Food Frequency Questionnaire?" *Cancer Epidemiology, Biomarkers and Prevention* 14, n° 12 (2005) : 2826-2828 ; Arthur Schatzkin et al., "A Comparison of a Food Frequency Questionnaire with a 24-Hour Recall for Use in an Epidemiological Cohort Study : Results from the Biomarker-Based Observing Protein and Energy Nutrition (OPEN) Study", *International Journal of Epidemiology* 32, n° 6 (2003) : 1054-1062.

335 *n'est qu'une liste partielle des problèmes :* Sheila A. Bingham, "Limitations of the Various Methods for Collecting Dietary Intake Data", *Annals of Nutrition and Metabolism* 35, n° 3 (1991) : 117-127.

336 *une multiplication du risque par un facteur de trente :* R. Doll et al., "Mortality in Relation to Smoking: 40 Years' Observations on Male British Doctors", *British Medical Journal* 309, n° 6959 (1994) : 901-911.

337 *racontera Richard Hall :* Richard Hall, interview avec l'auteure, 19 décembre 2007.

337 *Michael Pariza ... dira :* Michael Pariza, interview avec l'auteure, 6 février 2008.

337 *publiant de nombreux articles :* Frank Sacks et Lisa Litlin, "Trans-Fatty-Acid Content of Common Foods", *New England Journal of Medicine* 329, n° 26 (1993) : 1969-1970 ; K. Michels et F. Sacks, "Trans Fatty Acids in

527

European Margarines", *New England Journal of Medicine* 332, n° 8 (1995) ; 541-542 ; Tim Byers, "Hardened Fats, Hardened Arteries?" *New England Journal of Medicine* 337, n° 21 (1997), 1544-1545 ; A. Ascherio et al., "Trans Fatty Acids and Coronary Heart Disease", *New England Journal of Medicine* 340, n° 25 (1999) : 1994–1998 ; S. J. Dyerberg et A. N. Astrup, "High Levels of Industrially Produced Trans Fat in Popular Fast Foods", *New England Journal of Medicine* 354, n° 15 (2006) : 1650-1652 ; D. Mozaffarian et al., "Trans Fatty Acids and Cardiovascular Disease", *New England Journal of Medicine* 354, n° 15 (2006) : 1601-1613.

338   *"tests multiples" ... expliquera S. Stanley Young :* S. Stanley Young, interview avec l'auteure, 2 janvier 2007 ; S. Stanley Young, "Gaming the System: Chaos from Multiple Testing", *IMS Bulletin* 36, n° 10 (2007) : 13.

338   *en prenant les signes astrologiques :* Peter C. Austin et al., "Testing Multiple Statistical Hypotheses Resulted in Spurious Associations : A Study of Astrological Signs and Health", *Journal of Clinical Epidemiology* 59, n° 9 (2006) : 964-969.

338   *commentera Bob Nicolosi :* Bob Nicolosi, interview avec l'auteure, 27 octobre 2005.

339   *"nous sommes en réalité en train de mener une expérience humaine nationale" :* "Trans Fatty Acids and Risk of Myocardial Infarction", Toxicology Forum Annual Meeting.

339   *à l'origine une force majeure ... les présente désormais sous le titre "Trans" :* Elaine Blume, "The Truth About Trans : Hydrogenated Oils Aren't Guilty as Charged", *Nutrition Action Healthletter* 15, n° 2 (1988) : 8-9 ; Margo Wootan, Bonnie Liebman et Wendie Rosofsky, "Trans : The Phantom Fat", *Nutrition Action Healthletter* 23, n° 7 (1996) : 10-14.

340   *dira Jacobson :* Michael Jacobson, interview avec l'auteure, 25 octobre 2005.

340   *la FDA publie un "projet de réglementation" :* Agence américaine des produits alimentaires et médicamenteux,

ministère de la Santé et des Services sociaux, "Food Labeling: Trans Fatty Acids in Nutrition Labeling, Nutrient Content Claims, and Health Claims", *Federal Register* 68, n° 133 (11 juillet 2003), recours n° 94P–0036 : 41436.

341 *le groupe d'experts de l'IOM recommande :* Institut de médecine des Académies nationales, groupe d'experts sur les macronutriments, groupe d'experts sur la définition des fibres alimentaires, sous-comité sur les niveaux de référence supérieurs des nutriments, sous-comité sur l'interprétation et les utilisations des apports nutritionnels de référence, ainsi que le comité permanent d'évaluation scientifique des apports nutritionnels de référence, "Letter Report on Dietary Reference Intakes for Trans Fatty Acids", issue du rapport *Dietary Reference Intakes for Energy, Carbohydrate, Fiber, Fat, Fatty Acids, Cholesterol, Protein, and Amino Acids,* partie 1 (Washington, DC : National Academies Press, 2002), 14.

341 *cela dénigrerait trop :* Agence américaine des produits alimentaires et médicamenteux, *Federal Register* 68, 41459.

341 *"scientifiquement inexact et trompeur" :* Ibid., 41452.

342 *"suffisantes" pour conclure :* Ibid., 41444.

342 *sont jugés secondaires :* Ibid., 41448.

342 *elle a longtemps manqué :* consulter, par exemple, "The F.D.A. in Crisis: It Needs More Money and Talent", editorial, *New York Times,* 3 février 2008, 14.

343 *Mark Matlock ... me décrira :* Mark Matlock, interview avec l'auteure, 7 novembre 2005.

343 *dira Farr :* Walter Farr, interview avec l'auteure, 22 février 2008.

344 *"soient obligées de les déclarer" :* Bruce Holub, interview avec l'auteure, 23 septembre 2007.

344 *dans 42 720 produits alimentaires conditionnés :* Agence américaine des produits alimentaires et médicamenteux, ministère de la Santé et des Services sociaux, "Food Labeling: Trans Fatty Acids in Nutrition Labeling, Nutrient Content Claims, and Health Claims : Proposed Rule" (1999), 62776-62777.

344   *expliquera Mark Matlock de chez ADM :* Matlock, interview, 9 octobre 2005.

345   *commentera Pat Verduin :* Cité dans Kim Severson et Melanie Warner, "Fat Substitute Is Pushed Out of the Kitchen", *New York Times,* 15 février 2005, A1.

345   *Martijn Katan ... expliquera :* Martijn Katan, interview avec l'auteure, 27 septembre 2005.

345   *s'exclamera Gill Leveille :* Gil Leveille, interview avec l'auteure, 27 février 2008.

346   *expliquera Harold Midttun, maître boulanger chez Au Bon Pain :* Cité dans P. Cobe et al., "Best Do-Over That We'll All Be Doing Soon", *Restaurant Business,* 6 avril 2007.

346   *dira Kris Charles :* Cité dans Delroy Alexander, Jeremy Manier et Patricia Callahan, "For Every Fad, Another Cookie: How Science and Diet Crazes Confuse Consumers, Reshape Recipes and Rail, Ultimately, to Reform Eating Habits", *Chicago Tribune,* 23 août 2005.

347   *la garniture crémeuse avait fondu ... les gaufres chocolatées avaient tendance à se briser :* Ibid.

347   *Il souhaite obtenir une injonction :* Stephen L. Joseph, interview avec l'auteure, novembre 2003.

347   *"profondément inquiètes et en colère" :* BanTransFat.com, Inc., "Citizen Petition Regarding Trans Fats Labeling", Ban Trans Fats, 22 mai 2003, http://bantransfats.com/fdapetition.html.

347   *à reformuler le biscuit Oreo :* Kantha Shelke, "How Food Processors Removed Trans Fats Ahead of Deadline", *Food Processing,* 4 octobre 2006, http://www.foodprocessing.com/articles/2006/013/.

349   *"L'interestérification s'apparente à" :* Gil Leveille, interview avec l'auteure, 24 juin 2006.

349   *"On est tout simplement dans le noir" ... "comme les gras trans" :* Ibid.

350   *les "substituts de graisse" :* Mimma Pernetti et al., "Structuring Edible Oil with Lecithin and Sorbitan Tri-Stearate", *Food Hydrocolloids* 21, n° 5-6 (2007) : 855-861.

NOTES

350 *Danisco :* Keith Seiz, "Formulations : Sourcing Ideal Trans-Free Oils", *Functional Foods & Nutraceuticals,* juillet 2005, 37.

351 *l'huile pourrait être bénéfique pour la santé :* consulter le supplément entier, Pramad Khasla et Kalyanan Sundram, éds., "A Supplement on Palm Oils", *Journal of the American College of Nutrition* 29, n° 3, suppl. (2010) : 237S-342S. À noter que les éditeurs sont employés par l'industrie de l'huile de palme.

352 *les oméga-6 sont liés à la dépression :* Joseph R. Hibbeln et Norman Salem Jr., "Dietary Polyunsaturated Fatty Acids and Depression: When Cholesterol Does Not Satisfy", *American Journal of Clinical Nutrition* 62, n° 1 (1995) : 1–9 ; J. R. Hibbeln et al., "Do Plasma Polyunsaturates Predict Hostility and Violence?" dans *Nutrition and Fitness : Metabolic and Behavior Aspects in Health and Disease, World Review of Nutrition and Diatetics* 82, éds., A. P. Simopoulos et K. N. Pavlou (Basel, Switzerland : Karger, 1996) : 175-186.

353 *l'analyse nutritionnelle la plus récente de l'AHA :* William S. Harris et al., "Omega-6 Fatty Acids and Risk for Cardiovascular Disease. A Scientific Advisory from the American Heart Association Nutrition Subcommittee of the Council of Nutrition, Physical Activity, and Metabolism ; Council on Cardiovascular Nursing ; and Council on Epidemiology and Prevention", *Circulation* 119, n° 6 (2009) : 902-907.

354 *Gerald McNeill ... me dit :* Gerald McNeill, interview avec l'auteure, 10 décembre 2012.

354 *"Lorsque ces huiles sont chauffées" :* Ibid.

354 *Robert Ryther ... "Elle s'accumule" :* Robert Ryther, interview avec l'auteure, 11 janvier 2013.

355 *"Quiconque a une friteuse rencontre ce problème" :* Ibid.

356 *supérieur chez les chefs de cuisine et les employés de restaurant :* D. Coggon et al., "A Survey of Cancer and Occupation of Young and Middle Aged Men. Cancers of the Respiratory Tract", *British Journal of Industrial Medicine* 43, n° 5 (1986) : 332–338 ; E. Lund et J. K. Borgan, "Cancer Mortality among Cooks", *Tidsskrift for*

Den Norske Legeforening 107 (1987) : 2635-2637 ; I. Foppa et C. Minder, "Oral, Pharyngeal and Laryngeal Cancer as a Cause of Death among Swiss Cooks", *Scandinavian Journal of Work, Environment and Health* 18 (1992) : 287-292. Voir, aussi, She-Ching Wu et Gow-Chin Yen, "Effects of Cooking Oil Fumes on the Genotoxicity and Oxidative Stress in Human Lung Carcinoma (A-549) Cells", *Toxicology in Vitro* 18, n° 5 (2004) : 571-580.

356 *"probablement" cancérigènes pour l'être humain :* Organisation Mondiale de la Santé, Centre international de recherche sur le cancer (CIRC), "Household Use of Solid Fuels and High-Temperature Frying", IARC Monographs on the Evaluation of Carcinogenic Risks to Humans, vol. 95 (Lyon, France : IARC, 2006), 392.

356 *morceau de poulet frit :* Jian Tang et al., "Isolation and Identification of Volatile Compounds from Fried Chicken", *Journal of Agricultural and Food Chemistry* 31, n° 6 (1983) : 1287-1292.

357 *publient un vaste corpus de travaux :* analysé dans E. W. Crampton et al., "Studies to Determine the Nature of the Damage to the Nutritive Value of Some Vegetable Oils from Heat Treatment : IV. Ethyl Esters of Heat Polymerized Linseed, Soybean and Sunflower Seed Oils", *Journal of Nutrition* 60, n° 1 (1956) : 13-24. Voir aussi John S. Andrews et al., "Toxicity of Air-Oxidized Soybean Oil", *Journal of Nutrition* 70, n° 2 (1960) : 199-210 ; ainsi que Samuel M. Greenberg et A. C. Frazer, "Some Factors Affecting the Growth and Development of Rats Fed Rancid Fat", *Journal of Nutrition* 50, n° 4 (1953) : 421–440.

357 *"collés au sol grillagé" :* Crampton et al., "Studies to Determine the Nature of the Damage to Nutritive Value", 18.

357 *Denham Harman. Chimiste :* Denham Harman, "Letter to the Editor. Atherosclerosis: Possible Ill-Effects of the Use of Highly Unsaturated Fats to Lower Serum Cholesterol Levels", *Lancet* 275, n° 7005 (1957) : 1116-1117.

532

358   des équipes de spécialistes de la chimie alimentaire du
       Japon signalent : Takehi Ko Ohfuji et Takashi Kaneda,
       "Characterization of Toxic Components in Thermally
       Oxidized Oil", *Lipids* 8, n° 6 (1973) : 353-359 ; Toshimi
       Akiya, Chuji Araki et Kiyoko Igarashi, "Novel Methods of
       Evaluation Deterioration and Nutritive Value of Oxidized
       Oil", *Lipids* 8, n° 6 (1973) : 348-352.

358   *pathologiste ... rapporte :* Hans Kaunitz et Ruth E.
       Johnson, "Exacerbation of the Heart and Liver Lesions in
       Rats by Feeding Various Mildly Oxidized Fats, *Lipids* 8,
       n° 6 (1973) : 329-336.

358   *En 1991, il fait le point de la situation :* Hermann
       Esterbauer, Rudolf Jörg Schaur et Helmward Zollner,
       "Chemistry and Biochemistry of 4-Hydroxynonenal,
       Malonaldehyde and Related Aldehydes", *Free Radical
       Biology & Medicine* 11, n° 1 (1991) : 81-128 ; "une mort
       cellulaire rapide" : 91, "de nombreux effets délétères" et
       "assez vraisemblablement" : 118.

359   *Les aldéhydes sont des "composés très réactifs"...
       constamment en état de réactivité" :* A. Saari Csallany,
       interview avec l'auteure, 21 février 2013.

359   *l'une des raisons pour laquelle les aldéhydes n'ont pas
       davantage :* Earl G. Hammond, interview avec l'auteure,
       9 octobre 2007.

359   *Csallany a amélioré les capacités de détection :* Song-Suk
       Kim, Daniel D. Gallaher et A. Saari Csallany, "Lipophilic
       Aldehydes and Related Carbonyl Compounds in Rat and
       Human Urine", *Lipids* 34, n° 5 (1999) : 489-495.

359   *a montré qu'ils sont produits par diverses :* C. M.
       Seppanen et A. Saari Csallany, "Simultaneous
       Determination of Lipophilic Aldehydes by High-
       Performance Liquid Chromatography in Vegetable Oil",
       Journal of the American Oil Chemists' Society 78, n° 12
       (2001) : 1253-1260 ; C. M. Seppanen et A. Saari Csallany,
       "Formation of 4-Hydroxynonenal, a Toxic Aldehyde, in
       Soybean Oil at Frying Temperature", *Journal of the
       American Oil Chemists' Society* 79, n° 10 (2002) : 1033-
       1038 ; Dans Hwa Han et A. Saari Csallany, "Formation of
       Toxic a,b-Unsaturated 4-Hydroxy-Aldehydes in

Thermally Oxidized Fatty Acid Methyl Esters", *Journal of the American Oil Chemists' Society* 86, n° 3 (2009) : 253-260.

359   *ne sont pas détectés par les tests standard :* Csallany, interview ; Mark Matlock, interview avec l'auteure, 19 février 2013 ; Kathleen Warner, interview avec l'auteure, 8 novembre 2013.

359   *Dans l'un de ses récents projets, Csallany :* A. Saari Csallany et al., "4-Hydroxynonenal (HNE), a Toxic Aldehyde in French Fries from Fast Food Restaurants", présentation par poster lors du colloque du HNE de la 16e conférence bi-annuelle organisée par la Société de recherche sur les radicaux libres et le Club des HNE, Londres, 1-9 septembre 2012.

359   *Elle souhaiterait réaliser davantage d'études :* Csallany, interview.

359   *Selon Giuseppi Poli :* Giuseppi Poli, interview avec l'auteure, 12 février 2014.

360   *provoquent l'oxydation du cholestérol HDL :* Hermann Esterbauer et al., "Autoxidation of Human Low Density Lipoprotein : Loss of Polyunsaturated Fatty Acids and Vitamin E and Generation of Aldehydes", *Journal of Lipid Research* 28, n° 5 (1987) : 495-509.

360   *l'influence des HNE dans l'athérosclérose :* I. Staprans et al., "Oxidized Cholesterol in the Diet Accelerates the Development of Atherosclerosis in LDL Receptor- and Apolipoprotein E-Deficient Mice", *Arteriosclerosis, Thrombosis, and Vascular Biology* 20, n° 3 (2000) : 708-714. Concernant les maladies : consulter les principales analyses portant sur les aldéhydes : Giuseppi Poli et al., "4-Hydroxynonenal : A Membrane Lipid Oxidation Product of Medicinal Interest", *Medicinal Research Reviews* 28, n° 4 (2008) : 569-631 ; Anne Nègre-Salvayre et al., "Pathological Aspects of Lipid Peroxidation", *Free Radical Research* 44, n° 10 (2010) : 1125-1171 ; Neven Zarkovic, "4-Hydroxynonenal as a Bioactive Marker of Pathophysiological Processes", *Molecular Aspects of Medicine* 24, n° 4-5 (2003) : 285-286 ; Rachel M. Haywood et al., "Detection of Aldehydes and Their

Conjugated Hydroperoxydiene Culinary Oils and Fats : Investigations Using High Resolution Proton NMR Spectroscopy", *Free Radical Research* 22, n° 5 (1995) : 441-482 ; Hermann Esterbauer, "Cytotoxicity and Genotoxicity of Lipid Oxidation Products", *American Journal of Clinical Nutrition* 57, n° 5, suppl. (1993) : 779S-786S ; Giuseppe Poli et Rudolf Jörg Schaur, éds., "4-Hydroxynonenal : A Lipid Degradation Product Provided with Cell Regulatory Functions", *Molecular Aspects of Medicine* 24, n° 4-5, suppl. (2003) : 147S-313S ; V. J. Feron et al., "Aldehydes : Occurrence, Carcinogenic Potential, Mechanism of Action and Risk Assessment", *Mutation Research* 259, n° 3–4 (1991) : 363-385 ; Quing Zhang et al., "Chemical Alterations Taken Place During Deep-Fat Frying Based on Certain Reaction Products : A Review", *Chemistry and Physics of Lipids* 165, n° 6 (2012) : 662-681 ; Martin Grootveld et al., "Health Effects of Oxidized Heated Oils", *Foodservice Research International* 13, n° 1 (2001) : 41-55.

360   *marqueurs formels du processus :* Zarkovic, "4-Hydroxynonenal as a Bioactive Marker", 285-286.

360   *stress a été observé lors d'une étude sur des souris :* Daniel J. Conklin et al., "Acrolein Consumption Induces Systemic Dyslipidemia and Lipoprotein Modification", *Toxicology and Applied Pharmacology* 243, n° 1 (2010) : 1-12 ; Daniel J. Conklin et al., "Acrolein-Induced Dyslipidemia and Acute-Phase Response Are Independent of HMG-CoA Reductase", *Molecular Nutrition and Food Research* 55 (2011) : 1411-1422.

360   *me dira qu'il a été "stupéfait" de constater :* Daniel J. Conklin, interview avec l'auteure, 8 novembre 2013.

360   *Une étude en Nouvelle-Zélande :* A. J. Wallace et al., "The Effects of Meals Rich in Thermally Stressed Olive and Safflower Oils on Postprandial Serum Paraoxonase Activity in Patients with Diabetes", *European Journal of Clinical Nutrition* 55, n° 11 (2001) : 951-958.

361   *l'huile d'olive a démontré, de manière répétée :* Andres Fullana, Angel A. Carbonell-Barrachina et Sukh Sidhu, "Comparison of Volatile Aldehydes Present in the

Cooking Fumes of Extra Virgin Olive, Olive, and Canola Oils", *Journal of Agriculture and Food Chemistry* 52, n° 16 (2004) : 5207-5214.

361 *les matières grasses qui produisent le moins de produits d'oxydation :* Concernant la graisse de bœuf et le saindoux, voir Andrew W. D. Claxson et al., "Generation of Lipid Peroxidation Products in Culinary Oils and Fats during Episodes of Thermal Stressing: A High Field 'H NMR Study", *FEBS Letters* 355, n° 1 (1994) : 88. Concernant le beurre, voir Hwa Han et A. Saari Csallany, "Temperature Dependence of HNE Formation in Vegetable Oils and Butter Oil", *Journal of the American Oil Chemists' Society* (juin 2008). Concernant l'huile de noix de coco, voir Claxson et al., "Generation of Lipid Peroxidation Products in Culinary Oils", 88.

361 *"Au début ils étaient affolés. Mais après, plus rien" :* Csallany, interview.

361 *une lettre à la revue Food Chemistry :* Martin Grootveld, Christopher J. L. Silwood et Andrew W D. Claxson, "Letter to the Editor. Warning: Thermally-Stressed Polyunsaturates are Damaging to Health", *Food Chemistry* 67 (1999) : 211-213.

361 *suivie d'un rapport visant à "alerter :* Martin Grootveld et al., "Health Effects of Oxidized Heated Oils", *Foodservice Research International* 13, n° 1 (2001) : 41-55.

362 *"Étant donné que je ne suis pas un spécialiste de la chimie alimentaire" :* Rudolf Jörg Schaur, e-mail envoyé à l'auteure, 10 février 2014.

362 *En 2006, l'Union européenne crée un groupe :* Tilman Grune, Neven Zarkovic et Kostelidou Kalliopi, "Lipid Peroxidation Research in Europe and the COST B35 Action 'Lipid Peroxidation Associated Disorders,' " *Free Radical Research* 44, n° 10 (2010) : 1095-1097.

362 *tout simplement à "espérer" :* Warner, interview avec l'auteure, 8 novembre 2013.

362 *Les grandes chaînes de restauration rapide emploient également des techniques sophistiquées :* Bob Wainright, e-mail envoyé à l'auteure, 9 février 2014.

362 *il ne comprend pas ... se préoccupent tant :* Poli, interview.

362 *"combien ces huiles de friture usées sont nocives" :* Lars Wiedermann, e-mail envoyé à l'auteure, 9 novembre 2013.

362 *Mark Matlock de l'ADM :* Mark Matlock, interview avec l'auteure, 19 février 2013.

363 *le bureau de presse de la FDA me répondra finalement :* Shelly Burgess, e-mail envoyé à l'auteure, 11 avril 2013.

363 *Autorité européenne de sécurité des aliments :* Autorité européenne de sécurité des aliments, "Analysis of Occurrence of 3-monochloropropane-1,2-diol (3-MCPD) in Food in Europe in the Years 2009-2011 and Preliminary Exposure Assessment", *EFSA Journal* 11, n° 9 (2013) : 3381. doi :10.29303/j.efsa.2013.3381.

364 *les écoles de médecine et de santé publique :* consulter, par exemple, Beatrice Trum Hunter, *Consumer Beware* (New York : Simon & Schuster, 1971) : 30-50.

La raison pour laquelle les graisses saturées sont bonnes pour la santé

366 *Selon les statistiques des Centres pour le contrôle et la prévention des maladies :* Centres pour le contrôle et la prévention des maladies (CDC), "Trends in Intake of Energy and Macronutrients-United States, 1971-2000", *Morbidity and Mortality Weekly Report* 53, n° 4 (2004) : 80-82.

366 *"alimentation à base de plantes qui" :* Comité consultatif sur les recommandations alimentaires, préparé pour le Service de recherche agricole, le ministère de l'Agriculture des États-Unis et le ministère de la Santé et des Services sociaux, *Report of the Dietary Guidelines Advisory Committee on the Dietary Guidelines for Americans, 2010. To the Secretary of Agriculture and the Secretary of Health and Human Services,* 7e éd. (Washington, DC : US Government Printing Office, mai 2010), 2.

367   *La révolution diététique du Dr. Atkins* : Robert C. Atkins, *Dr Atkins' Diet Revolution : The High Calorie Way to Stay Thin Forever* (New York : David McKay, 1972).

368   *Celle-ci a été conçue en 1963* : Edgar S. Gordon, Marshall Goldberg et Grace J. Chosy, "A New Concept in the Treatment of Obesity", *Journal of the American Medical Association* 186, n° 1 (1963) : 156-166.

368   *le "régime Vogue" pendant un temps* : "Beauty: *Vogue's* Take It Off, Keep It Off Super Diet", *Vogue* 155, n° 10 (1970) : 184-185.

368   *"coupable de faute professionnelle"* : Comité spécial sur la nutrition et les besoins humains du Sénat des États-Unis, "Obesity and Fad Diets", Ninety-Third Congress (Washington, DC : US Government Printing Office, 12 avril 1973).

368   *"cauchemar du nutritionniste"* : cité dans "The Battle of Pork Rind Hill", *Newsweek,* 5 mars 2000.

369   *la une du Time* : Joel Stein, "The Low-Carb Diet Craze", *Time,* 1er novembre 1999.

369   *Ornish, celle de Newsweek* : Geoffrey Cowley, "Healer of Hearts: Dean Ornish's Low-Tech Methods Could Transform American Medicine. But the Doctor Is Still Striving to Transform Himself", *Newsweek,* 16 mars 1998.

370   *forge le néologisme "diabésité"* : Robert C. Atkins, *Larry King Live,* CNN, 6 janvier 2003.

370   *une émission spéciale de CNN* : "What's the Healthiest Way to Lose Weight?" *Crossfire,* CNN, 30 mai 2000.

370   *expliquera-t-il un jour à Larry King* : Atkins, *Larry King Live.*

371   *raconte Abby Bloch* : Abby Bloch, interview avec l'auteure, 24 août 2005.

372   *apparemment à cause d'une mauvaise gestion et d'une perte d'intérêt pour* : Pallavi Gogoi, "Atkins Gets Itself in a Stew", *Bloomberg Businessweek,* 1er août 2005.

372   *Comme me le dira en 2007 Alice Lichtenstein* : Alice C. Lichtenstein, interview avec l'auteure, 11 octobre 2005.

373   *brochure publiée en 1863* : William Banting, "Letter on Corpulence : Addressed to the Public", dans *Letter on Corpulence* (New York : Cosimo Classics, 2005).

538

373   *commence ainsi le petit livre de Banting :* Ibid., 6-7.
374   *en France, est communément traité :* Alfred W. Pennington, "Treatment of Obesity: Developments of the Past 150 Years", *American Journal of Digestive Diseases* 21, n° 3 (1954) : 65.
374   *Banting se met à manger trois repas par jour :* Ibid., 65-69.
374   *l'espérance de vie moyenne :* Paul Clayton et Judith Rowbotham, "How the Mid-Victorians Worked, Ate and Died", *International Journal of Environmental Research and Public Health* 6, n° 3 (2009) : 1239.
374   *européens ... cliniciens :* Per Hanssen, "Treatment of Obesity by a Diet Relatively Poor in Carbohydrates", *Acta Medica Scandinavica* 88, n° 1 (1936) : 97-106 ; Robert Kemp, "Carbohydrate Addiction", *Practitioner* 190 (1963) : 358-364 ; H. R. Rony, *Obesity and Leanness* (Philadelphie : Lea and Febiger, 1940).
374   *Yorke-Davis, médecin à Londres, emploie une version ... perdra 32 kg :* Deborah Levine, "Corpulence and Correspondence : President William H. Taft and the Medical Management of Obesity", *Annals of Internal Medicine* 159, n° 8 (2013) : 565-570.
374   *son récit biographique, Médecine forte [Strong Medicine] :* Blake F. Donaldson, *Strong Medicine* (Londres : Cassell, 1961).
375   *"la viande la plus grasse qu'ils pouvaient chasser" :* Ibid., 34.
375   *"limite supérieure" ... "mais je ne l'ai jamais trouvée" :* Ibid., 35.
375   *"traitements anti-obésité" :* Ibid.
376   *"absence de faim entre les repas" :* Alfred W. Pennington, "Obesity in Industry : The Problem and Its Solution", *Industrial Medicine & Surgery* 18, n° 6 (1949) : 259.
376   *entre 3,2 et 4,5 kg (7 à 10 lb) par mois :* Alfred W. Pennington, "Symposium on Obesity: A Reorientation on Obesity", *New England Journal of Medicine* 248, n° 23 (1953) : 963.
376   *Pennington écrit abondamment :* Ibid., 959-964.

376 *"semble se nicher bien plus profondément"* : Pennington, "Treatment of Obesity", 67.

376 *une ruche d'activité métabolique et hormonale* : E. Wertheimer et B. Shapiro, "The Physiology of Adipose Tissue", *Physiology Reviews* 28, n° 4 (1948) : 451-464.

377 *en altérant les niveaux hormonaux chez des rats* : John R. Brobeck, "Mechanism of the Development of Obesity in Animals with Hypothalamic Lesions", *Physiological Reviews* 26, n° 4 (1946) : 544.

377 *"se jettent dessus" et "la dévorent"* ... *"appétit vorace et agressif"* : Ibid., 549.

377 *On retrouve des résultats similaires* : Ibid., 541-559. Voir aussi A. W. Hetherington et S. W. Ranson, "The Spontaneous Activity and Food Intake of Rats with Hypothalamic Lesions", *American Journal of Physiology-Legacy Content* 136, n° 4 (1942) : 609.

377 *chez les individus atteints de tumeurs de l'hypothalamus* : Brobeck, "Mechanism of the Development of Obesity", 541.

377 *l'insuline ... éclipse toutes les autres* : C. Von Noorden, *Clinical Treatises on Pathology and Therapy of Disorders of Metabolism and Nutrition, Part VIII. Diabetes Mellitus* (New York : E. B. Treat, 1907), 60.

377 *les médecins font prendre du poids à des enfants présentant une insuffisance pondérale* : Louis Fischer et Julian Rogatz, "Insulin in Malnutrition", *Archives of Pediatrics & Adolescent Medicine* 31, n° 3 (1926) : 363.

378 *un animal que l'on prive d'insuline* : Wilhelm Falta, *Endocrine Diseases: Including Their Diagnosis and Treatment* (Philadelphie : P. Blakiston's Son, 1923), 584.

378 *Pennington décrit* : A. W. Pennington, "Obesity: Overnutrition or Disease of Metabolism?" *American Journal of Digestive Diseases* 20, n° 9 (1953) : 268-274.

379 *Pennington examine cet important corpus* : Alfred W. Pennington, "Obesity", *Medical Times* 80, n° 7 (1952) : 390 ; Alfred W. Pennington, "A Reorientation on Obesity", *New England Journal of Medicine* 248, n° 23 (1953) : 959-964.

380   *L'une des révélations les plus surprenantes ... "sextet de l'obésité"* : Donaldson, *Strong Medicine,* 2.

381   *"de moins en moins besoin de prescrire des médicaments"* : Ibid., 7.

381   *La population qu'il observe sur l'île Baffin :* Otto Schaefer, "Medical Observations and Problems in the Canadian Arctic: Part II", *Canadian Medical Association Journal* 81, n° 5 (1959) : 387

381   *des bateaux entiers de nourriture :* David Damas, *Arctic Migrants/Arctic Villagers: The Transformation of Inuit Settlement in the Central Arctic* (Quebec : McGill-Queen's Press, 2002), 29-30.

382   *"composée de viande et de poisson frais" :* Schaefer, "Medical Observations and Problems in the Canadian Arctic: Part II", 386.

382   *Les maladies cardiovasculaires ... "ne semblent pas exister" :* Ibid., 387.

383   *sont incapables de faire face :* Gerald W. Hankins, *Sunrise Over Pangnirtung: The Story of Otto Schaefer, M.D.* (Calgary, Canada : Arctic Institute of North America of the University of Calgary, 2000), 160.

383   *"un choc brutal" :* Otto Schaefer, "When the Eskimo Comes to Town", *Nutrition Today* 6, n° 6 (1971) : 11.

383   *"génocide auto-infligé" :* cité dans *Yukon News* (4 juin 1975), 19 : Hankins, *Sunrise Over Pangnirtung,* 168.

383   *surnomme les maladies chroniques des "maladies de la saccharine" :* Thomas L. Cleave et George Duncan Campbell, *Diabetes, Coronary Thrombosis, and the Saccharine Disease* (Bristol : John Wright & Sons, 1966).

383   *une multiplication par cinq :* James Walvin, *Fruits of Empire: Exotic Produce and British Taste, 1660–1800* (New York : New York University Press, 1997), 119.

384   *les premiers cas de maladies cardiovasculaires :* Leon Michaels, *The Eighteenth-Century Origins of Angina Pectoris: Predisposing Causes, Recognition and Aftermath,* Medical History, suppl. 21 (Londres : The Wellcome Trust Centre for the History of Medicine at UCL, 2001), 9.

384 *68 kg (150 lb) de sucres par habitant :* ministère de l'Agriculture des États-Unis, "Profiling Food Consumption in America", *Agricultural Fact Book 2001-2002* (Washington, DC : US Government Printing Office, 2003), 20.

385 *George Prentice, médecin qui a vécu :* H. C. Trowell et D. P. Burkitt, éds., *Western Diseases: Their Emergence and Prevention* (Londres : Edward Arnold, 1981).

385 *citation est tirée d'un rapport de l'Organisation Mondiale de la Santé publié en 2002 :* Consultation d'experts conjointe de l'OMS et de la FAO, "Diet, Nutrition, and the Prevention of Chronic Diseases", *World Health Organization Technical Report Series* 916 (2003) : 6.

386 *quatre produits alimentaires très transportables et populaires :* on retrouve de nombreux témoignages dans Cleave et Campbell, *Diabetes, Coronary Thrombosis, and the Saccharine Disease ;* Weston A. Price, *Nutrition and Physical Degeneration* (1936, repr., La Mesa, CA : The Price-Pottenger Nutrition Foundation, 2004) ; Vilhjalmur Stefansson, *The Fat of the Land,* édition complétée de *Not By Bread Alone* (1946, repr., New York : Macmillan, 1956).

387 *"Docteur, tout ce que je mange, c'est du steak et des œufs !" :* Eric C. Westman, interview avec l'auteure, 12 septembre 2004.

387 *étude de grande ampleur :* Gary Foster et al., "Weight and Metabolic Outcomes after 2 Years on a Low-Carbohydrate versus Low-Fat Diet: A Randomized Trial", *Annals of Internal Medicine* 153, n° 3 (2010) : 147-157.

387 *Il me dira :* Gary Foster, interview avec l'auteure, 18 août 2005.

388 *qualifié de "hérétique" ... "raisons qui n'étaient pas sérieuses" :* Stephen D. Phinney, e-mail envoyé à l'auteure, 28 août 2012.

388 *"Nous étions plutôt convaincus d'apporter la preuve que le concept de régime hyperglucidique était bon" :* Ibid.

388 *il découvrira exactement le contraire :* Stephen D. Phinney et al., "The Human Metabolic Response to Chronic Ketosis Without Caloric Restriction: Preservation

542

of Submaximal Exercise Capability Without Reduced Carbohydrate Oxidation", *Metabolism* 32, n° 8 (1983) : 769-776.

389 *parfaitement bien, si ce n'est mieux, sur les corps cétoniques :* Robert S. Gordon, Jr. et Amelia Cherkes, "Unesterified Fatty Acids in Human Blood Plasma", *Journal of Clinical Investigation* 35, n° 2 (1956) : 206-212.

389 *est produite par le foie :* Combined Staff Clinic, "Obesity", *American Journal of Medicine* 19, n° 1 (1955) : 117

390 *liés à la période de transition :* Stephen D. Phinney et al., "The Human Metabolic Response to Chronic Ketosis without Caloric Restriction: Physical and Biochemical Adaption", *Metabolism* 32, n° 8 (1983) : 757-768 ; P. C. Kelleher et al., "Effects of Carbohydrate-Containing and Carbohydrate-Restricted Hypocaloric and Eucaloric Diets on Serum Concentrations of Retinol-Binding Protein, Thyroxine-Binding Prealbumin and Transferrin", *Metabolism* 32, n° 1 (1983) : 95-101 ; G. L. Blackburn, "Mechanisms of Nitrogen Sparing with Severe Calorie Restricted Diets", *International Journal of Obesity* 5, n° 3 (1981) : 215-216.

390 *Phinney explique que c'est ce phénomène :* Phinney et al., "The Human Metabolic Response to Chronic Ketosis".

391 *Lors d'essais comparant le régime d'Atkins au régime hypocalorique standard :* Jeff S. Volek et al., "Comparison of Energy-Restricted Very Low-Carbohydrate and Low-Fat Diets on Weight Loss and Body Composition in Overweight Men and Women", *Nutrition & Metabolism* 1, n° 13 (2004) : 1-32 ; J. W. Krieger et al., "Effects of Variation in Protein and Carbohydrate Intake on Body Mass and Composition During Energy Restriction: A Meta-Regression", *American Journal of Clinical Nutrition* 83, n° 2 (2006) : 260-274.

391 *"fonction endothéliale" ... s'améliore chez ceux :* Jeff S. Volek et al., "Effects of Dietary Carbohydrate Restriction

versus Low-Fat Diet on Flow-Mediated Dilation", *Metabolism* 58, n° 12 (2009) : 1769-1777.

391 *des études supplémentaires en maintenant constant le poids de ses sujets :* Études citées dans Eric C. Westman, Jeff S. Volek et Richard D. Feinman, "Carbohydrate Restriction Is Effective in Improving Atherogenic Dyslipidemia even in the Absence of Weight Loss", *American Journal of Clinical Nutrition* 84, n° 6 (2006) : 1549-1549.

392 *étayer scientifiquement ce traitement :* Une étude révélatrice qui est antérieure à celle de Westman est celle de Bruce R. Bistrian et al., "Nitrogen Metabolism and Insulin Requirements in Obese Diabetic Adults on a Protein-Sparing Modified Fast", *Diabetes* 25, n° 6 (1976) : 494-504.

392 *peuvent même arrêter leurs médicaments antidiabétiques :* Mary C. Vernon et al., "Clinical Experience of a Carbohydrate-Restricted Diet: Effect on Diabetes Mellitus", *Metabolic Syndrome and Related Disorders* 1, n° 3 (2003) : 234.

392 *Westman et ses collègues argumentent :* Anthony Accurso et al., "Dietary Carbohydrate Restriction in Type 2 Diabetes Mellitus and Metabolic Syndrome: Time for a Critical Appraisal", *Nutrition & Metabolism* 5, n° 1 (2008) : 1-8.

393 *étant donné que les autorités ... l'ADA :* Association américaine du diabète, déclaration de principes, "Nutrition Recommendations and Interventions for Diabetes", *Diabetes Care* 31, suppl. 1 (2008) : S66.

393 *réalisent des études sur différentes populations :* Eric C. Westman et al., "Low-Carbohydrate Nutrition and Metabolism", *American Journal of Clinical Nutrition* 86, n° 2 (2007) : 276-284 ; Volek et al., "Comparison of Energy-Restricted Very Low-Carbohydrate and Low-Fat Diets", 1-32 ; Jeff S. Volek et al., "Comparison of a Very Low-Carbohydrate and Low-Fat Diet on Fasting Lipids, LDL Subclasses, Insulin Resistance, and Postprandial Lipemic Responses in Overweight Women", *Journal of the American College of Nutrition* 23, n° 2 (2004) ; 177-

544

184 ; Matthew J. Sharman et al., *Human Nutrition and Metabolism* 134, n° 4 (2004) : 880-885 ; Frederick F. Samaha et al., "A Low-Carbohydrate as Compared with a Low-Fat Diet in Severe Obesity", *New England Journal of Medicine* 348, n° 21 (2003) : 2074–2081 ; Linda Stern et al., "The Effects of Low-Carbohydrate versus Conventional Weight Loss Diets in Severely Obese Adults : One-Year Follow-up of a Randomized Trial", *Annals of Internal Medicine* 140, n° 10 (2004) : 778-786 ; William S. Yancy et al., "A Low- Carbohydrate, Ketogenic Diet versus a Low-Fat Diet to Treat Obesity and Hyperlipidemia: A Randomized, Controlled Trial", *Annals of Internal Medicine* 140, n° 10 (2004) : 769-777 ; James H. Hays et al., "Effect of a High Saturated Fat and No-Starch Diet on Serum Lipid Subfractions in Patients with Documented Atherosclerotic Cardiovascular Disease," *Mayo Clinic Proceedings* 78, no. 11 (2003): 1331—1336; Kelly A. Meckling, Caitriona O'Sullivan et Dayna Saari, "Comparison of a Low-Fat Diet to a Low-Carbohydrate Diet on Weight Loss, Body Composition, and Risk Factors for Diabetes and Cardiovascular Disease in Free-Living, Overweight Men and Women", *Journal of Clinical Endocrinology & Metabolism* 89, n° 6 (2004) : 2717-2723 ; Eric C. Westman, "A Review of Low-Carbohydrate Ketogenic Diets", *Current Atherosclerosis Reports* 5 (2003) : 476–483.

394   *L'une des études les plus incroyables :* William S. Yancy et al., "A Randomized Trial of a Low-carbohydrate Diet vs Orlistat Plus a Low-fat Diet for Weight Loss", *Archives of Internal Medicine* 170, n° 2 (2010) : 136–145.

394   *Volek raconte ... "les gens restent muets" :* Jeff Volek, interview avec l'auteure, 18 avril 2006.

395   *Westman décrit de manière poignante :* Eric C. Westman, "Rethinking Dietary Saturated Fat", *Food Technology* 63, n° 2 (2009) : 30.

395   *"plus impartial et équilibré" :* Jeff S. Volek, Matthew J. Sharman et Cassandra E. Forsythe, "Modification of Lipoproteins by Very Low-Carbohydrate Diets", *Journal of Nutrition* 135, n° 6 (2005) : 1339-1342.

396 *les résultats issus d'une étude réalisée sur deux ans :* Iris Shai et al., "Weight Loss with a Low-Carbohydrate, Mediterranean, or Low-Fat Diet", *New England Journal of Medicine* 359, n° 3 (2008) : 229-241. Quatre ans après la fin de l'étude, Shai a entrepris une analyse de suivi afin d'évaluer l'état de santé des participants de son étude. Comme le révèlent la plupart des indicateurs, les individus qui ont suivi le régime méditerranéen semblaient se porter mieux et être plus minces que ceux qui avaient suivi le régime alimentaire de type Atkins (qui avaient repris la plupart du poids perdu durant l'étude). Les indicateurs ont par ailleurs montré que la santé du groupe ayant consommé un régime pauvre en matières grasses était toujours la moins bonne. Cependant, étant donné que quatre ans se sont écoulés depuis la fin de l'étude et qu'aucun effort de suivi n'a été fait pour maintenir les modifications alimentaires (ou pour mesurer l'adhésion volontaire continue à ces changements), ces résultats doivent être interprétés avec prudence. Par exemple, il est probable que les participants mis sur le régime méditerranéen aient trouvé cela plus facile de continuer à suivre cette intervention alimentaire car elle était composée de produits locaux. En revanche, le régime d'Atkins représentait un mode d'alimentation atypique, considéré comme délétère par la plupart des professionnels médicaux. Donc, le groupe ayant suivi cette intervention alimentaire a probablement été moins à même d'adopter ces changements dans la durée. Quatre ans après l'étude, il est impossible de savoir si les indicateurs mesurés reflètent les régimes alimentaires d'origine. Dan Schwarzfuchs, Rachel Golan et Iris Shai, lettre à l'éditeur, "Four-Year Follow-Up After Two-Year Dietary Interventions", *New England Journal of Medicine* 367, n° 14 (2012) : 1373-1374.

400 *D'autres chercheurs et scientifiques avaient déjà publié :* Russell L. Smith et Edward R. Pinckney, *Diet, Blood Cholesterol and Coronary Heart Disease: A Critical Review of the Literature* (Santa Monica, CA : privately published, 1988) ; Thomas J. Moore, *Heart Failure: A*

546

Critical Inquiry into American Medicine and the Revolution in Heart Care (New York : Random House, 1989) ; George V. Mann, "A Short History of the Diet/Heart Hypothesis", dans Coronary Heart Disease: The Dietary Sense and Nonsense. An Evaluation by Scientists, édité par George V. Mann pour la société Veritas (Londres : Janus, 1993), 1-17 ; Uffe Ravnskov, The Cholesterol Myths: Exposing the Fallacy that Saturated Fat and Cholesterol Cause Heart Disease (Washington, DC : New Trends, 2000).

401 "Et si la diabolisation des gras n'était qu'un gros mensonge ?" : Gary Taubes, "What if It's All Been a Big Fat Lie?" New York Times Magazine, 7 juillet 2002.

401 En 2007, il publie un livre : Gary Taubes, Good Calories, Bad Calories: Challenging the Conventional Wisdom on Diet, Weight Control and Disease (New York : Alfred A. Knopf, 2007).

401 Gina Kolata... qualifie : Gina Kolata, "Carbophobia", New York Times, 7 octobre 2007.

402 écrira plus tard Taubes sur son blog : Gary Taubes, "Catching Up on Lost Time: The Ancestral Health Symposium, Food Reward, Palatability, Insulin Signaling and Carbohydrates, Kettles, Pots and Other Odds and Ends (with Some Philosophy of Science as a Special Added Attraction). Part I", Gary Taubes (blog), 2 septembre 2011, consulté le 12 février 2014 http://garytaubes.com/?s=with+Some+Philosophy+of+Science+as+a+Special+Added+Attraction

402 "est à la limite de l'inexcusable" : Ibid.

402 Los Angeles Times annonce : Marni Jameson, "A Reversal on Carbs: Fat Was Once the Devil. Now More Nutritionists Are Pointing Accusingly at Sugar and Refined Grains", Los Angeles Times, 20 décembre 2010.

403 ont démontré que le fructose contenu dans les fruits : Richard J. Johnson, The Fat Switch (Mercola.com, 2012).

404 dira Ronald M. Krauss : Ronald M. Krauss, interview avec l'auteure, 21 août 2013.

404 British Medical Journal : Gary Taubes, "The Science of Obesity: What Do We Really Know About What Makes

Us Fat? An Essay by Gary Taubes", *British Medical Journal* 346 (2013), doi :10.1136/bmj.f1050.

407   *plusieurs grandes études :* Michel de Lorgeril et al., "Mediterranean Alpha-Linolenic Acid-Rich Diet in Secondary Prevention of Coronary Heart Disease", *Lancet* 343, n° 8911 (1994) : 1454-1459 ; Jean-Pierre Després, "Bringing Jupiter Down to Earth", *Lancet* 373, n° 9670 (2009) : 1147-1148 ; J. C. LaRosa et al., "Intensive Lipid Lowering with Atorvastatin in Patients with Stable Coronary Disease", *New England Journal of Medicine* 352 (2005) : 1425-1435 ; K. K. Ray et al., "Statins and All-Cause Mortality in High-Risk Primary Prevention: A Meta-Analysis of 11 Randomized Controlled Trials Involving 65,229 Participants", *Archives of Internal Medicine* 170, n° 12 (2010) : 1027 ; Castelli et al., "HDL Cholesterol and Other Lipids in Coronary Heart Disease: The Cooperative Lipoprotein Phenotyping Study", *Circulation* 55, n° 5 (1977) : 771.

407   *la revue Circulation de l'AHA :* Rodney A. Hayward et Harlan M. Krumholz, "Three Reasons to Abandon Low-Density Lipoprotein Targets: An Open Letter to the Adult Treatment Panel IV of the National Institute of Health", *Circulation* 5 (2012) : 2-5. Voir aussi Harlan M. Krumholz, "Editorial : Target Cardiovascular Risk Rather than Cholesterol Concentration", *British Medical Journal* 347 (2013) : doi :10.1136/bmj.f7110.

407   *"un vestige historique" :* Allan Sniderman, interview avec l'auteure, 6 septembre 2012.

407   *John W. Gofman découvre :* John W. Gofman et al., "The Role of Lipids and Lipoproteins in Atherosclerosis", *Science* 111, n° 2877 (1950) : 166-186.

408   *Krauss confirme lui-même leur existence :* Darlene M. Dreon et al., "A Very-Low-Fat Diet Is Not Associated with Improved Lipoprotein Profiles in Men with a Predominance of Large, Low-Density Lipoproteins", *American Journal of Clinical Nutrition* 69, n° 3 (1999) : 411–418 ; Ron M. Krauss et Darlene M. Dreon, "Low-Density-Lipoprotein Subclasses and Response to a Low-

548

Fat Diet in Healthy Men", *American Journal of Clinical Nutrition* 62, n° 2 (1995) : 478S–487S.

408   *Il constate que ... matières grasses totales et saturées :* Krauss et Dreon, "Low-Density-Lipoprotein Subclasses and Response to a Low-Fat Diet" ; Dreon et al., "A Very-Low-Fat Diet Is Not Associated with Improved Lipoprotein Profiles" ; Ronald M. Krauss, "Dietary and Genetic Probes of Atherogenic Dyslipidemia", *Arteriosclerosis, Thrombosis, and Vascular Biology* 25, n° 11 (2005) : 2265-2272 ; Ronald M. Krauss et al. "Separate Effects of Reduced Carbohydrate Intake and Weight Loss on Atherogenic Dyslipidemia", *American Journal of Clinical Nutrition* 83, n° 5 (2006) : 1025-1031.

409   *Il est conscient du fait que même une fois que :* Krauss, interview avec l'auteure, 12 juin 2006.

409   *sa découverte est reproduite avec succès :* Benoît Lamarse et al., "Small, Dense Low-Density Lipoprotein Particles as a Predictor of the Risk of Ischemic Heart Disease in Men", *Circulation* 95, n° 1 (1997) : 69-75.

409   *lorsque j'en parle à Robert Eckel ... lors d'une interview ultérieure :* Robert H. Eckel, interviews avec l'auteure, 1er mai 2006 et 19 novembre 2013.

409   *Comme me le dira en 2007 Penny Kris-Etherton :* Penny Kris-Etherton, interview avec l'auteure, 7 juin 2007.

410   *Lichtenstein soutient :* Krauss, interview ; Eric B. Rimm, interview avec l'auteure, 7 janvier 2008 ; Lichtenstein, interview.

410   *Krauss fait valoir :* Ronald M. Krauss et al., "AHA Dietary Guidelines Revision 2000 : A Statement for Healthcare Professionals from the Nutrition Committee of the American Heart Association", *Circulation* 102, n° 18 (2000) : 2284-2299.

411   *"c'était trop compliqué" :* Krauss, interview, 20 août 2012.

411   *Krauss se félicite d'avoir réussi :* Ibid.

411   *infléchit les recommandations de l'AHA dans l'autre direction :* Alice H. Lichtenstein et al., "Diet and Lifestyle Recommendations Revision 2006: A Scientific Statement

from the American Heart Association Nutrition Committee", *Circulation* 114, n° 1 (2006) : 82-96.

411 *elle me répondra que :* Alice H. Lichtenstein, interview avec l'auteure, 7 septembre 2007.

411 *Leurs recommandations deviennent alors encore plus draconiennes :* Robert H. Eckel et al., "2013 AHA/ACC Guideline on Lifestyle Management to Reduce Cardiovascular Risk: A Report of the American College of Cardiology/American Heart Association Task Force on Practice Guidelines", *Circulation* (2013), diffusion en ligne avant impression, doi :10.1161/01.cir.0000437740.48606.d1.

412 *DASH et OmniHeart :* Eva Obarzanek et al., "Effects on Blood Lipids of a Blood Pressure-Lowering Diet: The Dietary Approaches to Stop Hypertension (DASH) Trial", *American Journal of Clinical Nutrition* 74 (2001) : 80-89 ; Lawrence Appel et al., "Effects of Protein, Monounsaturated Fat, and Carbohydrate Intake on Blood Pressure and Serum Lipids: Results of the OmniHeart Randomized Trial", *Journal of the American Medical Association* 294, n° 19 (2005) : 2455-2464.

415 *"perd confiance" :* Krauss, interview, 20 août 2012.

416 *tout comme de nombreux autres avant lui :* Smith et Pinckney, *Diet, Blood Cholesterol and Coronary Heart Disease.* Avant le livre de Taubes, ce recueil publié indépendamment représentait la référence la plus importante pour les sceptiques de l'hypothèse régime-cœur. Voir aussi Michael F. Oliver, "It Is More Important to Increase the Intake of Unsaturated Fats than to Decrease the Intake of Saturated Fats: Evidence from Clinical Trials Relating to Ischemic Heart Disease", *American Journal of Clinical Nutrition* 66, n° 4, suppl. (1997) : 980S-986S.

416 *"une tâche de très longue haleine" :* Krauss, e-mail envoyé à l'auteure, 4 janvier 2009.

416 *Krauss me dira :* Krauss, e-mail envoyé à l'auteure, 14 juin 2009.

416 *"toute une série agonisante"... cinq "modifications majeures" :* Ibid.

416 *Pour le premier rapport :* Patty W. Siri-Tarino et al., "Saturated Fat, Carbohydrate, and Cardiovascular Disease", *American Journal of Clinical Nutrition* 91.3 (2010) : 502.

417 *Dans son long éditorial :* Jeremiah Stamler, "Diet-Heart : A Problematic Revisit", *American Journal of Clinical Nutrition* 91, n° 3 (2010) : 497-499.

418 *Dariush Mozaffarian ... annonce :* Dariush Mozaffarian, "Taking the Focus off of Saturated Fat", présenté comme élément du "Gand débat sur les gras" lors d'une conférence et d'une exposition de l'Académie de nutrition et de diététique, à Boston, Massachusetts, 8 novembre 2010 (disponible auprès de l'académie sous forme d'enregistrement audio).

419 *les Américaines ont réduit leur consommation :* Centres pour le contrôle et la prévention des maladies, "Trends in Intake of Energy and Macronutrients, 1971-2000", 80-82.

419 *le taux de cholestérol total ... a chuté ... un cholestérol "élevé" :* Programme national d'éducation sur le cholestérol, "Program Description", consulté le 29 octobre 2013, http://www.nhlbi.nih.gov/about/ncep/ncep_pd.htm.

419 *est due à la réduction du cholestérol LDL :* Nancy D. Ernst et al., "Consistency between US Dietary Fat Intake and Serum Total Cholesterol Concentrations: The National Health and Nutrition Examination Surveys", *American Journal of Clinical Nutrition* 66, n° 4, suppl. (1997) : 965S-972S.

419 *il prédit que si "l'humanité ..." :* Edgar V. Allen, "Clinical Progress : Atherosclerosis. A Symposium", *Circulation* 5, n° 1 (1952) : 99.

420 *il n'est pas certain que l'occurrence réelle des maladies cardiovasculaires ait beaucoup baissé :* Wayne D. Rosamond et al., "Trends in the Incidence of Myocardial Infarction and in Mortality Due to Coronary Heart Disease, 1987 to 1994", *New England Journal of Medicine* 339, n° 13 (1998) : 861-867 ; Hugh Tunstall-Pedoe et al., "Contribution of Trends in Survival and Coronary-Event Rates to Changes in Coronary Heart

Disease Mortality: 10-Year Results from 37 WHO MONICA Project Populations. Monitoring Trends and Determinants in Cardiovascular Disease", *Lancet* 353, n° 9164 (1999) : 1547-1557.

420   *"très peu" d'entre eux "respectent aujourd'hui"* : Comité consultatif sur les recommandations alimentaires, *Report of the Dietary Guidelines Advisory Committee,* 72.

420   *La plus récente série de recommandations alimentaires publiées par l'AHA* : Alice H. Lichtenstein et al., "Diet and Lifestyle Recommendations Revision 2006: A Scientific Statement from the American Heart Association Nutrition Committee", *Circulation* 114, n° 1 (2006) : 82-96.

421   *les interdictions contre les graisses saturées ne faiblissent pas* : Comité consultatif sur les recommandations alimentaires, *Report of the Dietary Guidelines Advisory Committee,* 4 et 13, entre autres.

421   *"les régimes alimentaires sains sont ceux qui sont riches en glucides"* : Ibid., 311.

423   *6 % par an* : Caroline Scott-Thomas, "Low-Fat Trend Continues to Grow Fat Replacer Sales", *FoodNavigatorusa.com,* 7 mars 2012, consulté pour la dernière fois le 14 février 2014, http://www.foodnavigator-usa.com/Markets/Low-fat-trend-continues-to-grow-fat-replacer-sales-says-GIA.

Conclusion

426   *"vous pourriez être en train de vous rendre misérable"* : Edward R. Pinckney et Cathey Pinckney, *The Cholesterol Controversy* (Los Angeles, Shelbourne Press, 1973), 3.

428   *les groupes d'experts ... ont néanmoins récemment recommandé* : Robert H. Eckel et al., "2013 AHA/ACC Guideline on Lifestyle Management to Reduce Cardiovascular Risk: A Report of the American College of Cardiology/American Heart Association Task Force on Practice Guidelines", *Circulation* (2013), doi :10.1161/01.cir.0000437740.48606.d1.

552

431 *"la génétique ne pointe vers rien" :* David B. Goldstein, "Common Genetic Variation and Human Traits", *New England Journal of Medicine* 360 n° 17 (2009): 1696—1698; David B. Goldstein, e-mail envoyé à l'auteur, 26 novembre 2013.

554

NOTES

Glossaire

AAP (American Academy of Pediatrics) : Académie américaine de pédiatrie, association professionnelle américaine regroupant des professionnels de la pédiatrie.

Acides gras : chaines d'atomes de carbone entourés d'atomes d'hydrogène. Les acides gras individuels peuvent être saturés ou insaturés. Trois acides gras reliés ensemble comme une fourche constituent un triglycéride.

AHA (American Heart Association) : Association américaine de cardiologie, l'association la plus ancienne aux États-Unis qui se consacre à la lutte contre les maladies cardiovasculaires et les accidents cérébraux. Elle représente également le plus grand groupe à but non lucratif du pays.

Alimentation pauvre en matières grasses : régime alimentaire généralement défini comme contenant entre 25 et 35 % des calories totales sous forme de gras. Le régime alimentaire à faible teneur en gras est différent du régime "prudent" qui limite uniquement les graisses saturées ainsi que le cholestérol alimentaire présent dans les œufs, les aliments d'origine animale et les fruits de mer (mais il ne préconise pas une réduction globale des matières grasses).

Cholestérol HDL : forme de cholestérol présent dans les lipoprotéines de haute densité. On l'appelle "bon cholestérol" car les individus chez qui son taux est élevé présentent un moindre risque de maladie cardiovasculaire. Le cholestérol HDL est une fraction du cholestérol total.

Cholestérol LDL : forme de cholestérol présent dans les lipoprotéines de basse densité. On l'appelle "mauvais cholestérol" car les individus chez qui son taux est élevé présentent un plus grand risque de maladie cardiovasculaire.

Essai clinique : étude au cours de laquelle les participants sont assujettis à une ou plusieurs interventions afin de permettre aux chercheurs d'en évaluer les effets sur l'état de santé. Une étude "randomisée" attribue de manière aléatoire les participants à différents bras d'étude. Une étude "contrôlée" est composée d'un groupe témoin dans lequel aucune intervention n'est réalisée. Un "essai clinique randomisé et contrôlé" est considéré comme la référence en matière d'essais cliniques et de preuves scientifiques.

Étude de cas-témoin : étude épidémiologique où les participants atteints d'une maladie ou d'un problème de santé sont comparés à des témoins en bonne santé. Lors d'une étude épidémiologique, des facteurs de risque (par ex., l'alimentation, l'activité physique, le cholestérol sérique) sont évalués, généralement de manière rétroactive. Ce genre d'étude est relativement peu onéreux puisque les participants ne font souvent l'objet que d'une seule évaluation et qu'ils ne sont pas suivis dans le temps.

Étude épidémiologique : étude qui identifie l'incidence d'une maladie ou d'un autre problème de santé dans une population. L'épidémiologie nutritionnelle implique l'évaluation d'une population, parfois de manière régulière, afin de corréler ces informations avec d'éventuels bilans en matière de santé. Ces études peuvent démontrer des associations mais pas des liens de causalité. On l'appelle également "étude observationnelle".

Étude sur la santé des infirmières : la plus grande et la plus longue étude épidémiologique jamais entreprise aux États-Unis. Commencée en 1976, l'étude ("Infirmières I") a été élargie en 1989 ("Infirmières II") et a suivi plus de 200 000 femmes en tout. Des "questionnaires sur la fréquence de consommation des aliments" portant sur l'alimentation et les habitudes de vie ont été envoyés tous les deux ans, les réponses restant à caractère volontaire. L'étude est financée par le NIH et est dirigée par Walter C. Willett de l'École de santé publique de Harvard.

FDA (Food and Drug Administration) : Agence américaine des produits alimentaires et médicamenteux, elle fait partie du

GLOSSAIRE

ministère de la Santé et des Services sociaux des États-Unis. Le rôle de la FDA consiste à protéger la chaîne alimentaire du pays.

Gras trans : graisses qui contiennent des acides gras composés de liaisons doubles dans la configuration "trans". Une liaison "trans" crée une molécule à aspect en zigzag, ce qui permet aux acides gras adjacents de se positionner facilement les uns contre les autres, produisant une matière grasse solide à température ambiante. L'autre type de liaison double (appelée "cis") produit des molécules en forme de U qui ne s'agencent pas étroitement ensemble et qui forment donc des huiles.

Liaison double : terme de chimie désignant la façon dont deux atomes sont liés entre eux. Une liaison double est comme une double poignée de main entre les atomes. Les molécules d'acides gras composées d'une ou plusieurs liaisons doubles sont dites "insaturées". Elles sont majoritaires dans l'huile d'olive et les huiles végétales. Les molécules d'acides gras ne contenant aucune liaison double sont dites "saturées". On les retrouve majoritairement dans les aliments d'origine animale. Les liaisons doubles se présentent sous deux formes : "cis" et "trans".

Matières grasses insaturées : graisses dont les acides gras contiennent soit une liaison double (mono-insaturées), soit plusieurs liaisons doubles (polyinsaturées).

Matières grasses mono-insaturées : graisses dont les acides gras ne contiennent qu'une seule liaison double. L'acide gras mono-insaturé le plus répandu s'appelle "oléique", c'est le principal élément de l'huile d'olive.

Matières grasses polyinsaturées : graisses dont les acides gras contiennent de nombreuses liaisons doubles. Les graisses polyinsaturées incluent les huiles végétales comme les huiles de soja, de maïs, de carthame, de tournesol, de coton et de colza (l'huile principale de l'huile Canola).

Matières grasses saturées : graisses dont les acides gras ne contiennent aucune liaison double. On trouve ces graisses principalement dans les aliments d'origine animale tels que les œufs, les produits laitiers, la viande, ainsi que dans l'huile de palme et de noix de coco.

NCEP (National Cholesterol Education Program) : Programme national d'éducation sur le cholestérol, il est chapeauté par l'Institut national du cœur, des poumons et du sang (au sein des Instituts américains de la santé). Le NCEP a été créé en 1985 et a pour mission d'informer les Américains sur la façon d'éviter les maladies cardiovasculaires athéroscléreuses. Jusqu'en 2013, le NCEP a régulièrement publié les recommandations les plus importantes du pays. Celles-ci sont destinées aux médecins et elles décrivent la façon de réduire le cholestérol grâce à l'alimentation et/ou des médicaments.

NHI (National Heart Institute) : Institut national de cardiologie, un organisme des Instituts américains de la santé qui a pour mission de lutter contre les maladies cardiovasculaires. Fondé par le président Harry S. Truman en 1948, il a été renommé Institut national du cœur, des poumons et du sang en 1969.

NHLBI (National Heart, Lung, and Blood Institute) : Institut national du cœur, des poumons et du sang, cet organisme des Instituts américains de la santé est dévoué à la prévention et au traitement des maladies cardiaques, pulmonaires et sanguines (y compris les maladies cardiovasculaires). Anciennement connu sous le nom d'Institut national de cardiologie.

NIH (National Institutes of Health) : Instituts américains de la santé, ils représentent l'organisme principal du gouvernement américain responsable de la recherche biomédicale et sanitaire. Son siège se situe à Bethesda, au Maryland.

Objectifs diététiques pour les États-Unis : les cinq objectifs publiés par le Comité spécial du Sénat sur la nutrition et les besoins humains en 1977 (le "rapport de McGovern").

558

Recommandations alimentaires pour les Américains : rapports publiés régulièrement depuis 1980 par le ministère de l'Agriculture des États-Unis (USDA) et le ministère de la Santé et des Services sociaux. Ils contiennent des recommandations destinées aux Américains en matière d'alimentation saine. La pyramide alimentaire de l'USDA se base sur ces recommandations.

Régime prudent : le premier régime alimentaire ayant été officiellement recommandé pour prévenir les maladies cardiovasculaires. Il était très répandu aux États-Unis de la fin des années 1940 jusque dans les années 1970, moment à partir duquel le régime à faible teneur en gras a pris le dessus. Le régime "prudent" limite les graisses saturées ainsi que le cholestérol alimentaire présent dans les œufs, les aliments d'origine animale et les fruits de mer. Mais, contrairement à l'alimentation pauvre en matières grasses, il ne préconise pas une réduction globale des matières grasses. Dans le régime prudent, la proportion des matières grasses s'élève à 40 % des calories totales.

Triglycéride : type d'acides gras circulant dans le sang. Les triglycérides sont composés de trois acides gras, reliés entre eux par une molécule de "glycérol" à leur extrémité, en forme de fourche. Depuis les années 1940, un taux élevé de triglycérides est considéré comme un indicateur de maladie cardiovasculaire.

USDA (United States Department of Agriculture) : ministère de l'Agriculture des États-Unis. Depuis 1980, l'USDA corédige les *Recommandations alimentaires pour les Américains*. De 1992 à 2011, l'USDA a publié sa pyramide alimentaire en se basant sur ces recommandations. La pyramide a ensuite été remplacée par un graphique appelé "Mon assiette".

WHI (Women's Health Initiative) : Initiative sur la santé des femmes. Le plus grand essai clinique jamais réalisé sur l'alimentation pauvre en matières grasses, menée sur près de cinquante mille femmes pendant environ sept ans. Les résultats ont été publiés en 2006. L'étude, financée par le NIH (estimée à plus de 700 millions de dollars), a été réalisée dans des centres de santé dans tout le pays. Elle était composée de trois bras soumis à différentes interventions : traitement hormonal de substitution, supplémentation en calcium/vitamine D et le régime alimentaire à faible teneur en gras.

WHO (World Health Organization) : Organisation Mondiale de la Santé, institution chapeautée par les Nations Unies et dévouée à la santé publique internationale.

Bibliographie

Aaes-Jørgensen, E., J. P. Funch, P. F. Engel et H. Dam. "The Role of Fat in the Diet of Rats". *British Journal of Nutrition* 10, n° 4 (1956) : 317-324.

"About the Foundation". http://www.atkinsfoundation.org/about.asp, consulté pour la dernière fois le 11 octobre 2013.

Accurso, Anthony, Richard K. Bernstein, Annika Dahlqvist, et al. "Dietary Carbohydrate Restriction in Type 2 Diabetes Mellitus and Metabolic Syndrome: Time for a Critical Appraisal". *Nutrition & Metabolism* 5 (8 avril 2008) : 9.

Adams, Charles Darwin, trans. *The Genuine Works of Hippocrates.* New York : Dover, 1868. Adams, Ronald J. et Kenneth M. Jennings. "Media Advocacy: A Case Study of Philip Sokolof's Cholesterol Awareness Campaigns". *Journal of Consumer Affairs* 27, n° 1 (été 1993) : 145-165.

Ahrens, Edward H. Jr. "The Management of Hyperlipidemia: Whether, Rather than How". *Annals of Internal Medicine* 85, n° 1 (juillet 1976) : 87-93.

_____. "The Evidence Relating Six Dietary Factors to the Nation's Health. Introduction". *American journal of Clinical Nutrition* 32, n° 12 (décembre 1979) : 2627-2631.

_____ "After 40 Years of Cholesterol-Watching". *Journal of Lipid Research* 25, n° 13 (15 décembre 1984) : 1442-1449.

_____. "The Diet-Heart Question in 1985: Has It Really Been Settled?" *Lancet* 1, n° 8437 (11 mai 1985) : 1085-1087.

_____. "Carbohydrates, Plasma Triglycerides, and Coronary Heart Disease". *Nutrition Reviews* 44, n° 2 (février 1986) : 60-64.

Ahrens, Edward H. Jr., David H. Blankenhorn et Theodore T. Tsaltas. "Effect on Human Serum Lipids of Substituting Plant for Animal Fat in Diet". *Proceedings for the Society of Experimental Biology and Medicine* 86, n° 4 (août-septembre 1954) : 872-878.

Ahrens, Edward H. Jr., Jules Hirsch, William Insull Jr., Theodore T. Tsaltas, Rolf Blomstrand et Malcolm L. Peterson. "Dietary Control of Serum Lipids in Relation to Atherosclerosis". *Journal of the American Medical Association* 164, n° 17 (24 août 1957) : 1905-1911.

Ahrens, Edward H. Jr., Jules Hirsch, Kurt Oette, John W. Farquhar et Yechezkiel Stein. "Carbohydrate-Induced and Fat-lnduced Lipemia". *Transactions of the Association of American Physicians* 74 (1961) : 134-146.

Ahrens, Edward H. Jr., William Insull Jr., Rolf Blomstrand, Jules Hirsch, Theodore T. Tsaltas et Malcolm L. Peterson. "The Influence of Dietary Fats on Serum-Lipid Levels in Man". *Lancet* 272, n° 6976 (11 mai 1957) : 943-953.

Akiya, Toshimi, Chuji Araki et Kiyoko Igarashi. "Novel Methods of Evaluation Deterioration and Nutritive Value of Oxidized Oil". *Lipids* 8, n° 6 (juin 1973) : 348-352.

Alberti-Fidanza, Adalberta. "Mediterranean Meal Patterns". *Bibliotheca Nutritio et Dieta* 45 (1990) : 59-71.

Albrink, Margaret J. "Triglycerides, Lipoproteins, and Coronary Artery Disease". *Archives of Internal Medicine* 109, n° 3 (mars 1962) : 345-359.

_____. "The Significance of Serum Triglycerides". *Journal of the American Dietetic Association* 42 (janvier 1963) : 29-31.

Aldana, Steven G., Roger Greenlaw, Audrey Salberg, Ray M. Merrill, Ron Hager, Rick B. Jorgensen. "The Effects of an Intensive Lifestyle Modification Program on Carotid Artery Intima-Media Thickness: A Randomized Trial". *American Journal of Health Promotion* 21, n° 6 (juillet-août 2007) : 510-516.

Allbaugh, Leland Girard. *Crete: A Case Study of an Underdeveloped Area.* Princeton, NJ : Princeton University Press, 1953.

Allen, Edgar V., Louis N. Katz, Ancel Keys et John W Gofman, "Atherosclerosis: A Symposium", *Circulation* 5, n° 1 (janvier 1952) : 98-134.

Al-Marzouki, Sanaa, Stephen Evans, Tom Marshall et Ian Roberts. "Are These Data Real? Statistical Methods for the Detection of Data Fabrication in Clinical Trials". *British Medical Journal* 331, n° 7511 (30 juillet 2005) : 267-270.

Alonso, Alvaro et Miguel Ângel Martinez-Gonzàlez. "Olive Oil Consumption and Reduced Incidence of Hypertension: The SUN Study". *Lipids* 39, n° 12 (décembre 2004) : 1233-1238.

Alonso, Alvaro, Valentina Ruiz-Gutierrez et Miguel Ângel Martinez-Gonzàlez. "Monounsaturated Fatty Acids, Olive Oil and Blood Pressure: Epidemiological, Clinical and Experimental Evidence". *Public Health Nutrition* 9, n° 2 (avril 2005) : 251-257.

American Academy of Pediatrics, Committee on Nutrition. (Académie américaine de pédiatrie, comité sur la nutrition.) "Prudent Life-style for Children: Dietary Fat and Cholesterol". *Pediatrics* 78, n° 3 (1er septembre 1986) : 521-525.

_____. "Cholesterol in Childhood". *Pediatrics* 101, n° 1, part 1 (janvier 1998) : 141-147. Association américaine du diabète. "Position Statement. Nutrition Recommendations and Interventions for Diabetes". *Diabetes Care* 31, suppl. 1 (janvier 2008) : S61-S78.

American Heart Association. (Association américaine de cardiologie.) *An Eating Plan for Healthy Americans: Our American Heart Association Diet.* Dallas : American Heart Association, 1995.

_____. Comité sur la nutrition. "Diet and Heart Disease". New York : American Heart Association, 1968.

_____. "Diet and Coronary Heart Disease". New York : American Heart Association, 1973.

_____. "Diet and Coronary Heart Disease". New York : American Heart Association, 1978.

Anderson, Joseph T., Francisco Grande et Ancel Keys. "Hydrogenated Fats in the Diet and Lipids in the Serum of Man". *Journal of Nutrition* 75 (1961) : 388-394.

Anderson, Joseph T., Ancel Keys et Francisco Grande. "The Effects of Different Food Fats on Serum Cholesterol Concentration in Man". *Journal of Nutrition* 62, n° 3 (10 juillet 1957); 421-424.

Anderson, Keaven M., William P. Castelli et Daniel Levy. "Cholesterol and Mortality: 30 Years of Follow-up from the Framingham Study". *Journal of the American Medical Association* 257, n° 16 (24 avril 1987) : 2176-2180.

Anderson, Sue Ann. "Guidelines for Use of Dietary Intake Data". *Journal of the American Dietetic Association* 88, n° 10 (octobre 1988) : 1258-1260.

Andrews, John S., Wendell H. Griffith, James F. Mead et Robert A. Stein. "Toxicity of Air-Oxidized Soybean Oil". *Journal of Nutrition* 70, n° 2 (1er février 1960) : 199-210.

Anitschkow, Nikolai N. et S. Chalatow, "Ueber Experimentelle Cholester-insteatose und ihre Bedeutehung für die Entstehung Einiger Pathologischer Prozesse". *Zentralblatt für Allgemeine Pathologie und Pathologische Anatomie* 24 (1913) : 1-9.

Anon. "The Fat of the Land". *Time* 67 n° 3 (13 janvier 1961) : 48-52.

_____. "Beauty: Vogue's Take It Off, Keep It Off Super Diet ... Devised with the Guidance of Dr. Robert Atkins". *Vogue* 155, n° 10 (1970) : 184-185.

_____. "A Few Kind Words for Cholesterol". *Time,* 9 juin 1980.

_____. "Focus". *Journal of the American Oil Chemists' Society* 61, n° 9 (1984) : 1434.

_____. "Sorry, It's True: Cholesterol Really Is a Killer". *Time,* 23 janvier 1984.

_____. "New Findings on Palm Oil". *Nutrition Reviews* 45, n° 9 (1987) : 205-207.

_____. "Tropical Fats Labeling: Malaysians Counterattack ASA Drive". *Journal of the American Oil Chemists' Society* 64, n° 12 (décembre 1987) : 1596-1598.

_____. "FASEB Nutrition Study Using 'Flawed Data,' Researcher Charges". *Food Chemical News* (25 janvier 1988) : 52-54.

_____. "Congress Hears Cholesterol Debate". Associated Press, 9 décembre 1989.

_____. "The Battle of Pork Rind Hill", *Newsweek,* 5 mars 2000.

_____. "Death of a Diet Doctor". Snopes.com, modifié la dernière fois le 11 février 2004, http://www.snopes.com/medical/doctor/atkins.asp.

Antar, Mohamed A., Margaret A. Ohlson et Robert E. Hodges. "Perspectives in Nutrition: Changes in Retail Market Food Supplies in the United States in the Last Seventy Years in Relation to the Incidence of Coronary Heart Disease, with Special Reference to Dietary Carbohydrates and Essential Fatty

Acids". *American Journal of Clinical Nutrition* 14 (mars 1964) : 169-178.

Appel, Lawrence J., Frank M. Sacks, Vincent J. Carey, et al. "Effects of Protein, Monounsaturated Fat, and Carbohydrate Intake on Blood Pressure and Serum Lipids: Results of the OmniHeart Randomized Trial". *Journal of the American Medical Association* 294, n° 19 (16 novembre 2005) : 2455-2464.

Applewhite, Thomas H. " 'Statistical Correlations' Relating Trans-Fats to Cancer: A Commentary". *Federation Proceedings* 38, n° 11 (1979) : 2435.

_____. "Nutritional Effects of Isomeric Fats: Facts and Fallacies". Dans *Dietary Fats and Health*. Édité par Edward George Perkins et W. J. Visek. Chicago : American Oil Chemists' Society (1983).

_____. "Trans-Isomers, Serum Lipids and Cardiovascular Disease: Another Point of View". *Nutrition Reviews* 51, n° 11 (novembre 1993) : 344-345.

Aravanis, Christos. "The Classic Risk Factors for Coronary Heart Disease: Experience in Europe". *Preventive Medicine* 12, n° 1 (janvier 1983) : 16-19.

Aro, Antti, Matti Jauhiainen, Raija Partanen, Irma Salminen et Marja Mutanen. "Stearic Acid, Trans Fatty Acids, and Dairy Fat: Effects on Serum and Lipoprotein Lipids, Apolipoproteins, Lipoprotein(a), and Lipid Transfer Proteins in Healthy Subjects". *American Journal of Clinical Nutrition* 65, n° 5 (mai 1997) : 1419-1426.

Aro, Antti, I. Salminen, J. K. Huttunen, et al. "Adipose Tissue Isomeric *Trans* Fatty Acids and Risk of Myocardial Infarction in Nine Countries: the EURAMIC Study". *Lancet* 345, n° 8945 (4 février 1995) : 273-278.

Ascherio, Alberto, Martijn B. Katan, Peter L. Zock, Meir J. Stampfer et Walter C. Willett. "Trans Fatty Acids and Coronary Heart Disease". *New England Journal of Medicine* 340, n° 25 (24 juin 1999) : 1994-1998.

Association of Schools of Public Health. (Association des écoles de santé publique.) "Health Revolutionary: The Life and Work of Ancel Keys". Public Health Leadership Film. Consulté pour la

dernière   fois   le   14 février 2014.
http://www.asph.org/document.cfm?page=793

Astrup, Arne, Jørn Dyerberg, Peter Elwood, et al. "The Role of Reducing Intakes of Saturated Fat in the Prevention of Cardiovascular Disease: Where Does the Evidence Stand in 2010?" *American Journal of Clinical Nutrition* 93, n° 4 (avril 2011) : 684-688.

Astrup, Arne, Peter Marckmann et John Blundell. "Oiling of Health Messages in Marketing of Food". *The Lancet* 356, n° 9244 (25 novembre 2000) : 1786.

Atkins, Robert C. *Dr. Atkins' Diet Revolution: The High-Calorie Way to Stay Thin Forever.* Philadelphie : David McKay Co., 1972.

_____. Interview avec Larry King. *Larry King Live.* CNN, 6 janvier 2003.

Austin, Peter C., Muhammad M. Mamdani, David N. Juurlink et Janet E. Hux. "Testing Multiple Statistical Hypotheses Resulted in Spurious Associations: A Study of Astrological Signs and Health". *Journal of Clinical Epidemiology* 59, n° 9 (septembre 2006) : 964-969.

Bach, Anna, Lluís Serra-Majem, Josep L. Carrasco, et al. "The Use of Indexes Evaluating the Adherence to the Mediterranean Diet in Epidemiological Studies: A Review". *Public Health Nutrition* 9, n° 1A (février 2006) : 132-146.

Bacon, Francis. *Novum Organum Scientiarum,* Angleterre, 1620, Livre 1 : XXXIV.

Bailar, John C. "Dietary Fat and Cancer Trends-A Further Critique". *Federation Proceedings* 38, n° 11 (octobre 1979) : 2435-2436.

Ball, Richard A. et J. Robert Lilly. "The Menace of Margarine: The Rise and Fall of a Social Problem". *Social Problems* 29, n° 5 (juin 1982) : 488-498.

Banting, William. *Letter on Corpulence. Addressed to the Public.* Londres, 1863. Réimprimé à New York : Cosimo Classics, 2005.

Barbour, Andrew D. "The Deposition and Utilization of Hydrogenation Isooleic Acid in the Animal Body". *The Journal of Biological Chemistry* 101, n° 1 (juin 1933) : 63-72.

Barker, J. Ellis. *Cancer.* Londres : John Murray, 1924.

BIBLIOGRAPHIE

Bauer, Bob. Lettre en réponse à la pétition d'allégation de santé (recours n° 2003Q-0559). Bureau des produits nutritionnels, d'étiquetage et des compléments alimentaires, Agence américaine des produits alimentaires et médicamenteux, 1er novembre 2004.

Baum, Seth J., Penny M. Kris-Etherton, Walter C. Willett, et al. "Fatty Acids in Cardiovascular Health and Disease: A Comprehensive Update". *Journal of Clinical Lipidology* 6, n° 3 (mai 2012) : 216-234.

Beaglehole, Robert, Mary A. Foulkes, Ian A. M. Prior et Elaine F. Eyles. "Cholesterol and Mortality in New Zealand Maoris". *British Medical Journal* 280, n° 6210 (2 février 1980) : 285-287.

Beauchamp, Gary K., Russell S. J. Keast, Diane Morel, et al. "Phytochemistry: Ibuprofen-like Activity in Extra-Virgin Olive Oil". *Nature* 437, n° 7055 (1er septembre 2005) : 45-46.

Beckles, G. L., C. F. Chou, Centers for Disease Control and Prevention, "Diabetes-United States, 2006 and 2010", *Morbidity and Mortality Weekly Report* 62, suppl. 3 (2012) : 99-104.

Bekelman, Justin E., Yan Li et Cary P. Gross. "Scope and Impact of Financial Conflicts of Interest in Biomedical Research; A Systematic Review". *Journal of the American Medical Association* 289, n° 4 (22-29 janvier 2003) : 454-465.

Bendsen, N. T., R. Christensen, E. M. Bartels et A. Astrup. "Consumption of Industrial and Ruminant Trans Fatty Acids and Risk of Coronary Heart Disease: A Systematic Review and Meta-Analysis of Cohort Studies". *European Journal of Clinical Nutrition* 65, n° 7 (juillet 2011) : 773-783.

Beresford, Shirley A. A., Karen C. Johnson, et al. "Low-Fat Dietary Pattern and Risk of Colorectal Cancer: The Women's Health Initiative Randomized Controlled Dietary Modification Trial". *Journal of the American Medical Association* 295, n° 6 (8 février 2006) : 643-654.

Bier, Dennis M., J. T. Brosnan, J. P. Flatt, et al. "Report of the IDECG Working Group on Lower and Upper Limits of Carbohydrate and Fat Intake". *European Journal of Clinical Nutrition* 53, n° 1 suppl. (avril 1999) : S177-S178.

Bier, Dennis M., Ronald M. Lauer et Olli Simell. "Summary". *The American Journal of Clinical Nutrition* 72, n° 5 suppl. (novembre 2000) : 1410S-1413S.

567

Bierenbaum, Marvin L., Donald P. Green, Alvin Florin, Alan Fleischman et Anne B. Caldwell. "Modified-Fat Dietary Management of the Young Male with Coronary Disease", *Journal of the American Medical Association* 202, n° 13 (1967) : 59-63.

Biesalski, Hans Konrad. "Meat and Cancer: Meat as a Component of a Healthy Diet". *European Journal of Clinical Nutrition* 56, suppl. 1 (mars 2002) : S2-S11.

Bingham, Sheila A. "Limitations of the Various Methods for Collecting Dietary Intake Data". *Annals of Nutrition and Metabolism* 35, n° 3 (1991) : 117-127.

Biss, Kurt, Kang-Jey Ho, Belma Mikkelson, Lena Lewis et C. Bruce Taylor. "Some Unique Biologic Characteristics of the Masai of East Africa". *New England Journal of Medicine* 284, n° 13 (avril 1971) : 694-699.

Bistrian, Bruce R., George L. Blackburn, Jean-Pierre Flatt, Jack Sizer, Nevin S. Scrimshaw et Mindy Sherman. "Nitrogen Metabolism and Insulin Requirements in Obese Diabetic Adults on a Protein-Sparing Modified Fast". *Diabetes* 25, n° 6 (juin 1976) : 494-504.

Bittman, Mark. "No Meat, No Dairy, No Problem". *New York Times Sunday Magazine,* 1er janvier 2012.

Blackburn, G. L. "Mechanisms of Nitrogen Sparing with Severe Calorie Restricted Diets". *International Journal of Obesity* 5, n° 3 (1981) : 215-216.

Blackburn, Henry. "The Low Risk Coronary Male". *American Journal of Cardiology* 58, n° 1 (juillet 1986) : 161.

_____. Conférence d'Ancel Keys : "The Three Beauties: Bench, Clinical, and Population Research". *Circulation* 86, n° 4 (octobre 1992) : 1323-1331.

Blackburn, Henry et Darwin Labarthe. "Stories for the Evolution of Guidelines for Casual Interference in Epidemiologic Associations: 1953-1965". *American Journal of Epidemiology* 176, n° 12 (5 décembre 2012) : 1071-1077.

Blakeslee, Alton et Jeremiah Stamler. *Your Heart Has Nine Lives: Nine Steps to Heart Health.* New York : Pocket Books, 1966.

Blasbalg, Tanya L., Joseph R. Hibbeln, Christopher E. Ramsden, Sharon F. Majchrzak et Robert R. Rawlings. "Changes in Consumption of Omega-3 and Omega-6 Fatty Acids in the

BIBLIOGRAPHIE

United States During the 20th Century". *American Journal of Clinical Nutrition* 93, n° 5 (mai 2011) : 950-962.

Blondheim, S. H., T. Horne, R. Davidovich, J. Kapitulnik, S. Segal et N. A. Kaufmann. "Unsaturated Fatty Acids in Adipose Tissue of Israeli Jews". *Israel Journal of Medical Sciences* 12, n° 7 (juillet 1976) : 658-661.

Blume, Elaine. "The Truth About Trans: Hydrogenated Oils Aren't Guilty as Charged". *Center for Science in the Public Interest: Nutrition Action Healthletter* 15, n° 2 (1er mars 1988) : 8-10.

Bogani, Paola, Claudio Galli, Marco Villa et Francesco Visioli. "Postprandial Anti-inflammatory and Antioxidant Effects of Extra Virgin Olive Oil". *Atherosclerosis* 190, n° 1 (janvier 2007) : 181-186.

Boniface, D. B. et M. E. Tefft, "Dietary Fats and 16-year Coronary Heart Disease Mortality in a Cohort of Men and Women in Great Britain". *European Journal of Clinical Nutrition* 56, n° 8 (août 2002) : 786-792.

Bostock, John et H. T. Riley. *The Natural History of Pliny.* Londres : Taylor and Francis, 1855. Böttiger, Lars-Erik et Lars A. Carlson. "Serum Glucoproteins in Men with Myocardial Infarction". *Journal of Atherosclerosis Research* 1, n° 3 (6 mai 1961) : 184-188.

Breslow, Jan L. "Why You Should Support the American Heart Association!" *Circulation* 94, n° 11 (1er décembre 1996) : 3016-3022.

Broad, William James. "NIH Deals Gingerly with Diet-Disease Link". *Science* 204, n° 4398 (15 juin 1979) : 1175-1178.

_____. "Academy Says Curb on Cholesterol Not Needed". *Science* 208, n° 4450 (20 juin 1980) : 1354-1355.

Brobeck, John R. "Mechanisms in the Development of Obesity in Animals with Hypothalamic Lesions". *Physiological Reviews* 26, n° 4 (1er octobre 1946) : 541-559.

Brody, Jane E. *Jane Brody's Good Food Book: Living the High Carbohydrate Way* New York : W. W Norton, 1985.

Brown, Michael S. et Joseph L. Goldstein. "How LDL Receptors Influence Cholesterol and Atherosclerosis". *Scientific American* 251, n° 5 (novembre 1984) : 58-66.

569

Byers, Tim. "Hardened Fats, Hardened Arteries?" *New England Journal of Medicine* 337, n° 21 (20 novembre 1997) : 1544-1545.

Caballero, Benjamin, Theresa Clay, Sally M. Davis, et al. "Pathways: A School-Based, Randomized Controlled Trial for the Prevention of Obesity in American Indian Schoolchildren". *American Journal of Clinical Nutrition* 78, n° 5 (novembre 2003) : 1030-1038.

Campbell, T. Colin et Chen Junshi. "Diet and Chronic Degenerative Diseases: Perspectives from China". *American Journal of Clinical Nutrition* 59, n° 5 suppl. (mai 1994) : 1153S-1161S.

Campbell, T. Colin, Banoo Parpia et Junshi Chen. "Diet, Lifestyle, and the Etiology of Coronary Artery Disease: The Cornell China Study". *American Journal of Cardiology* 82, n° 10B (26 novembre 1998) : 18T-21T.

Canadian Pediatric Society and Health Canada, Joint Working Group. (Société canadienne de pédiatrie et Santé Canada, groupe de travail conjoint.) *Nutrition Recommendations Update: Dietary Fat and Children.* Ottowa, Ontario : Health Canada, 1993.

Cannon, Geoffrey. *Food and Health: The Experts Agree.* Londres : Consumers' Association, 1992. Capewell, Simon et Martin O'Flaherty. "What Explains Declining Coronary Mortality? Lessons and Warnings". *Heart* 94, n° 9 (septembre 2008) : 1105-1108.

Carlson, Lars A., Lars E. Böttiger et P. E. Åhdfeldt. "Risk Factors for Myocardial Infarction in the Stockholm Prospective Study". *Acta Medica Scandinavica* 206, n° 5 (1979) : 351-360.

Cassady, Bridget A., Nicole L. Charboneau, Emily E. Brys, Kristin A. Crouse, Donald C. Beitz et Ted Wilson. "Effects of Low Carbohydrate Diets High in Red Meats or Poultry, Fish and Shellfish on Plasma Lipids and Weight Loss". *Nutrition & Metabolism* 4, n° 23 (31 octobre 2007). doi:10.1186/1743-7075-4-23.

Castelli, William P. "Concerning the Possibility of a Nut ...". *Archives of Internal Medicine* 152, n° 7 (juillet 1992) : 1371-1372.

Castelli, William P., Joseph T. Doyle, Tavia Gordon, et al. "HDL Cholesterol and Other Lipids in Coronary Heart Disease: The

570

Cooperative Lipoprotein Phenotyping Study". *Circulation* 55, n° 5 (mai 1977) : 767-772.

Center for Food Safety and Applied Nutrition, US Food and Drug Administration. (Centre pour la sécurité alimentaire et de la nutrition appliquée de la FDA, Agence américaine des produits alimentaires et médicamenteux.) "FDA Issues Draft Guidance for Industry on How to Reduce Acrylamide in Certain Foods". *CFSAN Constituent Update,* 14 novembre 2013, http://www.fda.gov/Food/NewsEvents/ConstituentUpdates/ucm3 74601.htm.

Center for Science in the Public Interest. (Centre pour la science dans l'intérêt public.) *Saturated Fat Attack.* Washington, DC : Centre pour la science dans l'intérêt public, 1988.

_____. "Building a Healthier America, 35th Anniversary Report". Washington, DC : Center for Science in the Public Interest, 2006.

Centers for Disease Control and Prevention. (Centres pour le contrôle et la prévention des maladies.) "Trends in Intake of Energy and Macronutrients in the United States, 1971-2000". *Morbidity and Mortality Weekly Report* 53, n° 4 (6 février 2004) : 80-82.

_____. Enquête nationale par examen de la santé, 1960-1962. Consultable sur le site http://www.cdc.gov/nchs/nhanes.htm.

Central Committee for Medical and Community Program, American Heart Association. (Comité central pour le programme médical et communautaire, Association américaine de cardiologie.) "Dietary Fat and Its Relation to Heart Attacks and Strokes: Report by the Central Committee for Medical and Community Program of the American Heart Association". *Journal of the American Medical Association* 175 (4 février 1961) : 389-391.

Chamberlin, Thomas C. "The Method of Multiple Working Hypothèses. (Repr. *Journal of Geology*, 1897.) *Science* 148, n° 3671 (7 mai 1965) : 754-759.

Charles, Dan. "The Making of Meat Eating America". Édition du matin, radio nationale, 26 juin 2012.

Chlebowski, Rowan T., George L. Blackburn, Cynthia A. Thomson, et al. "Dietary Fat Reduction and Breast Cancer Outcome: Interim Efficacy Results from the Women's Intervention

Nutrition Study". *Journal of the National Cancer Institute* 98, n° 24 (20 décembre 2006) : 1767-1776.

Christakis, George, Seymour H. Rinzler, Morton Archer et Arthur Kraus. "Effect of the Anti-Coronary Club Program on Coronary Heart Disease: Risk-Factor Status". *Journal of the American Medical Association* 198, n° 6 (7 novembre 1966) : 597-604.

Christakis, George, Seymour H. Rinzler, Morton Archer et Ethel Maslansky. "Summary of the Research Activities of the Anti-Coronary Club". *Public Health Reports* 81, n° 1 (janvier 1966) : 64-70.

Clarke, William R., Helmut G. Schrott, Paul E. Leaverton, William E. Connor et Ronald M. Lauer. "Tracking of Blood Lipids and Blood Pressures in School Age Children: The Muscatine Study". *Circulation* 58, n° 4 (octobre 1978) : 626-634.

Claxson etrew W. D., Geoffrey E. Hawkes, David P. Richardson, et al. "Generation of Lipid Peroxidation Products in Culinary Oils and Fats During Episodes of Thermal Stressing: A High Field 1H NMR Study". *FEBS Letters* 355, n° 1 (21 novembre 1994) : 81-90.

Clayton, Paul et Judith Rowbotham. "How the Mid-Victorian Worked, Ate and Died". *International Journal of Environmental Research and Public Health* 6, n° 3 (mars 2009) : 1235-1253.

Cleave, Thomas L. et George D. Campbell. *Diabetes, Coronary Thrombosis, and the Saccharine Disease.* Bristol : John Wright & Sons, 1966.

Cobe, P., J. M. Lang, T. H. Strenk et D. Tanyeri. "Best Do-Over That We'll All Be Doing Soon". *Restaurant Business,* 6 avril 2007.

Coggon, D., B. Pannett, C. Osmond et E. D. Acheson. "A Survey of Cancer and Occupation in Young and Middle Aged Men. I. Cancers of the Respiratory Tract". *British Journal of Industrial Medicine* 43, n° 5 (mai 1986) : 332-338.

Combined Staff Clinic. "Obesity". *American Journal of Medicine* 19, n° 1 (juillet 1955) : 115-125. Commission des chercheurs principaux. "A Co-operative Trial in the Primary Prevention of Ischaemic Heart Disease Using Clofibrate: A Report from the Committee of Principal Investigators". *British Heart Journal* 40 (octobre 1978) : 1069-1118.

572

Conklin, Daniel J., Oleg A. Barski, Jean-Francois Lesgards, et al. "Acrolein Consumption Induces Systemic Dyslipidemia and Lipoprotein Modification". *Toxicology and Applied Pharmacology* 243, n° 1 (15 février 2010) : 1-12.

Conklin, Daniel J., Russell A. Prough, Peter Juvan, et al. "Acrolein-Induced Dyslipidemia and Acute-Phase Response Are Independent of HMG-CoA Reductase". *Molecular Nutrition and Food Research* 55, n° 9 (septembre 2011) : 1411-1422.

Cooper, Thomas. *Some Information Respecting America.* Londres : J. Johnson, 1794.

_____.*The Chainbearer.* Oxford : Oxford University, 1845.

Cordain, Loren, Janette Brand Miller, S. Boyd Eaton, Neil Mann, Susanne H. Holt et John D. Speth. "Plant-animal Subsistence Ratios and Macronutrient Energy Estimations in Worldwide Hunter-gatherer Diets". *American Journal of Clinical Nutrition* 71, n° 3 (mars 2000) : 682-692.

Cowley, Geoffrey. "Healer of Hearts: Dean Ornish's Low-Tech Methods Could Transform American Medicine. But the Doctor Is Still Striving to Transform Himself". *Newsweek,* 16 mars 1998.

Crampton, E. W., R. H. Common, E. T. Pritchard et Florence A. Farmer. "Studies to Determine the Nature of the Damage to the Nutritive Value of Some Vegetable Oils from Heat Treatment: IV. Ethyl Esters of Heat Polymerized Linseed, Soybean and Sunflower Seed Oils". *Journal of Nutrition* 60, n° 1 (10 septembre 1956) : 13-24.

Crawford, Michael A. "Fatty-Acid Ratios in Free-Living and Domestic Animals". *Lancet* 291, n° 7556 (22 juin 1968) : 1329-1333.

Csallany, A. Saari, I. Han, D.W. Shoeman et C. Chen. "4-Hydroxynonenal (HNE), a Toxic Aldehyde in French Fries from Fast Food Restaurants". Présentation par poster lors du colloque du HNE de la 16e conférence bi-annuelle organisée par la Société de recherche sur les radicaux libres et le Club des HNE, Londres, 1-9 septembre 2012.

Cummings, Richard Osborn. *The American and His Food: A History of Food Habits in the United States.* Chicago : The University of Chicago Press, 1940.

Damas, David. *Arctic Migrants/Arctic Villagers: The Transformation of Inuit Settlement in the Central Arctic.* Québec : McGill-Queen's Press, 2002.

Damasceno, N. R., A. Perez-Heras, M. Serra, et al. "Crossover Study of Diets Enriched with Virgin Olive Oil, Walnuts or Almonds. Effects on Lipids and Other Cardiovascular Risk Markers". *Nutrition Metabolism Cardiovascular Disease* 21, n° 1 suppl. (2011) : 14S-20S. Daniel, Carrie R., Amanda J. Cross, Corinna Koebnick et Rashmi Sinha. "Trends in Meat Consumption in the USA". *Public Health Nutrition* 14, n° 4 (2011) : 575-583.

Davidson, Alan. "Saindoux" dans *The Penguin Companion to Food.* New York : Penguin Books, 2002, 530-531.

Day, Ivan. *Cooking in Europe 1650–1850.* Westport, CT : Greenwood Press, 2009.

Day, José, Malcolm Carruthers, Alan Bailey et David Robinson. "Anthropometric, Physiological and Biochemical Differences Between Urban and Rural Masai". *Atherosclerosis* 23, n° 2 (1976) : 357-361.

Dayton, Seymour et Morton Lee Pearce. "Diet and Atherosclerosis". *Lancet* 295, n° 7644 (28 février 1970) : 473–474.

Dayton, Seymour, Morton Lee Pearce, Sam Hashimoto, Wilfrid J. Dixon et Uwamie Tomiyasu. "A Controlled Clinical Trial of a Diet High in Unsaturated Fat in Preventing Complications of Atherosclerosis". *Circulation* 40, n° 1, suppl. 2 (1969) : II-1-II-63.

Decker, Walter J. et Walter Mertz. "Effects of Dietary Elaidic Acid on Membrane Function in Rat Mitochondria and Erythrocytes". *Journal of Nutrition* 91, n° 3 (mars 1967) : 324-330.

DeHaven, Joseph, Robert Sherwin, Rosa Hendler et Philip Felig. "Nitrogen and Sodium Balance and Sympathetic-Nervous-System Activity in Obese Subjects Treated With a Low-Calorie Protein or Mixed Diet". *New England Journal of Medicine* 302, n° 9 (28 février 1980) : 477-482.

Després, Jean-Pierre. "Bringing JUPITER Down to Earth". *Lancet* 373, n° 9670 (4 avril 2009) : 1147-1148.

Deuel, Harry J. Jr. "The Butter-Margarine Controversy". *Science* 103, n° 2668 (15 février 1946) : 183-187.

574

Deuel, Harry J. Jr., Samuel M. Greenberg, Evelyn E. Savage et Lucien A. Bavetta. "Studies on the Comparative Nutritive Value of Fats: XIII. Growth and Reproduction Over 25 Generations on Sherman Diet B Where Butterfat was Replaced by Margarine Fat, Including a Study of Calcium Metabolism". *Journal of Nutrition* 42, n° 2 (1950) : 239-255.

Deuel, Harry J. Jr., Eli Movitt et Lois F. Hallman. "Studies of the Comparative Nutritive Value of Fats: IV. The Negative Effect of Different Fats on Fertility and Lactation in the Rat". *Journal of Nutrition* 27, n° 6 (juin 1944) : 509-513.

Deuel, Harry J. Jr., Eli Movitt, Lois F. Hallman, Fred Mattson et Evelyn Brown. "Studies of the Comparative Nutritive Value of Fats: I. Growth Rate and Efficiency of Conversion of Various Diets to Tissue". *Journal of Nutrition* 27, n° 1 (janvier 1944) : 107-121.

Dietary Guidelines Advisory Committee. (Comité consultatif sur les recommandations alimentaires.) Préparé pour le Service de recherche agricole, le ministère de l'Agriculture des États-Unis et le ministère de la Santé et des Services sociaux. *Report of the Dietary Guidelines Advisory Committee on the Dietary Guidelines for Americans, 2010. To the Secretary of Agriculture and the Secretary of Health and Human Services.* Washington, DC : US Government Printing Office, 15 juin 2010.

DISC Collaborative Research Group. (Groupe de recherche collaborative DISC.) "Dietary Intervention Study in Children (DISC) with Elevated Low Density Lipoprotein Cholesterol: Design and Baseline Characteristics". *Annals of Epidemiology* 3, n° 4 (juillet 1993) : 393–402.

Doll, R., R. Peto, K. Wheatley, R. Gray et I. Sutherland. "Mortality in Relation to Smoking: 40 Years' Observations on Male British Doctors". *British Medical Journal* 309, n° 6959 (8 octobre 1994) : 901-911.

Donaldson, Blake F. *Strong Medicine.* New York : Cassell, 1963.

Dreon, Darlene M., Harriett A. Fernstrom, Paul T. Williams et Ronald M. Krauss. "A Very-Low-Fat Diet Is Not Associated with Improved Lipoprotein Profiles in Men with a Predominance of Large, Low-Density Lipoproteins". *American Journal of Clinical Nutrition* 69, n° 3 (mars 1999) : 411-418.

575

Drewnowski, Adam. "The Cost of U.S. Foods as Related to Their Nutritive Value". *American Journal of Clinical Nutrition* 92, n° 5 (Nov, 2010) : 1181-1188.

Dupré, Ruth. " 'If It's Yellow, It Must be Butter': Margarine Regulation in North America Since 1886". *Journal of Economic History* 59, n° 2 (juin 1999) : 353-371.

Duthie, Susan J. "Soybean Growers Move to Label Palm Oil as Unhealthy, Bringing Rivalry to a Boil". *Wall Street Journal,* 31 août 1987.

Eckel, Robert H., J. M. Jakicic, V. S. Hubbard, et al. "2013 AHA/ACC Guideline on Lifestyle Management to Reduce Cardiovascular Risk: A Report of the American College of Cardiology/American Heart Association Task Force on Practice Guidelines". *Circulation,* (2013), doi:10.1161/01.cir.0000437740.48606.d1.

Editors. (Éditeurs.) "Coronary Heart Disease and Carbohydrate Metabolism". *Journal of the American Medical Association* 201, n° 13 (25 septembre 1967) : 164.

_____. "Diet and Atherosclerosis". *Lancet* 2, n° 7627 (1er novembre 1969) : 939-940.

_____. "Can I Avoid a Heart Attack?" *Lancet* 303, n° 7858 (6 avril 1974) : 605-607.

_____. "Trans Fatty Acids Dispute Rages in Letters to FASEB". *Food Chemical News* (30 mai 1988) : 6-10.

_____. "Expression of Concern". *British Medical Journal* 331, n° 7511 (30 juillet 2005) : 266.

Enig, Mary G. *Trans Fatty Acids in the Food Supply: A Comprehensive Report Covering 60 Years of Research,* 2e édition. Silver Spring, MD : Enig Associates, 1995.

Enig, Mary G., S. Atal, M. Keeney et J. Sampugna. "Isomeric Trans Fatty Acids in the U.S. Diet".*Journal of the American College of Nutrition 9,* n° 5 (octobre 1990) : 471–486.

Enig, Mary G., R. Munn et M. Keeney, "Dietary Fat and Cancer Trends-A Critique". *Federation Proceedings* 37, n° 9 (juillet 1978) : 2215-2220.

Ernst, Nancy D., C. T. Sempos, R. R. Briefel et M. B. Clark. "Consistency Between US Dietary Fat Intake and Serum Total Cholesterol Concentrations: The National Health and Nutrition

576

Examination Surveys". *American Journal of Clinical Nutrition* 66, n° 4 suppl. (octobre 1997) : 965S-972S.

Esposito, Katherine, Raffaele Marfella, Miryam Ciotola, et al. "Effect of a Mediterranean-Style Diet on Endothelial Dysfunction and Markers of Vascular Inflammation in the Metabolic Syndrome: A Randomized Trial". *Journal of the American Medical Association* 292, n° 12 (22 septembre 2004) : 1440-1446.

Esterbauer, Hermann. "Cytotoxicity and Genotoxicity of Lipid-Oxidation Products". *American Journal of Clinical Nutrition* 57, n° 5 suppl. (mai 1993) : 779S-786S.

Esterbauer, Hermann, K. H. Cheeseman, M. U. Dianzani, G. Poli et T. F. Slater. "Separation and Characterization of the Aldehydic Products of Lipid Peroxidation Stimulated by ADP-Fe2+ in Rat Liver Microsomes". *Biochemical Journal* 208, n° 1 (15 octobre 1982) : 129-140.

Esterbauer, Hermann, Günther Jürgens, Oswald Quehenberger et Ernst Koller. "Autoxidation of Human Low Density Lipoprotein: Loss of Polyunsaturated Fatty Acids and Vitamin E and Generation of Aldehydes". *Journal of Lipid Research* 28, n° 5 (mai 1987) : 495-509.

Esterbauer, Hermann, Rudolf Jorg Schaur et Helmward Zollner. "Chemistry and Biochemistry of 4-Hydroxynonenal, Malonaldehyde and Related Aldehydes". *Free Radical Biology & Medicine* 11, n° 1 (1991) : 81-128.

Estruch, Ramón, Emilio Ros, Jordi Salas-Salvadó, et al. "Primary Prevention of Cardiovascular Disease with a Mediterranean Diet". *New England Journal of Medicine* 368, n° 14 (4 avril 2013) : 1279-1290.

European Food Safety Authority. (Autorité européenne de sécurité des aliments.) "Analysis of Occurrence of 3 monochloropropane 1,2 diol (3 MCPD) in Food in Europe in the Year 2009-2011 and Preliminary Exposure Assessment". *EFSA Journal* 11, n° 9 (2013) : 3381. doi:10.2903/j.efsa.2013.3381.

Expert Panel on Trans Fatty Acids and Coronary Heart Disease. (Groupe d'experts sur les acides gras trans et les maladies coronariennes.) "Trans Fatty Acids and Coronary Heart Disease Risk". *American Journal of Clinical Nutrition* 62, n° 3 suppl. (1995) : 655S-708S.

Falta, Wilhelm. *Endocrine Diseases, Including Their Diagnosis and Treatment*. Philadelphie : P. Blakiston's Sons, 1923.

Federal Trade Commission (Commission fédérale du commerce), plainte, "In the Matter of Standard Brands, Inc., et al.: Consent Order, Etc., In Regard to the Alleged Violation of the Federal Trade Commission Act". Recours C-2377, 9 avril 1973.

Fehily, A. M., J. W. G. Yarnell, P. M. Sweetnam et P. C. Elwood. "Diet and Incident of Ischaemic Heart Disease: The Caerphilly Study". *British Journal of Nutrition* 69, n° 2 (mars 1993) : 303-314.

Feinleib, Manning. "On a Possible Inverse Relationship Between Serum Cholesterol and Cancer Mortality". *American Journal of Epidemiology* 114, n° 1 (juillet 1981) : 5-10.

_____. "Summary of a Workshop on Cholesterol and Noncardiovascular Disease Mortality". *Preventive Medicine* 11, n° 3 (mai 1982) : 360-367.

Feron, V. J., H. P. Til, Flora de Vrijer, et al. "Aldehydes: Occurrence, Carcinogenic Potential, Mechanism of Action and Risk Assessment". *Mutation Research* 259, n° 3-4 (mars-avril 1991) : 363-385.

Ferro-Luzzi, Anna et Francesco Branca. "Mediterranean Diet, Italian-Style: Prototype of a Healthy Diet". *American Journal of Clinical Nutrition* 61, n° 6 suppl. (juin 1995) : 1338S-1345S.

Ferro-Luzzi, Anna, Philip James et Anthony Kafatos. "The High-Fat Greek Diet: a Recipe for All?" *European Journal of Clinical Nutrition* 56, n° 9 (septembre 2002) : 796-809.

_____. "Response to Letter: Response to the Letter Submitted by D. Trichopoulos entitled, 'In Defense of the Mediterranean Diet.' " *European Journal of Clinical Nutrition* 56, n° 9 (septembre 2002) : 930-931.

Ferro-Luzzi, Anna et Stefania Sette. "The Mediterranean Diet: An Attempt to Define Its Present and Past Composition". *European Journal of Clinical Nutrition* 43, n° 2 suppl. (1989) : 13-29.

Ferro-Luzzi, Anna, Pasquale Strazzullo, Cristina Scaccini, et al. "Changing the Mediterranean Diet: Effects on Blood Lipids". *American Journal of Clinical Nutrition* 40, n° 5 (novembre 1984) : 1027-1037.

Fiedorowicz, Jess G. et William G. Haynes. "Cholesterol, Mood, and Vascular Health: Untangling the Relationship. Does Low

Cholesterol Predispose to Depression and Suicide, or Vice Versa?" *Current Psychiatry* 9, n° 7 (juillet 2010) : 17-22.

Finegan, Aileen, Noel Hickey, Brian Maurer et Risteàrd Mulcahy. "Diet and Coronary Heart Disease: Dietary Analysis on 100 Male Patients". *American Journal of Clinical Nutrition* 21, n° 2 (février 1968) : 143-148.

_____. "Diet and Coronary Heart Disease: Dietary Analysis on 50 Female Patients". *American Journal of Clinical Nutrition* 22, n° 1 (janvier 1969) : 8-9.

Firestone, David. "Worldwide Regulation of Frying Fats and Oils". *Inform* 4 (1993) : 1366-1371.

Fischer, Louis et Julian L. Rogatz. "Insulin in Malnutrition". *Archives of Pediatrics & Adolescent Medicine* 31, n° 3 (mars 1926) : 363-372.

Fitó, M., M. Cladellas, R. de la Torre, et al. "Anti-Inflammatory Effect of Virgin Olive Oil in Stable Coronary Disease Patients: A Randomized, Crossover, Controlled Trial". *European Journal of Clinical Nutrition* 62, n° 4 (avril 2004) : 570-574.

Flavell, C. M. "Women and Coronary Heart Disease". *Progress in Cardiovascular Nursing* 9, n° 4 (Fall 1994) : 18-27.

Flint, Austin. *A Practical Treatise on the Diagnosis, Pathology, and Treatment of Diseases of the Heart.* Philadelphie : Blanchard and Lea, 1859.

Flock, M. R., J. A. Fleming et Penny M. Kris-Etherton. "Macronutrient Replacement Options for Saturated Fat: Effects on Cardiovascular Health". *Current Opinion in Lipidology* 25, n° 1 (février 2014) : 67-74.

Fogliano, Vincenzo et Raffaele Sacchi. "Oleocanthal in Olive Oil: Between Myth and Reality". *Molecular Nutrition & Food Research* 50, n° 1 (janvier 2006) : 5-6.

Food and Agriculture Organization of the United Nations. (Organisation des Nations Unies pour l'alimentation et l'agriculture.) "Fats and Fatty Acids in Human Nutrition: Report of an Expert Consultation. 10-14 novembre 2008". *FAO Food and Nutrition* Paper 91. Rome : Food and Agriculture Organization of the United Nations, 2010.

Food and Drug Administration, US Department of Health and Human Services. (Agence américaine des produits alimentaires et médicamenteux, ministère de la Santé et des Services sociaux

579

des États-Unis.) "Food Labeling: Trans Fatty Acids in Nutrition Labeling, Nutrient Content Claims, and Health Claims; Proposed Rule". Washington, DC : US Government Printing Office, 1999.

_____. "Food Labeling: *Trans* Fatty Acids in Nutrition Labeling, Nutrient Content Claims, and Health Claims, Final and Proposed Rule". *Federal Register* 68, n° 133. Washington, DC : US Government Printing Office, 11 juillet 2003.

Food and Nutrition Board, Division of Biological Sciences, Assembly of Life Sciences, The National Research Council, National Academy of Sciences. (Comité sur les aliments et la nutrition, Division des sciences médicales, Assemblée des sciences de la vie, Conseil national de recherches, Académie nationale des sciences.) *Toward Healthful Diets.* Washington, DC : National Academy Press, 1980.

Foppa, Ivo et Christoph E. Minder. "Oral, Pharyngeal and Laryngeal Cancer as a Cause of Death Among Swiss Cooks". *Scandinavian Journal of Work, Environment & Health* 18, n° 5 (octobre 1992) : 287-292.

Forbes, Hamish. "Ethnoarchaeology and the Place of the Olive in the Economy of the Southern Argolid, Greece". Dans *La Production du Vin et l'Huile en Méditerranée.* Édité par M.-C. Amouretti et J.-P. Brun, 213-226. Paris : École Française d'Athènes, 1993.

Forsythe, Cassandra E., Stephen D. Phinney, Richard D. Feinman, et al. "Limited Effect of Dietary Saturated Fat on Plasma Saturated Fat in the Context of a Low Carbohydrate Diet". *Lipids* 45, n° 10 (octobre 2010) : 947-962.

Foster, Gary D., Holly R. Wyatt, James O. Hill, et al. "Weight and Metabolic Outcomes After 2 Years on a Low-Carbohydrate Versus Low-Fat Diet: A Randomized Trial". *Annals of Internal Medicine* 153, n° 3 (3 août 2010) : 147-157.

Frank, Charles W., Eve Weinblatt et Sam Shapiro. "Angina Pectoris in Men". *Circulation* 42, n° 3 (mars 1973) : 509-517.

Frantz, Ivan D., Emily A. Dawson, Patricia L. Ashman, et al. "Test of Effect of Lipid Lowering by Diet on Cardiovascular Risk. The Minnesota Coronary Survey". *Arteriosclerosis, Thrombosis, and Vascular Biology* 9, n° 1 (janvier-février 1989) : 129-135.

Fraser, Gary E. "Determinants of Ischemic Heart Disease in Seventh-Day Adventists: A Review". *American Journal of*

Clinical Nutrition 48, n° 3 suppl. (septembre 1988) : 833-836.

Fraser, Gary E., Joan Sabaté et W. Lawrence Beeson. "The Application of Results of Some Studies of California Seventh-Day Adventists to the General Population". *Archives of Internal Medicine* 153, n° 4 (22 février 1993) : 533-534.

Fredrickson, Donald S. "Mutants, Hyperlipoproteinaemia, and Coronary Artery Disease". *British Medical Journal* 2, n° 5755 (24 avril 1971) : 187-192.

Freedman, David S., Charles L. Shear, Sathanur R. Srinivasan, Larry S. Webber et Gerald S. Berenson. "Tracking of Serum Lipids and Lipoproteins in Children Over an 8-year Period: The Bogalusa Heart Study". *Preventive Medicine* 14, n° 2 (mars 1985) : 203-216.

Fullanana, Andres, Angel A. Carbonell-Barrachina et Sukh Sidhu. "Comparison of Volatile Aldehydes Present in the Cooking Fumes of Extra Virgin Olive, Olive, and Canola Oils". *Journal of Agriculture and Food Chemistry* 52, n° 16 (11 août 2004) : 5207-5214.

Galan, Pilar, Emmanuelle Kesse-Guyot, Sébastien Czernichow, Serge Briancon, Jacques Blacher et Serge Hercberg. "Effects of B Vitamins and Omega 3 Fatty Acids on Cardiovascular Disease: A Randomised Placebo Controlled Trial". *British Medical Journal* 341 (29 novembre 2010) : 1–9.

Gammal, Elias B., Kenneth K. Carroll et Earl R. Plunkett. "Effects of Dietary Fat on the Uptake and Clearance of 7,12-Dimethylbenz(α)anthracene by Rat Mammary Tissue". *Cancer Research* 28, n° 2 (février 1968) : 384-385.

Garcia-Palmieri, Mario R., Paul D. Sorlie, Raul Costas, Jr. et Richard J. Havlik. "An Apparent Inverse Relationship Between Serum Cholesterol and Cancer Mortality in Puerto Rico." *American Journal of Epidemiology* 114, n° 1 (juillet 1981) : 29-40.

Gardner, Christopher D., Alexandre Kiazand, Sofiya Alhassan, et al. "Comparison of the Atkins, Zone, Ornish, and LEARN Diets for Change in Weight and Related Risk Factors Among Overweight Premenopausal Women: The A TO Z Weight Loss Study: A Randomized Trial". *Journal of the American Medical Association* 297, n° 9 (7 mars 2007) : 969-977; "Corrections:

Incorrect Wording and Data Error". *Journal of the American Medical Association* 298, n° 2 (2007) : 178.

Garg, Rekha, Jennifer H. Madans et Joel C. Kleinman. "Regional Variation in Ischemic Heart Disease Incidence". *Journal of Clinical Epidemiology* 45, n° 2 (février 1992) : 149-156.

German, J. Bruce, Robert A. Gibson, Ronald M. Krauss, et al. "A Reappraisal of the Impact of Dairy Foods and Milk Fat on Cardiovascular Disease Risk". *European Journal of Nutrition* 48, *n°* 4 (2009) : 191-203.

Gertler, Menard M., Paul D. White, Raoul Simon et Lida G. Gottsch. "Long-Term Follow-up of Young Coronary Patients". *American Journal of Medical Sciences* 247, n° 2 (février 1964) : 145-155.

Gibbons, Gary H., John Gordon Harold, Mariell Jessup, Rose Marie Robertson et William Oetgen. "The Next Steps in Developing Clinical Practice Guidelines for Prevention". *Circulation* 128, n° 15 (8 octobre 2013) : 1716-1717.

Gilchrist, A. Rae. "The Edinburgh Tradition in Clinical Cardiology". *Scottish Medical Journal* 17, n° 8 (août 1972) : 282-287.

Ginsberg, Henry N., Penny Kris-Etherton, Barbara Dennis, et al. "Effects of Reducing Dietary Saturated Fatty Acids on Plasma Lipids and Lipoproteins in Healthy Subjects: The DELTA Study, Protocol 1". *Arteriosclerosis, Thrombosis, and Vascular Biology* 18, n° 3 (mars 1998) : 441-449.

GISSI-Prevenzione Investigators (Gruppo Italiano per lo Studio della Sopravvivenza nell'Infarto Miocardico). "Dietary Supplementation with n-3 Polyunsaturated Fatty Acids and Vitamin E after Myocardial Infarction: Results of the GISSI-Prevenzione Trial". *Lancet* 354, n° 9177 (7 août 1999) : 447–455.

Glazer, M. D. et J. W. Hurst. "Coronary Atherosclerotic Heart Disease: Some Important Differences Between Men and Women". *American Journal of Noninvasive Cardiology* 61, n° 1 (1987).

Gofman, John W., Frank Lindgren, Harold Elliott, et al. "The Role of Lipids and Lipoproteins in Atherosclerosis". *Science* 111, n° 2877 (17 février 1950) : 166-186.

582

Gofman, John W., Alex Y. Nichols et E. Virginia Dobbin. *Dietary Prevention and Treatment of Heart Disease.* New York : Putnam, 1958.

Gogoi, Palavi. "Atkins Gets Itself in a Stew". *Bloomberg Businessweek,* 1 août 2005. Goldbourt, U., S. Yaari et J. H. Medalie. "Factors Predictive of Long-Term Coronary Heart Disease Mortality Among 10,059 Male Israeli Civil Servants and Municipal Employees. A 23-Year Mortality Follow-up in the Israeli Ischemic Heart Disease Study". *Cardiology* 82, n° 2-3 (1993) : 100-121.

Gordon, Edgar S., Marshall Goldberg et Grace J. Chosy. "A New Concept in the Treatment of Obesity". *Journal of the American Medical Association* 186, n° 1 (5 octobre 1963) : 156-166.

Gordon, Robert S. et Amelia Cherkes. "Unesterified Fatty Acid in Human Blood Plasma". *Journal of Clinical Investigation* 35, n° 2 (février 1956) : 206-212.

Gordon, Tavia, William P. Castelli, Marthana C. Hjortland, William B. Kannel et Thomas R. Dawber. "High Density Lipoprotein as a Protective Factor Against Coronary Heart Disease: The Framingham Study". *American Journal of Medicine* 62, n° 5 (mai 1977) : 707-714.

Gould, K. Lance, Dean Ornish, Larry Scherwitz, et al. "Changes in Myocardial Perfusion Abnormalities by Positron Emission Tomography after Long-Term, Intense Risk Factor Modification". *Journal of the American Medical Association* 274, n° 11 (20 septembre 1995) : 894-901.

Gould, R. Gordon. "Lipid Metabolism and Atherosclerosis". *American Journal of Medicine* 11, n° 2 (août 1951) : 209-227.

Gould, R. Gordon, C. Bruce Taylor, Joanne S. Hagerman, Irving Warner et Donald J. Campbell. "Cholesterol Metabolism: I. Effect of Dietary Cholesterol on the Synthesis of Cholesterol in Dog Tissue in Vitro". *Journal of Biological Chemistry* 201, n° 2 (1er avril 1953) : 519-528.

Greenberg, Samuel M. et A. C. Frazer. "Some Factors Affecting the Growth and Development of Rats Fed Rancid Fat". *Journal of Nutrition* 50, n° 4 (août 1953) : 421-440.

Greenblatt, James M. "Low Cholesterol and Its Psychological Effects: Low Cholesterol Is Linked to Depression, Suicide, and Violence". *Psychology Today,* 10 juin 2011. Consulté le

2 janvier 2014. http://www.psychologytoday.com/blog/the-breakthrough-depression-solution/201106/low-cholesterol-and-its-psychological-effects.

Griel, Amy E. et Penny Kris-Etherton. "Brief Critical Review: Beyond Saturated Fat: The Importance of the Dietary Fatty Acid Profile on Cardiovascular Disease". *Nutrition Reviews* 64, n° 5 (mai 2006) : 257-262.

Grigg, David. "Olive Oil, the Mediterranean and the World". *GeoJournal* 53, n° 2 (février 2001) : 163-172.

Groen, J., B. K. Tjiong, C. E. Kamminga et A. F. Willebrands. "Influence of Nutrition, Individual, and Some Other Factors, Including Various Forms of Stress, on Serum Cholesterol; Experiment of Nine Months' Duration in 60 Normal Human Volunteers". *Voeding* 13 (octobre 1952) : 556-587.

Grootveld, Martin, Christopher J. L. Silwood, Paul Addis, Andrew Claxson, Bartolomé Bonet Serra et Marta Viana. "Health Effects of Oxidized Heated Oils". *Foodservice Research International* 13, n° 1 (octobre 2001) : 41-55.

Grootveld, Martin, Christopher J. L. Silwood et Andrew W D. Claxson. "Letter to the Editor. Warning: Thermally-Stressed Polyunsaturates Are Damaging to Health". *Food Chemistry* 67 (1999) : 211-213.

Grundy, Scott, David Bilheimer, Henry Blackburn, et al. "Rationale of the Diet-Heart Statement of the American Heart Association". *Circulation* 65, n° 4 (avril 1982) : 839A-854A.

Grune, Tilman, Neven Zarkovic et Kostelidou Kalliopi. "Lipid Peroxidation Research in Europe and the COST B35 Action 'Lipid Peroxidation Associated Disorders'". *Free Radical Research* 44, n° 10 (octobre 2010) : 1095-1097.

Guberan, E. "Surprising Decline of Cardiovascular Mortality in Switzerland: 1951-1976". *Journal of Epidemiology and Community Health* 33, n° 2 (juin 1979) : 114-120.

Halperin, M., Jerome Cornfield et S. C. Mitchell. "Letters to the Editor: Effect of Diet on Coronary-Heart-Disease Mortality". *Lancet* 302, n° 7826 (25 août 1973) : 438-439.

Hamilakis, Yannis. "Food Technologies/Technologies of the Today: The Social Context of Wine and Oil Production and Consumption in Bronze Age Crete". *World Archeology* 31, n° 1 (juin 1999) : 38-54.

584

Han, In Hwa et A. Saari Csallany. "Formation of Toxic α-ß-Unsaturated 4-Hydroxy-Aldehydes in Thermally Oxidized Fatty Acid Methyl Esters". *Journal of the American Oil Chemists' Society* 86, n° 3 (mars 2009) : 253-260.

_____. "Temperature Dependence of HNE Formation in Vegetable Oils and Butter Oil". *Journal of the American Oil Chemists' Society* 85, n° 8 (août 2008) : 777-782.

Han, Paul W. et Lawrence A. Frohman. "Hyperinsulinemia in Tube-fed Hypophysectomized Rats Bearing Hypothalamic Lesions". *American Journal of Physiology* 219, n° 6 (1970) : 1632-1636.

Hankins, Gerald W. *Sunrise Over Pangnirtung: The Story of Otto Schaefer, M.D.* Calgary, Canada : The Arctic Institute of North America of the University of Calgary, 2000.

Hansen, Anders. "Swedish Health Advisory Body Says Too Much Carbohydrate, Not Fat, Leads to Obesity". *British Medical Journal* 347 (15 novembre 2013). doi: 10.1136/bmj.f6873.

Hanssen, Per. "Treatment of Obesity by a Diet Relatively Poor in Carbohydrates". *Acta Medica Scandinavica* 88, n° 1 (janvier 1936) : 97-106.

Hardinge, Mervyn G. et Fredrick J. Stare. "Nutritional Studies of Vegetarians. 2. Dietary and Serum Levels of Cholesterol". *American Journal of Clinical Nutrition* 2, n° 2 (mars 1954) : 83-88.

Hardy, Stephen C. et Ronald E. Kleinman. "Fat and Cholesterol in the Diet of Infants and Young Children: Implications for Growth, Development, and Long-Term Health". *Journal of Pediatrics* 125, n° 5, part 2 (novembre 1994) : S69-S77.

Harman, Denham. "Letter to the Editor. Atherosclerosis: Possible Ill-Effects of the Use of Highly Unsaturated Fats to Lower Serum Cholesterol Levels". *Lancet* 275, n° 7005 (30 novembre 1957) : 1116-1117.

Harris, Maureen I. "Prevalence of Noninsulin-Dependent Diabetes and Impaired Glucose Tolerance". Dans *Diabetes in America: Diabetes Data Compiled in 1984,* 1-31. Ministère de la Santé et des Services sociaux des États-Unis, services de santé publique, août 1985.

Harris, William S., Dariush Mozaffarian, Eric Rimm, et al. "Omega-6 Fatty Acids and Risk for Cardiovascular Disease. A Science Advisory from the American Heart Association Nutrition

Subcommittee of the Council of Nutrition, Physical Activity, and Metabolism; Council on Cardiovascular Nursing; and Council on Epidemiology and Prevention". *Circulation* 119, n° 6 (17 février 2009) : 902-907.

Hayes, Kenneth C., pour le groupe d'experts. "Fatty Acid Expert Roundtable: Key Statements about Fatty Acids". *Journal of the American College of Nutrition* 29, n° 3 suppl. (2010) : 285S-288S.

Hays, James H., Angela DiSabatino, Robert T. Gorman, Simi Vincent et Michael E. Stillabower. "Effect of a High Saturated Fat and No-Starch Diet on Serum Lipid Subfractions in Patients with Documented Atherosclerotic Cardiovascular Disease". *Mayo Clinic Proceedings* 78, n° 11 (novembre 2003) : 1331-1336.

Hayward, Rodney A. et Harlan M. Krumholz. "Three Reasons to Abandon Low-Density Lipoprotein Targets: An Open Letter to the Adult Treatment Panel IV of the National Institute of Health". *Circulation: Cardiovascular Quality and Outcomes* 5, n° 1 (janvier 2012) : 2-5.

Haywood, Rachel M., Andrew W. D. Claxson, Geoffrey W. Hawkes, et al. "Detection of Aldehydes and Their Conjugated Hydroperoxydiene Precursors in Thermally-Stressed Culinary Oils and Fats: Investigations Using High Resolution Proton NMR Spectroscopy". *Free Radical Research* 22, n° 5 (mai 1995) : 441–482.

Hecht, Harvey S. et H. Robert Superko. "Electron Beam Tomography and National Cholesterol Education Program Guidelines in Asymptomatic Women". *Journal of the American College of Cardiology* 37, n° 6 (mai 2001) : 1506-1511.

Hegsted, Mark. "Washington-Dietary Guidelines". Preventing Heart Attack and Stroke: A History of Cardiovascular Disease Epidemiology, ed. Henry Blackburn, consulté pour la dernière fois le 29 janvier 2014, http://www.epi.umn.edu/cvdepi/pdfs/Hegstedguidelines.pdf.

Helsing, Elisabet et Antonia Trichopoulou, eds. "The Mediterranean Diet and Food Culture-a Symposium". *European Journal of Clinical Nutrition* 43, suppl. 2 (1989) : 1-92. Hetherington, A. W. et S. W. Ranson. "The Spontaneous Activity and Food Intake of Rats with Hypothalamic Lesions". *American Journal of Physiology* 136, n° 4 (1942) : 609-617.

Hibbeln, Joseph R. et Norman Salem, Jr. "Dietary Polyunsaturated Fatty Acids and Depression: When Cholesterol Does Not Satisfy". *American Journal of Clinical Nutrition* 62, n° 1 (juillet 1995) : 1-9.

Hibbeln, Joseph R., John C. Umhau, David T. George et Norman Salem, Jr. "Do Plasma Polyunsaturates Predict Hostility and Violence?" Dans *Nutrition and Fitness: Metabolic and Behavior Aspects in Health and Disease, World Review of Nutrition and Diatetics.* Édité par A. P. Simopoulos et K. N. Pavlou. Bâle, Suisse : Karger, 1996, 175-186.

Hilditch, Thomas Percy et N. L. Vidyarthi. "The Products of Partial Hydrogenation of Higher Monoethylenic Esters". *Proceedings of the Royal Society of London. Series A, Mathematical, Physical and Engineering Sciences* 122, n° 790 (1er février 1929) : 552-570.

Hirsch, Jules et Edward H. Ahrens, Jr. "The Separation of Complex Lipide Mixtures by the Use of Silicic Acid Chromatography". *Journal of Biological Chemistry* 233, n° 2 (août 1958) : 311-320.

Hite, Adele H., Richard David Feinman, Gabriel E. Guzman, Morton Satin, Pamela A. Schoenfeld et Richard J. Wood. "In the Face of Contradictory Evidence: Report of the Dietary Guidelines for Americans Committee". *Nutrition* 26, n° 10 (octobre 2010) : 915-924.

Hoffman, William. "Meet Monsieur Cholesterol". Mise à jour. Université du Minnesota, 1979. Consulté le 2 janvier 2013. http://mbbnet.umn.edu/hoff/hoff_ak.html.

Holmes, Michelle D., David J. Hunter, Graham A. Colditz, et al. "Association of Dietary Intake of Fat and Fatty Acids with Risk of Breast Cancer". *Journal of the American Medical Association* 281, n° 10 (10 mars 1999) : 914–920.

Hooper, Lee, Paul A. Kroon, Eric B. Rimm, et al. "Flavonoids, Flavonoid-Rich Foods, and Cardiovascular Risk: a Meta-Analysis of Randomized Controlled Trials". *American Journal of Clinical Nutrition* 88, n° 1 (juillet 2008) : 38-50.

Hopkins, Paul N. "Effects of Dietary Cholesterol on Serum Cholesterol: A Meta-Analysis and Review". *American Journal of Clinical Nutrition* 55, n° 6 (juin 1992) : 1060-1070.

Hornstra, Gerard et Anna Vendelmans-Starrenburg. "Induction of Experimental Arterial Occlusive Thrombi in Rats". *Atherosclerosis* 17, n° 3 (mai-juin 1973) : 369-382.

Horowitz, Roger. *Putting Meat on the American Table: Taste, Technology, Transformation.* Baltimore, MD : Johns Hopkins University Press, 2006.

Horton, Richard. "Expression of Concern: Indo-Mediterranean Diet Heart Study". *The Lancet* 366, n° 9483 (30 juillet 2005) : 354-356.

Howard, Barbara V., JoAnn E. Manson, Marcia L. Stefanick, et al. "Low-Fat Dietary Pattern and Weight Change Over 7 Years: The Women's Health Initiative Dietary Modification Trial". *Journal of the American Medical Association* 295, n° 1 (4 janvier 2006) : 39-49.

Howard, Barbara V., Linda Van Horn, Judith Hsia, et al. "Low-Fat Dietary Pattern and Risk of Cardiovascular Disease: The Women's Health Initiative Randomized Controlled Dietary Modification Trial". *Journal of the American Medical Association* 295, n° 6 (8 février 2006) : 655-666.

Hrdlička, Aleš. Physiological and Medical Observations Among the Indians of Southwestern United States and Northern Mexico, n° 34. Washington, DC : US Government Printing Office, 1908.

Hu, Frank B. "The Mediterranean Diet and Mortality-Olive Oil and Beyond". *New England Journal of Medicine* 348, n° 26 (26 juin 2003) : 2595-2596.

Hu, Frank B., JoAnn E. Manson et Walter C. Willett. "Types of Dietary Fat and Risk of Coronary Heart Disease: A Critical Review". *Journal of American College of Nutrition* 20, n° 1 (février 2001) : 5-19.

Hulley, Stephen B., Judith M. B. Walsh et Thomas B. Newman. "Health Policy on Blood Cholesterol. Time to Change Directions". *Circulation* 86, n° 3 (septembre 1992) : 1026-1029.

Hunter, Beatrice Trum. *Consumer Beware.* New York : Simon & Schuster, 1971.

Hunter, David J., Eric B. Rimm, Frank M. Sacks, Meir J. Stampfer, Graham A. Colditz, Lisa B. Litin et Walter C. Willett. "Comparison of Measures of Fatty Acid Intake by Subcutaneous Fat Aspirate, Food Frequency Questionnaire, and Diet Records in a Free-Living Population of US Men". *American Journal of Epidemiology* 135, n° 4 (15 février 1992) : 418–427.

Hunter, J. Edward. "Dietary *trans* Fatty Acids: Review of Recent Human Studies and Food Industry Responses". *Lipids* 41, n° 11 (novembre 2006) : 967-992.

Hunter, J. Edward et Thomas H. Applewhite. "Isomeric Fatty Acids in the US Diet: Levels and Health Perspectives". *American Journal of Clinical Nutrition* 44, n° 6 (décembre 1986) : 707-717.

Hustvedt, B. E. et A. Løvø. "Correlation between Hyperinsulinemia and Hyperphagia in Rats with Ventromedial Hypothalamic Lesions". *Acta Physiologica Scandinavica* 84, n° 1 (janvier 1972) : 29-33.

Institute of Medicine of the National Academies (Institut de médecine des Académies nationales), groupe d'experts sur les macronutriments, groupe d'experts sur la définition des fibres alimentaires, sous-comité sur les niveaux de référence supérieurs des nutriments, sous-comité sur l'interprétation et les utilisations des apports nutritionnels de référence, ainsi que le comité permanent d'évaluation scientifique des apports nutritionnels de référence. "Dietary Fats: Total Fat and Fatty Acids". Dans *Dietary Reference Intakes for Energy, Carbohydrate, Fiber, Fat, Fatty Acids, Cholesterol, Protein, and Amino Acids, part 1.* Washington, DC : National Academies Press, 2002.

_____. "Letter Report on Dietary Reference Intakes for Trans Fatty Acids". Dans *Dietary Reference Intakes for Energy, Carbohydrate, Fiber, Fat, Fatty Acids, Cholesterol, Protein, and Amino Acids, part 1.* Washington, DC : National Academies Press, 2002.

Instituto Nazionale di Statistica. "Statistical Analysis on Young Conscripts" (Analisi Statistica sui Giovani Iscritti nelle Liste di Leva). ISTAT Notiziaro Serie 4 Foglio 41 (1993) : 1-10.

International Agency for Research on Cancer, World Health Organization. (Centre international de recherche sur le cancer , Organisation Mondiale de la Santé.) "Household Use of Solid Fuels and High-Temperature Frying". *IARC Monographs on the Evaluation of Carcinogenic Risks to Humans,* vol. 95. Lyon, France : IARC, 2006.

Jacobs, David, Henry Blackburn, Millicent Higgins, et al. "Report of the Conference on Low Blood Cholesterol: Mortality Associations". *Circulation* 86, n° 3 (janvier 1992) : 1046-1060.

Jacobson, Michael F. et Sarah Fritschner. *The Fast-Food Guide: What's Good, What's Bad, and How to Tell the Difference.* New York : Workman, 1986.

Jochim, Michael A. *Strategies for Survival: Cultural Behavior in an Ecological Context.* New York : Academic Press, 1981.

Johnson, Richard J. *The Fat Switch.* Mercola.com, 2012.

Johnston, Patricia V., Ogden C. Johnson et Fred A. Kummerow. "Occurrence of Trans Fatty Acids in Human Tissue". *Science* 126, n° 3276 (11 octobre 1957) : 698-699.

_____. "Deposition in Tissues and Fecal Excretion of Trans Fatty Acids in the Rat". *Journal of Nutrition* 65, n° 1 (10 mai 1958) : 13-23.

Jolliffe, Norman, Seymour H. Rinzler et Morton Archer. "The Anti-Coronary Club: Including a Discussion of the Effects of a Prudent Diet on the Serum Cholesterol Level of Middleaged Men". *The American Journal of Clinical Nutrition* 7, n° 4 (juillet 1959) : 451-462.

Jones, David S. "Visions of a Cure: Visualization, Clinical Trials, and Controversies in Cardiac Therapeutics, 1968-1998". *Isis* 91, n° 3 (septembre 2000) : 504-541.

Joslin, Elliot Proctor. *A Diabetic Manual for the Mutual Use of Doctor and Patient.* Philadelphie : Lea & Febiger, 1919.

Judd, Joseph T., Beverly A. Clevidence, Richard A. Muesing, Janet Wittes, Matthew E. Sunkin et John J. Podczasy. "Dietary Trans Fatty Acids: Effects on Plasma Lipids and Lipoproteins of Healthy Men and Women". *American Journal of Clinical Nutrition* 59, n° 4 (avril 1994) : 861-868.

Kaaks, Rudolf, Nadia Slimani et Elio Riboli. "Pilot Phase Studies on the Accuracy of Dietary Intake Measurements in the EPIC Project: Overall Evaluation of Results". *International Journal of Epidemiology* 26, n° 1 suppl. (1997) : S26-36.

Kagan, Abraham, Jordan Popper, Dwayne M. Reed, Charles J. MacLean et John S. Grove. "Trends in Stroke Incidence and Mortality in Hawaiian Japanese Men". *Stroke* 25, n° 6 (juin 1994) : 1170-1175.

BIBLIOGRAPHIE

Kaminer, Benjamin et W. P. W. Lutz. "Blood Pressure in Bushmen of the Kalahari Desert". *Circulation* 22, n° 2 (août 1960) : 289-295.

Kannel, William B. "Metabolic Risk Factors for Coronary Heart Disease in Women: Perspective from the Framingham Study". *American Heart Journal* 114, n° 2 (août 1987) : 413–419.

Kannel, William B., William P. Castelli, Tavia Gordon et Patricia M. McNamara. "Serum Cholesterol, Lipoproteins, and the Risk of Coronary Heart Disease, The Framingham Study". *Annals of Internal Medicine* 74, n° 1 (1 janvier 1971) : 1-12.

Kannel, William B., Thomas R. Dawber, Abraham Kagan, Nicholas Revotskie et Joseph Stokes. "Factors of Risk in the Development of Coronary Heart Disease-Six-Year Follow-up Experience. The Framingham Study". *Annals of Internal Medicine* 55, n° 1 (juillet 1961) : 33-50.

Kannel, William B. et Tavia Gordon. "The Framingham Study: An Epidemiological Investigation of Cardiovascular Disease". Section 24, rapport non publié. Washington, DC : National Heart, Lung, and Blood Institute, 1987.

Kaplan, Robert M. *Disease, Diagnosis and Dollars.* New York : Copernicus Books, 2009. Kaplan, Robert M. et Michelle T. Toshima. "Does a Reduced Fat Diet Cause Retardation in Child Growth?" *Preventive Medicine* 21, n° 1 (janvier 1992) : 33-52.

Kark, J. D., A. H. Smith et C. G. Hames. "The Relationship of Serum Cholesterol to the Incidence of Cancer in Evans County, Georgia". *Journal of Chronic Diseases* 33, n° 5 (1980) : 311-322.

Katan, Martijn B. "High-oil Compared with Low-Fat, High-Carbohydrate Diets in the Prevention of Ischemic Heart Disease". *American Journal of Clinical Nutrition* 66, n° 4 suppl. (1997) : 974S-979S.

Katan, Martijn B., Scott M. Grundy et Walter C. Willett. "Should a Low-Fat, High-Carbohydrate Diet Be Recommended for Everyone? Beyond Low-Fat Diets". *New England Journal of Medicine* 337, n° 8 (21 août 1997) : 563-566.

Katan, Martijn B., Peter L. Zock et Ronald P. Mensink. "Dietary Oils, Serum Lipoproteins, and Coronary Heart Disease". *American Journal of Clinical Nutrition* 61, n° 6 (1995) : 1368S-1373S.

Kato, Hiroo, Jeanne Tillotson, Milton Z. Nichaman, George G. Rhoads et Howard B. Hamilton. "Epidemiologic Studies of Coronary Heart Disease and Stroke in Japanese Men Living in Japan, Hawaii and California". *American Journal of Epidemiology* 97, n° 6 (juin 1973) : 372-385.

Katritsis, Demosthenes G. et John P. A. Ioannidis. "Percutaneous Coronary Intervention Versus Conservative Therapy in Nonacute Coronary Artery Disease: A Meta-Analysis". *Circulation* 111, n° 22 (7 juin 2005) : 2906-2912.

Katsouyanni, Klea, Eric B. Rimm, Charalambos Gnardellis, Dimitrio Trichopoulos, Evangelos Polychronopoulos et Antonia Trichopoulou. "Reproducibility and Relative Validity of an Extensive Semi-Quantitative Food Frequency Questionnaire Using Dietary Records and Biochemical Markers among Greek Schoolteachers". *International Journal of Epidemiology* 26, n° 1, suppl. 1 (1997) : S118-S127.

Kaunitz, Hans. "Importance of Lipids in Arteriosclerosis: An Outdated Theory", dans le Comité spécial sur la nutrition et les besoins humains du Sénat des États-Unis, *Dietary Goals for the United States-Supplemental Views.* 42-54. Washington, DC : US Government Printing Office, 1977.

Kaunitz, Hans et Ruth E. Johnson. "Exacerbation of the Heart and Liver Lesions in Rats by Feeding Various Mildly Oxidized Fats". *Lipids* 8, n° 6 (juin 1973) : 329-336.

Kelleher, Philip C., Stephen D. Phinney, Ethan A. H. Sims, et al. "Effects of Carbohydrate-Containing and Carbohydrate-Restricted Hypocaloric and Eucaloric Diets on Serum Concentrations of Retinol-Binding Protein, Thyroxine-Binding Prealbumin and Transferrin". *Metabolism* 32, n° 1 (janvier 1983) : 95-101.

Key, Timothy J., Paul N. Appleby, Elizabeth A. Spencer, Ruth C. Travis, Andrew W. Roddam et Naomi E. Allen. "Mortality in British Vegetarians: Results from the European Prospective Investigation into Cancer and Nutrition (EPIC-Oxford)". *American Journal of Clinical Nutrition* 89, n° 5 suppl. (mai 2009) : 1613S-1619S.

Keys, Ancel. "Human Atherosclerosis and the Diet". *Circulation* 5, n° 1 (1952) : 115-118.

BIBLIOGRAPHIE

_____. "Atherosclerosis: A Problem in Newer Public Health". *Journal of the Mount Sinai Hospital, New York* 20, n° 2 (juillet-août 1953) : 118-139.

_____. "The Diet and Development of Coronary Heart Disease". *Journal of Chronic Disease* 4, n° 4 (octobre 1956) : 364-380.

_____. "Diet and the Epidemiology of Coronary Heart Disease". *Journal of the American Medical Association* 164, n° 17 (24 août 1957) : 1912-1919.

_____. "Epidemiologic Aspects of Coronary Artery Disease". *Journal of Chronic Diseases* 6, n° 5 (novembre 1957) : 552-559.

_____. "Arteriosclerotic Heart Disease in Roseto, Pennsylvania". *Journal of the American Medical Association* 195, n° 2 (10 janvier 1966) : 137-139.

_____. "Sucrose in the Diet and Coronary Heart Disease". *Atherosclerosis* 14, n° 2 (septembre-octobre 1971) : 193-202.

_____. "Letter: Sucrose in the Diet and Coronary Heart Disease". *Atherosclerosis* 18, n° 2 (septembre-octobre 1973) : 352.

_____. "Letter to the Editors". *Atherosclerosis* 18, n° 2 (septembre-octobre 1973) : 352.

_____. "Coronary Heart Disease-The Global Picture". *Atherosclerosis* 22, n° 2 (septembre-octobre 1975) : 149-192.

_____. *Seven Countries: A Multivariate Analysis of Death and Coronary Heart Disease.* Cambridge, MA : Harvard University Press, 1980.

_____. "From Naples to Seven Countries-A Sentimental Journey". Dans *Progress in Biochemical Pharmacology* 19. Édité par R. J. Hegyeli, 1-30. Bâle, Suisse : Karger, 1983.

_____. "Mediterranean Diet and Public Health". *American Journal of Clinical Nutrition* 61, n° 6 suppl. (juin 1995) : 1321S-1323S.

Keys, Ancel, ed. "Coronary Heart Disease in Seven Countries". *Circulation* 41 and 42, n° 1 suppl. 1, American Heart Association Monograph n° 29 (avril 1970) : 1-211.

Keys, Ancel et Joseph T. Anderson. "The Relationship of the Diet to the Development of Atherosclerosis in Man". Dans *Symposium on Atherosclerosis.* Publication 338. Washington,

DC : National Academy of Sciences-National Research Council, 1954, 181-196.

Keys, Ancel, Joseph T. Anderson, Flaminio Fidanza, Margaret Haney Keys et Bengt Swahn. "Effects of Diet on Blood Lipids In Man, Particularly Cholesterol and Lipoproteins". *Clinical Chemistry* 1, n° 1 (février 1955) : 34-52.

Keys, Ancel, Joseph T. Anderson et Francisco Grande. "Fats and Disease". *Lancet* 272, n° 6796 (11 mai 1957) : 992-993.

_____. "Prediction of Serum-Cholesterol Responses of Man to Changes in Fats in the Diet". *Lancet* 273, n° 7003 (16 novembre 1957) : 959-966.

_____. "Serum Cholesterol in Man: Diet Fat and Intrinsic Responsiveness". *Circulation* 19, n° 2 (1959) : 201-214.

Keys, Ancel, Christos Aravanis et Helen Sdrin. "The Diets of Middle-aged Men in Two Rural Areas of Greece". *Voeding* 27, n° 11 (1966) : 575-586.

Keys, Ancel, Flaminio Fidanza, Vicenzo Scardi, Gino Bergami, Margaret Haney Keys et Ferruccio Di Lorenzo. "Studies on Serum Cholesterol and Other Characteristics of Clinically Healthy Men in Naples". *Archives of Internal Medicine* 93, n° 3 (mars 1954) : 328-336.

Keys, Ancel et Francisco Grande. "Role of Dietary Fat in Human Nutrition: III. Diet and the Epidemiology of Coronary Heart Disease". *American Journal of Public Health and the Nation's Health* 47, n° 12 (décembre 1957) : 1520-1530.

Keys, Ancel, Francisco Grande et Joseph T. Anderson. "Bias and Misrepresentation Revisited: 'Perspective' on Saturated Fat". *The American Journal of Clinical Nutrition* 27, n° 2 (février 1974) : 188-212.

Keys, Ancel et Margaret Keys. *Eat Well and Stay Well.* New York : Doubleday, 1959.

_____. *How to Eat Well and Stay Well the Mediterranean Way.* Garden City, NY : Doubleday, 1975.

Keys, Ancel et Noboru Kimora. "Diets of Middle-Aged Farmers in Japan". *American Journal of Clinical Nutrition* 23, n° 2 (février 1970) : 212-223.

Keys, Ancel, Alessandro Menotti, Christos Aravanis, et al. "The Seven Countries Study: 2,289 Deaths in 15 Years". *Preventive Medicine* 13, n° 2 (mars 1984) : 141-154.

BIBLIOGRAPHIE

Keys, Ancel, Alessandro Menotti, Mariti J. Karvonen, et al. "The Diet and 15-year Death Rate in the Seven Countries Study". *American Journal of Epidemiology* 124, n° 6 (décembre 1986) : 903-915.

Keys, Ancel, Francisco Vivanco, J. L. Rodriguez Miñon, Margaret Haney Keys et H. Castro Mendoza. "Studies on the Diet, Body Fatness and Serum Cholesterol in Madrid, Spain". *Metabolism Clinical and Experimental* 3, n° 3 (mai 1954) : 195-212.

Khosla, Pramod. "Palm Oil: A Nutritional Overview". *Journal of Agriculture and Food Industry* 17 (2000) : 21-23.

Khosla, Pramod et Kalyana Sundram, eds. "A Supplement on Palm Oil". *Journal of the American College of Nutrition* 29, n° 3 suppl. (juin 2010) : 237S-239S.

Kim, Song-Suk, Daniel D. Gallaher et A. Saari Csallany. "Lipophilic Aldehydes and Related Carbonyl Compounds in Rat and Human Urine". *Lipids* 34, n° 5 (mai 1999) : 489–495.

Kimura, Noboru. "Changing Patterns of Coronary Heart Disease, Stroke, and Nutrient Intake in Japan". *Preventive Medicine* 12, n° 1 (janvier 1983) : 222-227.

Kinsell, Lawrence W., J. Partridge, Lenore Boling, S. Margen et G. Michaels. "Dietary Modification of Serum Cholesterol and Phospholipid Levels". *Journal of Clinical Endocrinology and Metabolism* 12, n° 7 (juillet 1952) : 909-913.

Kinsella, John E., Geza Bruckner, J. Mai et J. Shimp. "Metabolism of Trans Fatty Acids with Emphasis on the Effects of Trans, Trans-Octadecadienoate on Lipid Composition, Essential Fatty Acid, and Prostaglandins: An Overview". *American Journal of Clinical Nutrition* 34, n° 10 (octobre 1981) : 2307-2318.

Knittle, J. L. et Edward H. Ahrens, Jr. "Carbohydrate Metabolism in Two Forms of Hyperglyceridemia". *Journal of Clinical Investigation* 43 (mars 1964) : 485-495.

Knopp, Robert H., Pathmaja Paramsothy, Barbara M. Retzlaff, et al. "Gender Differences in Lipoprotein Metabolism and Dietary Response: Basis in Hormonal Differences and Implications for Cardiovascular Disease". *Current Atherosclerosis Reports* 7, n° 6 (novembre 2005) : 472-479.

_____. "Sex Differences in Lipoprotein Metabolism and Dietary Response: Basis in Hormonal Differences and

Implications for Cardiovascular Disease". *Current Cardiology Reports* 8, n° 6 (novembre 2006) : 452–459.

Knopp, Robert H., Barbara Retzlaff, Carolyn Walden, Brian Fish, Brenda Buck et Barbara McCann. "One-Year Effects of Increasingly Fat-Restricted, Carbohydrate-Enriched Diets on Lipoprotein Levels in Free-living Subjects". *Proceedings for the Society of Experimental Biology and Medicine* 225, n° 3 (décembre 2000) : 191-199.

Koertge, Jenny, Gerdi Weidner, Melanie Elliot-Eller, et al. "Improvement in Medical Risk Factors and Quality of Life in Women and Men with Coronary Artery Disease in the Multicenter Lifestyle Demonstration Project". *American Journal of Cardiology* 91, n° 11 (juin 2003) : 1316–1322.

Koeth, Robert A., Zeneng Wang, Bruce S. Levison, et al. "Intestinal Microbiota Metabolism of L-Carnitine, a Nutrient in Red Meat, Promotes Atherosclerosis". *Nature Medicine* 19, n° 5 (mai 2013) : 576-585.

Kolata, Gina. "Heart Panel's Conclusions Questioned". *Science* 227, n° 4682 (4 janvier 1985) : 40-41.

_____. "Culprit in Heart Disease Goes Beyond Meat's Fat". *New York Times,* 8 avril 2013 : A14.

_____. "Eggs, Too, May Provoke Bacteria to Raise Heart Risk". *New York Times,* 25 avril 2013 : A14.

Koletzko, Berthold, Katharina Dokoupil, Susanne Reitmayr, Barbara Weimert-Harendza et Erich Keller. "Dietary Fat Intakes of Infants and Primary School Children in Germany". *American Journal of Clinical Nutrition* 72, n° 5 suppl. (novembre 2000) : 1329S-1398S.

Korányi, A. "Prophylaxis and Treatment of the Coronary Syndrome". *Therapia Hungarcia* 12 (1963) : 17.

Kozarevic, Djordje, D. L. McGee, N. Vojvodic, et al. "Serum Cholesterol and Mortality: The Yugoslavia Cardiovascular Disease Study". *American Journal of Epidemiology* 114, n° 1 (1981) : 21-28.

Krauss, Ronald M. "Dietary and Genetic Probes of Atherogenic Dyslipidemia". *Arteriosclerosis, Thrombosis, and Vascular Biology* 25, n° 11 (novembre 2005) : 2265-2272.

Krauss, Ronald M., Patricia J. Blanche, Robin S. Rawlings, Harriett S. Fernstrom et Paul T. Williams. "Separate Effects of Reduced

596

Carbohydrate Intake and Weight Loss on Atherogenic Dyslipidemia". *American Journal of Clinical Nutrition* 83, n° 5 (mai 2006) : 1025-1031.

Krauss, Ronald M. et Darlene M. Dreon. "Low-density-lipoprotein Subclasses and Response to a Low-fat Diet in Healthy Men". *American Journal of Clinical Nutrition* 62, n° 2 suppl. (août 1995) : 478S–487S.

Krauss, Ronald M., Robert H. Eckel, Barbara Howard, et al. "AHA Dietary Guidelines Revision 2000: A Statement for Healthcare Professionals from the Nutrition Committee of the American Heart Association". *Circulation* 102, n° 18 (31 octobre 2000) : 2284-2299.

Krieger, James W., Harry S. Sitren, Michael J. Daniels et Bobbi Langkamp-Henken. "Effects of Variation in Protein and Carbohydrate Intake on Body Mass and Composition During Energy Restriction: A Meta-Regression". *American Journal of Clinical Nutrition* 83, n° 2 (février 2006) : 260-274.

Kris-Etherton, Penny M., Robert H. Eckel, Barbara V. Howard, Sachiko St. Jeor et Terry L. Bazzarre. "Lyon Diet Heart Study Benefits of a Mediterranean-Style, National Cholesterol Education Program/American Heart Association Step I Dietary Pattern on Cardiovascular Disease". *Circulation* 103, n° 13 (3 avril 2001) : 1823-1825.

Kris-Etherton, Penny M. et Robert J. Nicolosi. "Trans Fatty Acids and Coronary Heart Disease Risk". *American Journal of Clinical Nutrition* 62, n° 3 suppl. (1995) : 655S-708S.

Kris-Etherton, Penny M., Denise Shaffer Taylor, Shaomei Ya-Poth, et al. "Polyunsaturated Fatty Acids in the Food Chain in the United States". *American Journal of Clinical Nutrition* 71, n° 1 suppl. (janvier 2000) : 179S-188S.

Kristal, Alan R., Ulrike Peters et John D. Potter. "Is It Time to Abandon the Food Frequency Questionnaire?" *Cancer Epidemiology, Biomarkers and Prevention* 14, n° 12 (décembre 2005) : 2826-2828.

Kromhout, Daan et Bennie Bloemberg. "Diet and Coronary Heart Disease in the Seven Countries Study". Dans *Prevention of Coronary Heart Disease: Diet, Lifestyle and Risk Factors in the Seven Countries Study*. Édité par Daan Kromhout, Alessandro

BIBLIOGRAPHIE

Menotti et Henry Blackburn. Dordrecht, Pays-Bas : Kluwer Academic Publishers, 2002, 43-70.

Kromhout, Daan, Erik J. Giltay et Johanna M. Geleijnse. "n-3 Fatty Acids and Cardiovascular Events after Myocardial Infarction". *New England Journal of Medicine* 363, n° 21 (18 novembre 2010) : 2015-2026.

Kromhout, Daan, Ancel Keys, Christ Aravanis, et al. "Food Consumption Patterns in the 1960s in Seven Countries". *American Journal of Clinical Nutrition* 49, n° 5 (mai 1989) : 889–894.

Kromhout, Daan, Alessandro Menotti et Henry W. Blackburn, eds. *The Seven Countries Study: A Scientific Adventure in Cardiovascular Disease Epidemiology.* Bilthoven, Pays-Bas, publication privée, 1993.

Kronmal, Richard A. "Commentary on the Published Results of the Lipid Research Clinics Coronary Primary Prevention Trial". *Journal of the American Medical Association* 253, n° 14 (12 avril 1985) : 2091-2093.

Krumholz, Harlan M. "Editorial: Target Cardiovascular Risk Rather than Cholesterol Concentration". *British Medical Journal* 347 (2013). doi:10.1136/bmj.f7110.

Kummerow, Fred A., T. Mizuguchi, T. Arima, B. H. S. Cho, W. J. Huang et R. Tracey. "The Influence of Three Sources of Dietary Fats and Cholesterol on Lipid Composition of Swine Serum Lipids and Aorta Tissue". *Artery* 4 (1978) : 360-384.

Kummerow, Fred A., Sherry Q. Zhou et Mohamedain M. Mahfouz. "Effects of Trans Fatty Acids on Calcium Influx into Human Arterial Endothelial Cells". *American Journal of Clinical Nutrition* 70, n° 5 (novembre 1999) : 832-838.

Kuo, Peter T., Louise Feng, Norman N. Cohen, William T. Fitts et Leonard D. Miller. "Dietary Carbohydrates in Hyperlipemia (Hyperglyceridemia); Hepatic and Adipose Tissue Lipogenic Activities". *American Journal of Clinical Nutrition* 20, n° 2 (février 1967) : 116-125.

Kurlansky, Mark. "Essential Oil". *Bon Appétit.* 30 septembre 2008. http://www.bonappetit.com/trends/article/essential-oil.

Kushi, Lawrence H. et Edward Giovannucci. "Dietary Fat and Cancer". *American Journal of Medicine* 113, n° 9, suppl. B (30 décembre 2002) : 63S-70S.

BIBLIOGRAPHIE

Kushi, Lawrence H., Elizabeth B. Lenart et Walter C. Willett. "Health Implications of Mediterranean Diets in Light of Contemporary Knowledge. 1. Plant Foods and Dairy Products". *American Journal of Clinical Nutrition* 61, n° 6 suppl. (juin 1995) : 1407S-1415S.

_____. "Health Implications of Mediterranean Diets in Light of Contemporary Knowledge. 2. Meat, Wine, Fats and Oils". *American Journal of Clinical Nutrition* 61, n° 6 suppl. (juin 1995) : 1416S-1427S.

L'Abbé, M. R., Steen Stender, C. M. Skeaff, B. Ghafoorunissa et M. Tavella. "Approaches to Removing *Trans* Fats from the Food Supply in Industrialized and Developing Countries". *European Journal of Clinical Nutrition* 63, suppl. (2009) : S50-S67.

Lamarche, Benoit, A. Tchernof, Sital Moorjani, et al. "Small, Dense Low-Density Lipoprotein Particles as a Predictor of the Risk of Ischemic Heart Disease in Men: Prospective Results From the Quebec Cardiovascular Study". *Circulation* 95, n° 1 (7 janvier 1997) : 69-75.

Lands, William E. M., M. Blank, L. J. Nutter et O. Privett. "A Comparison of Acyltransferase Activities in Vitro with the Distribution of Fatty Acids in Lecithins and Triglycerides in Vivo". *Lipids* 1, n° 3 (mai 1966) : 224-229.

Lapinleimu, Helena, Jorma Vilkari, Eero Jokinen, et al. "Prospective Randomised Trial in 1062 Infants of Diet Low in Saturated Fat and Cholesterol". *Lancet* 345, n° 8948 (25 février 1995) : 471-476.

LaRosa, John C., Scott M. Grundy, David D. Waters, et al. "Intensive Lipid Lowering with Atorvastatin in Patients with Stable Coronary Disease". *New England Journal of Medicine* 352, n° 14 (7 avril 2005) : 1425-1435.

Laskarzewski, Peter, John A. Morrison, I. deGroot, et al. "Lipid and Lipoprotein Tracking in 108 Children Over a Four-Year Period". *Pediatrics* 64, n° 5 (novembre 1979) : 584-591.

Lawson, Larry D. et Fred A. Kummerow. "B-Oxidation of the Coenzyme A Esters of Vaccenic, Elaidic, and Petroselaidic Acids by Rat Heart Mitochondria". *Lipids* 14, n° 5 (mai 1979) : 501-503.

Lee, Patrick Y., Karen P. Alexander, Bradley G. Hammill, Sara K. Pasquali et Eric D. Peterson. "Representation of Elderly Persons and Women in Published Randomized Trials of Acute Coronary Syndromes". *Journal of the American Medical Association* 286, n° 6 (8 août 2001) : 708-713.

Lehzen, George et Karl Knauss. "Über Xanthoma Multiplex Planum, Tuberosum, Mollusciformis". *Archiv A, Pathological Anatomy and Histology* 116 (1889) : 85-104.

Leren, Paul. "The Effect of Plasma Cholesterol Lowering Diet in Male Survivors of Myocardial Infarction: A Controlled Clinical Trial". *Acta Medica Scandinavica Supplementum* 466 (1966) : 1-92.

Lesser, Lenard I., Cara B. Ebbeling, Merrill Goozner, David Wypij et David S. Ludwig. "Relationship between Funding Source and Conclusion among Nutrition-Related Scientific Articles". *PLoS Medicine* 4, n° 1 (janvier 2007) : 41-46.

Levenstein, Harvey. *Paradox of Plenty: A Social History of Eating in Modern America.* Berkeley, CA : University of California Press, 2003.

Levine, Deborah. "Corpulence and Correspondence: President William H. Taft and the Medical Management of Obesity". *Annals of Internal Medicine* 159, n° 8 (2013) : 565-570.

Levine, Janet M. "Hearts and Minds: The Politics of Diet and Heart Disease". Dans *Consuming Fears: The Politics of Product Risks.* Édité par Henry M. Sapolsky. New York : Basic Books, 1986, 40-79.

Li, Zhengling, James D. Otvos, Stefania Lamon-Fava, et al. "Men and Women Differ in Lipoprotein Response to Dietary Saturated Fat and Cholesterol Restriction". *Journal of Nutrition* 133, n° 11 (novembre 2003) : 3428-3433.

List, Gary R. et M. A. Jackson. "Giants of the Past: The Battle Over Hydrogenation (1903-1920)". *Inform* 18, n° 6 (juin 2007) : 403-405.

Lichtenstein, Alice H., Lawrence J. Appel, Michael Brands, et al. "Diet and Lifestyle Recommendations, Revision 2006: A Scientific Statement from the American Heart Association Nutrition Committee". *Circulation* 114, n° 1 (4 juillet 2006) : 82-96.

Lichtenstein, Alice H., Lynne M. Ausman, Wanda Carrasco, Jennifer L. Jenner, Jose M. Ordovas et Ernst J. Schaefer. "Hydrogenation Impairs the Hypolipidemic Effect of Corn Oil in

Humans. Hydrogenation, Trans Fatty Acids, and Plasma Lipids". *Arteriosclerosis, Thrombosis, and Vascular Biology* 13, n° 2 (février 1993) : 154-161.

Lichtenstein, Alice H. et Linda Van Horn. "Very Low Fat Diets". *Circulation* 98, n° 9 (1998) : 935-939.

Lieb, Clarence W. "The Effects on Human Beings of a Twelve Months' Exclusive Meat Diet: Based on Intensive Clinical and Laboratory Studies on Two Arctic Explorers Living Under Average Conditions in a New York Climate". *Journal of the American Medical Association* 93, n° 1 (6 juillet 1929) : 20-22.

Lieb, Clarence W. et Edward Tolstoi. "Effect of an Exclusive Meat Diet on Chemical Constituents of the Blood". *Proceedings of the Society for Experimental Biology and Medicine* 26, n° 4 (janvier 1929) : 324-325.

Liebman, Bonnie. "Just the Mediterranean Diet Facts". *Nutrition Action Health Letter* 21, n° 10 (1994).

Life Sciences Research Center, Federation of American Societies for Experimental Biology. (Centre de recherchedes sciences de la vie, Fédération des sociétés américaines de biologie expérimentale.) Préparé pour le Bureau des aliments, Agence américaine des produits alimentaires et médicamenteux. *Evaluation of the Health Aspects of Hydrogenated Soybean Oil as a Food Ingredient.* Bethesda, MD : Federation of American Societies for Experimental Biology, 1976.

Lifshitz, Fima et Nancy Moses. "Growth Failure. A Complication of Dietary Treatment of Hypercholesterolemia". *American Journal of Diseases of Children* 143, n° 5 (mai 1989) : 537-542.

Lionis, Christos D., Antonis D. Koutis, Nikos Antonakis, Ake Isacsson, Lars H. Lindholm et Michael Fioretos. "Mortality Rates in a Cardiovascular 'Low -Risk' Population in Rural Crete". *Family Practice* 10, n° 3 (septembre 1993) : 300-304.

Lloyd-Jones, Donald, R. J. Adams, T. M. Brown, et al. "Heart Disease and Stroke Statistics-2010 Update: A Report from the American Heart Association". *Circulation* 121, n° 7 (23 février 2010) : 46-215.

Lloyd-Jones, Donald, Robert Adams, Mercedes Carnethon, et al. "Heart Disease and Stroke Statistics-2009 Update: A Report from the American Heart Association Statistics Committee and

601

Stroke Statistics Subcommittee". *Circulation* 119, n° 3 (2009) : 480-486.

De Lorgeril, Michel, Serge Renaud, P. Salen, et al. "Mediterranean Alpha-Linolenic Acid-Rich Diet in Secondary Prevention of Coronary Heart Disease". *Lancet* 343, n° 8911 (11 juin 1994) : 1454-1459.

De Lorgeril, Michael, P. Salen, E. Caillat-Vallet, M. T. Hanauer, J. C. Barthelemy et N. Mamelle. "Control of Bias in Dietary Trial to Prevent Coronary Recurrences: The Lyon Diet Heart Study". *European Journal of Clinical Nutrition* 51, n° 2 (février 1997) : 116-122.

Lowenstein, Frank W. "Blood-pressure in Relation to Age and Sex in the Tropics and Subtropics: A Review of the Literature and an Investigation in Two Tribes of Brazil Indians". *Lancet* 277, n° 7173 (18 février 1961) : 389-392.

_____. "Epidemiologic Investigations in Relation to Diet in Groups Who Show Little Atherosclerosis and Are Almost Free of Coronary Ischemic Heart Disease". *American Journal of Clinical Nutrition* 15, n° 3 (1964) : 175-186.

LRC Study Group. (Groupe d'étude LRC.) "The Lipid Research Clinics Coronary Primary Prevention Trial Results. I: Reduction in Incidence of Coronary Heart Disease". *Journal of the American Medical Association* 251, n° 3 (20 janvier 1984) : 351-364.

_____. "The Lipid Research Clinics Coronary Primary Prevention Trial Results. II: The Relationship of Reduction in Incidence of Coronary Heart Disease to Cholesterol Lowering". *Journal of the American Medical Association* 251, n° 3 (20 janvier 1984) : 365-374.

Lund, E. et J. K. Borgan. "Cancer Mortality Among Cooks". *Tidsskrift for Den Norske Legeforening* 107 (1987) : 2635-2637.

Lundberg, George D. "MRFIT and the Goals of the Journal". *Journal of the American Medical Association* 248, n° 12 (24 septembre 1982) : 1501.

Mabrouk, Ahmed Fahmy et J. B. Brown. "The Trans Fatty Acids of Margarines and Shortenings". *Journal of the American Oil Chemists' Society* 33, n° 3 (mars 1956) : 98-102.

Mahabir, S., D. J. Baer, C. Giffen, et al. "Calorie Intake Misreporting by Diet Record and Food Frequency Questionnaire

Compared to Doubly Labeled Water Among Postmenopausal Women". *European Journal of Clinical Nutrition* 60, n° 4 (avril 2005) : 561-565. Mahfouz, Mohamedain M., T. L. Smith et Fred A. Kummerow. "Effect of Dietary Fats on Desaturase Activities and the Biosynthesis of Fatty Acids in Rat-Liver Microsomes". *Lipids* 19, n° 3 (mars 1984) : 214–222.

Malhotra, S. L. "Geographical Aspects of Acute Myocardial Infarction in India with Special Reference to Patterns of Diet and Eating". *British Heart Journal* 29, n° 3 (mai 1967) : 337-344.

_____. "Epidemiology of Ischaemic Heart Disease in Southern India with Special Reference to Causation". *British Heart Journal* 29, n° 6 (novembre 1967) : 895-905.

_____. "Dietary Factors and Ischemic Heart Disease". *American Journal of Clinical Nutrition* 24, n° 10 (1971) : 1195-1198.

Malmros, Haqvin. "The Relation of Nutrition to Health: A Statistical Study of the Effect of the War-Time on Arteriosclerosis Cardiosclerosis, Tuberculosis and Diabetes". *Acta Medica Scandinavica Supplementum* 246 (1950) : 137-153.

Mann, George V. "Epidemiology of Coronary Heart Disease". *American Journal of Medicine* 23, n° 3 (1957) : 463-480.

_____. "Diet and Coronary Heart Disease". *Archives of Internal Medicine* 104 (1959) : 921-929.

_____. "Diet-Heart: End of an Era". *New England Journal of Medicine* 297, n° 12 (22 septembre 1977) : 644–650.

_____. "Coronary Heart Disease-the Doctor's Dilemma". *American Heart Journal* 96, n° 5 (novembre 1978) : 569-571.

_____. "A Short History of the Diet/Heart Hypothesis". Dans *Coronary Heart Disease: The Dietary Sense and Nonsense. An Evaluation by Scientists.* Édité par George V. Mann pour la société Veritas. Londres : Janus, 1993, 1-17.

Mann, George V., Georgiana Pearson, Tavia Gordon, Thomas R. Dawber, Lorna Lyell et Dewey Shurtleff. "Diet and Cardiovascular Disease in the Framingham Study I. Measurement of Dietary Intake". *American Journal of Clinical Nutrition* 11, n° 3 (septembre 1962) : 200-225.

Mann, George V., R. D. Shaffer, R. S. Anderson, et al. "Cardiovascular Disease in the Masai". *Journal of Atherosclerosis Research* 4, n° 4 (1964) : 289-312.

603

Mann, George V., Anne Spoerry, Margarete Gary et Debra Jarashow. "Atherosclerosis in the Masai". *American Journal of Epidemiology* 95, n° 1 (1972) : 26-37.

Mann, George V. et Fredrick J. Stare. "Nutrition and Atherosclerosis". Dans *Symposium on Atherosclerosis.* Publication 338. Washington, DC : National Academy of Sciences-National Research Council, 1954, 169-180.

Marcy, Randolph B. *The Prairie Traveler: A Handbook for Overland Expeditions.* Londres : Trubner, 1863.

Marmot, M. G., Sherman L. Syme, Abraham Kagan, Hiroo Kato, J. B. Cohen et J. Belsky. "Epidemiologic Studies of Coronary Heart Disease and Stroke in Japanese Men Living in Japan, Hawaii and California: Prevalence of Coronary and Hypertensive Heart Disease and Associated Risk Factors". *American Journal of Epidemiology* 102, n° 6 (décembre 1975) : 514–525.

Massiello, F. J. "Changing Trends in Consumer Margarines". *Journal of the American Oil Chemists' Society* 55, n° 2 (février 1978) : 262-265.

Masterjohn, Chris. "The China Study by Colin T. Campbell". *Wise Traditions in Food, Farming, and the Healing Arts* 6, n° 1 (Spring 2005) : 41–45.

_____. "Does Carnitine from Red Meat Contribute to Heart Disease Through Intestinal Bacterial Metabolism to TMAO?" *Mother Nature Obeyed* (blog). 10 avril 2013.

Mattson, Fred H. et Scott M. Grundy. "Comparison of Effects of Dietary Saturated, Unsaturated, and Polyunsaturated Fatty Acids on Plasma Lipids and Lipoproteins in Man". *Journal of Lipid Research* 26, n° 2 (février 1985) : 194–202.

Mauer, Alvin M. "Should There Be Intervention to Alter Serum Lipids in Children?" *Annual Review of Nutrition* 11 (juillet 1991) : 375-391.

Mazhar, D. et J. Waxman. "Dietary Fat and Breast Cancer". *Quarterly Journal of Medicine* 99, n° 7 (2006) : 469–473.

McCarrison, Robert. *Nutrition and National Health: The Cantor Lectures.* Londres : Faber and Faber Limited, 1936.

McClellan, Walter S., Virgil R. Rupp et Vincent Toscani. "Prolonged Meat Diets with a Study of the Metabolism of Nitrogen, Calcium, and Phosporus". *Journal of Biological Chemistry* 87, n° 3 (juillet 1930) : 669-680.

McCollum, Elmer Verner. *The Newer Knowledge of Nutrition.* New York : MacMillan, 1921. McConnell, Kenneth P. et Robert Gordon Sinclair. "Passage of Elaidic Acid Through the Placenta and Also into the Milk of the Rat". *Journal of Biological Chemistry* 118, n° 1 (1937) : 123-129.

McGill, Henry C., C. Alex McMahan, Edward E. Herderick, Gray T. Malcom, Richard E. Tracy et Jack P. Strong. "Origin of Atherosclerosis in Childhood and Adolescence". *American Journal of Clinical Nutrition* 72, n° 5 suppl. (novembre 2000) : 1307S-1315S. McMichael, John. "Prevention of Coronary Heart-Disease". *Lancet* 308, n° 7985 (11 septembre 1976) : 569.

McOsker, Don E., Fred H. Mattson, H. Bruce Sweringen et Albert M. Kligman. "The Influence of Partially Hydrogenated Dietary Fats on Serum Cholesterol Levels". *Journal of the American Medical Association* 180, n° 5 (5 mai 1962) : 380-385.

Meadows, Bob, M. Morehouse et M. Simmons. "The Problem with Low-Fat Diets". *People,* 27 février 2006, 89-90.

Meckling, Kelly A., Caitriona O'Sullivan et Dayna Saari. "Comparison of a Low-Fat Diet to a Low-Carbohydrate Diet on Weight Loss, Body Composition, and Risk Factors for Diabetes and Cardiovascular Disease in Free-Living, Overweight Men and Women". *Journal of Clinical Endocrinology & Metabolism* 89, n° 6 (juin 2004) : 2717-2723.

Medalie, Jack H., Harold A. Kahn, Henry N. Neufeld, Egon Riss et Uri Goldbourt. "Five-Year Myocardial Infarction Incidence-II. Association of Single Variables to Age and Birthplace". *Journal of Chronic Diseases* 26, n° 6 (1973) : 329-349.

Medical News. "Questions Surround Treatment of Children with High Cholesterol". *Journal of American Medical Association* 214, n° 10 (1970) : 1783-1785.

Menotti, Alessandro, Daan Kromhout, Henry Blackburn, Flaminio Fidanza, Ratko Buzina et Aulikki Nissinen. "Food Intake Patterns and 25-Year Mortality from Coronary Heart Disease: Cross-Cultural Correlations in the Seven Countries Study". *European Journal of Epidemiology* 15, n° 6 (1999) : 507-515.

Mensink, Ronald P. et Martijn B. Katan. "Effect of Dietary Trans Fatty Acids on High-Density and Low-Density Lipoprotein Cholesterol Levels in Healthy Subjects". *New England Journal of Medicine* 323, n° 7 (16 août 1990) : 439–445.

Meyer, W. H. "Dietary Fat and Cancer Trends-Further Comments". *Federation Proceedings* 38, n° 11 (novembre 1979) : 2436-2437.

Michaels, Leon. "Ætiology of Coronary Artery Disease: An Historical Approach". *British Heart Journal* 28, n° 2 (mars 1966) : 258-264.

_____. *The Eighteenth-Century Origins of Angina Pectoris: Predisposing Causes, Recognition and Aftermath,* Medical History, suppl. 21. Londres : The Wellcome Trust Centre for the History of Medicine at UCL, 2001.

Michels, Karin et Frank Sacks. "Trans Fatty Acids in European Margarines". *New England Journal of Medicine* 332, n° 8 (23 février 1995) : 541-542.

Miettinen, Matti, Martti Karvonen, Osmo Turpeinen, Reino Elosuo et Erkki Paavilainen. "Effect of Cholesterol-Lowering Diet on Mortality from Coronary Heart-Disease and Other Causes: A Twelve-Year Clinical Trial in Men and Women". *Lancet* 300, n° 7782 (octobre 1972) : 835-838.

_____. "Effect of Diet on Coronary-Heart-Disease Mortality". *Lancet* 302, n° 7840 (1973) : 1266-1267.

Miller, Seth R., Paul I. Tartter, Angelos E. Papatestas, Gary Slater et Arthur H. Aufses. "Serum Cholesterol and Human Colon Cancer". *Journal of the National Cancer Institute* 67, n° 2 (août 1981) : 297-300.

Mills, Barbara K. "The Nutritionist Who Prepared the Pro-Cholesterol Report Defends It Against Critics". *People*, 16 juin 1980.

Mills, Paul K., W Lawrence Beeson, Roland L. Phillips et Gary E. Fraser. "Cancer Incidence Among California Seventh-Day Adventists, 1976-1982". *American Journal of Clinical Nutrition* 59, n° 5 suppl. (mai 1994) : 1136S-1142S.

Minger, Denise. "The China Study". *Raw Food SOS* (blog).

Montanari, Massimo. *The Culture of Food.* Traduit par Carl Ipsen. Cambridge, MA : Wiley-Blackwell, 1996.

Moore, Thomas J. "The Cholesterol Myth". *The Atlantic* 264, n° 3 (septembre 1989) : 37.

_____. *Heart Failure: A Critical Inquiry into American Medicine and the Revolution in Heart Care.* New York : Simon and Schuster, 1989.

Moore, William W. *Fighting for Life: A History of the American Heart Association 1911-1975.* Dallas : American Heart Association, 1983.

Moreno, Luis A., Antonio Sarria, Aurora Lazaro et Manuel Bueno. "Dietary Fat Intake and Body Mass Index in Spanish Children". *American Journal of Clinical Nutrition* 72, n° 5 suppl. (novembre 2000) : 1399S-1403S.

Morgan, Jane B., A. C. Kimber, A. M. Redfern et B. J. Stordy. "Healthy Eating for Infants-Mothers' Attitudes". *Acta Paediatrica* 84, n° 5 (mai 1995) : 512-515.

Morrell, Sally Fallon et Mary Enig. "Guts and Grease: The Diet of Native Americans", *Wise Traditions in Food, Farming and the Healing Arts* 2, n° 1 (Spring 2001) : 40–47.

Mozaffarian, Dariush. "Taking the Focus off of Saturated Fat". Présenté comme élément du "Gand débat sur les gras" lors d'une conférence et d'une exposition de l'Académie de nutrition et de diététique, à Boston, Massachusetts, le 8 novembre 2010. Disponible auprès de l'académie sous forme d'enregistrement audio.

Mozaffarian, Dariush, Martijn B. Katan, Alberto Ascherio, Meir J. Stampfer et Walter C. Willett. "Trans Fatty Acids and Cardiovascular Disease". *New England Journal of Medicine* 354, n° 15 (13 avril 2006) : 1601-1613.

Mulcahy, Risteard, Noel Hickey, Ian Graham et Gilbert McKenzie. "Factors Influencing Long-Term Prognosis in Male Patients Surviving a First Coronary Attack". *British Heart Journal* 37, n° 2 (février 1975) : 158-165.

Muldoon, Matthew F., Stephen B. Manuck et Karen A. Matthews. "Lowering Cholesterol Concentrations and Mortality: A Quantitative Review of Primary Prevention Trials". *British Medical Journal* 301, n° 6747 (11 août 1990) : 309-314.

Multiple Risk Factor Intervention Trial Research Group. (Groupe de recherche sur l'Essai d'intervention sur les facteurs de risques multiples.) "Multiple Risk Factor Intervention Trial: Risk Factor Changes and Mortality Results". *Journal of American Medicine* 248, n° 12 (24 septembre 1982) : 1465-1477.

Murata, Mitsunori. "Secular Trends in Growth and Changes in Eating Patterns of Japanese Children". *American Journal of*

Clinical Nutrition 72, n° 5 suppl. (novembre 2000) : 1379S-1383S.

Murphy, Suzanne P. et Rachel K. Johnson. "The Scientific Basis of Recent US Guidance on Sugars Intake", *American Journal of Clinical Nutrition* 78, n° 4 (2003) : 8275-8335.

Napoli, Claudio, Christopher K. Glass, Joseph L. Witztum, Reena Deutsch, Francesco P. D'Armiento et Wulf Palinski. "Influence of Maternal Hypercholesterolaemia During Pregnancy on Progression of Early Atherosclerotic Lesions in Childhood: Fat of Early Lesions in Children (FELIC) Study". *Lancet* 354, n° 9186 (9 octobre 1999) : 1234-1241.

Naska, Androniki, Eleni Oikonomou, Antonia Trichopoulou, Theodora Psaltopoulou et Dimitrios Trichopoulos. "Siesta in Healthy Adults and Coronary Mortality in the General Population". *Archives of Internal Medicine* 167, n° 3 (12 février 2007) : 296-301.

_____. Réponse de l'auteur à "Siesta, All-Cause Mortality, and Cardiovascular Mortality: Is There a "Siesta" at Adjudicating Cardiovascular Mortality?" par Sripal Bangalore, Sabrina Sawhney et Franz H. Messerli. *Archives of Internal Medicine* 167, n° 19 (22 octobre 2007) : 2143-2144.

National Cholesterol Education Program. (Programme national d'éducation sur le cholestérol.) *Third Report of the National Cholesterol Education Program (NCEP). Expert Panel on Detection, Evaluation, and Treatment of High Blood Cholesterol in Adults: (Adult Treatment Panel III) Final Report.* NIH Publication n° 02-5215. Washington, DC : NIH, 2002.

National Diet-Heart Study Research Group. (Groupe de recherche sur l'Étude nationale sur l'alimentation et le cœur.) "The National Diet Heart Study Final Report". *American Heart Association Monograph* 18 in *Circulation* 37 and 38, suppl. 1 (mars 1968) : I-ix-I-428.

National Institutes of Health. (Instituts américains de la santé.) "Lowering Blood Cholesterol to Prevent Heart Disease". *NIH Consensus Statement* 5, n° 7 (10-12 décembre 1984) : 1-11.

National Research Council, Division of Medical Sciences. (Conseil national de recherches, Division des sciences médicales.) *Symposium on Atherosclerosis.* Publication 338. Washington,

DC : National Academy of Sciences-National Research Council, mars, 1954.

National Toxicology Program, US Public Health Service, US Department of Health and Human Services. (Programme national de toxicologie, Service de santé publique des États-Unis, ministère de la Santé et des Services sociaux des États-Unis.) "Report on Carcinogens: 12th Edition". Washington, DC : US Government Printing Office, 2011.

Nègre-Salvayre, Anne, Nathalie Auge, Victoria Ayala, et al. "Pathological Aspects of Lipid Peroxidation". *Free Radical Research* 44, n° 10 (octobre 2010) : 1125-1171.

Ness, Andy R., J. Hughes, P. C. Elwood, E. Whitley, G. D. Smith et M. L. Burr. "The Long-Term Effect of Dietary Advice in Men with Coronary Disease: Follow-Up of the Diet and Reinfarction Trial (DART)". *European Journal of Clinical Nutrition* 56, n° 6 (juin 2002) : 512-518.

Nestel, Paul J. et Andrea Poyser. "Changes in Cholesterol Synthesis and Excretion When Cholesterol Intake Is Increased". *Metabolism* 25, n° 12 (décembre 1976) : 1591-1599.

Nestle, Marion. "Mediterranean Diets: Historical and Research Overview". *American Journal of Clinical Nutrition* 61, n° 6 suppl. (juin 1995) : 1313S-1320S.

_____. "The Mediterranean (Diet and Disease Prevention)". Dans *Cambridge World History of Food 2*. Édité par Kenneth Kiple et Kriemhild Coneè Ornelas. Cambridge, Angleterre : Cambridge University Press, 2000, 1193-1203.

_____.*Food Politics.* Berkeley, CA : University of California Press, 2002.

Nestle, Marion, ed. "Mediterranean Diets". *American Journal of Clinical Nutrition* 61, n° 6 suppl. (1995) : ix-1427S.

Newcombe, W. W., Jr. *The Indians of Texas: From Prehistoric to Modern Times.* Austin : University of Texas Press, 1961.

Nicklas, Theresa A., Larry S. Webber, MaryLynn Koschak et Gerald S. Berenson. "Nutrient Adequacy of Low Fat Intakes for Children: The Bogalusa Heart Study". *Pediatrics* 89, n° 2 (1 février 1992) : 221-228.

Niinikoski, Harri, Hanna Lagström, Eero Jokinen, et al. "Impact of Repeated Dietary Counseling Between Infancy and 14 Years of Age on Dietary Intakes and Serum Lipids and Lipoproteins: The

STRIP Study". *Circulation* 116, n° 9 (13 août 2007) : 1032-1040. Niinikoski, Harri, Jorma Viikari, Tapani Rönnemaa, et al. "Regulation of Growth of 7- to 36-Month-Old Children by Energy and Fat Intake in the Prospective, Randomized STRIP Baby Trial". *Pediatrics* 100, n° 5 (novembre 1997) : 810-816.

Noakes, Tim D. "The Women's Health Initiative Randomized Controlled Dietary Modification Trial: An Inconvenient Finding and the Diet-Heart Hypothesis". *South African Medical Journal* 103, n° 11 (30 septembre 2013) : 824-825.

Nordmann, Alain J., Katja Suter-Zimmermann, Heiner C. Bucher, et al. "Meta-Analysis Comparing Mediterranean to Low-Fat Diets for Modification of Cardiovascular Risk Factors". *American Journal of Medicine* 124, n° 9 (septembre 2011) : 841-851.

Nydegger, Uris E. et Rene E. Butler. "Serum Lipoprotein Levels in Patients with Cancer". *Cancer Research* 32, n° 8 (août 1972) : 1756-1760.

Obarzanek, Eva, Sally A. Hunsberger, Linda Van Horn, et al. "Safety of a Fat-Reduced Diet: The Dietary Intervention Study in Children (DISC)". *Pediatrics* 100, n° 1 (juillet 1997) : 51-59. Obarzanek, Eva, Frank M. Sacks, William M. Vollmer, et al. "Effects on Blood Lipids of a Blood Pressure-Lowering Diet: The Dietary Approaches to Stop Hypertension (DASH) Trial". *American Journal of Clinical Nutrition* 74, n° 1 (2001) : 80-89.

O'Brien, Patrick. "Dietary Shifts and Implications for US Agriculture". *American Journal of Clinical Nutrition* 61, n° 6 suppl. (1995) : 1390S-1396S.

Office of the Surgeon General, US Public Health Service, US Department of Health and Human Services. (Bureau de l'Administrateur de la santé publique, Service de santé publique des États-Unis, ministère de la Santé et des Services sociaux des États-Unis.) "Healthy People: The Surgeon General's Report on Health Promotion and Disease Prevention". Recours n° 79-55071, Washington DC: US Government Printing Office, 1979.

Ohfuji, Takehi Ko et Takashi Kaneda. "Characterization of Toxic Components in Thermally Oxidized Oil". *Lipids* 8 (1973) : 353-359.

Oliver, Michael Francis. "Ischaemic Heart Disease: A Secondary Prevention Trial Using Clofibrate". *Pharmacological Control of Lipid Metabolism* 26 (1972) : 255-259.

_____. "Dietary Cholesterol, Plasma Cholesterol and Coronary Heart Disease". *British Heart Journal* 38, n° 3 (mars 1976) : 214-218.

_____. "It Is More Important to Increase the Intake of Unsaturated Fats than to Decrease the Intake of Saturated Fats: Evidence from Clinical Trials Relating to Ischemic Heart Disease". *American Journal of Clinical Nutrition* 66, n° 4 suppl. (octobre 1997) : 980S–986S

Opie, Lionel H. "Letter to the Editor: Mediterranean Diet for the Primary Prevention of Heart Disease". *New England Journal of Medicine* 369, n° 7 (15 août 2013) : 672-673.

Orchard, Trevor J., Richard P. Donahue, Lewis H. Kuller, Patrick N. Hodge et Allan L. Drash. "Cholesterol Screening in Childhood: Does It Predict Adult Hypercholesterolemia? The Beaver County Experience". *Journal of Pediatrics* 103, n° 5 (novembre 1983) : 687-691.

Ornish, Dean, Shirley E. Brown, J. H. Billings, et al. "Can Lifestyle Changes Reverse Coronary Heart Disease? The Lifestyle Heart Trial". *Lancet* 336, n° 8708 (21 juillet 1990) : 129-133.

Ornish, Dean, Larry W. Scherwitz, Rachelle S. Doody, et al. "Effects of Stress Management Training and Dietary Changes in Treating Ischemic Heart Disease". *Journal of the American Medical Association* 249, n° 1 (7 janvier 1983) : 54-59.

Ornish, Dean, Larry W. Scherwitz, James H. Billings, et al. "Intensive Lifestyle Changes for Reversal of Coronary Heart Disease". *Journal of the American Medical Association* 280, n° 23 (16 décembre 1998) : 2001-2007.

Orr, John B. et John L. Gilks. *Studies of Nutrition: The Physique and Health of Two African Tribes.* Conseil de recherche médicale. Série de rapports spéciaux. N° 155. Londres : Stationery Office, 1931.

Osler, William. *The Principles and Practice of Medicine.* 1892. Reprint, RareBooksClub.com, 2012.

Ozonoff, David. "The Political Economy of Cancer Research". *Science and Nature* 2 (1979) : 14-16.

Page, Irvine H., Edgar V. Allen, Francis L. Chamberlain, Ancel Keys, Jeremiah Stamler et Fredrick J. Stare. "Dietary Fat and Its Relation to Heart Attacks and Strokes". *Circulation* 23, n° 1 (1961) : 133-136.

Page, Irvine H., Fredrick J. Stare, A. C. Corcoran, Herbert Pollack et Charles F. Wilkinson. "Atherosclerosis and the Fat Content of the Diet". *Circulation* 16, n° 2 (août 1957) : 163-178.

Pagoto, Sherry L. et Bradley M. Appelhans. "A Call for an End to the Diet Debates". *Journal of the American Medical Association* 310, n° 7 (2013) : 687-688.

Palmieri, Luigi, Kathleen Bennett, Simona Giampaoli et Simon Capewell. "Explaining the Decrease in Coronary Heart Disease Mortality in Italy between 1980 and 2000". *American Journal of Public Health* 100, n° 4 (avril 2010) : 684-692.

Pan, An, Qi Sun, Adam M. Bernstein, et al. "Red Meat Consumption and Mortality: Results from 2 Prospective Cohort Studies". *Archives of Internal Medicine* 172, n° 7 (9 avril 2012) : 555-563.

Park, Youngmee K. et Elizabeth A. Yetley. "Trench Changes in Use and Current Intakes of Tropical Oils in the United States". *American Journal of Clinical Nutrition* 51, n° 5 (1990) : 738-748.

Patek, Arthur J., Forrest E. Kendall, Nancy M. deFritsch et Robert L. Hirsch. "Cirrhosis-Enhancing Effect of Corn Oil". *Archives of Pathology* 82, n° 6 (décembre 1966) : 596-601.

Patel, Sanjay R. "Is Siesta More Beneficial than Nocturnal Sleep?" *Archives of Internal Medicine* 167, n° 19 (22 octobre 2007) : 2143-2144.

Pearce, Morton Lee et Seymour Dayton. "Incidence of Cancer in Men on a Diet High in Polyunsaturated Fat". *Lancet* 297, n° 7697 (6 mars 1971) : 464–467.

Pennington, Alfred W. "Obesity in Industry: The Problem and Its Solution". *Industrial Medicine & Surgery* 18, n° 6 (juin 1949) : 259.

_____. "Obesity". *Medical Times* 80, n° 7 (juillet 1952) : 389-398.

_____. "An Alternate Approach to the Problem of Obesity". *American Journal of Clinical Nutrition* 1, n° 2 (1953) : 100-106.

_____. "A Reorientation on Obesity". *New England Journal of Medicine* 248, n° 23 (4 juin 1953) : 959-964.

612

_____. "Treatment of Obesity with Calorically Unrestricted Diets". *Journal of Clinical Nutrition* 1, n° 5 (juillet-août 1953) : 343-348.

_____. "Obesity: Overnutrition or Disease of Metabolism?" *American Journal of Digestive Diseases* 20, n° 9 (septembre 1953) : 268-274.

_____. "Treatment of Obesity: Developments of the Past 150 Years". *American Journal of Digestive Diseases* 21, n° 3 (mars 1954) : 65-69.

Pernetti, Mimma, Kees van Malssen, Daniel Kalnin et Eckhard Flöter. "Structuring Edible Oil with Lecithin and Sorbitan Tri-Stearate". *Food Hydrocolloids* 21, n° 5-6 (juillet-août 2007) : 855-861.

Phillips, Roland L., Frank R. Lemon, W. Lawrence Beeson et Jan W. Kuzma. "Coronary Heart Disease Mortality Among Seventh-Day Adventists with Differing Dietary Habits: A Preliminary Report". *American Journal of Clinical Nutrition* 31, n° 10 suppl. (octobre 1978) : S191-S198.

Phinney, Stephen D., Bruce R. Bistrian, W. J. Evans, E. Gervino et G. L. Blackburn. "The Human Metabolic Response to Chronic Ketosis Without Caloric Restriction: Preservation of Submaximal Exercise Capability Without Reduced Carbohydrate Oxidation". *Metabolism* 32, n° 8 (août 1983) : 769-776.

Phinney, Stephen D., Bruce R. Bistrian, R. R. Wolfe et G. L. Blackburn. "The Human Metabolic Response to Chronic Ketosis Without Caloric Restriction: Physical and Biochemical Adaption". *Metabolism* 32, n° 8 (août 1983) : 757-768.

Phinney, Stephen D. et Jeff S. Volek. *New Atkins for a New You: The Ultimate Diet for Shedding Weight and Feeling Great*. New York : Touchstone, 2010.

Phinney, Stephen D., James A. Wortman et Douglas Bibus. "Oolichan Grease: A Unique Marine Lipid and Dietary Staple of the North Pacific Coast". *Lipids* 44, n° 1 (janvier 2009) : 47-51.

Pickat, A. K. "The Nutritive Value of Margarine and Soy Bean-Oil". *Voprosy Pitaniia* 2, n° 5 (1933) : 34-60.

Pinckney, Edward R. et Cathey Pinckney. *The Cholesterol Controversy*. Los Angeles : Sherbourne Press, 1973.

Plourde, Mélanie et Stephen C. Cunnane. "Extremely Limited Synthesis of Long Chain Polyunsaturates in Adults: Implications

613

for Their Dietary Essentiality and Use as Supplements". *Applied Physiology, Nutrition and Metabolism* 32, n° 4 (août 2007) : 619-634.

Plumb, Robert K. "Diet Linked to Cut in Heart Attacks". *New York Times*, 17 mai 1962, 39. Poli, Giuseppi et Rudolph Jörg Schaur. "4-Hydroxynonenal: A Lipid Degradation Product Provided with Cell Regulatory Functions". *Molecular Aspects of Medicine* 24, n° 4-5 suppl. (août-octobre 2003) : 147-313.

Poli, Giuseppi, Rudolph Jörg Schaur, W. G. Sterns et G. Leonnarduzzi. "4-Hydroxynonenal: A Membrane Lipid Oxidation Product of Medicinal Interest". *Medicinal Research Reviews* 28, n° 4 (juillet 2008) : 569-631.

Popper, Karl. *Objective Knowledge: An Evolutionary Approach.* Édition révisée. Oxford : Clarendon Press, 1979.

Porter, Eugene O. "Oleomargarine: Pattern for State Trade Barriers". *Southwestern Social Science Quarterly* 29 (1948) : 38-48.

Poustie, Vanessa J. et Patricia Rutherford. "Dietary Treatment for Familial Hypercholesterolaemia". *Cochrane Database of Systematic Reviews,* n° 2 (2001) : CD001918.

Powley, Terry L. "The Ventromedial Hypothalamic Syndrome, Satiety and a Cephalic Phase Hypothesis". *Psychological Review* 84, n° 1 (1977) : 89-126.

Prentice, Andrew M. et Alison A. Paul. "Fat and Energy Needs of Children in Developing Countries". *American Journal of Clinical Nutrition* 72, n° 5 suppl. (novembre 2000) : 1253s-1265s.

Prentice, George. "Cancer Among Negroes". *British Medical Journal* 2, n° 3285 (15 décembre 1923) : 1181.

Prentice, Ross L., Bette Caan, Rowan T. Chlebowski, et al. "Low-Fat Dietary Pattern and Risk of Invasive Breast Cancer: The Women's Health Initiative Randomized Controlled Dietary Modification Trial". *Journal of the American Medical Association* 295, n° 6 (8 février 2006) : 629-642.

Prentice, Ross L., Cynthia A. Thomson, Bette Caan, et al. "Low-Fat Dietary Pattern and Cancer Incidence in the Women's Health Initiative Dietary Modification Randomized Controlled Trial". *Journal of the National Cancer Institute* 99, n° 20 (17 octobre 2007) : 1534–1543.

614

Price, Weston A. *Nutrition and Physical Degeneration.* 1939. Réimprimé. La Mesa, CA : The Price-Pottenger Nutrition Foundation, 2004.

Prior, Ian A., Flora Davidson, Clare E. Salmond et Z. Czochanska. "Cholesterol, Coconuts, and Diet on Polynesian Atolls: A Natural Experiment: The Pukapuka and Tokelau Island Studies". *American Journal of Clinical Nutrition* 34, n° 8 (août 1981) : 1552-1561.

The Procter & Gamble Company. "The Story of Crisco". Dans *The Story of Crisco: 250 Tested Recipes,* by Marion Harris Neil. Cincinnati, OH : Procter & Gamble, 1914, 5-17.

Psaltopoulou, Theodora, Androniki Naska, Philoppos Orfanos, Dimitrios Trichopoulos, Theodoros Mountokalakis et Antonia Trichopoulou. "Olive Oil, the Mediterranean Diet, and Arterial Blood Pressure: The Greek European Prospective Investigation into Cancer and Nutrition (EPIC) Study". *American Journal of Clinical Nutrition* 80, n° 4 (1er octobre 2004) : 1012-1018.

Qintào, Eder, Scott Grundy et Edward H. Ahrens, Jr. "Effects of Dietary Cholesterol on the Regulation of Total Body Cholesterol in Man". *Journal of Lipid Research* 12, n° 2 (mars 1971) : 233-247.

Ramsden, Christopher E., Joseph R. Hibbeln, Sharon F. Majchrzak et John M. Davis. "N-6 Fatty Acid-Specific and Mixed Polyunsaturate Dietary Interventions Have Different Effects on CHD Risk: A Meta-Analysis of Randomised Controlled Trials". *British Journal of Nutrition* 104, n° 11 (décembre 2010) : 1586-1600.

Ramsden, Christopher E., Daisy Zamora, Boonseng Leelarthaepin, et al. "Use of Dietary Linoleic Acid for Secondary Prevention of Coronary Heart Disease and Death: Evaluation of Recovered Data from the Sydney Diet Heart Study and Updated Meta-Analysis". *British Medical Journal* 346 (4 février 2013) : doi:10.1136/bmj.e8707.

Rand, Margaret L., Adje A. Hennissen et Gerard Hornstra. "Effects of Dietary Palm Oil on Arterial Thrombosis, Platelet Responses and Platelet Membrane Fluidity in Rats". *Lipids* 23, n° 11 (novembre 1988) : 1019-1023.

Rauch B., R. Schiele, S. Schneider, et al. "OMEGA, a Randomized, Placebo Controlled Trial to Test the Effect of Highly Purified

Omega-3 Fatty Acids on Top of Modern Guideline-Adjusted Therapy After Myocardial Infarction". *Circulation* 122, n° 21 (23 novembre 2010) : 2152-2159.

Ravnskov, Uffe. *The Cholesterol Myths: Exposing the Fallacy that Saturated Fat and Cholesterol Cause Heart Disease.* Washington, DC : New Trends, 2000.

Ray, Kausik K., Sreenivasa Rao Kondapally Seshasai, Sebhat Erqou, et al. "Statins and All-Cause Mortality in High-Risk Primary Prevention: A Meta-Analysis of 11 Randomized Controlled Trials Involving 65,229 Participants". *Archives of Internal Medicine* 170, n° 12 (28 juin 2010) : 1024-1031.

Reeves, Robert M. Lettre à l'éditeur. "Effect of Dietary Trans Fatty Acids on Cholesterol Levels". *New England Journal of Medicine* 324, n° 5 (31 janvier 1991) : 338-340.

_____. Présentation lors d'une conférence organisée par l'Institut des graisses et des huiles alimentaires, Las Vegas, août 2007.

Reid, D. D. et G. A. Rose. "Preliminary Communications: Assessing the Comparability of Mortality Statistics". *British Medical Journal* 2, n° 5422 (5 décembre 1964) : 1437-1439.

Reiser, Raymond. "Saturated Fat in the Diet and Serum Cholesterol Concentration: A Critical Examination of the Literature". *American Journal of Clinical Nutrition* 26, n° 5 (mai 1973) : 524-555.

_____. "Saturated Fat: A Rebuttal". *American Journal of Clinical Nutrition* 27, n° 3 (mars 1974) : 228-229.

Research Committee. (Comité de recherche.) "Low-Fat Diet in Myocardial Infarction: A Controlled Trial". *Lancet* 2, n° 7411 (11 septembre 1965) : 501-504.

Riepma, S. F. *The Story of Margarine.* Washington, DC : Public Affairs Press, 1970.

Rillamas-Sun, Eileen, Andrea Z. LaCroix, Molly E. Warring, et al. "Obesity and Late-Age Survival Without Major Disease or Disability in Older Women". *Journal of the American Medical Association, Internal Medicine* 174, n° 1 (janvier 2014) : 98-106.

Rittenberg, D. et Rudolf Schoenheimer. "Deuterium as an Indicator in the Study of Intermediary Metabolism: XI. Further Studies on the Biological Uptake of Deuterium into Organic Substances, with Special Reference to Fat and Cholesterol Formation".

616

Journal of Biological Chemistry 121, n° 1 (1er octobre 1937) : 235-253.

Rivellese, Angela A., Rosalba Giacco, Giovanni Annuzzi, et al. "Effects of Monounsaturated vs. Saturated Fat on Postprandial Lipemia and Adipose Tissue Lipases in Type 2 Diabetes". *Clinical Nutrition* 27, n° 1 (février 2008) : 133-141.

Robe, Karl. "Focus Gets Clearer on Confused Food Oil Picture". *Food Processing*, décembre 1961, 62-68.

Roberts, T. L., D. A. Wood, R. A. Riemersma, P. J. Gallagher et Fiona C. Lampe. "Trans Isomers of Oleic and Linoleic Acids in Adipose Tissue and Sudden Cardiac Death". *Lancet* 345, n° 8945 (4 février 1995) : 278-282.

Rogers, Adrianne E. et Matthew P. Longnecker. "Biology of Disease: Dietary and Nutritional Influences on Cancer-A Review of Epidemiological and Experimental Data". *Laboratory Investigation* 59, n° 6 (1988) : 729-759.

Rony, H. R. *Obesity and Leanness.* Philadelphie : Lea and Febiger, 1940.

Root, Waverley et Richard De Rochemont. *Eating in America: A History.* New York : Morrow, 1976.

Rosamond, Wayne D., Lloyd E. Chambless, Aaron R. Folsom, et al. "Trends in the Incidence of Myocardial Infarction and in Mortality Due to Coronary Heart Disease, 1987 to 1994". *New England Journal of Medicine* 339, n° 13 (24 septembre 1998) : 861–867.

Rose, Geoffrey, Henry Blackburn, Ancel Keys, et al. "Colon Cancer and Blood-Cholesterol". *Lancet* 303, n° 7850 (9 février 1974) : 181-183.

Rose, Geoffrey, W. B. Thompson et R. T. Williams. "Corn Oil in Treatment of Ischaemic Heart Disease". *British Medical Journal* 1, n° 5449 (12 juin 1965) : 1531-1533.

Ross, Russell. "The Pathogenesis of Atherosclerosis-An Update". *New England Journal of Medicine* 314, n° 8 (20 février 1986) : 488-500.

Rothstein, William G. *Public Health and the Risk Factor: A History of an Uneven Medical Revolution.* Rochester Studies in Medical History 3. Rochester, NY : University of Rochester Press, 2003.

Rouja, Philippe Max, Éric Dewailly et Carole Blanchet. "Fat, Fishing Patterns, and Health Among the Bardi People of North Western Australia". *Lipids* 38, n° 4 (avril 2003) : 399-405.

Roussouw, Jacques E., Loretta Finnegan, William R. Harlan, Vivian W. Pinn, Carolyn Clifford et Joan A. McGowan. "The Evolution of the Women's Health Initiative: Perspectives from the NIH". *Journal of the American Medical Women's Association* 50, n° 2 (mars/avril 1995) : 50-55.

Rubba, Paolo, F. Mancini, M. Gentile et M. Mancini. "The Mediterranean Diet in Italy: An Update". *World Review of Nutrition and Dietetics* 97 (2007) : 85-113.

Ruiz-Canela, Miguel et Miguel A. Martinez-Gonzàlez. "Olive Oil in the Primary Prevention of Cardiovascular Disease". *Maturitas* 68, n° 3 (mars 2011) : 245-250.

Sacks, Frank M., George A. Bray, Vincent J. Carey, et al. "Comparison of Weight-Loss Diets with Different Compositions of Fat, Protein, and Carbohydrates". *New England Journal of Medicine* 360, n° 9 (26 février 2009) : 859-873.

Sacks, Frank M. et Lisa Litlin. "Trans-Fatty-Acid Content of Common Foods". *New England Journal of Medicine* 329, n° 26 (23 décembre 1993) : 1969-1970.

Samaha, Frederick F., Nayyar Iqbal, Prakash Seshadri, et al. "A Low-Carbohydrate as Compared with a Low-Fat Diet in Severe Obesity". *New England Journal of Medicine* 348, n° 21 (22 mai 2003) : 2074–2081.

Samuel, Paul, Donald J. McNamara et Joseph Shapiro. "The Role of Diet in the Etiology and Treatment of Atherosclerosis". *Annual Review of Medicine* 34, n° 1 (1983) : 179-194.

Sarri, Katerina et Anthony Kafatos. Lettre à l'éditeur. "The Seven Countries Study in Crete: Olive Oil, Mediterranean Diet or Fasting?" *Public Health Nutrition* 8, n° 6 (2005) : 666.

Sarri, Katerina, Manolis K. Linardakis, Frosso N. Bervanaki, Nikolaos E. Tzanakis et Anthony G. Kafatos. "Greek Orthodox Fasting Rituals: A Hidden Characteristic of the Mediterranean Diet of Crete". *British Journal of Nutrition* 92, n° 2 (2004) : 277-284.

Schaefer, Ernst J., Joi L. Augustin, Mary M. Schaefer, et al. "Lack of Efficacy of a Foodfrequency Questionnaire in Assessing Dietary Macronutrient Intakes in Subjects Consuming Diets of

BIBLIOGRAPHIE

Known Composition". *American Journal of Clinical Nutrition* 71, n° 3 (mars 2000) : 746-751.

Schaefer, Otto. "Medical Observations and Problems in the Canadian Arctic: Part II". *Canadian Medical Association Journal* 81, n° 5 (1er septembre 1959) : 386-393.

_____. "Glycosuria and Diabetes Mellitus in Canadian Eskimos: A Preliminary Report and Hypothesis". *Canadian Medical Association Journal* 99, n° 5 (3 août 1968) : 201-206.

_____. "When the Eskimo Comes to Town". *Nutrition Today* 6, n° 6 (novembre-décembre 1971) : 8-16.

Schatzkin, Arthur, Peter Greenwald, David P. Byar et Carolyn K. Clifford. "The Dietary Fat-Breast Cancer Hypothesis Is Alive". *Journal of the American Medical Association* 261, n° 22 (9 juin 1989) : 3284-3287.

Schatzkin, Arthur, Victor Kipnis, Raymond J. Carroll, et al. "A Comparison of a Food Frequency Questionnaire with a 24-hour Recall for Use in an Epidemiological Cohort Study: Results from the Biomarker-based Observing Protein and Energy Nutrition (OPEN) Study". *International Journal of Epidemiology* 32, n° 6 (décembre 2003) : 1054-1062.

Schettler, Gotthard. "Atherosclerosis During Periods of Food Deprivation Following World Wars I and II". *Preventive Medicine* 12, n° 1 (1983) : 75-83.

Schleifer, David. "Reforming Food: How Trans Fats Entered and Exited the American Food System". Dissertation de doctorat. New York University, 2010.

_____. "The Perfect Solution: How Trans Fats Became the Healthy Replacement for Saturated Fats". *Technology and Culture* 53, n° 1 (janvier 2012) : 94-119.

Schwarzfuchs, Dan, Rachel Golan et Iris Shai. Lettre à l'éditeur. "Four-Year Follow-Up After Two-Year Dietary Interventions". *New England Journal of Medicine* 367, n° 14 (4 octobre 2012) : 1373-1374.

Seinfeld, Jerry. *I'm Telling You for the Last Time*. Broadhurst Theatre, New York, NY, 6-9 août 1998.

Seiz, Keith. *Dietary Goals for the United States,* Ninety-Fifth Congress (Washington, DC : US Government Printing Office, 1977).

_____. "Formulations: Sourcing Ideal Trans-Free Oils". *Functional Foods & Neutraceuticals* (juillet 2005) : 36-37.

Seltzer, Carl C. "The Framingham Heart Study Shows No Increases in Coronary Heart Disease Rates from Cholesterol Values of 205-264 mg/dL". *Giornale Italiano di Cardiologia* (Padua) 21, n° 6 (1991) : 683.

Senti, Frederic R., éditorial préparé pour le Centre pour la sécurité alimentaire et de la nutrition appliquée de l'Agence américaine des produits alimentaires et médicamenteux. *Health Aspects of Dietary Trans-Fatty Acids* Bethesda, MD : Life Sciences Research Office, Federation of American Societies for Experimental Biology, août 1985.

Seppanen, C. M. et A. Saari Csallany. "Simultaneous Determination of Lipophilic Aldehydes by High-Performance Liquid Chromatography in Vegetable Oil". *Journal of the American Oil Chemists' Society* 78, n° 12 (1er décembre 2001) : 1253-1260.

_____. "Formation of 4-Hydroxynonenal, a Toxic Aldehyde, in Soybean Oil at Frying Temperature". *Journal of the American Oil Chemists' Society* 79, n° 10 (1er octobre 2002) : 1033-1038.

Serra-Majem, Lluís, J. Ngo de la Cruz, L. Ribas et L. Salleras. "Mediterranean Diet and Health: Is All the Secret in Olive Oil?" *Pathophysiology of Haemostasis and Thrombosis* 33, n° 5-6 (septembre-décembre 2003/2004) : 461-465.

Serra-Majem, Lluís, Lourdes Ribas, Ricard Tresserras, Joy Ngo et Llufs Salleras. "How Could Changes in Diet Explain Changes in Coronary Heart Disease Mortality in Spain? The Spanish Paradox". *American Journal of Clinical Nutrition* 61, n° 6 suppl. (juin 1995) : 1351S-1359S.

Serra-Majem, Lluís, Blanca Roman et Ramón Estruch. "Scientific Evidence of Interventions Using the Mediterranean Diet: A Systematic Review". *Nutritional Reviews* 64, n° 2 (février 2006) : S27-S47.

Serra-Majem, Lluís, Antonia Trichopoulou, Joy Ngo de la Cruz, et al. "Does the Definition of the Mediterranean Diet Need to be Updated?" *Public Health Nutrition* 7, n° 7 (octobre 2004) : 927-929.

Shai, Iris, Dan Schwarzfuchs, Yaakov Henkin, et al. "Weight Loss with a Low-Carbohydrate, Mediterranean, or Low-Fat Diet".

620

New England Journal of Medicine 359, n° 3 (17 juillet 2008) : 229-241.

Shaper, A. Gerald. "Cardiovascular Studies in the Samburu Tribe of Northern Kenya". *American Heart Journal* 63, n° 4 (avril 1962) : 437-442.

_____. Interview avec Henry Blackburn. Dans "Preventing Heart Attack and Stroke: A History of Cardiovascular Disease Epidemiology", consulté pour la dernière fois le 14 février 2014. http://www.epi.umn.edu/cvdepi/interview.asp?id=64

Sharman, Matthew J., Ana L. Gómez, William J. Kraemer et Jeff S. Volek. "Very Low-Carbohdryate and Low-Fat Diets Affect Fasting Lipids and Postprandial Lipemia Differently in Overweight Men". *Journal of Nutrition* 134, n° 4 (1er avril 2004) : 880-885.

Shaten, Barbara J., Lewis H. Kuller, Marcus O. Kjelsberg, et al. "Lung Cancer Mortality After 16 Years in MRFIT Participants in Intervention and Usual-Care Groups". *Annals of Epidemiology* 7, n° 2 (février 1997) : 125-136.

Shekelle, Richard B., Anne MacMillan Shryock, Oglesby Paul, et al. "Diet, Serum Cholesterol, and Death from Coronary Heart Disease: The Western Electric Study". *New England Journal of Medicine* 304, n° 2 (8 janvier 1981) : 65-70.

Shekelle, Richard et Salim Yusuf. "Report of the Conference on Low Blood Cholesterol: Mortality Associations". *Circulation* 86, n° 3 (1992) : 1046-1060.

Shi, Z., X. Hu, B. Yuan, G. Hu, X. Pan, Y. Dai, J. E. Byles et G. Holmboe-Ottesen. "Vegetable-Rich Food Pattern Is Related to Obesity in China". *International Journal of Obesity* 32, n° 6 (2008) : 975-984.

Shields, David S. "Prospecting for Oil". *Gastronomica* 10, n° 4 (2010) : 25-34.

Shin, Ju Young, Jerry Suls et René Martin. "Are Cholesterol and Depression Inversely Related? A Meta-Analysis of the Association Between Two Cardiac Risk Factors". *Annals of Behavioral Medicine* 36, n° 1 (août 2008) : 33–43.

Siampos, George S. *Recent Population Change Calling for Policy Action: With Special Reference to Fertility and Migration.* Athènes : National Statistical Service of Greece, 1980.

Sieri, Sabina, Vittorio Krogh, Pietro Ferrari, et al. "Dietary Fat and Breast Cancer Risk in the European Prospective Investigation into Cancer and Nutrition". *American Journal of Clinical Nutrition* 88, n° 5 (novembre 2008) : 1304-1312.

Silverman, Anna, Rajni Banthia, Ivette S. Estay, Colleen Kemp, et al. "The Effectiveness and Efficacy of an Intensive Cardiac Rehabilitation Program in 24 Sites". *American Journal of Health Promotion* 24, n° 4 (2010) : 260-266.

Silwood, Christopher J. L. et Martin C. Grootveld. "Application of High-Resolution, Two-Dimensional H and C Nuclear Magnetic Resonance Techniques to the Characterization of Lipid Oxidation Products in Autoxidized Linoleoyl Linolenoylglycerols". *Lipids* 34, n° 7 (juillet 1999) : 741-756.

Simell, Olli, Harri Niinikoski, Tapani Rönnemaa, et al. "Special Turku Coronary Risk Factor Intervention Project for Babies (STRIP)". *American Journal of Clinical Nutrition* 72, n° 5 suppl. (novembre 2000) : 1316S-1331S.

Simons, Leon A., Yechiel Friedlander, John McCallum et Judith Simons. "Risk Factors for Coronary Heart Disease in the Prospective Dubbo Study of Australian Elderly". *Atherosclerosis* 117, n° 1 (1995) : 107-118.

Sinclair, Hugh M. "The Diet of Canadian Indians and Eskimos". *Proceedings of the Nutrition Society* 12, n° 1 (1953) : 74.

Singh, Ram B., Shanti S. Rastogi, Rakesh Verma, Laxmi Bolaki et Reema Singh. "An Indian Experiment with Nutritional Modulation in Acute Myocardial Infarction". *American Journal of Cardiology* 69, n° 9 (1er avril 1992) : 879-885.

Singh, Ram B., Shanti S. Rastogi, Rakesh Verma, L. Bolaki, Reema Singh, S. Ghosh et Mohammad A. Niaz. "Randomised Controlled Trial of Cardioprotective Diet in Patients with Recent Acute Myocardinal Infarction: Results of One Year Follow Up". *British Medical Journal* 304, n° 6833 (18 avril 1992) : 1015-1019.

Siri-Tarino, Patty W., Qi Sun, Frank B. Hu et Ronald M. Krauss. "Saturated Fat, Carbohydrate, and Cardiovascular Disease". *American Journal of Clinical Nutrition* 91, n° 3 (mars 2010) : 502-509.

Slining, Meghan M., Kevin C. Mathias et Barry M. Popkin. "Trends in Food and Beverage Sources among US Children and

BIBLIOGRAPHIE

Adolescents: 1989-2010". *Journal of the Academy of Nutrition and Dietetics* 113, n° 12 (décembre 2013) : 1683-1694.

Smith, Jane et Fiona Godlee. "Investigating Allegations of Scientific Misconduct". *British Medical Journal* 331, n° 7511 (30 juillet 2005) : 245-246.

Smith, Leland L. "The Autoxidation of Cholesterol". Dans *Autoxidation in Food and Biological Systems.* Édité par Michael G. Simic et Marcus Karel. New York : Springer Science+Business Media, 1980, 119-132.

Smith, Russell Lesley et Edward Robert Pinckney. *Diet, Blood Cholesterol and Coronary Heart Disease: A Critical Review of the Literature.* Santa Monica, CA : publication privée, juillet 1988.

Soman, C. R. "Correspondence: Indo-Mediterranean Diet and Progression of Coronary Artery Disease". *Lancet* 366, n° 9483 (30 juillet 2005) : 365-366.

Spencer, Colin. *Vegetarianism: A History.* Londres : Grub Street, 2000.

Speth, John D. *Bison Kills and Bone Counts: Decision Making by Ancient Hunters.* Chicago : University of Chicago Press, 1983.

Squires, Sally. "Hearts and Minds". *Washington Post,* 24 juillet 2001.

Stamler, Jeremiah. "Diet-Heart: A Problematic Revisit". *American Journal of Clinical Nutrition* 91, n° 3 (mars 2010) : 497–499.

Stamler, Jeremiah et Frederick H. Epstein. "Coronary Heart Disease: Risk Factors as Guides to Preventive Action". *Preventive Medicine* 1, n° 1 (1972) : 27-48.

Staprans, Ilona, Xian-Mang Pan, Joseph H. Rapp, Carl Grunfeld et Kenneth R. Feingold. "Oxidized Cholesterol in the Diet Accelerates the Development of Atherosclerosis in LDL Receptor- and Apolipoprotein E-Deficient Mice". *Journal of Arteriosclerosis, Thrombosis, and Vascular Biology* 20, n° 3 (mars 2000) : 708-714.

Stearns, Peter N. *Fat History: Bodies and Beauty in the Modern West.* New York : New York University Press, 1997.

Stefanick, Marcia L., Sally Mackey, Mary Sheehan, Nancy Ellsworth, William L. Haskell et Peter D. Wood. "Effects of Diet and Exercise in Men and Postmenopausal Women with Low Levels of HDL Cholesterol and High Levels of LDL

623

Cholesterol". *New England Journal of Medicine* 339, n° 1 (2 juillet 1998) : 12-20.

Stefansson, Vilhjalmur. *The Fat of the Land*. Édition complétée de *Not By Bread Alone*, publiée pour la première fois en 1946. New York : Macmillan, 1956.

_____. *The Friendly Arctic: The Story of Five Years in Polar Regions*. Nouvelle édition (Première édition : New York : MacMillan, 1921). New York : Greenwood Press, 1969.

Stehbens, William E. et Elli Wierzbicki. "The Relationship of Hypercholesterolemia to Atherosclerosis with Particular Emphasis on Familial Hypercholesterolemia, Diabetes Mellitus, Obstructive Jaundice, Myxedema, and the Nephrotic Syndrome". *Progress in Cardiovascular Diseases* 30, n° 4 (janvier-février 1988) : 289-306.

Stein, Joel. "The Low-Carb Diet Craze". *Time,* 1er novembre 1999.

Steinberg, Daniel. "An Interpretive History of the Cholesterol Controversy: Part 1". *Journal of Lipid Research* 45, n° 9 (septembre 2004) : 1583-1593.

_____. "An Interpretive History of the Cholesterol Controversy. Part II. The Early Evidence Linking Hypercholesterolemia to Coronary Disease in Humans". *Journal of Lipid Research* 46, n° 2 (février 2005) : 179-190.

_____. "The Pathogenesis of Atherosclerosis: An Interpretive History of the Cholesterol Controversy, Part IV: The 1984 Coronary Primary Prevention Trial Ends It-Almost". *Journal of Lipid Research* 47, n° 1 (janvier 2006) : 1-14.

Stemmermann, Grant N., Abraham Nomura, Lance K. Heilbrun, Earl S. Pollack et Abraham Kagan. "Serum Cholesterol and Colon Cancer Incidence in Hawaiian Japanese Men". *Journal of the National Cancer Institute* 67, n° 6 (décembre 1981) : 1179-1182.

Stender, Steen et Jørn Dyerberg. "High Levels of Industrially Produced Trans Fat in Popular Fast Foods". *New England Journal of Medicine* 354, n° 15 (13 avril 2006) : 1650-1652.

Stern, Linda, Nayyar Iqbal, Prakash Seshadri, et al. "The Effects of Low-Carbohydrate versus Conventional Weight Loss Diets in Severely Obese Adults: One-Year Follow-up of a Randomized Trial". *Annals of Internal Medicine* 140, n° 10 (18 mai 2004) : 778-785.

624

Stout, Clarke, Jerry Morrow, Edward N. Brandt, Jr. et Stewart Wolf. "Unusually Low Incidence of Death from Myocardial Infarction: Study of Italian American Community in Pennsylvania". *Journal of the American Medical Association* 188, n° 10 (8 juin 1964) : 845-849.

Sturdevant, Richard A. L., Morton Lee Pearce et Seymour Dayton. "Increased Prevalence of Cholelithiasis in Men Ingesting a Serum-Cholesterol-Lowering Diet". *New England Journal of Medicine* 288, n° 1 (4 janvier 1973) : 24-27.

Sutherland, Wayne H. F., Sylvia A. de Jong, Robert J. Walker, et al. "Effect of Meals Rich in Heated Olive and Safflower Oils on Oxidation of Postprandial Serum in Healthy Men". *Atherosclerosis* 160, n° 1 (janvier 2002) : 195-203.

Svendsen, Kristin, Hanne Naper Jensen, Ingvill Sivertsen et Ann Kristin Sjaastad. "Exposure to Cooking Fumes in Restaurant Kitchens in Norway". *Annals of Occupational Hygiene* 46, n° 4 (2002) : 395–400.

Takeya, Yo, Jordan S. Popper, Yukiko Shimizu, Hiroo Kato, George G. Rhoads et Abraham Kagan. "Epidemiologic Studies of Coronary Heart Disease and Stroke in Japanese Men Living in Japan, Hawaii and California: Incidence of Stroke in Japan and Hawaii". *Stroke* 15, n° 1 (janvier-février 1984) : 15-23.

Tanaka, Heizo, Yutaka Ueda, Masayuki Hayashi, et al. "Risk Factors for Cerebral Hemorrhage and Cerebral Infarction in a Japanese Rural Community". *Stroke* 13, n° 1 (janvier-février 1982) : 62-73.

Tanaka, T. et T. Okamura. "Blood Cholesterol Level and Risk of Stroke in Community-Based or Worksite Cohort Studies: A Review of Japanese Cohort Studies in the Past 20 Years". *Keio Journal of Medicine* 61, n° 3 (2012) : 79-88.

Tang, Jian, Qi Zhang Jin, Guo Hui Shen, Chi Tang Ho et Stephen S. Chang. "Isolation and Identification of Volatile Compounds from Fried Chicken". *Journal of Agricultural and Food Chemistry* 31, n° 6 (1983) : 1287-1292.

Tang, W. H. Wilson, Zeneng Wang, Bruce S. Levison, et al. "Intestinal Microbial Metabolism of Phosphatidylcholine and Cardiovascular Risk". *New England Journal of Medicine* 368, n° 17 (25 avril 2013) : 1575-1584.

Tannenbaum, Albert. "The Genesis and Growth of Tumors. III. Effects of a High-Fat Diet". *Cancer Research* 2, n° 7 (juillet 1942) : 468-475.

Taubes, Gary. "The Soft Science of Dietary Fat". *Science* 291, n° 5513 (mars 2001) : 2536-2545.

_____. "What if It's All Been a Big Fat Lie?" *New York Times Magazine,* 7 juillet 2002.

_____. *Good Calories, Bad Calories: Fats, Carbs, and the Controversial Science of Diet and Health.* New York : Alfred A. Knopf, 2007.

_____. "Do We Really Know What Makes Us Healthy?" *New York Times Magazine,* 16 septembre 2007.

_____. Lettre à l'éditeur. "Eat, Drink and Be Wary". *New York Times,* 28 octobre 2007.

_____. "The Science of Obesity: What Do We Really Know about What Makes Us Fat? An Essay by Gary Taubes". *British Medical Journal* 346 (16 avril 2013).

_____. "What Makes You Fat: Too Many Calories, or the Wrong Carbohydrates?" *Scientific American* 309, n° 3 (septembre 2013) : 60-65.

Teicholz, Nina. "Heart Breaker". *Gourmet,* juin 2004, 100-105.

Teti, Vito. "Food and Fatness in Calabria". Dans *Social Aspects of Obesity #1.* Édité par Igor De Garine et Nancy J. Pollock. Traduit par Nicolette S. James. Amsterdam : Gordon and Breach, 1995.

Thannhauser, S. J. et Heinz Magendantz. "The Different Clinical Groups of Xanthomatous Diseases: A Clinical Physiological Study of 22 Cases". *Annals of Internal Medicine* 11, n° 9 (1er mars 1938) : 1662-1746.

Tillotson, Jeanne L., Hiroo Kato, Milton Z. Nichaman, et al. "Epidemiology of Coronary Heart Disease and Stroke in Japanese Men Living in Japan, Hawaii, and California: Methodology for Comparison of Diet". *American Journal of Clinical Nutrition* 26, n° 2 (février 1973) : 177-184.

Tolstoi, Edward. "The Effect of an Exclusive Meat Diet Lasting One Year on the Carbohydrate Tolerance of Two Normal Men". *Journal of Biological Chemistry* 83, n° 3 (septembre 1929) : 747-752.

626

_____. "The Effect of an Exclusive Meat Diet on the Chemical Constituents of the Blood". *Journal of Biological Chemistry* 83, n° 3 (septembre 1929) : 753-758.

Torrey, John C. "Influence of an Exclusively Meat Diet on the Human Intestinal Flora". *Proceedings of the Society for Experimental Biology and Medicine* 28, n° 3 (décembre 1930) : 295-296.

"Trans Fatty Acids and Risk of Myocardial Infarction". Toxicology Forum Annual Summer Meeting, 11-15 juillet 1994.

"Trial of Clofibrate in the Treatment of Ischaemic Heart Disease. Five-year Study by a Group of Physicians of the Newcastle Upon Tyne Region". *British Medical Journal* 4, n° 5790 (25 décembre 1971) : 767-775.

Trichopoulos, Dimitrios. Lettre à l'éditeur. "In Defense of the Mediterranean Diet". *European Journal of Clinical Nutrition* 56, n° 9 (septembre 2002) : 928-929.

Trichopoulou, Antonia, Tina Costacou, Christina Bamia et Dimitrios Trichopoulos. "Adherence to a Mediterranean Diet and Survival in a Greek Population". *New England Journal of Medicine* 348, n° 26 (26 juin 2003) : 2599-2608.

Trichopoulou, Antonia, Antigone Kouris-Blazos, Mark L. Wahlqvist, et al. "Diet and Overall Survival in Elderly People". *British Medical Journal* 311, n° 7018 (2 décembre 1995) : 1457-1460.

Trichopoulou, Antonia et Pagona Lagiou. "Healthy Traditional Mediterranean Diet: An Expression of Culture, History, and Lifestyle". *Nutrition Reviews* 55, n° 11, pt. 1 (novembre 1997) : 383-389.

Trichopoulou, Antonia, Philippos Orfanos, Teresa Norat, et al. "Modified Mediterranean Diet and Survival: EPIC-Elderly Prospective Cohort Study". *British Medical Journal* 330, n° 7498 (28 avril 2005) : 991.

Troiano, Richard P., Ronette R. Briefel, Margaret D. Carroll et Karil Bialostosky. "Energy and Fat Intakes of Children and Adolescents in the United States: Data from the National Health and Nutrition Examination Surveys". *American Journal of Clinical Nutrition* 72, n° 5 suppl. (2000) : 1343S-1353S.

Trowell, H. C. et D. P. Burkitt, eds. *Western Diseases: Their Emergence and Prevention.* Londres : Edward Arnold, 1981.

627

Truswell, A. Stewart. "Diet and Plasma Lipids-A Reappraisal". *American Journal of Clinical Nutrition* 31, n° 6 (juin 1978) : 977-989.

_____. "Evolution of Dietary Recommendations, Goals, and Guidelines". *American Journal of Clinical Nutrition* 45, n° 5 suppl. (mai 1987) : 1060-1072.

_____. "Problems with Red Meat in the WCRF2". *American Journal of Clinical Nutrition* 89, n° 4 (avril 2009) : 1274-1275.

Tunstall-Pedoe, Hugh, Kari Kuulasmaa, Markku Mähönen, Hanna Tolonen, Esa Ruokokski et Phillippe Amouyel. "Contribution of Trends in Survival and Coronary-Event Rates to Changes in Coronary Heart Disease Mortality: 10-Year Results from 37 WHO MONICA Project Populations. Monitoring Trends and Determinants in Cardiovascular Disease". *Lancet* 353, n° 9164 (8 mai 1999) : 1547-1557.

Turpeinen, Osmo, Martti Karvonen, Maija Pekkarinen, Matti Miettinen, Reino Elosuo et Erkki Paavilainen. "Dietary Prevention of Coronary Heart Disease: The Finnish Mental Hospital Study". *International Journal of Epidemiology* 8, n° 2 (1979) : 99-118.

Twain, Mark. *Life on the Mississippi.* 1883. Réimprimé. Hollywood, CA : Simon & Brown, 2011.

Uauy, Ricardo, Charles E. Mize et Carlos Castillo-Duran. "Fat Intake During Childhood: Metabolic Responses and Effects on Growth". *American Journal of Clinical Nutrition* 72, n° 5 suppl. (novembre 2000) : 1345S-1360S.

Ueshima, Hirotsuga, Minoru Iida et Yoshio Komachi. Lettre à l'éditeur. "Is It Desirable to Reduce Total Serum Cholesterol Level as Low as Possible?" *Preventive Medicine* 8, n° 1 (janvier 1979) : 104-111.

Ueshima, Hirotsugu, Kozo Tatara et Shintaro Asakura. "Declining Mortality From Ischemic Heart Disease and Changes in Coronary Risk Factors in Japan, 1956-1980". *American Journal of Epidemiology* 125, n° 1 (1987) : 62-72.

US Census Office. (Bureau du recensement des États-Unis.) *Census Reports II: Twelfth Census of the United States, Taken in the Year 1900. Population. Part II.* Washington, DC : US Census Office, 1902.

US Congress. House. Committee on Agriculture. (Congrès américain. Chambre des représentants. Comité de l'agriculture.) *National Academy of Sciences Report on Healthful Diets: Hearings before the House Subcommittee on Domestic Marketing, Consumer Relations, and Nutrition.* 96e Congrès, 2e session, 1980.

_____. Chambre des représentants. Comité des finances. *Dietary Guidelines for Americans: Hearings before the House Subcommittee on Agriculture, Rural Development and Related Agencies.* 96e Congrès, 2e session, 1980.

_____. Sénat. Comité sur la nutrition et les besoins humains. *Diet Related to Killer Diseases.* 94e Congrès, 27 et 28 juillet 1976.

_____. Sénat. Comité sur la nutrition et les besoins humains. *Obesity and Fad Diets: Hearings Before the Select Committee on Nutrition and Human Needs of the US Senate.* 93e Congrès. Washington, DC : US Government Printing Office, 12 avril 1973.

US Department of Agriculture. (Ministère de l'Agriculture des États-Unis.) *Nutrition and Your Health: Dietary Guidelines for Americans Home and Garden Bulletin* 228. Washington, DC : Science and Education Administration, 1980.

_____. "Profiling Food Consumption in America". Dans *Agricultural Fact Book 2001-2002.* 13-21. Washington, DC : US Government Printing Office, 2003.

US Department of Agriculture and US Department of Health and Human Services. (Ministère de l'Agriculture des États-Unis et le ministère de la Santé et des Services sociaux.) *Dietary Guidelines for Americans, 2010.* 7e édition, Washington, DC : US Government Printing Office, décembre 2010.

Van Deventer, Hendrick, W. Greg Miller, Gary L. Meyers, et al. "Non-HDL Cholesterol Shows Improved Accuracy for Cardiovascular Risk Score Classification Compared to Direct or Calculated LDL Cholesterol in Dyslipidemic Population". *Clinical Chemistry* 57, n° 3 (2011) : 490-501.

Vernon, Mary C., John Mavropoulos, Melissa Transue, William S. Yancy et Eric C. Westman. "Clinical Experience of a Carbohydrate-Restricted Diet: Effect on Diabetes Mellitus".

Metabolic Syndrome and Related Disorders 1, n° 3 (septembre 2003) : 233-237.

Volek, Jeff S., Kevin D. Ballard, Ricardo Silvestre, et al. "Effects of Dietary Carbohydrate Restriction Versus Low-Fat Diet on Flow-Mediated Dilation". *Metabolism* 58, n° 12 (décembre 2009) : 1769-1777.

Volek, Jeff S., Stephen D. Phinney, Cassandra E. Forsythe, et al. "Carbohydrate Restriction Has a More Favorable Impact on the Metabolic Syndrome than a Low Fat Diet". *Lipids* 44, n° 4 (avril 2009) : 297-309.

Volek, Jeff S., Matthew J. Sharman et Cassandra E. Forsythe. "Modification of Lipoproteins by Very Low-Carbohydrate Diets". *Journal of Nutrition* 135, n° 6 (juin 2005) : 1339-1342.

Volek, Jeff S., Matthew Sharman, Ana Gomez, et al. "Comparison of Energy-Restricted Very Low-Carbohydrate and Low-Fat Diets on Weight Loss and Body Composition in Overweight Men and Women". *Nutrition & Metabolism* 1, n° 13 (2004) : 1-32.

Volek, Jeff S., Matthew J. Sharman, et al. "Comparison of a Very Low-Carbohydrate and Low-Fat Diet on Fasting Lipids, LDL Subclasses, Insulin Resistance, and Postprandial Lipemic Responses in Overweight Women". *Journal of the American College of Nutrition* 23, n° 2 (avril 2004) : 177-184.

Von Noorden, C. *Clinical Treatises on Pathology and Therapy of Disorders of Metabolism and Nutrition, Part VIII. Diabetes Mellitus.* New York : E. B. Treat, 1907.

Vos, Eddie. "Modified Mediterranean Diet and Survival: Key Confounder Was Missed". *British Medical Journal* 330, n° 7503 (4 juin 2005) : 1329.

Wade, Nicholas. "Food Board's Fat Report Hits Fire". *Science* 209, n° 4453 (11 juillet 1980) : 248-250.

Walden, Carolyn E., Barbara M. Retzlaff, Brenda L. Buck, Shari Wallick, Barbara S. McCann et Robert H. Knopp. "Differential Effect of National Cholesterol Education Program (NCEP) Step II Diet on HDL Cholesterol, Its Subfractions, and Apoprotein AI Levels in Hypercholesterolemic Women and Men After 1 Year: The beFIT Study". *Arteriosclerosis, Thrombosis, and Vascular Biology* 20, n° 6 (juin 2000) : 1580-1587.

BIBLIOGRAPHIE

Wallace, A. J., W. H. F. Sutherland, J. I. Mann et S. M. Williams. "The Effects of Meals Rich in Thermally Stressed Olive and Safflower Oils on Postprandial Serum Paraoxonase Activity in Patients with Diabetes". *European Journal of Clinical Nutrition* 55, n° 11 (novembre 2001) : 951-958.

Wallace, Lance et Wayne Ott. "Personal Exposure to Ultrafine Particles". *Journal of Exposure Science and Environmental Epidemiology* 21 (janvier-février 2011) : 20-30.

Wallis, Claudia. "Hold the Eggs and Butter". *Time,* 26 mars 1984.

Walvin, James. *Fruits of Empire: Exotic Produce and British Taste, 1660–1800.* New York : New York University Press, 1997.

Waterlow, John C. "Diet of the Classical Period of Greece and Rome". *European Journal of Clinical Nutrition* 43, suppl. 2 (1989) : 3-12.

Wears, Robert L., Richelle J. Cooper et David J. Magid. "Subgroups, Reanalyses, and Other Dangerous Things". *Annals of Emergency Medicine* 46, n° 3 (septembre 2005) : 253-255.

Weld, Isaac. *Travels Through the States of North America, and the Provinces of Upper and Lower Canada, During the Years 1795, 1796, and 1797.* Londres : imprimé pour John Stockdale, Piccadilly, 1799.

Werdelin, Lars. "King of Beasts". *Scientific American* 309, n° 5 (novembre 2013) : 34-39. Werkö, Lars. "Risk Factors and Coronary Heart Disease-Facts or Fancy?" *American Heart Journal* 91, n° 1 (janvier 1976) : 87-98.

Wertheimer, E. et B. Shapiro. "The Physiology of Adipose Tissue". *Physiology Reviews* 28, n° 4 (octobre 1948) : 451–464.

Westman, Eric C. "Rethinking Dietary Saturated Fat". *Food Technology* 63, n° 2 (2009) : 30.

Westman, Eric C., Richard D. Feinman, John C. Mavropoulos, et al. "Low-Carbohydrate Nutrition and Metabolism". *American Journal of Clinical Nutrition* 86, n° 2 (août 2007) : 276-284.

Westman, Eric C., John C. Mavropoulos, William S. Yancy et Jeff S. Volek. "A Review of Low-Carbohydrate Ketogenic Diets". *Current Atherosclerosis Reports* 5, n° 6 (novembre 2003) : 476–483.

Westman, Eric C., Jeff S. Volek et Richard D. Feinman. "Carbohydrate Restriction Is Effective in Improving Atherogenic

Dyslipidemia even in the Absence of Weight Loss". *American Journal of Clinical Nutrition* 84, n° 6 (décembre 2006) : 1549.

Westman, Eric C., William S. Yancy, Joel S. Edman, Keith F. Tomlin et Christine E. Perkins. "Effect of 6-month Adherence to a Very Low Carbohydrate Diet Program". *American Journal of Medicine* 113, n° 1 (2002) : 30-36.

Westman, Eric C., William S. Yancy et Margaret Humphreys. "Dietary Treatment of Diabetes Mellitus in the Pre-Insulin Era (1914-1922)". *Perspectives in Biology and Medicine* 49, n° 1 (Winter 2006) : 77-83.

White, Caroline. "Suspected Research Fraud: Difficulties Getting at the Truth". *British Medical Journal* 331, n° 7511 (30 juillet 2005) : 281-288.

White, Paul Dudley. "Heart Ills and Presidency: Dr. White's Views". *New York Times,* 30 octobre 1955.

Willett, Walter C. *Eat, Drink and Be Healthy: The Harvard Medical School Guide to Healthy Eating.* New York : Simon & Schuster, 2001.

_____. "The Great Fat Debate: Total Fat and Health", *Journal of the American Dietetic Association* 111, n° 5 (mai 2011) : 660-662.

Willett, Walter C. et Alberto Ascherio. "Trans Fatty Acids: Are the Effects Only Marginal?" *American Journal of Public Health* 84, n° 5 (mai 1994) : 722-724.

Willett, Walter C. et David J. Hunter. "Prospective Studies of Diet and Breast Cancer". *Cancer* 74, n° 3 suppl. (1er août 1994) : 1085-1089.

Willett, Walter C., Frank Sacks, Antonia Trichopoulou, et al. "Mediterranean Diet Pyramid: A Cultural Model for Healthy Eating". *American Journal of Clinical Nutrition* 61, n° 6 (juin 1995) : 1402S-1406S.

Willett, Walter C., Meir J. Stampfer, Graham A. Colditz, et al. "Dietary Fat and the Risk of Breast Cancer". *New England Journal of Medicine* 316, n° 1 (1er janvier 1987) : 22-28.

Willett, Walter C., Meir J. Stampfer, JoAnn E. Manson, et al. "Intake of Trans Fatty Acids and Risk of Coronary Heart Disease Among Women". *Lancet* 341, n° 8845 (6 mars 1993) : 581-585.

Williams, Roger R., Paul D. Sorlie, Manning Feinleib, et al. "Cancer Incidence by Levels of Cholesterol". *Journal of the*

BIBLIOGRAPHIE

American Medical Association 245, n° 3 (16 janvier 1981) : 247-252.

Wood, Randall, Fred Chumbler et Rex Wiegand. "Incorporation of Dietary *cis* and *trans* Isomers of Octadecenoate in Lipid Classes of Liver and Hepatoma". *Journal of Biological Chemistry* 252, n° 6 (25 mars 1977) : 1965-1970.

Wood, Randall, Karen Kubena, Barbara O'Brien, Stephen Tseng et Gail Martin. "Effect of Butter, Mono- and Polyunsaturated Fatty Acid-Enriched Butter, Trans Fatty Acid Margarine, and Zero Trans Fatty Acid Margarine on Serum Lipids and Lipoproteins in Healthy Men". *Journal of Lipid Research* 34, n° 1 (janvier 1993) : 1-11.

Wood, Randall, Karen Kubena, Stephen Tseng, Gail Martin et Robin Crook. "Effect of Palm Oil, Margarine, Butter and Sunflower Oil on Serum Lipids and Lipoproteins of Normocholesterolemic Middle-Aged Men". *Journal of Nutritional Biochemistry* 4, n° 5 (mai 1993) : 286-297.

Woodhill, J. M., A. L. Palmer, B. Leelarthaepin, C. McGilchrist et R. B. Blacket. "Low Fat, Low Cholesterol Diet in Secondary Prevention of Coronary Heart Disease". *Advances in Experimental Medicine and Biology* 109 (1978) : 317-330.

Wootan, Margo, Bonnie Liebman et Wendie Rosofsky. "Trans: The Phantom Fat". *Nutrition Action Healthletter* 23, n° 7 (1996) : 10-14.

World Cancer Research Fund and the American Institute for Cancer Research. (Fonds mondial de recherche contre le cancer et l'Institut américain de recherche contre le cancer.) *Food, Nutrition, Physical Activity, and the Prevention of Cancer: A Global Perspective.* Washington, DC : American Institute for Cancer Research, 2007.

World Health Organization. (Organisation Mondiale de la Santé.) "Diet, Nutrition, and the Prevention of Chronic Diseases: Joint WHO/FAO Expert Consultation". *World Health Organization Technical Report Series* 916. Genève, Suisse : WHO, 2003.

Worth, Robert M., Hiroo Kato, George G. Rhoads, Abraham Kagan et Sherman Leonard Syme. "Epidemiologic Studies of Coronary Heart Disease and Stroke in Japanese Men Living in Japan, Hawaii and California: Mortality". *American Journal of Epidemiology* 102, n° 6 (décembre 1975) : 481–490.

Wrangham, Richard. *Catching Fire: How Cooking Made Us Human*. Philadelphie : Basic Books, 2009.

The Writing Group for the DISC Collaborative Research Group. (Le groupe de rédaction du Groupe de recherche collaborative DISC). "Efficacy and Safety of Lowering Dietary Intake of Fat and Cholesterol in Children with Elevated Low-Density Lipoprotein Cholesterol". *Journal of the American Medical Association* 273, n° 18 (10 mai 1995) : 1429-1435.

Wu, She-Ching et Gow-Chin Yen. "Effects of Cooking Oil Fumes on the Genotoxicity and Oxidative Stress in Human Lung Carcinoma (A-549) Cells". *Toxicology in Vitro* 18, n° 5 (octobre 2004) : 571-580.

Yancy, William S., Maren K. Olsen, John R. Guyton, Ronna P. Bakst et Eric C. Westman. "A Low-Carbohydrate, Ketogenic Diet Versus a Low-Fat Diet to Treat Obesity and Hyperlipidemia: A Randomized, Controlled Trial". *Annals of Internal Medicine* 140, n° 10 (18 mai 2004) : 769-777.

Yancy, William S., Eric C. Westman, J. R. McDuffie, et al. "A Randomized Trial of a Low-carbohydrate diet vs Orlistat Plus a Low-fat Diet for Weight Loss". *Archives of Internal Medicine* 170, n° 2 (janvier 2010) : 136-145.

Yang, Mei-Uih et Theodore B. Van Itallie. "Composition of Weight Lost During Short-Term Weight Reduction. Metabolic Responses of Obese Subjects to Starvation and Low-Calorie Ketogenic and Nonketogenic Diets". *Journal of Clinical Investigation* 58, n° 3 (septembre 1976) : 722-730.

Yano, Katsuhiko, George G. Rhoads, Abraham Kagan et Jeanne Tillotson. "Dietary Intake and the Risk of Coronary Heart Disease in Japanese Men Living in Hawaii". *American Journal of Clinical Nutrition* 31, n° 7 (juillet 1978) : 1270-1279.

Yellowlees, Walter W. "Sir James Mackenzie and the History of Myocardial Infarction". *Journal of the Royal College of General Practitioners* 32, n° 235 (février 1982) : 109-112.

Yerushalmy, Jacob et Herman E. Hilleboe. "Fat in the Diet and Mortality from Heart Disease; A Methodologic Note". *New York State Journal of Medicine* 57, n° 14 (juillet 1957) : 2343-2354.

Yngve, Agneta, Leif Hambraeus, Lauren Lissner, et al. "Invited Commentary: The Women's Health Initiative. What Is on Trial: Nutrition and Chronic Disease? Or Misinterpreted Science,

BIBLIOGRAPHIE

Media Havoc and the Sound of Silence from Peers?" *Public Health Nutrition* 9, n° 2 (2006) : 269-272.

Yonge, C. D., ed. et trad. *The Deipnosophists, or, Banquet of the Learned, of Athenæus.* Londres : Henry G. Bohn, 1854.

Young, S. Stanley. "Gaming the System: Chaos from Multiple Testing". *IMS Bulletin* 36, n° 10 (2007) : 13.

Young, Shun-Chieh, Louis W. Chang, Hui-Ling Lee, Lung-Hung Tsai, Yin-Chang Liu et Pinpin Lin. "DNA Damages Induced by Trans, Trans-2, 4-Decadienal (tt-DDE), a Component of Cooking Oil Fume, in Human Bronchial Epithelial Cells". *Environmental and Molecular Mutagenesis* 51, n° 4 (février 2010) : 315-321.

Yudkin, John. *Pure, White and Deadly.* New York : Penguin, 1972.

Zarkovic, Neven. "4-Hydroxynonenal as a Bioactive Marker of Pathophysiological Processes". *Molecular Aspects of Medicine* 24, n° 4-5 (août-octobre 2003) : 281-291.

Zhang, Quing, Ahmed S. M. Saleh, Jing Chen et Qun Shen. "Chemical Alterations Taken Place During Deep-Fat Frying Based on Certain Reaction Products: A Review". *Chemistry and Physics of Lipids* 165, n° 6 (septembre 2012) : 662-681.

Zhong, Lijie, Mark S. Goldberg, Yu-Tang Gao et Fan Jin. "Lung Cancer and Indoor Air Pollution Arising from Chinese-Style Cooking among Nonsmoking Women Living in Shanghai, China". *Epidemiology* 10, n° 5 (septembre 1999) : 488-494.

Zhong, Lijie, Mark S. Goldberg, Marie-Elise Parent et James A. Hanley. "Risk of Developing Lung Cancer in Relation to Exposure to Fumes from Chinese-Style Cooking". *Scandinavian Journal of Work, Environment and Health* 25, n° 4 (août 1999) : 309-316.

Zimetbaum, Peter, William H. Frishman, Wee Lock Ooi, et al. "Plasma Lipids and Lipoproteins and the Incidence of Cardiovascular Disease in the Very Elderly. The Bronx Aging Study". *Arteriosclerosis, Thrombosis, and Vascular Biology* 12, n° 4 (avril 1992) : 416–423. Zock, Peter L. et Martijn B. Katan. "Hydrogenation Alternatives: Effects of Trans Fatty Acids and Stearic Acid Versus Linoleic Acid on Serum Lipids and Lipoproteins in Humans". *Journal of Lipid Research* 33, n° 3 (mars 1992) : 399–410.

Zukel, William J., Robert H. Lewis, Philip E. Enterline, et al. "A Short-Term Community Study of the Epidemiology of Coronary Heart Disease: A Preliminary Report on the North Dakota Study". *American Journal of Public Health and the Nation's Health* 49, no. 12 (1959): 1630—1639.

BIBLIOGRAPHIE

Autorisations

Le graphique de Keys de 1952 : Maladies cardiaques
dégénératives 1948-49, hommes
Copyright © Journal of Mt. Sinai Hospital, New York, 1953. Ce
graphique est reproduit avec la permission de John
Wiley & Sons, Inc. 35

Yerushalmy et Hilleboe : Mortalité liée aux maladies
cardiaques artérioscléreuses et dégénératives par rapport au
pourcentage des calories totales provenant de lipides, hommes
âgés entre 55 et 59 ans, 1950
Reproduit avec la permission de la Medical Society de
l'État de New York...43

Ancel Keys sur la couverture du Time, 13 janvier 1961
Du magazine *TIME*, 13 janvier 1961 © 1961, Time Inc.
Utilisé sous licence. 64

Illustration sur les risques vs les bienfaits
Reproduit avec la permission de S. Harris. 66

Illustration sur l'Histoire changeante du cholestérol
Reproduit avec la permission de Harley Schwadron.................83

Consommation de matières grasses aux États-Unis,
de 1909 à 1999
The American Journal of Clinical Nutrition (2011:93, 954),
Société américaine pour la nutrition.
Reproduit avec permission 104

Disponibilité et consommation de la viande aux États-Unis,
de 1800 à 2007 : consommation totale (viande rouge et volaille)
Reproduit avec la permission de Cambridge University
Press..145

637

638

AUTORISATIONS

À propos de l'auteure

Nina Teicholz a écrit des articles sur l'alimentation et la science nutritionnelle pour les magazines *Gourmet* et *Men's Health*. Elle a été journaliste pour la Radio publique nationale pendant cinq ans, couvrant Washington, D.C. et l'Amérique latine. Elle a également rédigé des articles, entre autres pour *The New Yorker*, l'*Economist*, le *Washington Post*, le *New York Times* et le *Salon*. En outre, elle a occupé le poste de directrice adjointe du Centre de recherche sur la mondialisation et le développement durable à l'université Columbia. Teicholz a étudié la biologie aux universités de Yale et de Stanford et elle est titulaire d'un diplôme de l'université d'Oxford. Elle vit à New York avec son mari et leurs deux fils.

Made in the USA
Monee, IL
24 June 2022

98487003R00361